Winfrid Trimborn
Narzissmus und Melancholie

Das Anliegen der Buchreihe BIBLIOTHEK DER PSYCHOANALYSE besteht darin, ein Forum der Auseinandersetzung zu schaffen, das der Psychoanalyse als Grundlagenwissenschaft, als Human- und Kulturwissenschaft sowie als klinische Theorie und Praxis neue Impulse verleiht. Die verschiedenen Strömungen innerhalb der Psychoanalyse sollen zu Wort kommen, und der kritische Dialog mit den Nachbarwissenschaften soll intensiviert werden. Bislang haben sich folgende Themenschwerpunkte herauskristallisiert: Die Wiederentdeckung lange vergriffener Klassiker der Psychoanalyse – wie beispielsweise der Werke von Otto Fenichel, Karl Abraham, Siegfried Bernfeld, W. R. D. Fairbairn, Sándor Ferenczi und Otto Rank – soll die gemeinsamen Wurzeln der von Zersplitterung bedrohten psychoanalytischen Bewegung stärken. Einen weiteren Baustein psychoanalytischer Identität bildet die Beschäftigung mit dem Werk und der Person Sigmund Freuds und den Diskussionen und Konflikten in der Frühgeschichte der psychoanalytischen Bewegung.

Im Zuge ihrer Etablierung als medizinisch-psychologisches Heilverfahren hat die Psychoanalyse ihre geisteswissenschaftlichen, kulturanalytischen und politischen Bezüge vernachlässigt. Indem der Dialog mit den Nachbarwissenschaften wiederaufgenommen wird, soll das kultur- und gesellschaftskritische Erbe der Psychoanalyse wiederbelebt und weiterentwickelt werden.

Die Psychoanalyse steht in Konkurrenz zu benachbarten Psychotherapieverfahren und der biologisch-naturwissenschaftlichen Psychiatrie. Als das ambitionierteste unter den psychotherapeutischen Verfahren sollte sich die Psychoanalyse der Überprüfung ihrer Verfahrensweisen und ihrer Therapie-Erfolge durch die empirischen Wissenschaften stellen, aber auch eigene Kriterien und Verfahren zur Erfolgskontrolle entwickeln. In diesen Zusammenhang gehört auch die Wiederaufnahme der Diskussion über den besonderen wissenschaftstheoretischen Status der Psychoanalyse.

Hundert Jahre nach ihrer Schöpfung durch Sigmund Freud sieht sich die Psychoanalyse vor neue Herausforderungen gestellt, die sie nur bewältigen kann, wenn sie sich auf ihr kritisches Potenzial besinnt.

Bibliothek der Psychoanalyse
Herausgegeben von Hans-Jürgen Wirth

Winfrid Trimborn

Narzissmus und Melancholie

Zur Problematik blockierter Individuation

Psychosozial-Verlag

Bibliografische Information der Deutschen Nationalbibliothek
Die Deutsche Nationalbibliothek verzeichnet diese Publikation
in der Deutschen Nationalbibliografie; detaillierte bibliografische Daten
sind im Internet über http://dnb.d-nb.de abrufbar.

Originalausgabe

E-Mail: info@psychosozial-verlag.de
www.psychosozial-verlag.de

Umschlagabbildung: Caspar David Friedrich: Mönch am Meer. 1808–1810.
Öl auf Leinwand, 110 x 171,5
Umschlaggestaltung & Layout: Hanspeter Ludwig, Gießen
www.imaginary-art.net
Satz: Andrea Deines, Berlin

ISBN 978-3-8379-2144-1

*In Dankbarkeit widme ich dieses Buch
meinem verstorbenen Lehranalytiker W. Auchter
und meinen Patienten*

Inhalt

Vorwort

Das psychoanalytische Denken steht im Gegensatz zum heutigen Zeitgeist, der sich in der ICD-10 (Internationale Klassifikation der Krankheiten) niedergeschlagen hat. Bewusst wurde für das Kapitel F der ICD, »Psychische und Verhaltensstörungen«, auf alle ätiologischen und psychodynamischen Erklärungen und Konzepte verzichtet. Daher gibt es für die unzähligen psychischen Störungseinheiten auch keinen inneren Zusammenhang. Wenn verschiedene Krankheitsbilder gehäuft nebeneinander oder nacheinander auftreten, spricht man lediglich von einer Komorbidität. Die Krankheitsbilder werden allein nach dem Erscheinungsbild und dem Schweregrad der Symptomatik unterschieden, weswegen nur noch von Störungsbildern gesprochen wird, denen zunehmend mittels »Leitlinien« umschriebene, manualisierte psychotherapeutische und medikamentöse, also eng definierte therapeutische Maßnahmen zugeordnet werden. In der Klassifikation wie auch in der »Leitlinie zur unipolaren Depression« werden depressive Erkrankungen allein als eine Ansammlung von Symptomen, als ein Symptomenkomplex dargestellt. Darüber hinaus werden schwere depressive Erkrankungen in der Psychiatrie vorwiegend als Störungen des Hirnstoffwechsels verstanden, weshalb für die Psychiatrie die Pharmakotherapie an erster Stelle steht. Die Ursache depressiver Störungen wird in einer genetisch bedingten Vulnerabilität und daneben in gelernten pathologischen Verhaltensweisen mit negativer Selbstbewertung gesehen.

Im Rahmen meiner klinischen Erfahrung lang dauernder analytischer Behandlungen habe ich mich über Jahre hinweg mit der Psychodynamik und spezifischen Problematik narzisstischer und depressiver Erkrankungen wie auch mit der wechselseitigen Verschränkung dieser

Krankheitsbilder beschäftigt. Als grundlegende Ursache dieser Erkrankungen werden in der Psychoanalyse vor allem eine durch traumatische Beziehungserfahrungen ausgelöste Fixierung, Entwicklungsstörung und Abwehrorganisation angesehen, woraus eine mehr oder weniger umfassende Separations- und Individuationsstörung resultiert. Daraus entwickeln sich recht unterschiedliche Krankheitsbilder, die aber aufgrund der inneren Psychodynamik nicht einfach als eigenständige, klar voneinander abgegrenzte Störungen – entsprechend der ICD-10 – anzusehen sind. Während von der psychiatrischen Seite die innere Logik dieser Krankheitsbilder nicht nur übersehen, sondern bewusst ignoriert wird, werden von psychotherapeutischer Seite allzu oft das Ausmaß der Störung und die damit verbundene Begrenzung möglicher Veränderungen unterschätzt, wie auch die mit einer Therapie unvermeidlichen Gefährdungen und Belastungen nicht wirklich erfasst.

Dieses Buch ist kein systematisches Lehrbuch, noch weniger ein Manual der Behandlungstechnik. Psychoanalytische Behandlungen fußen auf einem wechselseitigen Beziehungsgeschehen mit unumgänglichen und notwendigen emotionalen Verwicklungen, welche immer wieder zur Sprache gebracht werden müssen, um zu einer psychischen Bearbeitung und Integration der depressiven »Störungen« zu gelangen. Durch diese therapeutische Arbeit bekommen die Symptome eine Bedeutung und werden in ein inneres Erleben überführt. Sie sind dann nicht mehr nur Zeichen einer Krankheit, die zu beseitigen sind, vielmehr Teil einer individuellen Geschichte. So sind die vorliegenden Arbeiten Ausdruck eines sich wiederholenden Bemühens, sich anhand analytischer Behandlungen recht unterschiedlicher Krankheitsbilder aus unterschiedlichen Perspektiven einem vertieften Verständnis des komplexen Geschehens anzunähern, was nur gelingen kann, wenn dieses Verständnis mit emotionalen Erfahrungen sowohl beim Patienten als auch beim Therapeuten verbunden ist. Dazu dienen neben ausführlichen klinischen Darstellungen auch die Interpretationsversuche literarischer und cineastischer Werke. Es liegt in der Natur der Sache, dass sich die in den verschiedenen Aufsätzen dargestellte Thematik überschneidet und Wiederholungen nicht ausgeschlossen werden können und dürfen. Andererseits werden damit zugleich die Vielschichtigkeit sowie die Individualität und Idiosynkrasie eines jeden Behandlungs- und Entwicklungsprozesses deutlich.

Freiburg, Oktober 2010

Theoretischer Überblick – Eine Einführung

»Wie der Arzt wohl sagen kann, daß vielleicht nicht ein einziger Mensch lebt, der ganz gesund ist, so könnte man, wenn man den Menschen recht kennte, sagen, nicht ein einziger Mensch lebe, ohne daß er doch etwas verzweifelt sei, ohne daß doch im Innersten eine Unruhe wohne, ein Unfrieden, eine Disharmonie, eine Angst vor etwas Unbekanntem oder vor etwas, womit er nicht einmal Bekanntschaft zu machen wagt, eine Angst vor einer Möglichkeit des Daseins oder einer Angst vor sich selbst [...], daß es gerade eine Form der Verzweiflung ist, es nicht zu sein, sich nicht bewußt zu sein, daß man es ist.«

S. Kierkegaard

»Niemand entgeht der Depression, die mit der conditio humana untrennbar verbunden ist, weil dies der Preis ist, den wir für die Anbindung an die Objekte zahlen, die uns Lebensfreude geben.«

A. Green

Ausgehend von der bahnbrechenden und heute noch gültigen Arbeit Freuds aus dem Jahre 1917, *Trauer und Melancholie,* spreche ich in diesem Buch von *melancholischen Erkrankungen.* Damit soll hervorgehoben werden, dass es sich bei den depressiven Krankheitsbildern nicht allein um eine Ansammlung von Symptomen handelt, die mit Medikamenten oder einer eindimensionalen Verhaltenstherapie kuriert werden müssen oder können. Für diese Begriffswahl sind spezifische dynamische Momente entscheidend. Dazu zählen *pathologische Identifikationsprozesse* – einhergehend mit einer *Abwehrorganisation* und der Blockade bzw. einer *Störung der Individuationsentwicklung* –, die die Entwicklung zu innerlich abgegrenzten, aber auch ausbalancierten

Subjekt- und Objektrepräsentanzen verhindern, und eine daraus resultierende spezifische *Aggressionsthematik*. Weitere Folgen sind Identitäts- und Selbstwertprobleme.

Die klassische *depressive Symptomatik* tritt im Erwachsenenalter zumeist im Zusammenhang mit Verlustsituationen oder veränderten Lebensumständen infolge von ohnmächtiger Hilflosigkeit oder narzisstischer Kränkung auf. Die Fähigkeit, solche Belastungen zu verarbeiten, ist oft wegen einer psychischen Unreife und Pathologie begrenzt.

Im Anschluss an Freuds tiefgründige Erkenntnisse zielen die in diesem Band vorgelegten Arbeiten auf ein eingehendes Verständnis der Komplexität dieser Erkrankungen und der damit verbundenen spezifischen Schwierigkeiten eines psychotherapeutischen Zugangs. Dazu hat schon E. Jacobson in ihrem Buch *Depression* (1971) – wie viele andere Analytiker, auf die ich hier nicht eingehen will und kann – einen umfassenden und heute noch gültigen Beitrag geleistet. Eine theoretische Übersicht soll helfen, leichter nachvollziehen zu können, in welchem Bezugsrahmen die recht unterschiedlichen Erscheinungsbilder depressiver Erkrankungen verstanden werden können und in welchem Zusammenhang diese mit narzisstischen Störungen stehen. Damit soll auch deutlich gemacht werden, dass es sich bei den unterschiedlichen Krankheitsbildern nicht um eigenständige, klar abgegrenzte Störungsbilder handelt.

Freud hat die *Melancholie* als eine psychopathologische Struktur mit einer pathologischen und pathogenen Dynamik erfasst und beschrieben, deren Ursachen in der frühen psychischen Entwicklung des Menschen zu suchen und zu verstehen sind. Das Kind ist wegen seiner Hilflosigkeit und Unreife nicht allein für sein Überleben, sondern auch in seiner psychischen Entwicklung unbedingt auf eine kontinuierlich versorgende und fördernde Umgebung angewiesen. Aufgrund von traumatischen Störungen dieser frühen Beziehung, einschließlich einer verweigerten Anerkennung des Kindes als eigenständiges Individuum durch die betreuende Umgebung, die oft schon selbst gestört bzw. psychisch krank ist, kommt es zu Fehlentwicklungen und Entwicklungsblockaden innerhalb der psychischen Ökonomie und der sich entwickelnden psychischen Struktur des Kindes mit weitreichenden Auswirkungen auf die Beziehungs- und Leistungsfähigkeit im Erwachsenenalter. Zu den traumatischen Einwirkungen zählen eine misslungene, übergriffige oder destruktiv vernachlässigende frühe Mutter-Kind-Beziehung, einschneidende Verlustsituationen, psychisch auffällige und destruktive Elternfiguren und die blockierte Entwicklung zu triangulären Beziehungen, also zu beiden Elternfiguren, sei es durch Abwesenheit und Nichtverfügbarkeit des Vaters oder/und durch einen Ausschluss des Vaters durch eine anhaltende Symbiose zwischen Mutter und Kind. Doch hat auch Freud somatisch bedingte Ursachen nicht ausgeschlossen.

Die von außen kommenden traumatischen Einwirkungen führen zu einem *Riss oder Bruch in der Kontinuität der Entwicklung* und zu einem *vorzeitigen, äußerst schmerzhaften Gewahrwerden von Abhängigkeit und Trennung*. Weil dies zu einer Übererregung führt, die das unreife Ich nicht bewältigen kann, wird die dadurch bedingte Desorganisation des unreifen Ichs zum eigentlichen, zum *inneren Trauma*, insbesondere weil in der frühen Entwicklung die Mutter in der Psyche des Kindes noch nicht als getrenntes Objekt repräsentiert ist. Daraus resultiert eine äußerst verwirrende Situation archaisch-ambivalenter Emotionen, weil die Mutter, die als hilfreiche Person unbedingt gebraucht wird, damit zu einem bedrohlichen Objekt wird. Entscheidend ist in der Folge der übermäßige oder exzessive Gebrauch primitiver Abwehrmechanismen wie Abkapselung und Spaltung, narzisstische Identifikation, projektive Identifizierung und Externalisierung. Auf diese Weise ist die kindliche Psyche bestrebt, das vorzeitige Erleben von Abhängigkeit und Trennung ungeschehen zu machen, indem sie sich einerseits mit dem mütterlichen Objekt weitestgehend zu identifizieren sucht und andererseits anstrebt, die dadurch ausgelösten bedrohlichen Emotionen in einer projektiv-identifikatorischen Symbiose zu kontrollieren. Neben einer verstärkten Anlehnung – auch im Sinne einer adhäsiven Identifikation (Meltzer) – reagiert das Kind zugleich mit einer Abwendung und einem Rückzugsverhalten, um ebenfalls das Erleben von Angewiesensein auf das Objekt und damit von Getrenntsein zu verleugnen, womit autistische und narzisstische Phänomene einhergehen. Auch im narzisstischen und autistischen Rückzug wird die Illusion harmonischer Einheit bewahrt. Das illusionäre Festhalten an einer Ungetrenntheit lässt sich auch als regressive Fixierung auf die Ebene einer primären Identifizierung im Sinne der Vermeidung von Individuation und Separation[1] verstehen, bzw.

1 Die Diagnose einer Separations- und Individuationsstörung findet sich nicht in der ICD-10, da es sich hier um eine ätiologisch und psychodynamisch begründete Diagnosestellung handelt. Eine solche Betrachtungsweise wurde bewusst von den Verfassern der ICD-10 verworfen und ausgeschlossen.

die Fixierung blockiert eine solche Entwicklung. Daraus resultieren eine anhaltende Stagnation und affektive Lähmung bis hin zu einem Rückzug aus der mentalen Welt. Die damit einhergehende Unfähigkeit, sich in andere Menschen einzufühlen und mit diesen in einem lebendigen Kontakt zu sein, führt letztlich dazu, dass das Subjekt im Erwachsenenalter einerseits intime Bindungen fürchtet und meidet, zum anderen sich in pathologische Beziehungen verwickelt.

Tustin, die sich eingehend mit autistischen Kindern beschäftigt hat, hält »das Gewahrwerden der körperlichen Getrenntheit mittlerweile für die eigentliche Drangsal der menschlichen Existenz« (2008, S. 183). So prägen sich in den frühesten Entwicklungsstadien diese Störungen als drohende Vernichtung in das somatisch-affektive Gedächtnis ein, als das katastrophische Erleben eines »schwarzen Lochs« (Kristeva 2007; Tustin 2008). Winnicott spricht in diesem Zusammenhang von einer *schizoiden Depression*, die klar von einer reaktiven Depression zu unterscheiden ist.

Für die recht unterschiedlichen Krankheitsbilder sind mehrere Faktoren verantwortlich: Neben der genetischen Ausstattung und der Disposition einer erhöhten Vulnerabilität spielt die zeitliche Einwirkung der traumatischen Störungen entsprechend der mehr oder weniger fortgeschrittenen psychischen Entwicklung eine entscheidende Rolle. Die gegen das äußere und innere Trauma gerichtete Abwehrorganisation wurde schon eingehend benannt. Zu den traumatischen Faktoren zählt auch die offene und unbewusste Einwirkung der Pathologie der Eltern, die das Kind verstört und mit der sich das Kind identifiziert. Daraus entstehen weitere Verwicklungen mit den narzisstischen Ansprüchen und Erwartungen der Eltern und gesellschaftlichen Prozessen. Für den Verlauf und die Prognose dieser Erkrankungen ist jedoch die ausgleichende und stärkende Wirkung einer zugleich vorhandenen gutartigen und unterstützenden Umgebung entscheidend.

Die Krankheitsbilder können und dürfen daher nicht allein als Folge und Ergebnis traumatischer Einwirkungen verstanden werden, vielmehr sind sie vor allem das *Resultat einer Abwehrorganisation* gegen die durch traumatische Übergriffe verursachte innere Desorganisation und Verwirrung. Aufgrund der Entwicklungsstörungen kommt es zu mehr oder weniger ausgeprägten Hemmungen und Blockierungen vor allem im emotionalen und psychosozialen Bereich, womit eine *depressive Selbstwertthematik* eines ständigen Erlebens von Versagen und Minderwertigkeitsgefühlen einhergeht. Diese alternieren mit *Größenideen einer unbewussten narzisstischen Symbiose*. Je umfassender der Kranke an einer unbewussten Identifizierung mit dem primären Objekt im Sinn einer Fusion festhalten muss, wodurch dieser als heranwachsendes Subjekt unfähig ist, sich und das Objekt als getrennte Subjekte zu begreifen, die wechselseitig aufeinander bezogen sind, umso gravierender sind die Folgen. Diese pathologisch fixierte Struktur ist auch als *inzestuöse Struktur* aufzufassen, die sich durch den Ausschluss oder die Entwertung eines Dritten, zumeist des Vaters, auszeichnet. Nicht zuletzt tragen dazu aber auch die Väter bei, indem sie sich durch Abwesenheit entziehen oder durch destruktives Verhalten die stützende Position eines Dritten zerstören.

Bei all diesen Krankheitsbildern ist – wie schon beschrieben – der Ausgangspunkt eine frühe *narzisstische Identifizierung* infolge einer Erschütterung der frühen Mutter-Kind-Beziehung. Bei Freud lesen wir: »Die narzißtische Identifizierung mit dem Objekt wird dann zum Ersatz der Liebesbesetzung, was den Erfolg hat, daß die Liebesbeziehung trotz des Konfliktes mit der geliebten Person nicht aufgegeben werden muß« (1917, S. 436). Die Folge ist jedoch eine »großartige Ichverarmung« (S. 431), da »sich der Objektverlust in einen Ichverlust verwandelt« (S. 435).

Freud hat auf ein weiteres und entscheidendes Merkmal aufmerksam gemacht, insofern die Ursache der Melancholie im Gegensatz zur Trauer in einem »dem Bewusstsein entzogenen Objektverlust« (S. 431) liegt. In diesen Zusammenhang hat Freud die umfassende Schuldproblematik des Melancholikers eingeordnet. Vielleicht liegt eine weitergehende Ursache für die *unbewusste Schuldproblematik* des Melancholikers neben der Verleugnung der archaischen Ambivalenz in der *Auslöschung des Objekts* durch die narzisstische Identifizierung, also in einem dem Bewusstsein entzogenen Objektverlust. Green sieht hier auch eine negative Halluzination am Werk und spricht von einem Mord ohne Hass. Mit dem Entzug einer wie auch immer gearteten Besetzung signifikanter Objekte kann die Wahrnehmung und Anerkennung eines vom Subjekt getrennten Objekts und vor allem des damit verbundenen unerträglichen Schmerzes vermieden werden. Hier geht es nicht mehr allein um Depression, sondern um Askese und Anorexie, also um die Auslöschung eigener Wünsche und Bedürftigkeit, deren Anerkennung das Objekt mit ins Spiel bringen würde. Die Versteinerung des Ichs zielt auf Anästhesie und Stillstand (s. Kap. 11). Entscheidend für das Krankheitsgeschehen ist hier nicht die gestörte Objektbeziehung oder das Trauma eines Objektverlustes, sondern vielmehr die *Verleugnung des Objektversagens bzw. des Objektverlustes* durch die melancholische Auslöschung des Ichs (s. dazu Kap. 11), d.h., *mit der narzisstischen Identifizierung wird die Entwicklung differenzierter Selbst-Objekt-Repräsentanzen verhindert*, um das schmerzhafte Erleben von Abhängigkeit und Trennung zu vermeiden.

Das bedeutet aber auch, dass dann das Subjekt auf die permanente Anwesenheit eines äußeren Objekts angewiesen bleibt. Obgleich dieser Versuch des »Ausradierens« radikaler ist als die depressive Angst, zu zerstören oder zerstört zu werden, zu verlassen oder verlassen zu werden, findet sich hier zumeist weniger eine klassische depressive Symptomatik als vielmehr das Erleben von Leere, aber auch von Panik bis hin zu psychotischen Symptomen, sobald das äußere Objekt nicht mehr zur Verfügung steht (s. dazu Kap. 6, 9 u. 12). Anstelle der fehlenden inneren Repräsentanz eines guten Primärobjekts treten dann suchtartige Beziehungen (s. dazu Kap. 11 u. 12).

Weitere schwerwiegende Folgen sind ein Verlust des Übergangsraumes (Winnicott) – eine Zwischenwelt, in der sich die Frage von Ungetrenntsein oder Getrenntsein, von innen oder außen, von Fantasie oder Realität nicht stellt –, was mit der Unfähigkeit zu spielen und einer Symbolisierungsstörung einhergeht. Letztere führt zu konkretistischem Denken, Sprachlosigkeit und Denkstörungen. Denn nur im Ertragen und Aushalten der Frustration durch Trennung und des Schmerzes durch Abwesenheit bilden sich innere Repräsentanzen der Subjekt-Objekt-Beziehung und damit der Fähigkeit zu Symbolisierung. Bei der Verleugnung von Trennung darf nicht zuerst an eine äußere Trennung gedacht werden, sondern an die Trennung und Abgrenzung der inneren Repräsentanzen, wie auch an das Aufgeben von Größenfantasien, an die Transformation pathologisch-symbiotischer Beziehungen, an die Anerkennung von Abhängigkeit und Angewiesenheit zusammen mit der Integration der damit verbundenen heftigen Emotionen, an die Anerkennung von Gegenseitigkeit und Eigenständigkeit anstelle einer narzisstischen Identifizierung (s. dazu Kap. 9).

Grob lassen sich zwei Richtungen der pathologischen Entwicklung und Abwehrorganisation unterscheiden: Je nach der einseitigen und ungleichgewichtigen Betonung der Subjekt- oder der Objektseite kommt es zu einer *Überbesetzung des Ichs oder des Objekts,* jeweils auf Kosten des anderen Pols.

Bei den melancholischen Erkrankungen gibt sich das Ich im Sinne einer Desubjektivierung auf und identifiziert sich ganz mit dem Objekt, um in einer totalen Übernahme eines idealisierten Objekts oder mittels Anlehnung an ein solches die Trennung, die Frustration und den Verlust ungeschehen zu machen. Damit gehen eine Neigung zur Unterwerfung und Hörigkeit, ein kontrollierendes Klammern bis hin zu einem negativistisch-masochistischen Verhalten einher (s. dazu Kap. 12). Infolge von Verlusten eines idealisierten Objekts oder von einer Enttäuschung durch das idealisierte Objekt, das dazu dienen sollte, jeden Zweifel und jede Ungewissheit auszuschalten, geraten diese Patienten in einen akuten depressiven Zustand, der sich durch die klassische Symptomatik von psychomotorischer Lähmung, Müdigkeit, fehlendem Appetit, Apathie und Minderwertigkeitsgefühlen, aber auch durch eine ernsthafte Suizidneigung auszeichnet.

Bei den vorwiegend narzisstischen Persönlichkeiten *vermeidet* das Subjekt in der Abwendung und einer narzisstischen Identifizierung, einhergehend mit Egozentrik und Größenfantasien, *die Wahrnehmung und Anerkennung des Objekts* als eigenständiges Subjekt. Trotz der Desobjektivierung sucht der Narzisst zugleich das Objekt in einer geheimen Symbiose festzuhalten und omnipotent-pervers für sich auszubeuten. Insgeheim benötigt er das Objekt, um sich in dessen bewunderndem Blick vollkommen und mächtig zu erleben. Der Narzisst zeichnet sich also durch eine Verleugnung des Objekts als einem eigenständigen Subjekt aus, der Melancholiker dagegen durch eine Selbstaufgabe, einhergehend mit einer Bindung an das einzigartige und idealisierte Objekt. »Der Narzissmus ist die Auslöschung der Spur des Anderen im Begehren des Einen«, so eine Definition von Green (2004, S. 135). Der narzisstische Panzer schützt das Ich und seine Allmachtsillusion und befreit es scheinbar von dem Objekt, womit das Ideal der Selbstgenügsamkeit im Sinn einer Pseudoautarkie gewährleistet zu sein scheint. Dann wird jedoch das Erscheinen eines eigenständigen und andersartigen Objekts, d.h. eines zweiten Subjekts, zum Trauma des Narzissten, weil seine bloße Existenz den Narzissten zwingt, sich zu ändern. Der Narzisst erscheint zwar unabhängiger und mächtiger, ist aber verwundbarer.[2]

---

2 Bewusst habe ich hier auf eine differenzierte Darstellung des komplexen Narzissmuskonzeptes verzichtet. Siehe dazu Altmeyer 2000; Henseler 1974; vor allem Green 2004 und Grunberger 1976; Rosenfeld 1964, 1971.

In einer *symbiotischen Kollusion*, einer interpersonellen Abwehr, bleiben beide, Narzisst und Melancholiker, aneinander gebunden, was in der wechselseitigen Verstrickung depressiver und narzisstischer Partner sichtbar wird (s. dazu Kap. 8). Der Melancholiker sucht und braucht das ideale bzw. idealisierte Objekt; fortwährend entwertet er sich selbst, um den idealen Status des Objekts zu bestätigen und zu bewahren. Der Narzisst sucht und braucht den bedürftigen Melancholiker, um sich in seinem Omnipotenzphantasma bestätigt zu fühlen. Letztlich zielt die Dynamik beider Krankheitsbilder darauf, die Differenz und Eigenständigkeit von Subjekt und Objekt zu leugnen oder zu verhindern, um das Phantasma von Sicherheit und Vollkommenheit aufrechterhalten zu können. Damit ist aber eine gegenseitige Anerkennung ausgeschlossen. In beiden Fällen ruft außerdem eine Veränderung des »kollusiven Gleichgewichts« – sei es durch die Entwicklung eines Partners oder durch den Verlust des komplementären Objekts – die verleugnete Abhängigkeit von einem narzisstisch idealen Zustand wach. Hinter einer möglichen Trauer tritt mörderischer Hass auf und lässt Impulse des Verschlingens und Ausstoßens offenbar werden.

Ein weiteres depressiv-narzisstisches Störungsbild muss hier benannt und zugeordnet werden. So gibt es Menschen, die in einer *umfassenden Trägheit, in einer anhaltenden Passivität und Verweigerung* verharren und jede selbstständige Initiative und Aktivität vermeiden bzw. verweigern. Den depressiven Rückzug hat schon Engel (1962) als eine Flucht in die Bewegungslosigkeit angesichts einer Katastrophe beschrieben und die narzisstische Abwehr als eine Wendung zu einem präobjektalen Stadium der Undifferenziertheit aufgefasst. Nach dem Roman von Gontscharow wurden diese auch als »Oblomow'sche Krankheit« bezeichnet.

Neben einer umfassenden Passivität klagen diese Patienten über ihre völlige Unfähigkeit, sich für etwas zu entscheiden, weshalb sie nirgends eine eigene Position beziehen oder eigene Wünsche, insbesondere triebhafte, formulieren. Manche vermeiden sogar das erste Personalpronomen, d.h., in ihrer Rede »ich« zu sagen. Oft kommen sie zu spät zu vereinbarten Terminen, umgehen Absprachen, können oder wollen sich nicht festlegen. Es ist der Versuch, sich unsichtbar zu machen, unsichtbar zu bleiben. Damit halten sie an einem Nirwana eines umfassenden Rückzuges fest, das ihnen Ruhe und allgemeine Harmonie verspricht. Diese narzisstischen Persönlichkeiten zielen »auf die Wiederherstellung des Zustandes vor dem narzisstischen Trauma ab, auf das Glück vor dem

›Sündenfall‹, d. h. vor der Objektbeziehung« (Grunberger 1976, S. 117). Dort in ihrer Höhle, entleert von allen Objekten und Konkurrenz, gibt es für diese Menschen scheinbar keine Konflikte. Die Zeit steht still, es kommt zu keiner Metamorphose. Daher kommen diese Patienten, wie schon erwähnt, in diesem Zustand kaum mit klassischen depressiven Klagen, allenfalls mit der Klage über eine *Leere und Einsamkeit.* Erst nach anhaltendem Ausbleiben entscheidender Entwicklungsschritte löst das daraus resultierende Erleben eines wiederholten Scheiterns depressive Reaktionen von Versagen und Minderwertigkeit aus. Oft überlassen sie jegliche Initiative einem nahestehenden Objekt bzw. Partner. Denn jeder eigene Standpunkt, jede eigene Aktivität und Entscheidung würde eine Differenz zu einem inneren oder äußeren Gegenüber bedeuten. Dann könnten die Verleugnung von Abhängigkeit und Trennung sowie die damit verbundenen Emotionen wie Schmerz und Trauer, Sehnsucht und Verlassenheit, Rivalität und Eifersucht nicht mehr vermieden werden. Das Erkennen eines Gegenübers und des Angewiesenseins auf ein Objekt kann narzisstische Wut und paranoide Ängste auslösen. Zugleich bedeutet der Verlust der unbewussten Fantasie von Harmonie oder Fusion ein Fallen-gelassen-Werden wie auch die Zerstörung einer ganzen Welt. Da solche Patienten oft jede Differenz als Ablehnung, Kritik oder Vorwurf auffassen, geht das Erleben einer solchen Differenz auch mit einer depressiv-verfolgenden Selbstwertproblematik einher.

Daneben gibt es Menschen, die äußerst aktiv, auch sehr leistungsorientiert sind – nicht wenige sind in bestimmten Bereichen hochbegabt –, die aber nur so lange gut funktionieren, wie eine äußere Struktur ihnen eigene Entscheidungen abnimmt und damit jede aktive, selbstbestimmte Handlung ausgeschlossen ist. Auf diese Weise werden jeder Vergleich und jede Konkurrenz wegen der damit verbundenen Affekte vermieden. Nicht selten sind es Studenten, die als Schüler das Abitur mit Auszeichnung abgeschlossen haben, aber im Studium oder zum Abschluss des Examens versagen, sobald diese Schritte mit Entscheidungen und eigener Verantwortlichkeit verbunden sind (s. dazu Kap. 14). Sofern sie sich nicht in eine endlose Arbeit ihres Studiums stürzen, verbringen sie ihre Freizeit mit exzessivem Sport, da sie sonst in eine depressive Apathie verfallen, wodurch sie sich extrem bedroht fühlen. Auch hier haben wir es noch nicht mit der klassischen depressiven Symptomatik zu tun, vielmehr werden diese Patienten neben der schon erwähnten Lähmung von akuten Panikzuständen und Desorientierung geradezu überrascht, wenn die äußere Struktur ihnen nicht mehr zur Verfügung steht. Aber in der Anlehnung an eine äußere Struktur, die eben nicht eine Integration eines reifen Überichs ist, liegt eine Ichverarmung und damit melancholische Krankheit vor.

Für die Zusammenführung dieser verschiedenen Krankheitsbilder ist nicht entscheidend, dass sich bei den letzteren auch depressive Klagen finden lassen, die jedoch meist weniger dringend vorgetragen werden als beim klassischen depressiven Syndrom. Auffallend ist hier ein extremes schizoides *Rückzugsverhalten*, verbunden mit einer chronischen Passivität einerseits und einem extremen Anpassungsverhalten andererseits (s. dazu Kap. 15). Das Störungsbild einer lethargischen und sich verweigernden Passivität oder einer oppositionellen Trägheit findet sich zumeist bei männlichen Adoleszenten. Es geht zugleich mit narzisstischen Selbstbildern und geheimen Größenfantasien einher. Sie erleben sich als besonders und außerhalb stehend. Dagegen können Essstörungen wie Magersucht und Bulimie, die vorwiegend bei jungen Frauen auftreten, als ein narzisstisches Rückzugsverhalten auf den eigenen Körper angesehen werden. Über die narzisstische Identifikation hinaus hat Meltzer (1992) diese psychischen Rückzugsorte als Klaustrum bezeichnet. Er versteht darunter eine Identifizierung, die bestimmt ist von der intrusiv-projektiven Verlagerung von Selbstanteilen in das fantasierte Innere des mütterlichen Objekts. Sowohl die Rückzugspatienten wie auch die Patientinnen mit Essstörungen suchen erst dann eine Therapie auf, wenn sie durch ihr krankes Verhalten in eine auswegslose Situation geraten sind, insofern sie den an sie gestellten Aufgaben, wie z. B. einem Examen, nicht mehr ausweichen können (s. dazu Kap. 11 und 14). Erst jetzt führt der auswegslose Druck zu Panikanfällen bis hin zu suizidalen Impulshandlungen und das Versagen zu einer depressiven Selbstwert- und Minderwertigkeitssymptomatik.

Schon Kierkegaard hat in seiner berühmten Schrift *Die Krankheit zum Tode* (1849) luzide den engen Zusammenhang zwischen Verzweiflung und Narzissmus erkannt und beschrieben: zum einen das verzweifelte Bemühen, nicht man selbst sein zu wollen – die Verzweiflung der Schwachheit –, zum anderen die Verzweiflung, verzweifelt man selbst sein zu wollen – die trotzige Verzweiflung. Die erste Gruppe sucht die Individuationstrennung durch eine Abhängigkeit von einem idealisierten inneren und äußeren Objekt zu umgehen, die zweite Gruppe verharrt trotzig darauf, alles allein schaffen zu können, um jedes Erleben von

Abhängigkeit zu vermeiden. Doch innerlich hält auch die zweite Gruppe an dem Phantasma eines omnipotenten Primärobjekts fest.

Bei der Einschätzung der Psychodynamik dieser Krankheitsbilder ist ein zentrales, aber auch kontroverses Thema die mit diesen Störungen einhergehende *nicht integrierte archaische Ambivalenz* oder/und *verleugnete Aggressionsthematik*. Doch sind beide von zentraler klinischer und therapeutischer Relevanz. Während Freud die mit einer schweren Depression einhergehende, *gegen das Selbst gewendete Aggression* als eine gegenüber dem Objekt verleugnete Aggression und unbewusste Ambivalenz beschrieb, hat der britische Analytiker Glasser (1990, 1998) in seiner Arbeit *Der narzisstische Kernkomplex* die damit einhergehende Aggression als Folge von Fusionstendenzen und Verschmelzungswünschen – gleich der narzisstischen Identifikation bei Freud – und den daraus resultierendenVernichtungs- und Auslöschungsängsten – gleich der Ichverarmung bei Freud – beschrieben und deshalb diese Aggression als sekundär und selbsterhaltend charakterisiert (s. Kap. 2 und 3). Doch gerade die damit einhergehenden narzisstischen Aggressionen lösen paranoide und psychotische Ängste aus (s. Kap. 9 und 12), die zu weiteren Abwehrmaßnahmen führen, z.B. zu exzessiven psychischen Spaltungsvorgängen. Mit dem Rückzugsverhalten verwehren daraus resultierende Gefühle von Groll, Enttäuschung und Wut über die Nichtbefriedigung ihrer Bedürfnisse diesen Patienten, das anzunehmen, was sie hätten bekommen können.

Von der narzisstischen Grundstörung der Melancholie sind *depressive Zustände* zu unterscheiden, die erst auftreten, wenn der melancholisch-narzisstische Patient versucht, sich aus der unbewussten Fixierung einer phantasmatischen Einheit von Selbst und idealisiertem (Primär)-Objekt zu lösen. Sobald der Patient beginnt, die narzisstische Höhle zu verlassen, also die narzisstische Festung oder sein Kokon aufbricht, fühlt er sich extrem labilisiert. Dann kommt es im Laufe psychoanalytischer Behandlungen infolge der angestrebten Auflösung narzisstischer Einheits- und Größenphantasmen zu heftigen affektiven Durchbrüchen und zu offensichtlichen depressiven Reaktionen bis hin zu akuter Suizidalität.

Doch kann der Kranke, worauf Winnicott (1979) aufmerksam gemacht hat, das subjektive Objekt nur mittels *maximaler Destruktivität* aus seiner Kontrolle entlassen und als objektives Objekt, also als einen Außenstehenden, anerkennen (s. Kap. 5 und 6). Diese dadurch ausgelösten depressiven Reaktionen sind zwar auf einer reiferen psychischen

Ebene angesiedelt als die vorangehende Apathie, Passivität und Leere eines narzisstischen Rückzugsverhaltens in einen objektfreien Zustand, doch belasten und gefährden sie das Subjekt in erheblichem Ausmaß, weil diese Entwicklung mit einer Fantasie der Zerstörung eines inneren idealen Zustandes und dem Verlust der Verbindung mit einem idealisierten Objekt im Innen und Außen einhergehen, was zugleich als *Selbstverlust* erlebt wird (s. dazu Kap. 1).

Hier will ich nochmals Kierkegaard zu Wort kommen lassen, der sich im Gegensatz zur heutigen, medizinisch orientierten Psychiatrie und zur verhaltensorientierten Psychologie auch mit der inneren Dynamik melancholischer und narzisstischer Menschen auseinandergesetzt hat. In der narzisstischen Höhle ist der Kranke vor Konflikten und Problemen mit seiner Umwelt geschützt, wozu Kierkegaard schreibt: »In der Unwissenheit ist der Verzweifelte, aber zu seinem eigenen Verderben, auf bestimmte Weise dagegen gesichert, aufmerksam zu werden, das heißt, er ist ganz sicher in der Gewalt der Verzweiflung« (1962 [1849], S. 43). »Sicher in der Gewalt der Verzweiflung« ist er durch Abspaltung und Verleugnung, durch projektive Identifikation, auch mittels Externalisierung und negativer Halluzination, scheinbar vor Depression gesichert. Diese damit verbundenen Beschwerden liegen jenseits der klassischen depressiven Symptomatik. Zuvor hat Kierkegaard darauf aufmerksam gemacht, dass Gesundheit überhaupt ist, Widersprüche lösen zu können. Ergänzend meine ich, dass es vor allem die Fähigkeit ist, Differenzen und Widersprüche zu halten und auszuhalten. In dem narzisstischen Zustand von Harmonie und Reinheit darf es keine Widersprüche und keinen Zweifel geben. Daher hat diese Unmittelbarkeit »eigentlich kein Selbst, sie kennt sich selbst nicht und kann daher sich selbst auch nicht wiedererkennen« (a. a. O., S. 51). So finden sich bei der melancholischen Grunderkrankung eher narzisstische *Klagen von Leere, Klagen über das Erleben von einem Außerhalb- oder Abseitsstehen*, was mit dem Gefühl, nicht dazuzugehören oder anders zu sein, aber auch mit dem Erleben, besonders oder einzigartig zu sein, einhergeht.

Für das Festhalten an der Krankheit mag auch ein geheimes *Genießen* verantwortlich sein (s. Kap 6), worauf Lacan aufmerksam gemacht hat. Ebenso hat Kristeva in ihrem Buch *Die schwarze Sonne – Depression und Melancholie* (2007) darauf hingewiesen, wie sehnsüchtig und masochistisch der Melancholiker unbewusst mit seinen depressiven Klagen auch an dem *Phantasma von Einheit und Ungetrenntheit* festhält. Daher muss der depressiv Kranke Fortschritte immer wieder rückgängig machen bzw. zerstören, was als *negative therapeutische Reaktion* bekannt ist und eine progressive Entwicklung oft infrage stellt (s. dazu Kap. 1). Dann lässt sich mit Nietzsche sagen ([I, S. 724f.], zit. nach Wehr 1976, S. 79): »Seinen Glauben [hier: seine Krankheit; W.T.] sich entreißen lassen, das bedeutete vielleicht, seine ewige Seligkeit infrage stellen.« Denn solch ein Mensch sei – nach Kierkegaard (a.a.O., S. 41) –

> »weit davon entfernt, daß er wünscht, aus diesem Irrtum herausgerissen zu werden. Im Gegenteil, er wird verbittert, er sieht den für seinen ärgsten Feind an, der dies tut, er betrachtet es als einen Überfall, als etwas, das einem Morden nahe kommt, auf diese Weise, wie es heißt, sein Glück zu morden.«

So haben Kierkegaard wie auch Nietzsche darauf aufmerksam gemacht, dass es erst im Prozess der Separation und Individuation, also einer bewussten Realisierung von Abhängigkeit und Trennung, erst beim Verlassen der Höhle im Gegensatz zu dem vorangegangenen Rückzugsverhalten zu einer *akuten und ausgeprägtem depressiven Symptomatik* kommt (s. Kap. 4 und 11). Denn, so auch Sloterdijk (1993, S. 289): »Der Welt kann im Grunde nie verziehen werden, daß ihre objekthafte Präsenz sich an die Stelle der prälibidinösen präobjektiven Gelöstheit gesetzt hat.«

In einer Analyse bzw. Therapie reicht es nicht aus, das frühe Trauma wahrzunehmen und anzuerkennen. Um zu einer Integration des Traumas zu gelangen, ist auch eine Minderung und Umgestaltung der narzisstischen und melancholischen Abwehrorganisation notwendig, die im Sinne einer Entwicklungsblockade den pathogenen Prozess verstärkt und aufrechterhält. Die drohende Vernichtungsangst des nicht integrierten Traumas muss symbolisiert werden, was nur gelingt, wenn das Subjekt den damit verbundenen Schmerz und die Trauer um einen Verlust wie auch die Anerkennung von Begrenzung und Mangel aushalten und tolerieren kann, d.h. nicht mehr durch Abspaltung und Projektion, also eine narzisstische Abwehrorganisation, abwehren muss. Es geht für den Analytiker darum, sowohl das psychische Leiden wie auch die aggressiv-narzisstische Angst zu hören. Denn der Prozess einer beginnenden Anerkennung des Objekts löst im melancholischen und narzisstischen Patienten bedrohliche, paranoide Ängste aus, weil dieser sich jetzt zum einen als seinen archaischen, d. h. nicht integrierten Ambivalenzgefühlen gegenüber dem Objekt ausgesetzt erlebt und zum anderen von kaum erträglichen paranoiden Schuldgefühlen verfolgt fühlt, weil er jetzt erkennen und sich eingestehen muss, in welchem Ausmaß er das gute Objekt in seinem Inneren ausgelöscht hatte (s. Kap. 12). Daneben erlebt sich der Patient mit der im therapeutischen Prozess angestrebten und sich entwickelnden Separation und Individuation vom inneren Primärobjekt – oft repräsentiert in einem äußeren idealisierten Objekt und in der Übertragung auf den Analytiker – infolge der notwendigen Anerkennung von Abhängigkeit und Trennung zum einen extremen Verlust- und Verlassenheitsängsten ausgesetzt, zum anderen reagiert er mit weiteren depressiven Schuldgefühlen, da er sich unabhängig zu machen sucht. Diese Schuldgefühle sind verbunden mit Ängsten, zerstörerisch zu sein oder zerstört zu werden, zu verletzen oder verletzt zu werden, nicht mehr lieben zu können, nicht mehr geliebt zu werden. Somit führt eine wachsende Wahrnehmung des bisher nicht integrierten Grolls und explosiver Gefühle zu Anfällen von Panik und der Angst, verrückt zu werden, die mit einer ernst zu nehmenden, wenn auch meist passageren Suizidalität einhergehen. Erst danach entwickelt sich das Bild einer *depressiven Störung*. Paradoxerweise reagieren daher Patienten mit einer akuten depressiven Symptomatik, wenn sie mithilfe einer Therapie progressive Entwicklungsschritte aus einer chronifizierten Pathologie heraus wagen. Vor diesem Entwicklungsschritt war nur eine Leere und Einsamkeit, zugleich das Gefühl eines Nichtexistierens oder eines psychischen Lochs, weil in diesem regressiven Stadium das primäre Objekt ohne Hass ausgelöscht wurde (s. dazu Kap. 11). So folgt der blanden, weißen Depression die schwarze Depression (Green 2004, S. 237).

Den Rückzug einzureißen oder heilen zu wollen, hält Tustin für besorgniserregend (2008, S. 58), da das Subjekt jetzt nicht allein mit einem bis dahin dem Bewusstsein entzogenen Verlust, sondern auch mit seinen das Objekt und das Selbst zerstörenden Affekten konfrontiert wird, die unerträglich werden können. Freud hat hier auch auf *die Gefah der Heilung* aufmerksam gemacht (s. dazu Kap 1). In diesem Prozess ist nicht allein der Patient gefordert, vielmehr braucht er die Hilfe eines nichtkontaminierten Dritten, d. h. einen Vater oder Analytiker, der um seinen Narzissmus und seine Depression »weiß« und die damit verbundenen Gefährdungen kennt.

Doch der Bruch der narzisstischen Festung kann auch eine, wie Bion meint, *katastrophische Veränderung* einleiten (1997 [1965], 2006 [1970];

s. dazu Kap. 4, 6, 9, 10, 11). Durch den Umsturz seines inneren Systems, der immer mit einer gewissen Heftigkeit einhergeht, erlebt sich der bisher abgeschottete Patient extrem gefährdet, da er das Aufbrechen des autistisch-schizoiden Rückzuges oder der narzisstischen Abwehrorganisation als Wiederholung des primären Traumas im Sinne eines Fallens ins Bodenlose (Tustin 2008, S. 57) oder den Zusammenbruch seines Gebäudes als »das Ende der Welt« (Symington 1995, S. 114) befürchtet und erlebt. Eine katastrophische Veränderung ist ein höchst emotionales Geschehen, das Gefühle von extremer Labilisierung, vonTaumel und Schwindel wie vor einem Abgrund, auslöst und mit der Angst einhergeht, verrückt zu werden. Wenn es gut geht, wird im Nachhinein diese Veränderung als zweite Geburt erlebt und begriffen. Wenn es jedoch dem Therapeuten nicht gelingt, den Patienten emotional zu halten, droht eine Retraumatisierung.

Aus den hier angedeuteten Gründen ist es für die Prognose und den therapeutischen Prozess wichtig, die melancholische und narzisstische Grundstörung – im Sinne einer narzisstischen Identifizierung – zusammen mit der daraus sich entwickelten Fehlentwicklung – im Sinne einer Abwehrorganisation und Entwicklungsblockade – von der depressiven Symptomatik zu unterscheiden, die auf den verschiedenen Ebenen des psychischen Entwicklungsprozesses im Verlauf zunehmender Wahrnehmung von Abhängigkeit und Getrenntheit auftritt. Davon muss weiterhin die *depressive Position* im Sinne einer gelungenen Integration von Ambivalenz und Trennungsängsten im Zusammenhang mit der Anerkennung des Objekts unterschieden werden. Diese reife emotionale Entwicklung geht einher mit dem Erwerb der Fähigkeit, sich verantwortlich zu fühlen oder ein Gefühl von Schuld, aber auch von Dankbarkeit zu empfinden. Doch immer wieder sucht das Objekt mit aller Macht an dem narzisstischen Zustand festzuhalten. Mit dem narzisstischen Rückzug werden auch depressive Konflikte im Rahmen ödipaler und geschwisterlicher Rivalität abgewehrt und die Kastrationsangst umgangen, weswegen mit den Größenfantasien zugleich, weniger offen, ein Erleben von Minderwertigkeit einhergeht. Darüber hinaus kommt es aber durch das Rückzugsverhalten zu einem sich steigernden depressiven Erleben von Versagen, wenn es solchen Menschen nicht gelingt, sich aus fusionären oder symbiotischen Beziehungen zu lösen, sich also nicht durchsetzen und befreien können. Mit diesem Versagen werden die damit einhergehenden Aggressionen in einer doppelten Umkehrung gegen das Selbst hin zur Passivität abgewehrt, was in einer chronifizierten *depressiven Resignation und Apathie* enden mag. Diese Patienten haben das Gefühl »eingesperrt«, »eingeklemmt« zu sein, wo es »kein Vor und kein Zurück« gibt.

Viele dieser Überlegungen werden in den folgenden Arbeiten differenziert ausgeführt und veranschaulicht. Der therapeutische Prozess wird als ein komplexer *Subjektivierungs- und Anerkennungsprozess* in Richtung einer reiferen Individuation und Separation, d.h. einer wechselseitigen Anerkennung von Abhängigkeit und Getrenntheit verstanden. Dabei handelt es sich nicht in erster Linie um ein kognitives Geschehen, sondern um einen affektiven Beziehungsprozess. Wegen der Entwicklungsblockaden und der durch Abwehr bedingten Fixierungen ist der therapeutische Prozess immer wieder gefährdet und löst zugleich *krisenhafte Verwicklungen und depressive Gefährdungen* aus, die sowohl für den Patienten als auch für den Analytiker belastend sind. Somit werden auch die Grenzen therapeutischer Hilfe deutlich. Die Therapie besteht nicht einfach in einer »Heilung« durch die Beseitigung von Symptomen, vielmehr in einem Entwicklungs- und Transformationsprozess pathologischer und pathogener psychischer Einstellungen und Beziehungsstrukturen, die bei jedem Patienten von einer individuellen Bedeutungsgeschichte geprägt sind. Weil dies ein schmerzhafter, lang andauernder und auch unsicherer Prozess ist, bedeutet dies auch, dass beide Seiten – Patient und Analytiker – eine geduldige Leidenschaft aufbringen müssen. Die in diesem Buch vorgestellten ausführlichen Behandlungsberichte wie auch die literarischen Beispiele mögen eine Hilfe sein, die dargestellte Problematik nicht nur auf der theoretischen, sondern vielmehr auch auf der emotionalen Ebene anschaulich und zugänglich werden zu lassen.

Literatur

Altmeyer, M. (2000): Narzissmus und Objekt. Göttingen (Vandenhoeck & Ruprecht).

Bion, W.R. (1977 [1965]): Transformationen. Frankfurt a. M. (Suhrkamp).

Bion, W.R. (2006 [1970]): Aufmerksamkeit und Deutung. Tübingen (edition diskord).

Engel, G. (1962): Anxiety and depression-withdrawel: the primary affects of unpleasure. I. J. Psycho-Anal. 43, 89–97.

Freud, S. (1917): Trauer und Melancholie. GW X, S. 428–446.

Glasser, M. (1990): Probleme bei der Psychoanalyse gewisser narzißtischer Störungen. Vortragsmanuskript und Tagungsband DPV-Arbeitstagung Nov. 1990.

Glasser, M. (1998): On violence: a preliminary communication. I. J. Psycho-Anal. 79, 887–902.

Green, A. (2004): Die tote Mutter. Psychoanalytische Studien zu Lebensnarzissmus und Todesnarzissmus. Gießen (Psychosozial-Verlag).
Grunberger, B. (1976 [1971]): Vom Narzißmus zum Objekt. Frankfurt a. M. (Suhrkamp).
Henseler, H. (1974): Narzißtische Krisen – Zur Psychodynamik des Selbstmords. Reinbek bei Hamburg (Rowohlt).
Jacobson, E. (1977 [1971]): Depression Eine vergleichende Untersuchung normaler, neurotischer und psychotisch-depressiver Zustände. Frankfurt a. M. (Suhrkamp), 1977; (Suhrkamp Tb), 1983.
Kierkegaard, S. (1844): Der Begriff der Angst. Reinbek bei Hamburg (Rowohlt), 1960.
Kierkegaard, S. (1849): Die Krankheit zum Tode. Reinbek bei Hamburg (Rowohlt), 1962.
Kristeva, J. (2007 [1987]): Schwarze Sonne – Depression und Melancholie. Frankfurt a. M. (Brandes & Apsel), 2007.
Meltzer, D. (1992): Das Claustrum. Tübingen (edition diskord).
Rosenfeld, H. (1964): Zur Psychopathologie des Narzißmus – ein klinischer Beitrag. In: Ders. (1981): Zur Psychoanalyse psychotischer Zustände. Frankfurt a. M. (Suhrkamp), S. 196–208.
Rosenfeld, H. (1971): Beitrag zur psychoanalytischen Theorie des Lebens- und Todestriebes aus klinischer Sicht. Eine Untersuchung der aggressiven Aspekte des Narzißmus. Psyche – Z Psychoanal 25, 476–493.
Sloterdijk, P. (1993): Weltfremdheit. Frankfurt a. M. (Suhrkamp).
Symington, N. (1995 [1993]): Wege zur Partnerschaft. Narzißtische Störungen und ihre Überwindung. Göttingen (Steidl).
Tustin, F. (2008 [1990]): Der autistische Rückzug. Tübingen (edition diskord).
Winnicott, D. ([1979 [1971]): Vom Spiel zur Kreativität. Stuttgart (Klett Cotta), 1979.
Wehr, G. (Hg.) (1976): Friedrich Nietzsche – Du sollst der werden, der du bist. Psychologische Schriften. München (Kindler).

I Gewalt und katastrophische Veränderung

1. Die Gefahr der Heilung – Pathologische Identifizierungs- und Mentalisierungsprozesse als Grenzen therapeutischer Möglichkeiten[1]

Angefangen mit Freud – im Zusammenhang mit dem Thema meiner Arbeit verweise ich auf seine tiefgründigen und bahnbrechenden Arbeiten zum Narzissmus (1914) und zur Depression (1917) – gibt es bis heute eine ansehnliche Reihe von Analytikern, die in einer geistigen Anstrengung versucht haben, uns ihre Erfahrungen mitzuteilen und die ungeheure Komplexität psychischer Störungen und ihrer Auswirkungen zu erfassen. Diese Analytiker haben uns auf pathologische Strukturen aufmerksam gemacht und immer wieder deren Dynamik und Sinn in ihrer je eigenen Sprache neu reflektiert. Mit ihrer Hilfe will ich versuchen, die komplexe Problematik und Dynamik pathologischer Identifizierungsprozesse darzustellen, um verständlich zu machen, weshalb sich die Behandlungen bestimmter Patienten so langwierig, schwierig und belastend gestalten. Damit wird die Frage der Grenze psychoanalytischer Psychotherapie implizit berührt.

Wir wissen, dass der sogenannte »frühgestörte Patient« (ich spreche hier vorwiegend von narzisstischen und Borderline-Persönlichkeitsstörungen) sich vor einer Katastrophe, vor Vernichtung oder namenlosen Ängsten durch eine organisierte Abwehr zu schützen sucht, d.h., dass infolge einer primitiven Abwehr eine pathologische Organisation geschaffen wird, die einen weitreichenden und hemmenden Einfluss auf die Persönlichkeitsentwicklung hat und die sich durch ihre Stabilität und ihren Widerstand gegenüber Veränderungen auszeichnet. Sie erscheint als der einzige Ausweg, die emotionale Distanz des Patienten zu den Objekten zu kontrollieren.

---

1 Erstveröffentlichung in: Schneider G. & Seidler G.H. (Hg.) (1995): Internalisierung und Strukturbildung. Opladen (Westdeutscher Verlag).

Diese Organisation ist im Wesentlichen eine narzisstische und ihr Ziel »scheint zu sein, den Status quo zu erhalten, nämlich die Situation, in der narzisstische Objektbeziehungen weiterbestehen und projektive Identifizierung zur Verwechslung von Selbst und Objekt führt« (Steiner 1982, S. 426). Im Vordergrund steht dann zumeist die »laute« oder »lärmende« Symptomatik (Green 1993), die so sehr ins Auge fällt. Wie Green betont Lichtenberg (1990, S. 876), dass es gerade bei den Persönlichkeitsstörungen aber »der Hintergrund ist, der die vital bedeutsame Information liefert«.

Doch die Anstrengung des langen Weges, ausgehend von dieser Symptomatik durch die organisierte omnipotente Abwehr hindurch bis hin zur befürchteten Katastrophe, die aber schon stattgefunden hat (Reich 1960; Winnicott 1974a), wird meist gar nicht in Angriff genommen, auch nicht bei Patienten, die diese Hilfe brauchen und suchen. Allzu oft konzentriert sich der Therapeut mehr oder weniger ausschließlich, jedoch nicht aus einer reflektierten Beschränkung heraus, auf die Behandlung der offensichtlichen Symptomatik und bleibt dann in einer kollusiven Beziehung stecken, die häufig ungut endet. Das Ausmaß des psychischen Leidens und die Schwierigkeit psychoanalytischer Praxis werden häufig verleugnet oder verkannt. So glaube ich, dass das meiste, was heute diesen Patienten als psychoanalytische Therapie angeboten und was darunter verstanden wird, weder dem eigenen Anspruch noch dem genuinen analytischen Denken gerecht wird.

Uns liegt heute ein Reichtum an psychoanalytischem Wissen vor, der vor allem aus der klinischen Langzeiterfahrung stammt. Aber dieser Schatz wird in der Praxis immer wieder in verkürzter und verdünnter Form eher als Klischee und als Wissen benutzt, denn als Warnung und als Landkarte für eine lange und gefahrvolle Reise durch ein unbekanntes Land.

Der Therapeut wird bei der Behandlung frühgestörter Patienten extremen eigenen Bedrohungen ausgesetzt, die sich nach Meltzer (1988, S. 192ff.) als Invasionsangst, als Angst vor Kollusion und vor Impotenz manifestieren. Auf diese Bedrohungen reagiert der Therapeut nicht selten mit Versteinerung, Verleugnung und eigener archaischer Abwehr, was sich in einem Rückzugsmanöver oder in einem destruktiven Abstoßungsprozess äußert. Die Formulierung eines Therapeuten: »Ich lasse mich von Ihnen nicht zerstören«, lässt diese Angst spürbar werden. Die Behandlung wurde nach zwei Jahren beendet und die Patientin fühlte sich abgetrieben. Doch die Therapeuten haben ja die Möglichkeit, ihr System bzw. sich zu retten. So beendete Dr. B. die Analyse mit der Feststellung gegenüber Frau T., dass sie nicht therapierbar sei.

Von vielen Therapeuten wird – wie ich meine – das Ausmaß der psychischen Störungen nicht erkannt und die Kraft der Abwehr übersehen oder verleugnet. Dadurch können sie getrost mit der Therapie beginnen, denn die Verleugnung dient dazu, sich nicht wirklich auf das belastende Unterfangen einer psychoanalytischen Therapie einzulassen. Ist – wie Langs (1987, S. 190) vermutet – die Furcht, zu zerstören und zerstört zu werden, ein machtvolles Motiv für die psychotherapeutische Verschwörung?

Mit meinen Ausführungen möchte ich die Aspekte herausarbeiten, die mit der pathologischen Identifizierung zusammenhängen und die die psychoanalytische Behandlung von frühgestörten Patienten schwierig, wenn nicht unmöglich machen: die omnipotente Abwehr; die pathologische projektive Identifikation; die daraus resultierende Denkstörung, die aber auch das Ergebnis einer Stagnation der Separations- und Individuationsentwicklung ist; und schließlich die Angst vor einer katastrophischen Veränderung.

Das primäre Trauma und die pathologische Identifizierung

Hinter den so offensichtlichen Symptomen und Klagen als Folge pathologischer Identifizierungen, die sich an der Oberfläche als Konflikte im klassischen Sinne darstellen – insofern sich das Ich unvereinbaren und unlösbaren Forderungen des Überichs, der Triebe und der Außenwelt gegenübersieht –, geht es vor allem um eine *Gefährdung des Ichs.* Auch wenn sich in den Auswirkungen typische Konfliktmuster zeigen, spreche ich hinsichtlich der zugrunde liegenden Problematik ungern von einem Konflikt, weil das Ich selbst in sich bedroht ist. Der Kern der Störung liegt im Bereich der Selbstregulierung und -kohärenz.

Heute begreifen wir überhaupt die psychischen Störungen eher auf der narzisstischen als auf der Trieb- und Konfliktebene. D. h., es geht um Störungen des Selbstwertgefühls und Selbsterlebens, der Identität, Separation und Individuation, der Kohärenz. Eagle (1988, S. 169) meint, »daß Gedo (1979, 1980) und Klein (1976) mit ihrer These recht haben, daß Integrität und Kontinuität der Selbst-Organisation ein übergeordnetes Ziel aller Menschen – ganz unabhängig von der diagnostischen Kategorie – sind«.

Als Folge pathologischer Identifizierungen geht die Pathologie einher mit einer mangelnden Differenzierung zwischen innen und außen, zwischen Subjekt und Objekt. Green (1975, 1977, 1993) hat diese Problematik auf die Formel gebracht: Diese Patienten schwanken in ihrem Erleben zwischen Psychose und Tod, sie leben in der Alternative, verrückt zu werden oder zu sterben. So können sie weder mit einem Objekt noch ohne ein Objekt leben. Aus diesem Grunde verwickeln Menschen mit einer solchen »Grundstörung« (Balint 1973), wenn sie denn überhaupt engeren Kontakt aufnehmen, das Objekt in höchst konflikthafte Beziehungen, die in sich pathogen sind, die aber – was nicht vergessen werden darf – vor allem dazu dienen, einen, wenn auch notdürftigen, Ausweg aus der so bedrohlichen Alternative zu finden.

Wenn ich von »pathologischen Identifizierungen« spreche, so meine ich den *anhaltenden regressiven und exzessiven Gebrauch* von frühen Identifikationsprozessen, d.h., ich meine vor allem die Identifizierung als Modus und nicht das Ergebnis. Die Interaktionen sind durch eine Reizbarkeit gekennzeichnet, die sich durch eine intrusive, klebrige oder klammernde Qualität (Lichtenberg 1990; Meltzer 1975) auszeichnet. Die exzessive Identifizierung führt zur Konfusion, als totale oder globale zielt sie auf eine Absolutheit, indem das Subjekt den Dritten oder das Dritte auszuschließen sucht. So ist das Ziel der exzessiven Identifikation die totale Einverleibung – wie Fenichel (1985 [1926], S. 101) auf Abraham verweisend schreibt –, wodurch der Objektverlust verneint und »die ›unio mystica‹ mit dem allmächtigen Objekt« gesucht wird (Fenichel 1946, zit. nach Haynal 1976, S. 99). »Die narzißtische Identifizierung mit dem Objekt wird dann zum Ersatz der Liebesbesetzung« – so Freuds Formulierung (1917, S. 436) –, »was den Erfolg hat, daß die Liebesbesetzung trotz des Konflikts mit der geliebten Person nicht aufgegeben werden muß«. Die gesteigerte Identifizierungstendenz entleert jedoch das Ich, es wird hilflos und bleibt vom Objekt abhängig, denn dieser Vorgang wird durch eine damit einhergehende Idealisierung des Objekts verstärkt.

Entsprechend vieler psychoanalytischer Konzepte (Bion 1992 [1973], 1977 [1965]; Green 1975, 1977, 1978; Khan 1977 [1974]; Milner 1955; Modell 1990; Ogden 1985, 1992; Pontalis 1981 [1977]; Segal 1992 [1957]; Winnicott 1953, 1979 [1971]) gehen diese exzessiven Identifizierungen mit der Zerstörung des Übergangsraumes und einer Störung der Symbolisierung und des Denkens einher. Diese Identifizierungen können nicht in das unreife Selbst assimiliert werden. Sie müssen vielmehr als bedrohliche Introjekte unter Kontrolle gehalten werden.

Die exzessive und magische Identifikation ist zu unterscheiden von der *primären Identifikation*, auch wenn die exzessive Identifizierung der regressive Versuch ist, den Zustand primärer Identifikation wiederherzustellen, also im Sinne »einer symbiotischen Vereinigung vor jeder Differenzierung von Subjekt und Objekt« (Meissner 1971, S. 285; zit. nach Etchegoyen 1985, S. 13). Denn nach Winnicott (1955, S. 218) »weist der Ausdruck ›primäre Identifizierung‹ auf eine Umgebung hin, die noch nicht von dem differenziert ist, was später zum Individuum wird«. Die primäre Identifikation nach Winnicott und das arglose Vertrauen nach Balint sind – im Gegensatz zur exzessiven Identifizierung – durch eine Identifikation ohne Kontrolle und Macht charakterisiert, weil das Kind auf dem Hintergrund einer Umgebung, die gut genug ist, seine Abhängigkeit und Hilflosigkeit nicht als traumatisch erlebt.

Mit einem skizzenhaften Überblick will ich den Ort kennzeichnen, an dem die pathologische Identifizierung einsetzt und zur Wirkung kommt:

1. Am Beginn der sich entwickelnden Psychodynamik steht *das primäre Trauma*. Es besteht in einem Zusammenbruch oder einer Fragmentierung des noch rudimentären Ichs, z. B. als Folge eines nicht integrierbaren Verlustes oder Übergriffs, wobei es sich im Allgemeinen nicht um ein einzelnes Trauma handelt. Die Folgen dieser katastrophischen Vernichtung und namenlosen Ängste sind ein Riss oder ein Loch in der Psyche. Ich spreche hier von Traumen, die in eine Zeit fallen, in denen das Ich vom Objekt noch mehr oder weniger unabgegrenzt ist, also das Primärobjekt als Teil des Ichs erlebt wird. Der Zusammenbruch wird, wenn er in die symbiotische oder Wiederannäherungsphase (Mahler) fällt, auch als eine »primäre«, unfassbare oder psychotische Depression (Bibring 1953; Jacobson 1983; Rubinfine 1968), als psychotische oder schizoide Depression (Winnicott 1959), Grundstörung (Balint 1973) oder »löchrige« Depression und Störung der Bindungserfahrung (Tustin 1989) beschrieben.
2. Durch das Trauma wird die Symbiose- und Wiederannäherungsphase vorzeitig und abrupt beendet, wodurch sich das noch rudimentäre kindliche Ich *einer schmerzhaften bis unerträglichen Wahrnehmung einer »Nicht-Ich«-Welt und der Abhängigkeit vom Primärobjekt* ausgesetzt erlebt. Mit der Zerstörung der kindlichen Omnipotenz geht die Zerstörung der Illusion des Übergangsraumes einher (Winnicott 1979).

   Damit verbunden ist ein Anstieg von Erregung, d. h. von ununterschiedenen aggressiven und libidinösen Impulsen, die das Ich nicht integrieren kann. Das unreife Ich wird durch die Heftigkeit der eigenen Erregung überflutet. Das Ergebnis ist eine weitere Desintegration und Verwirrung, bedingt durch eine damit einhergehende, aber nicht integrierbare Verfolgungs-, Ambivalenz- und Schuldthematik. In der Terminologie der Säuglingsforscher könnte man auch sagen, »daß die normalen Selbstbehauptungsaktivitäten vom Aversionssystem verschlungen werden« (Lichtenberg 1990, S. 885).

3. Das Ich versucht nun auf verschiedene Weise diesen Verlust, der ein narzisstischer Selbstverlust ist, ungeschehen zu machen, um eine unerträgliche Abhängigkeit und nicht zu bewältigende Ambivalenz aus der Welt zu schaffen; mit anderen Worten: Durch eine verstärkte Anlehnung an das Objekt sucht nun das kindliche Ich den Verlust auszugleichen als auch die eigenen bedrohlichen Impulse gegenüber dem Objekt zu kontrollieren. Hier liegt der Beginn pathologischer Identifizierungsprozesse.

Weitergehende Folgen der narzisstischen Reparationsbestrebungen sind eine autistische Abkapselung (Tustin 1989), die Bildung eines falschen Selbst (Winnicott 1960), ein extremes Rückzugsverhalten (Steiner 1998) und die schizoide Spaltung (Fairbairn 1940; Guntrip 1968).

Die *exzessive und globale Identifizierung* mit den Objekten ist ein zentraler Mechanismus all dieser Störungen, d.h., die Objektbesetzung wird durch Identifikation ersetzt, wie es Freud 1917 formulierte. Die Identifizierung tritt an die Stelle der Objektwahl. Bei der exzessiven Identifizierung wird nicht nur das Überich, sondern auch das Ich ersetzt. »Auffällig an dieser Identifizierung ist ihre Ausgiebigkeit«, so Freud (1921, S. 119). Das Objekt – auch wenn es erhalten bleibt – wird »auf Kosten des Ichs überbesetzt« (1921, S. 125). Diese Überbesetzung dient der Abwehr, weil sie das zu frühe Erleben von Getrenntsein aufheben soll. Auch Jacobson sieht darin das Motiv für totale und magische Identifizierungen, wenn sie schreibt: »Sie gründen sich ungeachtet der Realität auf Phantasien oder sogar auf die vorübergehende Überzeugung, mit dem Objekt eins zu sein oder selbst dieses Objekt zu werden« (1983, S. 308).

So entsteht ein Ungleichgewicht zwischen Objektbesetzung und Identifizierung, zwischen »das Objekt haben« und »wie das Objekt sein« (Freud 1921, S. 119, 1933, S. 69). Das Subjekt will wie das Objekt sein, um es zu haben, d.h., um mit dem Objekt zu verschmelzen und um es kontrollieren zu können. »[...] die Identifizierung sei an Stelle der Objektwahl getreten, die Objektwahl sei zur Identifizierung regrediert«, so eine Formulierung Freuds (1921, S. 117; im Original hervorgehoben).

Diese Steigerung der identifikatorischen Prozesse führt jedoch zur narzisstischen Identifikation, die Widlöcher (1985, S. 81) wie folgt charakterisiert: Sie ist narzisstisch, »weil eine Beziehung zu sich selbst durch eine Beziehung zu einer anderen Person ersetzt wird; weil wir es mit einer Regression auf eine Primärform der Libido zu tun haben; weil eine Loslösung vom äußeren Objekt zu beobachten ist usw.«. Entscheidend ist, »dass eine Objektbesetzung zu einer Besetzung der eigenen Person wird.«

Wie schon Freud (1914, 1917, 1921) sehen viele Analytiker hier eine Disposition zur Psychose. So beschreibt Loch (1965) die Disposition zur Psychose als infantile Abhängigkeit von einem Idealobjekt.

Was den Zusammenhang und den Zeitpunkt von Identifizierung und Trennung der Selbst- und Objektrepräsentanzen betrifft, möchte ich auf eine Beobachtung der Säuglingsforscher (Lichtenberg 1990, S. 895) hinweisen, die mir für die angesprochene Problematik ausgesprochen interessant erscheint. Lichtenberg meint,

> »daß die Mutter als letzte unter den Personen der Umgebung als jemand erlebt wird, von dem es ein Vorstellungsbild gibt, das auch bei Nichtvorhandensein eines Wahrnehmungsreizes und einer Affekt-Handlungs-Reaktion existiert.
>
> Daß die Mutter als letzte ›erkannt‹ wird, könnte paradoxerweise auf die enorme Bedeutung ihrer unterstützenden Präsenz hinweisen. Zwei Hypothesen könnten diesen Befund erklären. Die erste lautet, daß das Bild der Mutter am längsten im *Handlungsmodus (action mode)* festgehalten wird: die Mutter ist dazu da, um sie nahe bei sich zu haben, sie zu rufen, zu berühren, wegzustoßen; ihr Bild als eine unterschiedene, innerlich fortdauernde Repräsentanz kommt zuletzt. Eine alternative, ebenso plausible Hypothese wäre, daß das lebendige Bild der Mutter als innere Repräsentanz gebildet wird, sobald sich die Fähigkeit, eine solche Repräsentanz zu formen, entwickelt, wobei die Unterschiedenheit des inneren Bildes der Mutter – sein von der Selbstrepräsentanz getrenntes, unabhängiges Anderssein – verleugnet wird. In beiden Fällen würde die formale Anerkennung der Getrenntheit der Mutter den Schmerz über ihr Verschwinden verstärken, und zwar durch die Erinnerung des Bildes einer Person, die nicht gegenwärtig ist und nicht gefunden werden kann.«

4. Ein sekundäres pathogenes Resultat der pathologischen Identifizierungsprozesse ist eine *omnipotente, deshalb pathologische und pathogene Abwehrorganisation*, die sich als lärmende Symptomatik oder als Charakterstörung manifestiert. Es ist eine Organisation, die auf der einen Seite fasziniert, erschreckt, erregt, auf der anderen Seite entleert, versteinert, entlebendigt. Denn diese »manische Abwehr« ist durch omnipotente Manipulierung oder Beherrschung und eine verächtliche Abwertung charakterisiert, wie Winnicott (1935, S. 238ff.), auf M. Klein zurückgreifend, schreibt. Sie ist gegen die Annahme der inneren Realität gerichtet. Das Subjekt schwankt zwischen manischer Bodenlosigkeit und der Öde einer Leere, zwischen Agitiertheit und Entlebendigung.

   Diese omnipotente Abwehr fixiert sich und bedingt eine *stagnierende und damit misslungene Separations- und Individuationsentwicklung*, da mit der narzisstischen Fixierung ein Zustand der Einheit mit der Mutter erhalten werden soll (Rubinfine 1968). So dient diese Entwicklungshemmung einerseits dazu, jede als Vernichtung erlebte Trennung im Sinne der Anerkennung einer »Nicht-Ich«-Welt zu meiden und zu leugnen, andererseits aber bedroht diese exzessive Identifizierung das Subjekt und das Objekt mit einer gegenseitigen Auslöschung oder Zerstörung. Denn diese globalen Identifizierungen führen zu narzisstischen Objektbeziehungen, die mit einer Überbewertung der projektiven Identifizierung einhergehen, was letztlich in einer Verzerrung der Selbst- und Objektrepräsentanzen mündet. Die projektive Identifizierung dient dann nicht mehr einer Kommunikation, sondern der Kontrolle des Objekts, der abgespaltenen Selbstanteile und der Verleugnung von schmerzhafter Trennung, Verlust und Abhängigkeit, d.h. des Andersseins eines Gegenübers. Die exzessive Identifizierung verhindert geradezu eine Repräsentation des Objekts, weil gerade auf diesem Wege das Zulassen von Abwesenheit ausgeschaltet wird. Die sich daraus entwickelnden Konflikte – z.B. eine sadomasochistische Triebproblematik oder pseudoödipale, inzestuöse Beziehungskonflikte – überdecken den frühen narzisstischen Defekt bzw. die fragile Selbstthematik. Die exzessive Identifizierung geht mit einer anhaltenden Feindseligkeit bzw. einem *Negativismus* (A. Freud 1952) bis hin zum Masochismus und zur Perversion einher, womit einerseits eine notdürftige Abgrenzung erhalten und eine weitere regressive Entgrenzung (Asch 1976) aufgehalten wird. Auf der anderen Seite kann sich dieser regressiv-aggressive Prozess aufschaukeln, wodurch paranoide Verfolgungsängste ausgelöst werden, was schließlich in eine weitere Desintegration und zu einer Denkstörung führt. Auf dieser Ebene werden Deutungen als intrusive Übergriffe erlebt, worauf das Subjekt mit Ablehnung oder aber mit falscher Anpassung reagieren wird.

Die Abwehr der Aggression – Balint (1935) meint im Gegensatz zu M. Klein, dass es sich dabei im Wesentlichen um eine reaktive Aggression handelt, Fonagy, Moran und Target (1993) sprechen von einer defensiven Aggressivität und Lichtenberg (1990) von der Aktivierung eines zweiten, aversiven Reaktionssystems – erfolgt durch Spaltung und Projektion. Die damit einhergehende Idealisierung und der daraus resultierende Neid unterhalten und verstärken den Zirkel von Spaltung, Idealisierung und Entwertung. Die Folge ist ein *Übermaß an projektiver Identifikation und Verfolgungsängsten.* Abkapselung und Rückzug führen zu omnipotenten Fantasien mit Vermeidung des Realitätskontaktes.

Es ist zu betonen, dass die pathologische Entwicklung zwar früh einsetzt, aber deren endgültige Ausformung von vielen inneren und äußeren Faktoren abhängig ist, die erst später – bis hin zur Pubertät und Adoleszenz – wirksam werden. Deswegen sind die strukturelle Ausformung der Pathologie und das symptomatische Erscheinungsbild vielschichtig und mannigfaltig. Insofern dürfen meine weiteren Ausführungen nur exemplarisch verstanden werden.

Zur Ätiologie und Struktur pathologischer Identifizierungen und ihren Folgen

Das Bild der pathologischen Identifizierung und der omnipotenten Abwehr ist nicht allein Ergebnis eines Verlustes. Auch das Trauma des Verlustes ist nicht als ein einzelnes Geschehen aufzufassen. Die Traumatisierung resultiert im Sinne eines kumulativen Traumas z. B. aus einem anhaltenden oder wiederholten Rückzug, einem verwirrenden Verhalten der Mutter bzw. der Eltern, aber auch aus einer nicht gelingenden Interaktion zwischen Mutter und Kind, wodurch die Mutter für das

Kind nicht mehr erreichbar ist. Green (1993) sieht eine solche Traumatisierung z.B. in dem Besetzungsentzug durch die depressive oder – wie er sagt – »tote Mutter«. Als Folge der Traumatisierung sucht das Subjekt verstärkt die Anlehnung an das Objekt und die kontrollierende Nähe zum Objekt, mit dem es sich zugleich verstärkt identifiziert. Hier muss das Kind »zu einer Rolle des *toten* Objekts passen« (Winnicott 1962, S. 251). Dieser Identifizierungsprozess mündet in einer unzureichenden Abgrenzung zum Objekt, was zu instabilen Selbst- und Objektrepräsentanzen führt. Nun setzt ein sich verstärkender zirkulärer Prozess von Konfusion, Spaltung und Projektion ein.

Wenn die Mutter darüber hinaus das Kind als narzisstische Ergänzung benötigt und als Phallus missbraucht (Reich 1973), um damit zugleich z.B. ihre abgewehrte Depression (Winnicott 1948) und ungelöste Trennungsproblematik in Schach zu halten und zu verleugnen, dann wird das Kind sich mit dieser unbewussten Depression und Schuldthematik (Cournut 1988), mit dem Objekt und dessen geheimer Geschichte (Faimberg 1987) identifizieren müssen. Solche Kinder begreifen sich deswegen als die schwarzen Schafe der Familie, wobei der Selbsthass auch dazu dienen kann, sich von den inneren Eltern zu befreien, d.h., sich als getrennt zu bestimmen. Wenn auch die Traumatisierung in einer mangelhaften Fürsorge begründet ist, so muss die dahinterliegende ungelöste und abgewehrte Problematik der Eltern gesehen werden, weil diese wegen der exzessiven Identifizierung zu einer strukturellen Störung der psychischen Entwicklung des Kindes führt.

Das Kind gerät in eine Sackgasse seiner Entwicklung, wenn es einer exzessiven mütterlichen projektiven Identifikation ausgesetzt ist (Jacobson 1973, S. 225; Ogden 1992, S. 89ff.). Es erlebt diese als Übergriff und als vorzeitiges Getrenntsein, weshalb es sich mit dem Primärobjekt global identifiziert. Mit Verweis auf Ritvo und Solnit (1958) macht Ogden (1992, S. 108) darauf aufmerksam, dass nicht einfach die Mutter, sondern die Mutter in ihrem Elend und Konflikt imitiert wird, wodurch deren Pathologie besonders hervorgehoben wird. Daraus resultiert eine weitere gegenseitige Verzerrung der Eltern-Kind-Interaktion und der Identifizierungen.

In solchen Familien zeichnen sich die Väter nicht selten dadurch aus, dass sie abwesend sind oder sich nicht ungern ausschließen lassen.[2] Die

2 Parker (1972) hat ein eindrucksvolles Bild einer solchen Familie aufgezeichnet.

Abwesenheit der Väter kann eine räumliche sein, sie ist aber in erster Linie eine emotionale; d.h., der Vater verweigert mehr oder weniger den emotionalen Kontakt, sei es, weil er sich davor fürchtet, sei es, um eine fantasierte oder begründete Rivalität mit der Mutter zu vermeiden. Oder aber die Väter reagieren unempathisch bis gewaltsam auf die Anlehnungsbedürfnisse des Kindes. Dann erlebt sich das Kind an das Primärobjekt zurückverwiesen. Die durch den Verlust neu angeregte und verstärkte anaklitische Identifikation des Kindes verknüpft und verwickelt sich mit dem narzisstisch-totalen Anspruch der Mutter. Es wird die ausschließliche und ideale Beziehung gesucht, die aber den Kern des kindlichen Ichs aufzulösen droht.

Nicht selten macht die Mutter den Vater, aber auch der Vater sich selbst zum bösen Objekt, zum sadistischen Monster, um mittels einer Spaltung einerseits die »heile, symbiotische« Beziehung zu retten, andererseits eine triebhaft-aggressive Beziehung zu agieren. Die Folgen sind einerseits idealisierte, auf der anderen Seite sadomasochistisch-negativistische Beziehungsstrukturen mit perversen Zügen, die sich in einem alternierenden Anklammern und Wegstoßen, einem quälenden Kontrollieren, in Rein- und Rausbewegungen und in inzestuös-homosexuell gefärbten Beziehungen mit Ausschluss des Dritten manifestieren.

Ein Ergebnis der Neigung zu globalen Identifizierungen ist die pathologische Triangulierung (Green 1993), die sich als ein pseudoödipales Geschehen aktualisiert. Mithilfe dieser Struktur, die das Ergebnis einer Spaltung ist, sucht das Subjekt sowohl die totale Verschmelzung als auch jede Trennung, die als absoluter Verlust erlebt wird, unter Kontrolle zu halten. Einerseits verleugnet das Subjekt durch die strikte Spaltung der Eltern-Imagines den lebendigen Kontakt zwischen diesen, d.h., es leugnet die Urszene, anderseits agiert das Subjekt sowohl durch die globale Identifizierung als auch durch den Ausschluss des Dritten inzestuöse Beziehungen und kann so jede Rivalität vermeiden, also den ödipalen Konflikt umgehen. So sitzt das Subjekt entweder genau zwischen den Eltern oder es nimmt alternativ die Stelle eines Elternteiles ein. Hierbei geht es nicht um die Rivalität mit einem Elternteil, vielmehr sucht das Subjekt auf diese Weise die primäre, als tödlich erlebte Verlassenheit, an die das Ausgeschlossensein aus der Urszene erinnert, endgültig auszuschließen.

Mit anderen Worten: Der zentrale Kern der Störung liegt hinter der ödipal erscheinenden Inzestproblematik und sie ist hinter einer sadomasochistischen Beziehungsstruktur in den exzessiven Identifizierungen begründet. Denn diese pathologisch-regressive Identifikation bedroht als »primärer Inzest« (Chasseguet-Smirgel) das Subjekt mit einer Psychose. Das Geheimnis bzw. Tabu ist die exzessive Identifikation, die nun agiert wird, zugleich aber kontrolliert werden muss, weil sie das Ich bedroht. Das inzestuöse Geheimnis dieser Beziehungen kann und darf nicht einfach offengelegt werden, weil es der Bewältigung eines primären Traumas dient.

In diesem Zusammenhang bin ich auf das aufschlussreiche Buch von Racamier (1982), *Die Schizophrenen*, gestoßen, in dem ich Vieles von meinen Überlegungen wiedergefunden habe. Zu der Inzestproblematik schreibt er:

> »Übrigens ist der genitale Inzest beileibe nicht der häufigste und nicht einmal der wichtigste. Ausschlaggebend ist die narzißtisch-inzestuöse Beziehung, und vorherrschend wird das inzestuöse Äquivalent. […] Der Inzest ist meistens sogar das Gegenteil von einem Ödipuskomplex. Die narzißtisch-inzestuöse Beziehung stellt eine Abwehr dar, und zwar die radikalste Abwehr, die es gibt« (S. 109).

Und:

> »Die Übertragung wird dann auch schwanken zwischen einer fremdartigen, pseudoväterlichen Imago einerseits, die höchst merkwürdig und ausschließlich quälerisch-verfolgend ist, und einer mütterlichen Imago andererseits, mit welcher alles möglich ist, ohne daß jedoch überhaupt irgendetwas richtig vorstellbar wäre« (S. 113).

Die Konflikte von Aggression und Verfolgung und die Überich-Thematik, die sich z.B. in sadomasochistischen Beziehungen oder auch in hypochondrischen Symptomen manifestieren, sowie die Ichideal-Thematik, die sich als libidinös-narzisstische Konflikte von Größenideen und Minderwertigkeit und als latente oder manifeste homosexuelle Thematik konkretisieren, lassen sich als klassische Konflikte auffassen. Sie sind aber das Ergebnis einer pathologischen Entwicklung, die eine frühe narzisstische Katastrophe ungeschehen machen soll. Nach Symington (1985) wird die omnipotente Abwehr (vom Neugeborenen) zum Überleben benutzt,um einen inneren Zusammenhalt während der Abwesenheit eines Objekts zu gewährleisten.

Die Unerbittlichkeit dieser Beziehungsstrukturen und die Grausamkeit des Überichs, wie auch der destruktive Narzissmus (Rosenfeld 1971) dürfen nicht primär und ausschließlich als eine Feindseligkeit des Subjekts gegen das Objekt verstanden werden – die Interpretation als Destruktivität würde zu Missverständnissen führen (Symington 1985) –, auch wenn diese Feindseligkeit nicht zu bestreiten ist. Die Feindseligkeit ist nicht allein im Hass und in der Ambivalenz gegen das böse Objekt begründet, sondern sie dient dem Erhalt einer omnipotenten Abwehr gegen eine als bedrohlich erlebte Abhängigkeit, gegen eine als Auslieferung befürchtete Hörigkeit (A. Freud 1952). Freud verweist zwar auf die Ambivalenz gegenüber dem Objekt. Doch wenn er in *Triebe und Triebschicksale* (1915, S. 230) schreibt: »Ja, man kann behaupten, daß die richtigen Vorbilder für die Haßrelation nicht aus dem Sexualleben, sondern aus dem Ringen des Ichs um seine Erhaltung und Behauptung stammen«, dann weist auch er der Aggression diese Funktion zu.

Ebenso kommen Fonagy et al. (1993, S. 480) zu der Feststellung, dass die Pathologie des Selbst aus einer Intensivierung der defensiven Aggressivität und der Unfähigkeit entsteht, die eigene Destruktivität wegen der Fragilität des Objekts zu tolerieren. Gerade die Kombination, dass das Objekt sowohl als fragil wie auch als gefährlich erlebt wird, begrenzt die Fähigkeit des Kindes, eine reflektierende und willentliche Haltung zu internalisieren.

Und Haynal (1976, S. 100) schreibt:

> »Sich verletzbar oder klein fühlen einer präödipalen allmächtigen Mutter gegenüber kann eine chronische Aggressivitätsbereitschaft herbeiführen. Diese kann das Gefühl mit sich bringen, daß man nicht imstande ist, seine eigene innere Welt gegen äußere Aggressionen zu verteidigen, oder gar auch gegen eine Diskontinuität in den Beziehungen, die als Abweisung, also aggressiv, empfunden werden.«

Aggression steht nun im Dienste einer magischen Kontrolle und absoluten Perfektion gegen die Furcht einer vollständigen Zerstörung (Reich 1960). Mit dieser omnipotenten Abwehrorganisation und der aggressiven Aufladung gehen konsequenterweise eine Störung der Realitätswahrnehmung und -beurteilung und somit des Denkens einher. Unbestritten bleibt natürlich, dass die aggressive Feindseligkeit selbst pathogen ist, also paranoide Verfolgungsängste und depressive Zerstörungsängste provoziert und unterhält. Mithilfe des Sadomasochismus sucht das Subjekt die Depression zu projizieren und mithilfe des Negativismus zurückzuweisen, so Olinick (1964, S. 546). Doch die Unerbittlichkeit und Quälerei dieser Beziehungsstrukturen sind – wie ich betonen möchte – auch das Ergebnis mangelhafter Abgrenzung und Autonomie, bedingt durch die exzessive Identifikation.

Als eine Patientin schon in der ersten Stunde zu spät kam, was den Analytiker zumindest irritierte, versuchte dieser das Agieren wie folgt als Kommunikation zu verstehen: Die Patientin kümmert sich schlecht um mich und muss mich das fühlen lassen, wie das ihre Mutter mit ihr in ihrer Unzuverlässigkeit getan hat. Dagegen stelle ich, entsprechend meiner Überlegungen, die Hypothese: Die Patientin musste und konnte allein mithilfe des Zu-spät-Kommens konkret eine Abgrenzung gegenüber dem Analytiker als Übertragungsobjekt aufrechterhalten.

Wenn der Analytiker sich darüber ärgert, dann mag dies der Patientin einerseits auch dazu dienen, mithilfe der projektiven Identifikation eigene Selbstanteile abzuspalten, andererseits wird das Übertragungsobjekt auf diese Weise kontrolliert. Doch diese Mechanismen dürfen nicht allein als die pathogenen Ursachen verstanden werden, sondern sind eben auch Folgen eines komplexen pathologischen Geschehens.

Ich habe schon auf den übermäßigen Gebrauch der projektiven Identifizierung als Folge der exzessiven Identifizierung hingewiesen. Die projektive Identifikation ist eine Form der Abwehr, wie auch der Kommunikation und der Objektbeziehung (Ogden 1988). Doch die Funktion pathologischer projektiver Identifikation wird, wie ich meine, allzu oft übersehen. Ihr omnipotenter Charakter droht sich in der Therapie in ein magisches Instrument der therapeutischen Kommunikation zu verwandeln. Ogden (1975, S. 138) stellt fest, dass die projektive Identifikation auch als ein pathologischer interpersoneller Prozess verstanden werden kann, der außerhalb des Möglichkeits- oder Übergangsraumes stattfindet. Interpersonell sei die projektive Identifikation das Negativ des Spielens; sie sei ein zwanghaftes Werben gegenüber einer anderen Person, eine Rolle in der externalisierten unbewussten Fantasie des Projizierenden zu übernehmen. Sich auf Winnicott beziehend macht Ogden (1985, S. 138f.) die prägnante Aussage: »Nur im Spielen ist Kommunikation möglich.«

Gerade die Kleinianer haben immer wieder auf die pathologische Form der projektiven Identifikation hingewiesen. Nach Bion besteht diese in einem »Übermaß des Glaubens an Omnipotenz« (1990b, S. 430), und er stellt fest: »Die Vorherrschaft von projektiver Identifikation verwischt die Unterscheidung zwischen Selbst und äußerem Objekt. Das trägt zum Fehlen jeglicher Wahrnehmung von Zweiheit bei, die von der Gewahrwerdung des Unterschieds zwischen Subjekt und Objekt abhängig ist« (a.a.O., S. 429). Meltzer (1979, S. 13ff.) betont, dass sich die projektive Identifikation gegen die Wahrnehmung von psychischem Schmerz richtet und bei Borderline- oder psychotischen Patienten Monate bis Jahre anhalten könne. Solange die projektive Identifikation nicht teilweise aufgegeben worden sei, könne nichts bearbeitet werden. Erst dann sei ein Zulassen einer begrenzten Abhängigkeit möglich.

Auch Rosenfeld hat auf die pathologische Form der projektiven Identifikation aufmerksam gemacht:

> »Bei der projektiven Identifizierung ist es vielleicht am wichtigsten, zu verstehen, wie sie vom Patienten dazu benutzt werden kann, um sich mit dem Analytiker in eine Beziehung zu begeben, die von Verwirrung, Verschmelzung und Vermischung bestimmt ist. Es besteht der Wunsch nach einer symbiotischen Symmetrie« (1990, S. 224).

Ein Aspekt zielt darauf, »den Körper und die Seele des Analytikers zu kontrollieren« (S. 226).

> »Das Symboldenken kann sich erst dann entwickeln, wenn die Ichgrenzen durch die Behandlung allmählich stabilisiert und festgelegt werden. Searles Beobachtungen stehen in einem engen Zusammenhang mit meiner Auffassung, daß eine übermäßige projektive Identifizierung, die zur Verschmelzung von Selbst und Objekt führt, immer den Verlust der Fähigkeit zum verbalen und symbolbezogenen Denken mit sich bringt« (S. 256).

Zur Handhabung der projektiven Identifikation in der Therapie schreibt Ogden (1988, S. 14): »Eine Antwort ist, daß der Therapeut nichts ›tut‹; stattdessen versucht er, die in ihm ausgelösten Gefühle zu ertragen, ohne sie zu verleugnen oder sonst wie loszuwerden.« Denn in regressiven Zuständen bekommen die Deutungen für den Patienten eine Erlebnisqualität entweder von Feindlichkeit und Aggression oder von Zuneigung.

Ogden (a.a.O., S. 13) zitiert hier Balints Mahnung (1973):

> »Der Analytiker ist (wenn er die Regression des Patienten erfolgreich handhabt) nicht so sehr darauf aus, alles sofort zu ›verstehen‹ und insbesondere alles Unerwünschte zu ›organisieren‹ und mit seiner korrekten Deutung zu verändern; hingegen ist er toleranter gegenüber dem Leiden des Patienten und ist in der Lage, es geduldig zu tragen – d.h. seine relative Impotenz zuzugeben –, anstatt es mit aller Kraft ›wegzuanalysieren‹, um seine therapeutische Omnipotenz unter Beweis zu stellen.«

Pathologische Identifizierung und Denkstörung

Zuerst werde ich die äußeren Daten der Vorgeschichte der nun sechsjährigen analytischen Behandlung mit Frau T. vorstellen, auf deren Problematik ich im Folgenden wiederholt zu sprechen komme.

Frau T. war nach einem Suizidversuch, den sie nach einer nicht bestandenen Aufnahmeprüfung für ihr ersehntes Studium unternommen hatte, vor 16 Jahren in stationäre psychotherapeutische Behandlung gekommen. Nach einem fünf Monate dauernden Aufenthalt wurde sie ein halbes Jahr lang ebenfalls von dem Referenten und einer Kollegin in einer poststationären Gruppe betreut, welche sie zusammen mit einer anderen Patientin abrupt abbrach. Frau T. hatte sich danach bei zwei Analytikern in ambulante Behandlung begeben. Beide endeten mit Abbruch. Dazwischen hatte sie auch eine nervenärztliche Behandlung aufgesucht.

Nach dem letzten Therapieabbruch wandte sie sich voller Verzweiflung und Hoffnungslosigkeit erneut an ihren ersten Analytiker, der sie nun wieder an mich verwies. Er hatte sich wohl meiner kritischen Bemerkungen erinnert, da er sie in eine von ihm favorisierte Gruppentherapie genommen hatte, obwohl die Patientin ausdrücklich um eine Einzelbehandlung nachgesucht hatte. So kam Frau T. zehn Jahre nach der stationären Behandlung – damals war ich dort als Therapeut tätig – zu mir in die Praxis. Wir vereinbarten eine dreistündige Analyse, die sie weitgehend unter großen Entbehrungen selbst finanzierte.

Die exzessive Identifizierung bedingt – worauf ich schon aufmerksam gemacht habe – eine Stagnation der Separations- und Individuationsentwicklung, was aber gerade zu einer Fixierung und Verstärkung der Abhängigkeit von jedem bedeutsamen Objekt führt und in jeder neuen Beziehung wirksam wird. Die Folge der pathologischen Identifikation ist eben auch die Zerstörung des Übergangsraumes und der Symbolisierung, was in »symbolischen Gleichsetzungen« (Segal) mündet. So »führen Störungen in der Unterscheidung zwischen Ich und Objekt zu Störungen in der Unterscheidung zwischen Symbol und symbolisiertem Objekt« (1992, S. 77).

Das Primärobjekt kann jetzt nicht mehr in der Funktion eines Selbstobjekts (Kohut 1973) oder subjektiven Objekts (Winnicott 1969, 1979) benutzt werden, was bei Kohut die Vorraussetzung für eine gesunde narzisstische Entwicklung und bei Winnicott für die Bildung eines Übergangsraumes und -objekts und damit der Symbolisierung ist. Es ist vielmehr mittels einer exzessiven Identifizierung an die Stelle des Subjekts getreten. Kohut (a.a.O., S. 38) spricht dann von Einbrüchen »archaischer, narzißtisch überhöhter Selbstobjekte« in den Bereich des Selbst. Damit geht eine Flucht in die projektive Identifikation einher, um Abwesenheit nicht aufkommen zu lassen, die als tödliche Leere erlebt wird. Nach Etchegoyen (1985, S. 31) impliziert projektive Identifizierung immer Konfusion: »Wenn projektive Identifizierung in Aktion tritt, verkleinert sich bzw. verliert sich der Abstand zwischen Symbol und Symbolisiertem.« Daraus resultiert eine Denkstörung.

Die Denkstörung (Money-Kyrle 1968) muss einerseits als strukturelles Ergebnis eines pathologischen Prozesses gesehen werden, auf der anderen Seite hat uns Bion (1990a [1959]) auf eine Form der Denkstörung aufmerksam gemacht, die er als einen Angriff auf das Denken bzw. den Wahrnehmungs- und Denkapparat beschrieben hat. Sie ist gegen das schmerzhafte Erleben von Verbindungen und Trennungen zur Aufrechterhaltung der omnipotenten Systeme gerichtet. Verbindungen und Trennungen verweisen auf Bindungen und damit unbewusst auf die Urszene, von der das traumatisierte Subjekt sich in unerträglicher Weise als ausgeschlossen erlebt, weil damit die primäre narzisstische Wunde berührt wird. Ohne den Dritten und ohne einen Zwischenraum, der Abwesenheit erträglich werden lässt, kann es keine Symbolisierung geben und damit keine stabile Repräsentanz eines guten Objekts. Damit bedingt der Angriff auf Verbindungen wie auch auf Begrenzendes – so auf den Rahmen der Behandlungssituation (Green 1975) – eine weitere strukturelle Fehlentwicklung.

Bindungen verweisen auf schmerzhafte Abhängigkeiten und müssen verleugnet oder heftig angegriffen werden (Searles 1974), um eine omnipotente Pseudoautonomie mittels schizoidem Rückzug, Abkapselung, konfusem Agieren oder narzisstischer Abwehr aufrechtzuerhalten zu können. Searles hat eindrücklich beschrieben, wie z. B. Selbsthass und Schuldgefühle als Abwehroperationen gegen das Bewusstsein von Abhängigkeitsbedürfnissen gerichtet sind, da diese mit verdrängten Einsamkeitsgefühlen verknüpft sind.

Frau T. reagierte auf Unterbrechungen wochenlang mit anhaltendem Schweigen und wies jede meiner Interpretationen, ja mich überhaupt zurück. Hier ist zu erwähnen, dass Frau T. schon als Säugling kurz nach ihrer Geburt und als Kleinkind nach den Geburten der Geschwister wegen wohl vorwiegend psychisch bedingter Erkrankungen der Mutter zuerst vom Vater versorgt, schließlich in Kinderheimen untergebracht wurde.

Als Frau A., eine andere Patientin, die wegen einer schweren Bulimie mit Krampfanfällen wegen heimlichem Laxantienabusus in Behandlung gekommen war, die Abhängigkeit in der Therapie nicht mehr leugnen konnte und mich als lebendiges Gegenüber und nicht mehr nur als »Techniker« wahrnahm, erlebte sie sich zutiefst bedroht und sagte: »Jetzt haben sie den Fuß in der Tür; jetzt muss ich entweder sie oder mich umbringen.« Und ich war mir sicher, dass sie es ernst meinte. Sie schützte sich und mich, indem sie den Stuhl in die entfernteste Ecke des Zimmers rückte, wo sie sich dann aber wie in einer Wüste als verloren erlebte. Im dritten Jahr formulierte Frau A. die Problematik auf eine weniger bedrohliche Weise und sagte: »Natürlich sollen sie mir helfen, aber ich darf das nicht merken und sie auch nicht.«

Bei der Denkstörung ist die Spaltung wohl der ausgeprägteste Abwehrmechanismus, weil jede Verbindung das Subjekt mit einer Verwirrung bedroht. Jeder Versuch einer Verbindung endet in einem Machtkampf, wo es nach dem Gesetz des Alles-oder-Nichts nur Sieger oder Verlierer gibt, weshalb die Urszene als zerstörerischer Akt aufgefasst wird. So werden Verbindungen oder die Urszene nicht als kreative Akte repräsentiert, was die Basis eines fruchtbaren Denkens wäre. Stattdessen wird das Subjekt mittels der exzessiven Identifikation zum Agenten einer unbewusst erlebten Verschmelzung mit einem Elternteil – was unbewusst das Agieren der Urszene und somit Inzest bedeutet –, wogegen es sich zugleich wehren muss. Denn mit der Verleugnung jeder Trennung ist eine geheime Befriedigung verbunden, aber es droht die Auflösung und Psychose.

Oft können Frauen – aber auch Männer – nur in einer geheimen, abgespaltenen Beziehung eine sexuelle Befriedigung finden, die dann wie ein Rausch erlebt wird. In meiner Arbeit über *Das Jagdgewehr* von Y. Inoue (Trimborn 1993; s.a. Kap. 8) bin ich dem Zusammenhang zwischen der exzessiven Identifizierung mit dem Primärobjekt, der abgewehrten psychotischen Depression und der inzestuösen Problematik nachgegangen.

Frau T. saß in der stationären Gruppe immer an meiner rechten Seite. Jeden Einzeltermin hatte sie bei mir wahrgenommen, doch in der Gruppe sprach sie kein Wort. Als ein Mitglied meinte, sie sei wohl verliebt in mich, verließ sie türenknallend den Raum, worauf keiner mehr etwas zu sagen wagte.

Die Patientin konnte – dies war ihr Hauptsymptom, unter dem sie litt – nicht öffentlich Flöte spielen. Oft erinnerte mich ihre Wortwahl über ihre Ängste, vorzuspielen, an Ängste vor dem Geschlechtsverkehr, d.h., ihre Symptomatik war ausgesprochen sexuell aufgeladen. Als sie es nach vielen Jahren schaffte, zusammen mit einem Kollegen aufzutreten, stellte sie ihm am Ende die Frage: »Wie war's?«, und fügte dann überrascht hinzu, dass die Frage sich ja anhöre, als hätten sie miteinander geschlafen. Danach musste sie wieder für lange Zeit das Vorspielen aufgeben.

A. Reich (1960, S. 229) hat darauf aufmerksam gemacht, dass die Überbesetzung des Selbst im Sinne einer andauernden Selbst-Bewusstheit (self-consciousness) mit einer voyeuristisch-exhibitionistischen Sexualisierung der Ichaktivitäten einhergeht, also mit einer Störung der Sublimierung.

Schon 1919 hat Tausk in seiner berühmten Arbeit »Über die Entstehung des ›Beeinflussungsapparates‹ in der Schizophrenie« den Zusammenhang zwischen Regression und Sexualisierung des ganzen Körpers beschrieben: Die Regression bedingt auch eine »prägenitale Libidoposition, in der der ganze Körper Libidozone ist, der ganze Körper Genitale. Man findet solche Fantasien auch in narzißtisch stark geladenen, sexuell sehr infantilen Neurosen« (S. 382). Und:

»Das Fortschreiten der Entstellung des menschlichen Apparatgebildes zum Bilde einer Maschine entspricht als Projektion dem Fortschritt des Krankheitsprozesses, der aus einem Ich ein diffuses Sexualwesen macht, oder, in der Sprache der genitalen Zeit des Menschen ausgedrückt, ein Genitale, eine Maschine, die von den Absichten des Ich unabhängig ist und gleichsam einem fremden Willen unterliegt« (S. 384).

Frau T.s unbewusste Fantasie eines »grandiosen Körper-Phallus« (Reich 1960, S. 223, auf Lewin 1933 verweisend) wäre durch ein Spielen vor einem Publikum bedroht worden. So versteckte sie sich hinter dem Kollegen. Wenn sie ihn danach fragte, wie es war, so diente ihre Frage auf der bewussten Ebene der Vergewisserung, dass ihre Fehler nicht bemerkt worden seien. Doch es war immer auch ein inszeniertes, agiertes Versagen. Einerseits wurde ihre Illusion eines grandiosen Phallus durch die kleinen Rhythmusfehler bedroht und sie war verzweifelt, andererseits konnte sie durch die Fehler die Illusion einer Heilung durch totale Verschmelzung aufrechterhalten – als Abwehr gegen Trennungs- und Kastrationsängste – und zugleich damit die Ängste vor einem Ichverlust kontrollieren. Später erinnerte sich Frau T., dass ihre Mutter, die vor der Heirat auch Schauspielerin gewesen sei, nie in Anwesenheit der Familie aufgetreten sei.

Das Versagen von Frau T. zielte aber auch darauf, das Elternpaar getrennt zu halten. In der Analyse überraschte sie mich immer wieder mit neuen dramatisch-tragischen und faszinierenden Geschichten. Zunehmend bekam ich Schwierigkeiten, die wirkliche Bedeutung dieser Katastrophenmeldungen zu verstehen. Im Laufe der Behandlung bemerkte ich, dass die Patientin nur selten einen Punkt aus der vorangegangenen Stunde aufnahm, insbesondere dann nicht, wenn es zwischen uns zu anhaltenden Missverständnissen gekommen war, und gerade dann nicht, wenn eine gemeinsame intensive Arbeit stattgefunden hatte, die aber nicht zum Abschluss gekommen war. Ich versuchte sie darauf aufmerksam zu machen, aber sie reagierte mit heftiger Abwehr. Als ich jedoch dabei blieb – wir befanden uns im sechsten Jahr der Analyse –, kam sie in einer der folgenden Stunden gezwungenermaßen, wie sie meinte, auf die vorhergehende zu sprechen. Nach der Stunde sei sie in eine solch angstvolle Panik geraten. Frau T. sagte voller Nachdruck:

»Nach der Stunde habe ich gedacht: Nie, nie, nie wieder werde ich das machen, nie!! Ich habe mich ausgenommen gefühlt wie eine Weihnachtsgans. Da war nur Leere, nur noch Hülle ohne Inhalt. Dass ich das hier gelassen habe? Nie mehr will ich das Gefühl haben. Das habe ich bisher bewusst nie erlebt. Dann habe ich den Gedanken gehabt, dass ich meine Eltern zusammenhalten muss. Mit dem Gedanken ist es mir dann etwas besser gegangen. – Doch das Gefühl war schlimmer als vor dem Suizidversuch und all die Qualen bisher. Es war so grauenhaft, nie mehr will ich das erleben, auch wenn alles auseinanderfliegt. Sonst habe ich immer etwas aus den Stunden mitgenommen, aber dieses Mal: nichts, nur Leere. – Es war ein Nichts, was man nicht mal angreifen könne.«

In dieser Dramatisierung sieht Olinick (1964, S. 542) ein Charakteristikum der negativen therapeutischen Reaktion. Mit einem wahnhaft-omnipotenten System sucht das Subjekt unerträgliche Schmerzen (Valenstein 1993) und eine Katastrophe zu verhindern und produziert anhaltende Katastrophen, so Segal (1972, S. 400). Es werden Katastrophen inszeniert, um nicht zum Denken zu kommen, ja, die eigenen Beschränkungen des Denkens werden mittels projektiver Identifikation dem Gegenüber aufgezwungen (Ogden 1992, S. 213).

Im fünften Jahr der Analyse machte Frau T. sich und mir gegenüber noch vorsichtig das Geständnis, dass ich der einzige in ihrem Leben sei, der ihr bisheriges Bild eines nur schrecklichen Vaters nicht übernommen habe. Sie sagte dies mit einem Gefühl anerkennender Dankbarkeit. Früher hatte sie mich aufs Heftigste attackiert, wenn ich ihre ausschließliche Version eines sadistisch-inzestuösen und verfolgenden Vaters nicht einfach bestätigt hatte.

Die Verwirrung und das Chaos bis hin zur Denkstörung dienen also dazu, die Mutter, das Primärobjekt, für sich zu bewahren. Jeder Separations- und Individuationsschritt wird wegen der exzessiven Identifikation als Mord am Primärobjekt, aber auch als Vernichtung des Ichs erlebt. So erlebt sich das Individuum einem unlösbaren Dilemma ausgesetzt, das sich in seinen Beziehungen, aber auch in der Therapie immer wieder reproduziert, weshalb ein Gefühl von Vergeblichkeit und Hoffnungslosigkeit immer bedrängender wird.

Frau T. wollte und musste eine Aufnahmeprüfung für das so heiß ersehnte Studium bestehen. Aber sie war blockiert, fiel durch und unternahm einen ernsten Suizidversuch, der vor 16 Jahren der Anlass zur stationären Behandlung war. Ein Bestehen der Prüfung hätte sie unbewusst mit einem existenziellen Dilemma bedroht: Entweder hätte sie jetzt das Ideal der Mutter erfüllen müssen und wäre endgültig zum Phallus der Mutter degradiert worden – d.h., sie wäre unbewusst mit dem Körper der Mutter verschmolzen –, oder aber sie hätte in einem mörderischen Kampf ihre Mutter umgebracht, weil sie dieser das Ideal, den Phallus geraubt hätte. Das angestrebte Studium war eng verknüpft mit dem idealisierten Leben der Mutter vor deren Heirat. Als Ausweg musste Frau T. versagen, wie sie immer in entscheidenden Augenblicken versagte, um einerseits sich, anderseits die Mutterimago mittels des Negativismus zu retten.

Sonst hätte – wie Freud (1921, S. 124) schreibt – das Objekt »das Ich sozusagen aufgezehrt« und es hätte sich in dem unbewussten Erleben endgültig »an die Stelle des Ichideals gesetzt«.

Doch in ihrem Erleben war ihre Mutter das Ideal, dem sie sich ganz hinzugeben wünschte. Frau T. hatte die Überzeugung, dass sie ihrer Mutter schon einmal – nämlich überhaupt durch ihre Existenz – diesen Traum zerstört hatte, da sich ihre Mutter nun der Familie widmen musste. Nun sollte sie andererseits für ihre Mutter deren Traum erfüllen, also sich mit dem verlorenen Ideal der Mutter identifizieren und so dieses aufrechterhalten. Frau T. stand vor einem unlösbaren Dilemma.

Um die Liebe und narzisstische Versorgung der Mutter zu bekommen und sich zu erhalten, muss das Kind ihren narzisstischen Bedürfnissen dienen, z.B. die ideale Tochter sein. Wenn das Subjekt dieses Ideal nicht erfüllt, droht es als Folge der Zurückweisung (d.h. Zerstörung) des Anspruchs der Mutter in einer unerträglichen Isolierung zurückzubleiben, weil sie deren Abwendung provoziert bzw. befürchtet.

Dieses Dilemma und die tiefe Isolierung dürften Frau T. zu dem Suizidversuch getrieben haben. Nur einmal in ihrem Leben spürte sie Hass gegenüber ihrer Mutter, nämlich während des Suizidversuchs. Wenn Frau T. während der Analyse auch nur einen kleinen Schritt nach vorne wagte, erlebte sie mich wie ihre Mutter voller

> *Ablehnung und Desinteresse und geriet in einen bedrohlichen depressiven Zustand. Als sie nach Jahren einen solchen Schritt machte und darüber hinaus begann, ihre Wohnung schöner einzurichten, reagierte sie sofort wieder mit körperlichen Symptomen. Alle meine Deutungen wurden von ihr ignoriert, als hätte ich nichts gesagt, oder einfach zurückgewiesen, wenn ich sie darauf aufmerksam machte. Als ich sie mit ihrem Verhalten konfrontierte, reagierte sie zuerst schroff abweisend und aggressiv. In der folgenden Stunde berichtete sie diesen Traum, der wohl die Denkstörung und deren Ursprung bildhaft darstellt: »Ich will in ein Haus einziehen, das schon eingerichtet war, dessen Biedermeierstil mir aber nicht gefällt. An den Wänden hängen auch Bilder von der Vorbesitzerin. Der Kopf auf den Bildern war überall; er war nur nicht da, wo er hingehört. Da habe ich gewusst – es war grauenhaft –, dass das Exorzismus ist. Dann kam die Zugehfrau mit dem Kreuz auf mich zu, damit ich nicht weitergehe. Ich habe Todesangst gehabt.« – Nach dem Traum kam ihr der Gedanke, dass diese Frau die Herrin schützt.*

Zusammenfassend lässt sich sagen: Die Denkstörung ist das Ergebnis eines exzessiven Gebrauchs projektiver Identifizierung und des Verlustes eines Übergangsbereichs. Die Denkstörung ist auch Ergebnis einer Reizüberflutung durch den Streit der Eltern und der damit verbundenen Traumatisierungen. Das bedeutet aber auch, dass die Denkstörung in der Störung der Eltern begründet ist – wenn also das Kind selbst schweren elterlichen Projektionen ausgesetzt war , die das Kind zwar übernehmen muss, die andererseits aber nicht aufgedeckt werden dürfen –, was in Behandlungen zu besonderen Schwierigkeiten in der Gegenübertragung führt. Letztlich resultiert die Denkstörung aus der Unfähigkeit, Abwesenheit und den damit verbundenen Schmerz zu ertragen und damit zu bedeutsamem Denken zu kommen, so eine Formulierung von Bion (1982). Dann ersetzen Halluzinationen und Wahngedanken das symbolische Denken mit dem Ergebnis paranoider, hypochondrischer und psychosomatischer Antworten. Die Denkstörung dient dann auch der Abwehr einer stattgefundenen und befürchteten Katastrophe. Das Subjekt sitzt zwischen dem gespaltenen Elternpaar, um die Urszene, die als befürchtete Katastrophe das Paar bedroht, zu verhindern und das Paar doch zu verbinden. Es agiert alternierende Identifikationen mit beiden Elternteilen, die aber nicht zusammenkommen dürfen, um das

Subjekt vor einer Konfusion zu bewahren. So verwickelt es seinerseits die Eltern in eine pathologische Interaktion.

Im Verlauf der vorangegangenen stationären Therapie kam es zu einem gemeinsamen Gespräch mit den Eltern. Ihren Vater, mit dem sie völlig zerstritten war, wollte sie zuerst nicht sehen. Vor dem Gespräch spielten sich alle möglichen Aktivitäten zwischen Frau T. und ihrer Mutter ab, in denen sie sich untereinander und mit der Schwester abstimmten und von denen ihr Vater nicht wissen durfte, so z. B., dass sie inzwischen das Cello ihres väterlichen Großvaters an sich genommen hatte. In dem gemeinsamen Gespräch verwickelten sich Frau T. und ihr Vater sofort in eine immer heftiger werdende Auseinandersetzung voller Vorwürfe und Missverständnisse. Als ich wiederholt versuchte, ihre Mutter anzusprechen und diese in das Gespräch mit einzubeziehen, verschärfte Frau T. den Streit mit dem Vater. Auf diese Weise schaffte sie es, dass ihre Mutter kein Wort sagte und völlig unbehelligt blieb. Die Sitzung endete mit der Bemerkung des Vaters, der seine Tochter nach dem Suizidversuch zum ersten Mal gesehen hatte: »Dafür hat es sich nicht gelohnt zu kommen.«

Wie der Gesprächsverlauf zeigt, gelang es Frau T., jeden Kontakt zwischen den Eltern zu unterbinden. Aber auch ich durfte nicht mit der Mutter in Kontakt kommen. So war sie mit dem Vater durch den sadomasochistischen Streit verbunden, auf der anderen Seite mit der Mutter durch die komplizenhaften und kollusiven Geheimnisse, die den Vater ausschlossen.

Die Denkstörung der Eltern kann in dem Verbot der Eltern gegenüber dem Kind, die Eltern als sexuelles Paar zu sehen, begründet sein. Damit richtet sich ein Verbot gegen die Neugier und das Denken über Sexualität. Beide Eltern brauchten das Kind unbewusst zur Abwehr von Trennung und Trauer.

Frau T.s Mutter war unehelich schwanger geworden, als deren Vater im Sterben lag, der von der Schwangerschaft nichts wissen durfte. Nur kurz zuvor war die erste Frau des Vaters der Patientin verstorben. Schon früh hatte Frau T.s Mutter sie in die Eheproblematik eingeweiht und wissen lassen, dass ihr Vater sie unbedingt habe abtreiben lassen wollen. Nur aus finanziellen Gründen sei sie bei ihm geblieben.

Die libidinöse Verbindung zwischen den Eltern wurde so auf eine analsadistische reduziert und die Lust verschleiert. Aber die

Mutter war selbst von ihrer Mutter wegen der Schwangerschaft des Hauses verwiesen worden. Unbewusst war somit Frau T. bereits als ungeborenes Kind ein besonderer Status zugewiesen worden. Einen solchen besonderen Status suchte Frau T. in all ihren Beziehungen zu reproduzieren, so auch in der Analyse.

Exzessive Identifizierungen führen zu einer konfusen Verwicklung mit der Störung der Eltern. Dieser Prozess muss auch umgekehrt formuliert werden. Mithilfe der Traumatisierung haben die Eltern das Kind in erschreckender und tragischer Weise an sich gebunden. Deshalb muss das Subjekt an der Identifizierung mit allen Kräften festhalten, weil jeder Separationsschritt als ein mörderisches Unterfangen erlebt wird. Daher wird der Analytiker, wenn er als ein Dritter diese Identifizierung infrage stellt, massiv angegriffen, weil er die scheinbare Harmonie mit dem Primärobjekt bedroht – *Frau T. betonte immer wieder ihr Einverständnis und ihre totale Liebe zur Mutter* –, weil er die absolute und magische Kontrolle zu zerstören und die »Geheimnisse« aufzudecken droht. Hinter dem Geheimnis der Harmonie bzw. der verborgenen inzestuösen Gemeinschaft verbirgt sich ein tiefer Hass auf die Eltern, weshalb das Subjekt die pathologische Identifizierung durch Reproduktion dieser Beziehungsmuster auch in der Therapie aufrechterhalten muss, obwohl es sich doch davon befreien will. So kulminiert der Verlauf nach anfänglichem narzisstischem Aufschwung in eine zunehmende Hoffnungslosigkeit, insbesondere dann, wenn auch der Analytiker sich an der komplizenhaften Kollusion beteiligt hat. Der Analytiker wird jetzt aber für sein Versagen als Analytiker angegriffen, wodurch sich der sadomasochistisch-inzestuöse Kreislauf fixiert.

Nach einiger Zeit wurde mir deutlich, wie sehr Frau T. immer wieder ein Beziehungsmuster wiederholte. Überall gelang es ihr nach kurzer Zeit, zu ihren Ausbildern und Lehrern ein persönliches und freundschaftliches Verhältnis herzustellen, das durch eine gegenseitige Bewunderung charakterisiert war, zumal diese sich durch Frau T.s Begabung und ihr idealisierendes Anlehnungsbedürfnis angesprochen fühlten. Aber all diese Beziehungen endeten mehr oder weniger mit einem Zerwürfnis, wenn sie deren Bemühungen durch Versagen unbewusst zurückwies und diese sich dann von ihr verletzt abwandten. Handelte es sich um Männer, so kam es vor dem endgültigen Aus wiederholt zu einem sexuellen Kontakt.

Je persönlicher der Kontakt zu Frauen wurde, umso verwirrender wurde ihr Verhalten. Immer wieder blieb sie in einer unerträglichen Isolierung zurück.

So war es Frau T. in ihrer dritten Therapie schnell gelungen, mit dem Analytiker ein harmonisch-ideales Paar zu kreieren. Man tauschte z. B. Musiknoten aus. Dann aber kippte der Prozess um. Der Analytiker suchte sich zu retten, indem er nun die zweistündige Therapie in eine dreistündige Analyse umwandelte und die Patientin aufforderte, sich auf die Couch zu legen. Immer hatte sich Frau T. eine Analyse gewünscht. Jetzt aber erlebte sie diese Aufforderung als Vergewaltigung und es kam zu einem heftigen Kampf, der mit dem Abbruch der Analyse und der Bemerkung des Analytikers endete, dass sie nicht therapierbar sei.

So übernahm Frau T. wieder das Versagen, bzw. es wurde ihr vom Analytiker zugeschrieben. Er hat nicht verstanden, dass ihr Versagen dazu diente, ihn zu retten, denn in ihrem System konnte es immer nur einen Sieger geben.

Wenn sich der Analytiker jedoch als stabiles drittes Objekt erweist, richtet sich die Zerstörungswut des Subjekts auch gegen sich selbst, um das Primärobjekt, damit aber auch das Selbst – wenn auch ein falsches – zu retten. Dann mag der Patient abrupt die Therapie abbrechen oder auch einen Suizid begehen.

Bion betont, dass das sprachliche Denken eng mit der depressiven Position verknüpft ist:

> »Das sprachliche Denken schärft die Bewußtwerdung der psychischen Realität und somit der Depression, die mit der Zerstörung und dem Verlust von guten Objekten verbunden ist. […] Das ist ein weiterer Grund für seinen bereits ganz offenkundigen Hass auf die Analyse, welche ja letzten Endes eine Behandlungsform ist, die das sprachliche Denken zur Lösung von psychischen Problemen einsetzt. Selbst wenn der Patient zugibt, daß er sich besser fühlt, beginnt er sich auf dieser Stufe vor dem Analytiker zu fürchten, und – hier liegt der Kern des Problems – zeigt durch seine Haltung ganz deutlich, daß er mit seiner embryonalen Fähigkeit zum sprachlichen Denken nicht das Geringste zu tun haben möchte. Er überläßt es lieber dem Analytiker oder glaubt – was meiner Ansicht nach zutreffender ist –, daß der Analytiker eher in der Lage ist, es ohne katastrophale Folgen in sich zu beherbergen« (1982, S. 243f.).

Der Hass auf den Analytiker und auf sein Versagen kann dem Patienten, wenn der Analytiker überlebt (Winnicott 1947), den Zugang zu seinem nicht symbolisierten Hass verschaffen und damit eine Integration der Depression ermöglichen.

Die Katastrophe oder katastrophische Veränderung

Wie sehen die Verläufe der Therapien solcher Patienten aus, bei denen die Indikation schwer zu stellen und die Prognose kaum abzuschätzen ist?

1. Es etabliert sich ein Perpetuum mobile der lauten Symptomatik; die Therapie dauert ewig und es passiert viel, aber es darf und kann keine entscheidende Veränderung stattfinden. Der Status quo muss erhalten bleiben. Immer wieder werden die Therapien abgebrochen und neue begonnen.
2. Die Therapie induziert eine maligne Regression oder kann eine solche wegen einer zunehmenden kollusiven Desintegration nicht aufhalten. Es kommt zu autodestruktiven Handlungen; psychosomatische oder psychotische Erkrankungen treten auf.
3. Wegen einer nicht integrierbaren narzisstischen Wunde mündet der Verlauf nach einer radikalen Desillusionierung in einem Suizid. Der Suizid kann aber auch das Ergebnis einer Verschmelzungsfantasie sein.
4. Die Therapie eröffnet die Möglichkeit einer katastrophischen Veränderung. Aber das Subjekt hat Angst vor der Heilung, die nach Freud (1937, S. 84) »vom Ich wie eine neue Gefahr behandelt wird«. Denn das Subjekt erlebt sich als von einem mehr oder weniger starken Erdbeben bedroht, das es ins Wanken bringt.

Ein Ausweg findet sich – wie ich meine – in katastrophischen Veränderungen, worauf Bion (1997 [1965], S. 28ff., 2006 [1970], S. 107ff.) hingewiesen hat. Ich habe das Zulassen und Erleben einer Katastrophe in der Analyse, das Voraussetzung für eine Veränderung ist, als psychoanalytisches Ereignis beschrieben (Trimborn 1995; s. a. Kap. 4).

Bion weist darauf hin, dass die psychoanalytische Praxis sowohl den Analytiker wie auch den Analysanden mit neuen Erfahrungen konfrontiert, »die wegen ihrer unbekannten Eigenschaften und wegen der Gefahr eines Risses in der psychischen Kohärenz als gefährlich erlebt werden« (zit. nach Grinberg, Sor und Tabak DeBianchedi 1993, S. 124). »Die stattfindende Veränderung ist im eingeschränkten Sinne eines Ereignisses, das den Umsturz der Ordnung oder des Systems von Dingen bewirkt, katastrophisch, weil es die Gefühle einer Katastrophe bei den Beteiligten hervorruft und weil sie abrupt und gewaltsam auftritt« (a. a. O., S. 53). »Die sich wiederholende Konfiguration in diesen Beschreibungen ist die einer explosiven Kraft innerhalb eines Rahmens, der versucht sie aufzufangen (contain)« (a. a. O., S. 36).

Ich verweise hier auf die erhellenden Arbeiten von Eigen (1981, 1985; Übers. W. T.), in denen er sich mit Bions Grundthemen »Katastrophe« und »Glauben« auseinandersetzt: »Nach Bion wird die Geburt des Selbst und seine Entwicklung und Auflösung von einem Gefühl der Katastrophe begleitet« (Eigen 1985, S. 330), wobei »ein spontanes Oszillieren zwischen Ps [paranoid-schizoider Position; W. T.] und D [depressiver Position; W. T.] Teil des basalen Rhythmus mentaler Prozesse ist« (a. a.O, S. 328). Insofern ist nach Bion das Erleben der Katastrophe, des Risses und von Chaos – Manifestationen von Ps –, also »die katastrophische Natur des eigenen Lebens, die erste und basalste Aufgabe, die die Psyche aufgreifen muss« (a. a. O., S. 323).

Eine solche Veränderung wird als katastrophisch erlebt,

- weil das primäre Trauma Eingang in die Analyse finden muss, um es symbolisieren zu können, was aber das Subjekt unter allen Umständen zu vermeiden sucht. Das primäre Trauma wird einerseits durch ein Versagen des Analytikers (Winnicott 1974a, Bollas 1997), andererseits – wie ich meine – mit der Zerstörung bzw. der Aufgabe der omnipotenten Abwehr »agiert« und so einer Repräsentation zugeführt. Mit anderen Worten: Das primäre Trauma kann nicht als solches wiederholt werden, vielmehr erfährt es eine Symbolisierung durch die Zerstörung der omnipotenten Abwehr, die das Subjekt als Katastrophe erlebt. Die Repräsentation kann jedoch nur stattfinden, wenn die Analyse dem Analytiker und damit dem Patienten hilft, den Schmerz oder die namenlose Angst auszuhalten;
- weil das Subjekt wegen der exzessiven Identifikation seine Reifung, d. h. seine Individuation, als Mord am idealisierten Primärobjekt erlebt;
- weil das Subjekt seine Individuation zugleich als eine Vernichtung des Selbst erfährt, und zwar des Selbst, das versucht hat, auf diese Weise zu überleben (Reich 1973, S. 945); denn das Subjekt muss seine omnipotente Abwehr aufgeben;

- weil das Subjekt mit seinem Denken die Störung – die Verrücktheit, die abgewehrte Depression – der Eltern aufdeckt, d. h. aber auch die Verrücktheit und Depression des Analytikers.

Das bedeutet, dass das Subjekt keine magische Heilung erfährt, sondern sich seinen depressiven Schuldgefühlen auch gegenüber der Analyse und seiner Verantwortung stellen muss. Nicht zuletzt wird bzw. wurde aber die Analyse idealisiert und der Patient erhofft sich die Wiederherstellung seiner Allmacht und narzisstische Unverwundbarkeit. Die als Katastrophe empfundene Ernüchterung bzw. Depression kann dann nicht akzeptiert werden – aber allzu oft auch nicht vom Therapeuten!

Der Patient muss in einer langen therapeutischen Beziehung den Analytiker als gutes Objekt erfahren haben – was nicht ohne schwierige regressive Phasen in der Analyse gelingt, und mit solchen muss der Analytiker eigene Erfahrungen gemacht haben, um mithilfe seiner Vorahnungen dem Patienten helfen zu können, die Katastrophe zuzulassen und zu überleben. Denn, wie Racamier (1982, S. 55) schreibt, »um der Welt einen neuen Sinn geben zu können, muß man in der Tat eine Sekunde lang den Sinn der Welt vergessen«. Auch der Analytiker wird davon überrascht werden und zutiefst betroffen sein. In manchen Fällen geht es dabei um Leben oder Tod.

Ich möchte an dieser Stelle auf die Arbeit von Joan Riviere (1996[1936]) mit dem Titel »Ein Beitrag zur Analyse der negativen therapeutischen Reaktion« hinweisen, wo sie schreibt: »Es ist die Gefahr der *depressiven Position*, vor der er [der Patient] sich und uns schützt. […] Die hinter seinen omnipotenten Verleugnungen verborgene psychische Wahrheit lautet, daß die schlimmsten Katastrophen tatsächlich bereits stattgefunden haben.« Was der Patient zuletzt am meisten fürchtet, ist der eigene Suizid oder der Wahnsinn, »denn Selbstmord und Wahnsinn erscheinen ihm unbewußt als unausweichliche Konsequenz, falls seine depressiven Ängste lebendig würden« (S. 148).

> »Der Inhalt der depressiven Position ist (wie Melanie Klein gezeigt hat) die Situation, in der alle Personen, die man liebt, in *unserem Innern* tot und zerstört sind, alles Gute zunichte gemacht, verloren gegangen, in Stücke zerfallen […] ist; nichts bleibt *im Innern* als absolute Trostlosigkeit. Liebe weckt Kummer, und Kummer weckt Schuldgefühle; die unerträgliche Spannung wächst, es gibt keinen Ausweg, man ist völlig allein, niemand ist da, der unser Leid teilen oder uns helfen könnte. Liebe muß sterben, weil Liebe tot ist« (S. 148f.).

So denkt Riviere, dass »die Angst des Patienten, durch die Analyse in den Tod getrieben [zu] werden« (S. 150), einer der entscheidenden Faktoren für die negative therapeutische Reaktion ist.

Der Film »Das Piano« (s. a. Kap 9), der im vorletzten Jahr der Analyse von Frau T. in den Kinos lief und dessen Geschichte mich in vielen Punkten an ihr Leben denken ließ, endet mit einer solchen katastrophischen Veränderung, die aber ihren Grund in der vorausgegangenen Entwicklung hat. Frau T. reagierte sehr betroffen auf diesen Film und sie erwähnte die letzte dramatische Szene, als die stumme Hauptdarstellerin nach einer so positiven Entwicklung ihren neuen Partner, der sie in einem intensiven und langen Ringen aus ihrem autistischen Rückzug herausgeholt hatte, aufforderte, den Flügel – ihr idealisiertes autistisches Objekt – vom Boot ins Meer zu kippen; dabei verwickelt sich ein Seil um ihren Fuß und reißt sie mit in die Tiefe. Offenbar hat sie diese Verwicklung selbst agiert. Dieser unerwartete Verlauf lässt einen vor Schrecken erstarren. Erst im allerletzten Augenblick, schon tief unter Wasser, befreit sie sich und entscheidet sich für das Leben.[3]

Aus Angst vor der Katastrophe muss der Analytiker getäuscht werden, und er wird getäuscht. Doch allzu oft ist er insgeheim damit einverstanden und wird zum Komplizen. Er bedient sich selbst der Denkstörung, indem er z.B. in ein vorzeitiges Ende einwilligt, ja es selbst in Gang setzt, zumal doch die Kasse nicht mehr zahlt. Hier ist der Therapeut auch noch institutionell abgesichert, denn die Behandlungen sollen ja innerhalb eines vorgegebenen Limits abgeschlossen werden. Er kann aber auch der Gesellschaft, den Kassen oder den Gutachtern – also den Elternimagines – die Schuld zuweisen, weil diese nicht lange genug die Therapie unterstützen. Der Therapeut kann, wenn es schwierig wird, den Patienten durch omnipotente Deutungen zurückweisen und sich darauf berufen, sich doch in der diagnostischen Einschätzung getäuscht zu haben. Er wird zum Komplizen, wenn er die »Beziehung«, aber nicht die analytische Arbeitsbeziehung, die auch die Aufrechterhaltung des Settings umfasst, zu bewahren sucht (Langs 1987; Ogden 1988).

3 Obwohl die Therapie von der Patientin beendet worden war, kam es noch lange nicht zu einem abschließenden Ende. Wiederholt, im Abstand von Monaten und Jahren, meldete sich Frau T. wieder. Siehe dazu Kap. 2.

Um der befürchteten Katastrophe zu entgehen, mag er beschwichtigen, durch die Gabe von Medikamenten beruhigen, seine Technik und das Setting ändern oder in eine persönliche – nichtabstinente – und sexuelle Beziehung fliehen.

Doch psychisches Wachstum ist mit seelischem Schmerz verbunden, der hier als Katastrophe erlebt wird, weil das Subjekt zuvor niemanden gefunden hat, der ihm zur Integration bzw. zur Symbolisierung dieses Schmerzes verholfen hat.

Literatur

Asch, S.S. (1976): Varietes of negative therapeutic reaction and problems of technique. JAPA 24, 383–407.

Balint, M. (1935): Zur Kritik der Lehre von der prägenitalen Libidoorganisation. In: Ders. (1966 [1965]): Die Urformen der Liebe und die Technik der Psychoanalyse. Stuttgart (Klett) und München (Deutscher Taschenbuch Verlag), 1988.

Balint, M. (1973 [1968]): Therapeutische Aspekte der Regression. Reinbek bei Hamburg (Rowohlt), 1973.

Bibring, E. (1952/1953): Das Problem der Depression. Psyche – Z Psychoanal 6(2), 81–101.

Bion, W.R: (1957): Differentiation of the psychotic from the non-psychotic personalities. I. J. Psycho-Anal. 38, 266–275.

Bion, W.R.(1990a [1959]): Angriffe auf Verbindungen. In: Bott-Spillius, E. (Hg.): Melanie Klein heute. Bd. 1 (Theorie). München/Wien (Verlag Internationale Psychoanalyse), 1990, S. 110–129.

Bion, W.R. (1990b [1963]): Eine Theorie des Denkens. Psyche – Z Psychoanal 17(7), 426–435. Und in: Bott-Spillius, E. (Hg.): Melanie Klein heute. Bd.1 (Theorie. Müchen/Wien (Verlag Int. Psychoanalyse) 1990, S. 225–230.

Bion, W.R. (1982 [1955]): Die Sprache und der Schizophrene. In: Anzieu, D.; Gibello, B.; Gori, R.; Anzieu, A.; Barrau, B.; Mathieu, M. & Bion, W. (1982): Psychoanalyse und Sprache. Vom Körper zum Sprechen. Paderborn (Jungfermann), S. 235–255.

Bion, W.R. (1992 [1963]): Elemente der Psychoanalyse. Frankfurt a. M. (Suhrkamp).

Bion, W.R. (1997 [1965]): Transformationen. Frankfurt a. M. (Suhrkamp).

Bion, W.R. (2006 [1970]): Aufmerksamkeit und Deutung. Tübingen (edition diskord).

Bollas, C. (1997 [1987]): Der Schatten des Objekts. Stuttgart (Klett-Cotta).

Cournut, J. (1988): Das unbewußte Schuldgefühl, das entlehnte betreffend. Jb. d. Psa. Bd. 22. Tübingen (fromann holzboog), S. 67–98.

Eagle, M.N. (1988 [1984]): Neuere Entwicklungen in der Psychoanalyse. München/Wien (Verlag Int. Psychoanalyse), 1988.

Eigen, M. (1981): The area of faith in Winnicott, Lacan und Bion. I. J. Psycho-Anal. 62, 413–433.

Eigen, M. (1985): Toward Bion's starting point:.between catastrophe and faith. I. J. Psycho-Anal. 66, 321–330.

Etchegoyen, R.H. (1985): Identifikationsschicksale. Jb. d. Psa. Bd. 17. Tübingen (fromann holzboog), S. 9–44.

Faimberg, H. (1987): Die Ineinanderrückung (Telescoping) der Generationen. Zur Genealogie gewisser Identifikationen. Jb. d. Psa. Bd. 20. Tübingen (fromann holzboog), S. 114–142.
Fairbairn, W.R.D. (1940): Schizoid factors in the personality. In: Ders. (1952): Psychoanalytic Studies of Personalities. Boston (Routledge and Kegan Paul), S. 3–27. Deutsch: Gießen (Psychosozial-Verlag), 2000.
Fenichel, O. (1926): Die Identifizierung. In: Ders. (1985): Aufsätze Bd 1. Frankfurt a. M./Berlin/Wien (Ullstein), S. 91–109.
Fenichel, O. (1946): The Psychoanalytic Theory of Neurosis. New York (Norton). Deutsch: Gießen (Psychosozial-Verlag), 1997.
Fonagy, P.; Moran, G.S. & Target, M. (1993): Aggression and the psychological self. I. J. Psycho-Anal. 74, 471–485.
Freud, A. (1952): Negativismus und Hörigkeit. Ges. Werke Bd. IV. Frankfurt a. M. (Fischer), S. 1254–1256.
Freud, S. (1914): Zur Einführung des Narzißmus. GW X, S. 137–170.
Freud, S. (1915): Triebe und Triebschicksale. GW X, S. 209–232.
Freud, S. (1917): Trauer und Melancholie. GW X, S. 428–446.
Freud, S. (1921): Massenpsychologie und Ich-Analyse. GW XIII, S. 71–161.
Freud, S. (1933): Neue Folge der Vorlesungen zur Einführung in die Psychoanalyse. GW XV.
Freud, S. (1937): Die endliche und unendliche Analyse. GW XVI, S. 57–99.
Gedo, J.E. (1979): Beyond Interpretation. New York (International Universities Press).
Gedo, J.E. (1980): Reflections on some current controversies in psychoanalysis. JAPA 28, 363–383.
Green, A. (1975): Analytiker, Symbolisierung und Abwesenheit im Rahmen der psychoanalytischen Situation. Psyche – Z Psychoanal 29(6), 503–541.
Green, A. (1977): The borderline concept. In: Hartocollis, P. (Hg.): Borderline Personality Disorders. New York (Int. Univ. Press).
Green, A. (1978): Potential space in psychoanalysis – the object in the setting. In: Grolnick, S.A. & Barkin, L. (Hg.) (1978): Between Reality and Fantasy. Transitional Objects and Phenomena. New York/London (J. Aronson).
Green, A. (1993 [1983]): Die tote Mutter. Psyche – Z Psychoanal 47(3), 205–240. Und in: Ders. (2004): Die tote Mutter. Psychoanalytische Studien zu Lebensnarzissmus und Todesnarzissmus. Gießen (Psychosozial-Verlag).
Grinberg, L.; Sor, D. & Tabak DeBianchedi, E. (1993 [1973]): W.R. Bion – Eine Einführung. Jb. d. Psa. Beiheft 17. Tübingen (fromann holzboog).
Guntrip, H. (1968): Schizoid Phenomena, Object Relations and the Self. London (Hogart Press).
Haynal, A. (1976): Über Depression, Langeweile und Gewaltsamkeit. Jb. d. Psa. Bd. 9. Tübingen (fromann holzboog), S. 91–109.
Jacobson, E. (1973 [1964]): Das Selbst und die Welt der Objekte. Frankfurt a. M. (Suhrkamp).
Jacobson, E. (1983 [1971]): Depression. Frankfurt a. M. (Suhrkamp).
Khan, M.M.R. (1977 [1974]): Selbsterfahrung in der Therapie. München (Kindler).
Klein, G.S. (1976): Psychoanalytic Theory – An Explanation of Essentials. New York (Int. Universities Press).
Kohut, H. (1973 [1971)): Narzißmus. Frankfurt a. M. (Suhrkamp).
Langs, R. (1987 [1982]): Die psychotherapeutische Verschwörung. Stuttgart (Klett-Cotta).
Lewin, B.D. (1933): The body as phallus. Psa. Q. 2, 24–47.

Lichtenberg, J.D. (1990 [1987]): Einige Parallelen zwischen den Ergebnissen der Säuglingsbeobachtung und klinischen Beobachtungen an Erwachsenen, besonders Borderline-Patienten und Patienten mit narzisstischer Persönlichkeitsstörung. Psyche – Z Psychoanal 44(10), 871–901.

Loch, W. (1965): Zur Struktur und Therapie schizophrener Psychosen aus psychoanalytischer Perspektive. Psyche – Z Psychoanal 19(3), 172–187.

Meissner, W.W. (1971): Notes on identification II. Clarification on related concepts. Psa. Q. 39, 277–302.

Meltzer, D. (1975): Adhesive identification. Contemporary Psychoanalysis 11, 289–310.

Meltzer, D. (1979 [1967]): The Psycho-analytical Process. Perthshire (Clunie Press). Deutsch: Der psychoanalytische Prozess. Stuttgart (Verlag Internationale Psychoanalyse), 1995.

Meltzer, D. (1988 [1984]): Traumleben. München Wien (Verlag Internationale Psychoanalyse).

Milner, M. (1955): The role of illusion in symbol formation. In: Klein, M.; Heimann, P. & Money Kyrle, R.E. (1955): New Directions in Psychoanalysis. London (Tavistock), S. 82–108.

Modell, A.H. (1990): Other Times, Other Realities. Toward a Theory of Psychoanalytic Treatment. Cambridge/London (Harvard University Press).

Money-Kyrle, R.E. (1968): Cognitive development. I.J. Psycho-Anal. 49, 691–698.

Olinick, S.L. (1964): The negative therapeutic reaction. I.J. Psycho-Anal. 45, 540–548.

Ogden, T.H. (1985): On potential space. I.J. Psycho-Anal. 66, 129–141.

Ogden, T.H. (1988 [1979]): Die projektive Identifikation. Forum Psa. 4, 1–21.

Ogden, T.H. (1992): Projective Identification and Psychotherapeutic Technique. London (Maresfield Library).

Parker, B. (1975 [1972]): Chronik einer gestörten Familie. Frankfurt a. M. (Suhrkamp).

Pontalis, J.-B. (1981 [1977]): Frontiers in Psychoanalysis. Between Dream and Psychic Pain. London (Hogarth). Deutsch: Zwischen Traum und Schmerz. Frankfurt a. M. (Fischer Tb), 1998; Gießen (Psychosozial-Verlag), 2003.

Racamier, P.-C. (1982 [1980]): Die Schizophrenen. Eine psychoanalytische Interpretation. Berlin/Heidelberg/New York (Springer).

Reich, A. (1960): Pathological forms of self-estem regulation. Psychoanal Study Child 15, 215–232.

Reich, A. (1973 [1953]): Narzißtische Objektwahl bei Frauen. Psyche – Z Psychoanal 27(10), 928–948.

Riviere, J. (1996 [1936]): Beitrag zur Analyse der negativen therapeutischen Reaktion. In: Gast, L. (Hg.): Joan Riviere. Ausgewählte Schriften. Tübingen (edition diskord), S. 138–158.

Rosenfeld, H. (1971): Beitrag zur psychoanalytischen Theorie des Lebens- und Todestriebes aus klinischer Sicht: Eine Untersuchung der aggressiven Aspekte des Narzißmus. Psyche – Z Psychoanal 25(6/7), 476–493.

Rosenfeld, H. (1990 [1987]): Sackgassen und Deutungen. München/Wien (Verlag Int. Psychoanalyse).

Rubinfine, D.L. (1968): Notes on a theory of depression. Psa. Q. 37, 400–417.

Parker, B. (1975 [1972]): Chronik einer gestörten Familie. Frankfurt a. M. (Suhrkamp).

Ritvo, S. & Solnit, A.J. (1958): Influences of early mother-child interaction in identification processes. Psychoanal. Study Child 13, 4–85.

Searles, H. (1974 [1955]): Abhängigkeitsprozesse bei der Psychotherapie von Schizophrenie. In: Ders. (1974 [1965]): Der psychoanalytische Beitrag zur Schizophrenieforschung. München (Kindler), S. 9–47.

Segal, H. (1992 [1957]): Anmerkungen zur Symbolbildung. In: Ders. (1992): Wahnvorstellung und künstlerische Kreativität. Stuttgart (Klett-Cotta), S. 73–94.

Segal, H. (1972): A delusional system as a defence against the re-emergence of a catastrophic situation. I. J. Psycho-Anal. 53, 393–401.

Steiner, J. (1982): Die Wechselwirkung zwischen pathologischen Organisationen und der paranoid-schizoiden und depressiven Position. In: Bott Spillius, E. (Hg.) (1990): Melanie Klein Heute. München/Wien (Verl. Internat. Psychoanalyse), S. 408–431.

Steiner, J. (1998[1993]): Orte des seelischen Rückzugs. Pathologische Organisationen bei psychotischen, neurotischen und Borderline-Patienten. Stuttgart (Klett Cotta).

Symington, J. (1985): The survival function of primitive omnipotence. I. J. Psycho-Anal. 66, 481–488.

Tausk, V. (1919): Über die Entstehung des Beeinflussungsapparates in der Schizophrenie. Psyche – Z Psychoanal 23(5), 354–384.

Trimborn, W. (1993): Leidenschaft und Melancholie als psychoanalytisches Thema in »Das Jagdgewehr« von Y. Inoue. Jb. d. Psa. Bd. 30. Tübingen (fromann holzboog), S. 211–232.

Trimborn, W. (1995): Der Rahmen und das psychoanalytische Ereignis. In: Haas, J.-P. & Jappe, G. (Hg.): Deutungs-Optionen. Für Wolfgang Loch. Tübingen (edition diskord), S. 96–119.

Tustin, F. (1989 [1981]): Autistische Zustände bei Kindern. Stuttgart (Klett-Cotta), 1989.

Valenstein, A. F. (1993 [1973]): Über die Verhaftung an schmerzliche Empfindungen und die negative therapeutische Reaktion. Forum Psa. 9, 191–180.

Widlöcher, D. (1985): Der Identifizierungswunsch und seine strukturellen Wirkungen im Werke Freuds. Jb. d. Psa. Bd. 17. Tübingen (fromann holzboog), S. 69–103.

Winnicott, D. W. (1935): Die manische Abwehr. In: Ders. (1976), S. 238–260.

Winnicott, D. W. (1947): Haß in der Gegenübertragung. In: Ders. (1976), S. 75–88.

Winnicott, D. W. (1948): Wiedergutmachung im Hinblick auf die organisierte Abwehr der Mutter gegen Depression. In: Ders. (1976), S. 261–269.

Winnicott, D. W. (1953): Übergangsobjekte und Übergangsphänomene. Psyche – Z Psychoanal, 23(9), 666–682. Und in ders. (1979 [1971]).

Winnicott, D. W. (1955): Klinische Varianten der Übertragung. In: Ders. (1976), S. 217–223.

Winnicott, D. W. (1959): Klassifikation: Gibt es einen psychoanalytischen Beitrag zur psychiatrischen Klassifikation. In: Ders. (1974b), S. 60–181.

Winnicott, D. W. (1960): Ich-Verzerrung in Form des wahren und des falschen Selbst. In: Ders. (1974b), S. 182–198.

Winnicott, D. W. (1962): Die Frage des Mitteilens und Nicht-Mitteilens führt zu einer Untersuchung gewisser Gegensätze. In: Ders. (1974b), S. 234–252.

Winnicott, D. W. (1974a): Die Angst vor dem Zusammenbruch. Psyche – Z Psychoanal, 45(12), 1991, 1116–1126.

Winnicott, D. W. (1974b): Reifungsprozesse und fördernde Umwelt. München (Kindler).

Winnicott, D. W. (1976): Von der Kinderheilkunde zur Psychoanalyse. München (Kindler).

Winnicott, D. W. (1979 [1971]): Vom Spiel zur Kreativität. Stuttgart (Klett-Cotta).

2. »Ich lasse mich von Ihnen nicht zerstören« – Zur Gewalt und Dynamik narzisstischer Störungen[1]

Psychische Entwicklung ist immer mit Angst verbunden. Wie wir wissen, ist die kindliche Psyche zur Integration und zur Symbolisierung dieser Ängste auf die Hilfe des Primärobjekts angewiesen. Das Dilemma der narzisstischen Störung liegt in erster Linie darin, dass das für das physische und psychische Überleben so notwendige Objekt eben auch als bedrohlich und traumatisierend erlebt wird. Weil das unreife Selbst aber auf dessen Hilfe angewiesen bleibt, kommt ein Zirkel massiver und nicht mehr zu bewältigender Gewalt in Gang. So sehen wir uns nicht allein mit einer Entwicklungshemmung konfrontiert, vielmehr wird ein sich verstärkender pathologisch-destruktiver Abwehrzirkel in Gang gesetzt, der in eine weitreichende und komplexe Entwicklungsstörung mündet.

Einleitende Falldarstellung

Nach dem Abschluss ihrer ungeliebten Ausbildung, die Frau T. nur auf Druck ihres Vaters gewählt hatte, fiel sie in der Aufnahmeprüfung für ihr Traumstudium als Sängerin durch, weil ihr die Stimme versagte. Danach unternahm sie einen ernsten Suizidversuch. Während der stationären Behandlung klagte sie über ihren sadistisch-verfolgenden Vater, weswegen sie über Wochen ein Gespräch mit beiden Eltern ablehnte. Monate nach ihrem Suizidversuch fand

1 Erstveröffentlichung in: Schlösser, A. & Gerlach, A. (Hg.) (2002): Gewalt und Zivilisation. Gießen (Psychosozial-Verlag).

schließlich doch ein Gespräch mit den Eltern in meinem Beisein statt, bei dem sich die von der Patientin beschriebene Starrheit und verfolgende Borniertheit ihres Vaters bestätigte. So verhakten sich Frau T. und ihr Vater im Verlauf der zweistündigen Sitzung immer stärker in einen höchst anklägerischen und aggressiven Clinch voller gegenseitiger Vorwürfe. Ihr Vater verabschiedete sich schließlich mit der auch mich entwertenden Bemerkung, dass er für dieses Gespräch nicht hätte anreisen müssen. Der mörderische, aber auch leidenschaftliche Streit ließ die Mutter völlig im Hintergrund verschwinden. Alle meine Versuche, die Mutter in das Gespräch einzubeziehen, scheiterten, vielmehr eskalierte die Auseinandersetzung zwischen Tochter und Vater. Erst im Nachhinein wurde mir bewusst, dass sich Frau T. während der ganzen Sitzung kein einziges Mal an ihre Mutter gewandt und diese auch kein einziges Wort gesprochen hatte. Ich erlebte mich in dieser familiären Inszenierung als bloßer Zuschauer.

Im Laufe meiner Ausführungen werde ich wiederholt auf diese Behandlung zurückkommen, die ich schon in der vorangegangen Arbeit – Kap. 1 – vorgestellt habe, damals jedoch noch lange nicht zu einem endgültigen Abschluss gekommen war.

Die konstitutive Funktion von Gewalt und Aggression

Winnicott hat der Aggression, die er mit der frühen Motorik verbunden sieht, und der Destruktion im Sinne der Objektzerstörung einen konstitutiven Wert in der psychischen Entwicklung des Individuums zuerkannt. Die Aggression, die von Winnicott beschrieben und erfasst wurde, ist zu unterscheiden von der reaktiven Aggression und Gewalt, die dem Erhalt einer psychischen und physischen Homöostase dient, doch beide Formen der Aggression sind für eine gesunde Entwicklung und Selbsterhaltung lebensnotwendig. Sowohl in seinem Konzept der primitiven und erbarmungslosen Liebe (1941, 1950) wie auch in dem Konzept der Objektzerstörung (1969) kommen den Phänomenen von Gewalt und Aggression eine zentrale Bedeutung zu. Ich erinnere daran, dass nach Winnicott das Subjekt allein auf diese Weise die Realität erschafft und das Objekt nach außen stellt, also aus seiner Omnipotenz entlässt. Voraussetzung ist jedoch erstens, dass das frühe Subjekt sich als vom Objekt gehalten und personalisiert erlebt, und zweitens, dass sich das Objekt im Separationsprozess nicht durch Aggression oder Rückzug rächt.

Auch M. Klein (1962) ordnet der Aggression einen zentralen Stellenwert in der Ichentwicklung zu, wobei der entscheidende Unterschied zu Winnicott darin liegt, dass sie der Aggression Vorrang gegenüber der libidinösen Entwicklung zuschreibt. Doch an erster Stelle hätte ich auf Freud (1925h, 1915) verweisen sollen, der dem Nein und dem Hass für die Entwicklung des Ichs und der frühen Objektbeziehung konstitutive Bedeutung zuschreibt.

Diese skizzenhaften Andeutungen lassen schon erkennen, dass der Aggression und Gewalt eine narzisstische Funktion im gesunden Sinne zukommt, weil der Gewalt – so auch der erbarmungslosen Liebe – immer auch die Suche nach dem lebensnotwendigen Objekt zugrunde liegt. Das kindliche Ich will und muss sich absichern, indem es das lebensnotwendige Objekt unter allen Umständen für sich zu bewahren und zu erhalten sucht. Doch ist die narzisstische Tendenz des »unter allen Umständen« mit ihrer innewohnenden Absolutheit zerstörerisch. Die Gewalt wird umso heftiger und ungerichteter ausfallen, je gefährdeter sich das noch unreife Selbst erlebt, und die Suche nach dem Objekt entwickelt sich dann zur Tendenz, das Objekt zu beherrschen und unter Kontrolle zu bekommen, also sich dessen zu bemächtigen. Wir dürfen jedoch die Grundtatsache nicht aus den Augen verlieren, dass sich hinter der omnipotenten Gewalt immer noch die verzweifelte Suche nach einem sicheren Objekt verbirgt.

Der narzisstische Kernkomplex

Um die Problematik und Dynamik der narzisstischen Störungen immanenten Gewalt besser differenzieren zu können, greife ich auf zwei Arbeiten des britischen Analytikers Glasser zurück. In Analogie zum Ödipuskomplex hat Glasser die pathologische narzisstische Grundproblematik in dem von ihm so benannten Kernkomplex beschrieben: der komplexen Verschränkung von einer Fusionstendenz des Subjekts mit dem Objekt und den dadurch ausgelösten Ängsten und Abwehrmechanismen. Der narzisstische Komplex liegt zwar dem Ödipuskomplex voraus, wird aber auch zur massiven Abwehr gegen den Ödipuskomplex bzw. gegen die Entwicklung einer ödipalen Dreierstruktur eingesetzt.

> »Der Komplex setzt sich, kurz zusammenfassend, wie folgt zusammen:
> 1. Eine tief begründete Sehnsucht nach erfüllender Sättigung und Sicherheit durch Fusion mit der idealisierten Mutter; in diesem Kontext können wir dies als die Fantasie der letztendlichen narzißtischen Erfüllung beschreiben;
> 2. Die Angst, die die Erwartung der Fusion weckt, vor allem, das vollständige Aufgehen in der Mutter und der damit verbundenen totalen Annihilierung des Selbst;
> 3. Die damit verbundenen Abwehrreaktionen: (a) narzißtischer Rückzug mit dem Ziel der Selbstsicherung, was aber zu Ängsten von Verlassenheit und Desintegration führt, verbunden mit begleitenden Gefühlszuständen der Isolierung, Depression und eines Mangels an Selbstachtung, und das schließlich zum Wunsch nach der Befriedigung, Sicherheit und dem Gehalten werden in der Fusion mit der Mutter führt; und von entscheidender Bedeutung, (b) selbsterhaltende Aggressionen mit deren Ziel der Vernichtung der annihilierenden Mutter, was zu weiteren Ängsten vor totalem Verlust führt.
>
> Darüber hinaus folgt, weil (a) und (b) miteinander konkurrieren, daß die Aggression auch gegen das Selbst gerichtet wird.« (Glasser 1990, S. 94f)

Ein kurzes Beispiel soll diese Überlegungen verdeutlichen.

Als eine Patientin mit einer schweren Bulimie das emotionale Erleben mir gegenüber nicht mehr abspalten und verleugnen konnte, reagierte sie erschrocken mit der Aussage: »Jetzt haben sie den Fuß in der Tür, jetzt muss ich mich oder sie umbringen.« Um sich wie auch mich zu schützen, musste sie nun ihren Stuhl immer in die entfernteste Ecke des Behandlungsraumes rücken, wo sie sich dann aber wie in einer Wüste ausgesetzt erlebte. Oder mein Gesicht wurde für sie zu einer bedrohlichen Maske, das sie in ihren albtraumartigen und impulshaften Einfällen zerschneiden musste.

Als Folge des Fusionswunsches wird emotionale Nähe als ein Ausgeliefertsein erlebt, das jede Fluchtmöglichkeit ausschließt. Die narzisstische Störung zeichnet sich dadurch aus, dass jede Beziehung als Bedrohung erlebt wird, jede emotional bedeutsame Beziehung die zentrale Bedrohung ist.

Anzieu hat bemerkt, dass Gruppen im Unbewussten immer mit der Dynamik einer allmächtigen Mutterimago besetzt werden. Die Neigung zu einer Verschmelzung ist auch die Basis gewalttätiger Gruppen, wobei mit dem Genuss von Alkohol die Illusion von Einheit und Macht gesucht wird. Zugleich führt die unter Alkohol gesteigerte Regression zu einer Entstrukturierung der Gruppe, die mit einer zunehmenden lähmend-quälenden Leere einhergeht. Eine dann nach außen gerichtete Aggression hat für die Gruppe einen »selbsterhaltenden«, weil aktivierenden und abgrenzenden Effekt, womit jedoch die inzestuöse Fusion der Gruppe verstärkt, zugleich aber kaschiert und verleugnet wird. Die demütigende, ja gewaltsame Verfolgung als schwach erlebter Menschen ist nicht allein als eine Identifikation mit einem frühen Aggressor zu verstehen, sondern auch als eine Folge verleugneter Fusionswünsche. So erinnere ich mich an einen bulligen Rocker und Anführer einer Motorradgang, der sich von seinen Leuten als »Baby« titulieren ließ. Darüber hinaus erzählte er mir, dass er bei seiner Mutter wohnt und sich von ihr versorgen lässt. Die wenigen Bemerkungen lassen eine parallele unbewusste innere Dynamik zwischen seiner Position in der Gruppe und der Beziehung zu seiner Mutter erkennen. Narzisstische Omnipotenz und Ungetrenntheit, Größenideen und Kleinheit sind unlösbar aneinander gebunden.

Sadomasochistische Gewalt und selbsterhaltende Gewalt

Hinsichtlich der Einordnung und Bewertung von Aggression und Gewalt ist die Unterscheidung wichtig, ob es in erster Linie darum geht, eine Gefahr, eine Bedrohung abzuwehren oder aber einem anderen Menschen eine Verletzung zuzufügen, ihn zu beherrschen, ja, zu vernichten. Wenn das Überleben bedroht erscheint, kann es unumgänglich sein, die bedrohende Gefahr dadurch zu beseitigen, dass z. B. das Gegenüber getötet wird. Vor diesem Hintergrund wird auch eine unverständliche und spontane Handlung wie ein Tötungsdelikt – aber auch manche Suizidhandlung – in einem psychotischen Ausnahmezustand nachvollziehbar.

Verständlicherweise denken wir zuerst an direkte, körperliche Angriffe. Gerade die Arbeit mit narzisstisch gestörten Patienten zeigt jedoch, dass deren Angriffe oft äußerst geschickt und subtil, aber ebenso gewaltsam sein können, da diese auf unser Selbstwerterleben und unsere Identität zielen, zumal die Gewalt innerhalb einer Beziehung nicht allein eine Reaktion auf eine Bedrohung ist, sondern auf Kontrolle und Beherrschung zielt.

Glasser (1998) charakterisiert aus psychoanalytischer Sicht alle Akte von Gewalt als eine von zwei Typen. Er unterscheidet die selbsterhaltende Gewalt von der sadomasochistischen Gewalt. Zumeist aber handele es sich um eine Kombination von beiden.

Die grundlegende Natur von Gewalt basiert nach Glasser auf biologischen Gegebenheiten. Dabei handelt es sich um eine im Körper elaborierte Reaktion von Kampf und Flucht in der Gegenwart von Gefahr. In diesem Kontext bedeutet Gefahr alles, was das Überleben des Individuums gefährdet. Entsprechend wird die selbsterhaltende Gewalt als eine basale, plötzliche und substanzielle Antwort auf jede Bedrohung der psychischen Homöostase mit dem Ziel heraufbeschworen, die Gefahr zu beseitigen. Die Gewalt mag genauso durch innere Ereignisse provoziert werden, so durch einen Identitätsverlust infolge innerer Konfusion, durch Gefühle von Desintegration, die Überwältigung durch ein annihilierendes inneres Objekt oder ein quälendes, tyrannisch-sadistisches Überich usw. Solche inneren Bedrohungen können auf eine andere Person externalisiert werden, sodass sie unerklärlich erscheinen. Bei Selbstverletzungen und Suizid werden Teile des Körpers als äußere Objekte erlebt. Dabei sind Angst und Aggression zwei Aspekte einer einzigen Reaktion.

Obwohl die sadomasochistische Gewalt häufiger anzutreffen ist, stammt sie nach Glasser doch von der ersten ab. Sie resultiert aus die Libidinisierung der selbsterhaltenden Gewalt, wie ja der Sadismus das Ergebnis der Libidinisierung von Aggression ist, wobei Glasser die »Libidinisierung« als einen psychischen, die »Sexualisierung« als einen körperlichen Prozess begreift. Zu dieser Form der Gewalt gehören auch die pathologischen Abhängigkeiten wie Masochismus, Hörigkeit und Anbetung.

Diese zwei Typen von Gewalt können sofort durch den Bezug zum Objekt unterschieden werden. Bei der selbsterhaltenden Gewalt hat im Augenblick des Gewaltaktes das Objekt keinerlei Bedeutung außer der der Gefahr. Es geht allein um den Selbsterhalt, andere Beweggründe spielen keine Rolle. Ebenso ist die Antwort des Objekts ohne jede Bedeutung. Im Falle der sadomasochistischen Gewalt ist jedoch die Reaktion des Objekts wesentlich: Das Objekt muss als leidend wahrgenommen werden, d. h., für die sadomasochistische Gewalt ist eine Beziehung mit einer anderen Person Voraussetzung. Sie dient der Selbstversicherung und -erhöhung durch Beherrschung und sadistische Unterdrückung des Objekts bis hin zur Perversion. Während die sadomasochistische Gewalt kalkuliert und geplant ist, kann die selbsterhaltende Gewalt eruptiv und überschießend sein, insbesondere wenn das Individuum sich primitiven Ängsten der Annihilation – also seiner Vernichtung und Auslöschung – und Verlassenheit ausgesetzt erlebt.

Mit einer kurzen Vignette hat Glasser diesen Unterschied anschaulich beschrieben. Sein Patient, der in einer sadomasochistischen Aktion engagiert war, indem er seine Freundin an das Bett festband, schlug und biss, fand sich plötzlich in der Situation, seine Freundin zu erwürgen. Innerhalb der sadomasochistischen Aktion, die von seiner Freundin angestiftet worden war, fühlte er sich sicher, zumal er glaubte, diese unter Kontrolle zu haben. Als er aber in ihren Augen plötzlich Angst entdeckte und damit spürte, dass sie das Geschehen nicht mehr unter Kontrolle hatte, war dies die Gefahr, die er eliminieren musste: Verrückterweise musste er ihren Kontrollverlust zerstören, indem er sie fast umbrachte. Das Beispiel illustriert die weitreichende Irrationalität, die der selbsterhaltenden Gewalt innewohnen mag.

Die Gewalt des Traumas als Ursache narzisstischer Störungen und die Gewalt der narzisstischen Identifizierung als Abwehr des Traumas

Wenn von den frühen signifikanten Objekten eine traumatische Gewalt ausgeht, sei es, weil sie dem unreifen Selbst für seine Entwicklung nicht zur Verfügung stehen, sei es, weil sie das unreife Selbst mit eigenen Bedürfnissen überwältigen, sei es, weil sie die Bedürfnisse des Kindes nach Anerkennung und Autonomie zerstören, dann muss die kindliche Psyche auf verschiedene primitive Reaktionsweisen zurückgreifen. Je mehr das Kind versucht, sein schwaches Selbst zu sichern, umso mehr versucht es, das Objekt zu werden, weil dieses Teil der Selbststruktur ist. Dabei spielt die exzessive oder fusionierende Identifizierung eine zentrale Rolle, wobei es dabei eher um den Modus als um das Ergebnis der Identifikation geht. Durch die exzessive Identifikation wird der intersubjektive Raum oder Übergangsraum zerstört. Paradoxerweise sucht das kindliche

Subjekt sich auf diese Weise eine Unabhängigkeit und Autonomie zu verschaffen. Das Objekt tritt an die Stelle des Ichs, so die berühmte Formel von Freud. Mit dieser Fusionsneigung gehen archaische Mechanismen einher: die verstärkte Verwendung von Projektion und Introjektion, von Idealisierung und Spaltung, denen eine eigene Gewalt zukommt. Diese Gewalt ist nicht identisch mit der Gewalt des Traumas.

Die reaktive Antwort einer narzisstischen Identifikation, Introjektion oder auch Inkorporation, mit denen das unreife Ich die traumatischen Gefahren von Hilflosigkeit, Demütigung, nicht integrierbarer Erregung verbunden mit Beschämung, Kontrollverlust, ja namenloser Angst zu bewältigen oder ganz zu beseitigen sucht, mündet in ein narzisstisches System. Das traumatisierte Ich sucht die schmerzhafte vorzeitige Trennung und die damit als traumatisch erlebte Abhängigkeit durch exzessive Identifikation mit dem Objekt und mit einer »Regression auf den harmonischen Primärzustand« (Henseler 1982, S. 467) ungeschehen zu machen. Somit wird der Prozess der Identifikation und Separation durch das Phantasma der Inkorporation oder globalen Identifikation ersetzt. Im Gegensatz zur Neurose, die in und an der Ambivalenz arbeitet, schafft die narzisstisch fusionierende Identifikation auf diese Weise die Ambivalenz und den Konflikt ab. Und zusammen mit der Ambivalenz wird auch das »Ich« aus dem Weg geschafft, so Racamier (1982, S. 44). Damit ist der entscheidende Punkt benannt, der mit einer fusionierenden Identifizierung einhergeht, da sie eine Entwicklungsstörung der Separation und Individuation induziert. Denn, wie Racamier bemerkt, das »Ich« schafft sich aus dem Weg, indem es jedes eigene Begehren zugunsten eines Objektes aufgibt. Darüber hinaus beraubt sich das Subjekt eines hilfreichen Objekts, indem es das Objekt mittels omnipotenter Kontrolle manipulieren, gefügig machen muss und zu beherrschen sucht. Oder es bleibt gerade in totaler Opposition und in einem Negativismus an eine primäre Objektbeziehung fixiert.

Die aus Selbstverleugnung resultierende Unfähigkeit, in sich selbst zu wurzeln, ruft zerstörerisches und böses Verhalten hervor. In sich selbst wurzeln heißt, Subjekt der eigenen Emotionen und Wünsche zu sein. Die Unfähigkeit, in sich selbst zu wurzeln, bedeutet, worauf Gruen (1987) warnend hinweist, einen Verrat an sich selbst: Daraus folgt Hass und Selbsthass. Menschen mit einer narzisstischen Struktur sind nicht Subjekt ihrer Emotionen, auch wenn sie darauf bestehen, gerade weil sie auf einer Autarkie bestehen.

Als Folge dieser narzisstischen Identifizierungen und der damit einhergehenden unvollständigen Selbstrepräsentation bilden sich pathologische Organisationen aus, um die archaischen Ängste des Kernkomplexes zu binden. Die pathologischen Organisationen lassen sich entsprechend ihrer Abwehr unterscheiden, wobei ich drei Grundstrukturen benennen möchte:

1. Solange mithilfe dieser Abwehr immer noch ein Objekt gesucht wird, liegen hysterische, sadomasochistische und suchtartige Objektbeziehungsstrukturen vor. Die Gewalt der sogenannten Borderline-Struktur besteht vor allem in der Tendenz, das Objekt durch omnipotente Kontrolle mittels exzessiver projektiver Identifikation und Spaltung zwischen guten und bösen Objekt- und Selbstanteilen zu beherrschen.
2. Die pathologischen Organisationen, wie sie z.B. von Steiner (1998) beschrieben werden, zeichnen sich durch ein schizoides Rückzugsverhalten aus, mithilfe dessen das Subjekt jeden emotional bedeutsamen Objektbezug zu meiden trachtet. Hier muss die Gewalt vor allem in dem Versuch gesehen werden, eine scheinbare Autonomie und Autarkie zu leben, d.h., jede Abhängigkeit muss geleugnet werden. Paradigmatisch möchte ich auf die Magersucht verweisen.
3. Eine weitere Abwehrstruktur hat Green (1998) unter der Überschrift *Le travail du négatif* zusammengefasst, die sich durch eine noch radikalere Gewalt auszeichnet. Durch Verneinung, Verleugnung und Verwerfung muss das Objekt vernichtet werden. Hier ist auch der destruktive Narzissmus einzuordnen, wie er von Rosenfeld (1981, 1990) beschrieben wurde. Bion (1990a, 1990b) hat diese Gewalt als »attacks on links« beschrieben, wobei jede innere Verbindung wie auch das Denken angegriffen, ja zerstört wird.

Im Sommerurlaub entdeckte ich bei einem Ausflug an einer Betonbrücke als Protest den Satz: »Bétoner c'est un peu mourir«. Narzisstische Identifizierung sind der Beton pathologischer Organisationen, die lebendiges Wachstum abtöten.

Als eine magersüchtige Patientin – die körperliche Symptomatik und das Gewicht hatten sich seit Jahren schon normalisiert – feststellte, dass es ihr inzwischen so gut gehe wie nie, fügte sie nach einer Pause kalt hinzu: »Wenn das mit der Therapie zu tun hat, dann war alles nutzlos.« Danach verfiel sie in ihr wohlbekanntes regungsloses Schweigen, das immer solange anhielt, bis sie innerlich alles ausgelöscht und zerstört hatte, was nur irgendwie auf einen emotionalen Bezug verwies. Denn über allem standen der narzisstische Befehl und die Größenidee, es alleine zu schaffen. Der Angriff ihres Hasses zielte auf ihre innere Wahrnehmung von emotionaler Verbundenheit. Denn der Therapeut wird zum Feind, wenn und weil er als unentbehrlich erlebt wird. Doch gerade aufgrund dieser Konfusion von Liebe und Hass und deren Verleugnung kam sie unentwegt zur Therapie und blieb an mich gebunden, wie die Magersüchtige in ihrer Fundamentalopposition in einer festen Umlaufbahn an ihr Primärobjekt fixiert ist.

Die besondere narzisstische Position und ihre inzestuöse Gewalt oder *Die geheime Verrücktheit* (Green)

Alle drei Formen narzisstischer Abwehrorganisationen bleiben jedoch an ihr Gegenüber gebunden, weil sie das Objekt in ihrem System festzuhalten und zu kontrollieren bzw. zu vernichten suchen. In dieser gewaltsamen Blockierung der Individuation und Separation besteht die grundlegende Gewalt narzisstischer Störungen, mit der das Trauma gebannt werden soll. Die damit verbundene negative therapeutische Reaktion lässt sich mit Greens (2000, S. 106) Worten so beschreiben: »Mehr noch als an den Heilungswunsch klammert sich der Analysand, so Freud, an seine Krankheit – oder wie ich sagen würde: gibt er dem Objekt seiner Leidenschaft den Vorzug.«

Hinsichtlich der Erfassung der Genese und Struktur des pathologischen Narzissmus ist neben der omnipotenten Abwehrstruktur ein weiteres Element von Bedeutung. Über die Fusionstendenz hinaus findet eine Identifikation mit den Elternfiguren, ja mit deren abgespaltenen und damit pathologischen Persönlichkeitsanteilen statt. Mittels der narzisstischen Identifikation wird – mit den Worten von Widlöcher – eine Beziehung zu sich selbst durch eine Beziehung zu einer anderen Person ersetzt.

> »Es geht nicht in erster Linie darum, sich mit dem Wunsch des anderen zu identifizieren, um geliebt zu werden, sondern dem anderen ähnlich zu sein und von dieser Position ausgehend die unbewußte Vereinigungsphantasie zu verwirklichen. […] Aber der Wunsch, ›der Gleiche zu sein wie‹ hat stets zur Folge, daß dieser ›Gleiche‹ in uns zu wünschen beginnt« (1985, S. 83, 102).

In seiner inzwischen wohlbekannten Arbeit *Die tote Mutter* hat Green (1993, 2004) sowohl auf die Bindung des Subjekts an die pathologische Struktur des primären Objekts wie auch auf die Gefährdung des Subjekts bei dem Versuch der Auflösung dieser pathologischen Bindung aufmerksam gemacht.

Durch die weitreichende Identifizierung mit den unbewussten und abgewehrten Wünschen und Ängsten der primären Objekte und deren Projektionen ist und bleibt das Subjekt über das Trauma hinaus an ein phantasmatisches Geheimnis der Eltern bzw. Elternimagines gebunden. Bollas (2000, S. 129) spricht wegen der gewaltsamen Projektionen der frühen Objekte nicht von pathologischen Introjektionen, sondern von »interjects«, Volkan von »deposited images«. Diese Struktur bezeichne ich mit Racamier auch als inzestuöse Struktur. Sie verspricht und verschafft dem Subjekt einen besonderen Status, indem es sich in der Funktion der narzisstischen Ergänzung erwählt und ausgezeichnet erlebt. Mit der narzisstischen Aufwertung und Größenvorstellung, auch einer negativen, ist ein Auftrag verbunden, der doch zugleich ungelöst und unlösbar bleiben muss. Durch diese Dynamik wird das omnipotente Größenselbst einerseits unendlich bestätigt, andererseits aber bleiben Subjekt und Objekt in einer Ununterscheidbarkeit als illusionäre Garanten dieses Größenphantasmas und einer damit verknüpften destruktiven Neidthematik aneinander gebunden. Die Faszination gegenseitiger narzisstischer Illusion muss als Abwehr einer schweren Depression aufrechterhalten werden, die im Hintergrund als eine traumatische Desillusionierung lauert.

Paradoxerweise zeichnen sich diese Identifizierungsprozesse ebenso durch eine »Fluidität« wie durch eine »Erstarrung« aus, die den Verstand überwältigen, weil nicht mehr zwischen Fantasie und Realität, zwischen innen und außen unterschieden werden kann (Perelberg 1999). Damit geht eine Symbolisierungsstörung und Konkretismus einher. Diese pathologischen Prozesse bilden einen sich verstärkenden pathogenen Zirkel, der zu einer weitreichenden Entwicklungsstörung führt.

Hinsichtlich der inzestuösen Struktur, die sich durch den Ausschluss des Dritten auszeichnet, mag uns die Feststellung Racamiers überraschen, die schon ausführlich in Kapitel 1 zitiert wurde, und bei manchen wird sie heftigen Widerspruch auslösen. Entsprechend seiner Meinung ist »der genitale Inzest beileibe nicht der häufigste und nicht einmal der wichtigste«. Ausschlaggebend sei die narzisstisch-inzestuöse Beziehung, und Inzest bedeute meistens sogar das Gegenteil von einem Ödipuskomplex (1982, S. 109).

Mord und Selbstmord, Missbrauch, Inzest und Sadomasochismus sind dann Mittel, das narzisstische Geheimnis des inzestuösen Systems und seiner verrückten Leidenschaft zu verbergen und aufrechtzuerhalten. In und mit diesem System findet eine grundlegende Konfusion zwischen Trauma und Abwehr statt. Dazu nochmals Green (2000, S. 107): »Die Leidenschaftspsychose ist auch keineswegs das direkte Produkt einer Leidenschaft. Sie ist ganz im Gegenteil Ausdruck höchstgradiger Umformung der Leidenschaft, denn die verbotene Liebe führt hier zur Zerstörung entweder des Objekts oder des Ichs.«

Leicht zu erkennen ist dieser Teufelskreis bei misshandelten Patienten. Doch sehen wir ihn auch bei Patienten, bei denen kein offensichtlicher Missbrauch vorliegt. Wenn es Patienten unmöglich ist, über den psychischen Zustand ihrer Eltern, insbesondere über das elterliche Paar zu reflektieren, weil diese ihre bewusste und unbewusste Feindseligkeit verleugnen, dann kommt ein entsprechender Gewaltzirkel in Gang. Es versteht sich von selbst, dass in einer solchen Umgebung immer auch offensichtliche Traumatisierungen zu finden sind. Diese sind aber schon Ausdruck der defizitären mentalen Struktur der Eltern (s. dazu Fonagy und Target 1996) und damit ihrer Pathologie. Die Traumata verstärken die verrückte Bindung an das verrückte elterliche Paar und verleugnen sie zugleich.

Ich erinnere an die eingangs geschilderte Szene des Gesprächs von Frau T. mit ihren Eltern nach ihrem Suizidversuch.

Frau T. bestand mir gegenüber in einer späteren Analyse geradezu besessen darauf, von ihrem Vater sexuell missbraucht worden zu sein, wofür es letztlich keine Belege gab. Ich selbst habe ihre Vermutung weder bestätigt noch infrage gestellt, weswegen sie mich schwer angriff. Von vielen Stellen hat sie sich ihre Vermutung als eine Realität bestätigen lassen, was ihr jedoch nicht genügte. Schon früh hatte ihre Mutter ihr gegenüber von der sexuellen Gewalttätigkeit ihres Mannes gesprochen und ihr eigenes sexuelles Begehren verleugnet. Bemerkenswert ist jedoch in diesem Zusammenhang die unschuldige Erzählung der Mutter, dass ihr im Sterben liegender Vater nichts von der Schwangerschaft wissen durfte.

Während der stationären Behandlung schaffte es Frau T. in der Gruppe immer neben mir zu sitzen, wobei sie selbst in den Gruppensitzungen nie ein Wort sprach. Stattdessen nahm sie jeden Einzeltermin wahr, den sie bei mir bekommen konnte. Als eines

Tages ein Gruppenmitglied meinte, dass sie wohl in mich verliebt sei, verließ sie ohne ein Wort, aber voll averbaler Gewalt den Raum. Danach wagte niemand aus der Gruppe, sie darauf nochmals anzusprechen. Diese Gewalt ist weniger als Impuls zu verstehen, den ödipalen Rivalen zu beseitigen, sie zielt vielmehr auf die Beseitigung des Zeugen der inzestuösen Bindung und auf das Denken.

Die Bedrohung des narzisstischen Systems und die gewaltsame Antwort

Sobald dieses System einer inzestuösen Gewalt durch die Beziehung zu einem neuen Objekt, dem Analytiker (Loewald 1986, S. 209), infrage gestellt wird – und dies sollte in einer Psychoanalyse der Fall sein –, fühlt sich das Subjekt nicht nur bedroht, sondern es ist bedroht. »Jetzt muss ich Sie oder mich umbringen«, war die Aussage der Bulimie-Patientin. Der Analytiker wird nun zum Feind und wird vom Patienten gefürchtet. Dies muss nach Bion (1982) der Analytiker wissen, denn er wird jetzt mit allen Mitteln bekämpft. Jetzt kommt Aggression und Verführung ins Spiel. Die Destruktivität gegen die Analyse und den Analytiker dient der Absicht, unerträgliche Gedanken und Gefühle auszulöschen, die Realität zu zerstören, um die Omnipotenz wiederherzustellen.

Die Aggression ist aber die Folge von Ängsten und erzeugt eine weitreichende Konfusion. Einerseits ist sie gegen die annihilierende Fusion gerichtet, auf der anderen Seite gegen Trennung, die mit totaler Verlassenheit gleichgesetzt wird. So ist es nicht erstaunlich, dass Intrusions- und Ausstoßungsbewegungen sich ständig ablösen. Entsprechend dem narzisstischen Kernkomplex kommt der Aggression eine geradezu entscheidende und existenzielle Bedeutung zu. Diese dient dazu, das omnipotente, narzisstische System unter allen Umständen gegen eine als Bedrohung erlebte Objektbeziehung zu erhalten, weil so allein das »Überleben« gesichert und vor dem Trauma geschützt erscheint. Der Sadomasochismus ist dann nicht allein die Folge demütigender Erfahrungen und der Identifikation mit dem Aggressor, vielmehr dient der Sadomasochismus als pathologische Organisation auch dazu, die archaischen Wünsche und Ängste des narzisstischen Kernkomplexes zu leben, zu binden und zu verstecken. Ein sich daran anschließender Ausstoßungsprozess kann dann die letzte Notfallreaktion sein, aus Angst vor dem

Selbstverlust wie auch aus Angst, das idealisierte Objekt zu zerstören. Als ich die massiven Suizidimpulse der oben erwähnten Patientin mit Bulimie in dieser Weise als für einen sie überlebensnotwendigen Ausweg aus der therapeutischen Situation deutete und nicht als Aggression gegen mich verstand, erlebte sie sich zutiefst entlastet und von den dranghaften Suizidimpulsen befreit.

Henseler (zit. nach Lüders 1986, S. 416) hat auf eine damit einhergehende weitere Konfusion aufmerksam gemacht: »Die mit der Wiederbelebung früher Objektbeziehungsmuster einhergehende Entdifferenzierung von Selbst und Objekt verwischt das Täter-Opfer-Verhältnis, so daß unklar bleibt, wer eigentlich der Böse ist und woher der Haß stammt.« Deshalb ist der Hass auch eher diffus, ohnmächtig und blind. Der Hass ist die Folge einer gestörten Separation, doch zugleich fixiert er diese.

Frau T. gelang es wiederholt, mit subtiler Verführung und depressiven Appellen, also mittels emotionaler Manipulation – sie war immer die begabte Schülerin und Patientin – ihre Arbeitsbeziehungen wie auch ihre Therapien zu privatisieren. D. h., ihre Lehrer und Therapeuten gaben an verschiedenen Stellen ihre professionelle Haltung auf und gewährten private Kontakte, um Frau T. doch noch helfen zu können. Mit einzelnen Lehrern kam es auch zu sexuellen Kontakten. So verschaffte sich Frau T. immer wieder eine besondere Position. Doch je privater sich die Beziehungen gestalteten, umso stärker breitete sich eine qualvolle Arbeitshemmung mit masochistischen Zügen aus, und all diese Beziehungen endeten mit einem destruktiven Ausstoßungsprozess. Als z. B. in einer Therapie ihr Analytiker die Stundenfrequenz von zwei auf drei Stunden erhöhte und das Liegen auf der Couch empfahl, da die Therapie nach einer Hochblüte mit Austausch von Literatur zunehmend in eine quälend-lähmende Sackgasse geraten war, erlebte sie sich jetzt vergewaltigt. Aus diesem sadomasochistisch-inzestuösen Clinch befreite sich ihr Analytiker, indem er die Analyse mit der Aussage beendete, sie sei wohl nicht therapierbar: »Ich lasse mich von ihnen nicht zerstören.«

Die Veränderung des Settings diente auf dem Boden einer Heilsidee der Rettung der eigenen omnipotenten Fantasie und der Abwehr der Depression, also der Trennung. Damit realisierte bzw. konkretisierte der Analytiker das Phantasma einer Urszene, in der Frau T. die Position ihrer Mutter einnahm. Mit der Zurückweisung bestätigte Frau T. einerseits die gewalttätige Urszene, andererseits musste sie die Elternimagines getrennt halten und das inzestuöse Begehren der Mutter wie auch ihr eigenes auslöschen bzw. geheim halten. Indem sie aber selbst Akteur der Urszene ist, wird die ödipale Struktur ausgeschaltet, die erst ihr eigenes Begehren und damit ihre Individualität bestätigen würde.

Auch im Film »Das Piano« stärkt gerade die sadomasochistische Beziehung der Protagonistin zu ihrem Mann die Fixierung an das Piano, und die Trennung von diesem war ein Kampf um Leben und Tod (s. Kap. 9). Frau T. war beeindruckt von diesem Film und der Aussage der Protagonistin, dass sie sich doch noch für das Leben entschieden habe. Paradoxerweise kommen manche Frauen zu der Aussage, dass ihre Beziehung zu ihrem sadistisch-demütigenden Vater lebendiger gewesen sei als die amorphe und geheime Bindung an die Mutter. So ist es auch nicht überraschend, dass solche Frauen sich nach dem Tod ihres Vaters einer unheimlichen Depression ausgesetzt fühlen und eine Therapie aufsuchen (s. Kap. 11).

Die Gewalt der katastrophischen Veränderung: Der depressive Zusammenbruch, die paranoide Reaktion und das unerträgliche Schuldgefühl

Schon Segal (1972) hat aufgezeigt, wie ein wahnhaft-inzestuöses System als Abwehr gegen das Wiederaufleben einer katastrophischen Situation dient und dass der Bruch bzw. die Aufgabe des Abwehrsystems den Patienten mit einer Wiederholung der traumatischen Situation bedroht.

Wenn dieses System durch eine »neue Objektbeziehung« in der Analyse infrage gestellt wird, fühlt sich das Subjekt – wie schon beschrieben – seiner Überlebensstrategie beraubt. Damit wird es einem depressiven Zusammenbruch und Selbstverlust ausgesetzt, was ich an einem anderen Ort als »Gefahr der Heilung« (Trimborn 1995; s. Kap. 1) beschrieben habe. Der narzisstische Zusammenbruch des omnipotenten Systems mit der damit verbundenen Trennung aus der narzisstischen Identifizierung wird durch eine damit einhergehende unumgängliche Desintegration als Trauma von Vernichtung, Verlassenheit und Sturz ins Nichts befürchtet und erlebt, auch wenn gerade damit der Weg aus einer anhaltend pathologischen wie auch pathogenen Sackgasse eröffnet wird. Nur wenn ein Objekt vorhanden ist, das dem Subjekt hilft, die dabei auftretenden Ängste von Verlassenheit, Schmerz und Schuld zu halten, auszuhalten und damit zu integrieren, ist das Subjekt vor einer radikalen Desillusionierung geschützt.

Mit dem Verlust der narzisstischen Abwehr und der damit einhergehenden Desintegration und drohenden Depression geht eine paranoide Reaktion (Balint 1988; Rosenfeld 1981, 1990) einher, die sich in der Aussage des Therapeuten »Ich lasse mich nicht von Ihnen zerstören« wiederfindet. Der Verlust wird als eine Beraubung von Sicherheit und Kontrolle erlebt, wogegen sich der Patient nochmals mit aller Gewalt zu verteidigen sucht. Gerade die guten, hilfreichen Objekte imponieren jetzt als schlechte und werden als feindselig erlebt (Bion 1982). Wegen der damit verbundenen melancholischen Depression und einer unerträglichen Schuldthematik sucht das narzisstische Subjekt sein »Überleben« durch eine negative therapeutische Reaktion zu retten, weil das Subjekt – wie Riviere (1996 [1936]) in ihrer eindrücklichen Arbeit aufgezeigt hat – sich jetzt dem Verlust und der Zerstörung all seiner guten Objektbeziehungen ausgesetzt erlebt.

Diese Desintegration oder Trennung vom Primärobjekt wird auch als ein Weltuntergang oder mit Winnicott (1974) als »die Angst vor dem Zusammenbruch« erlebt bzw. befürchtet. Genauso formulierte es die früher magersüchtige Patientin, als das Ende ihrer langjährigen Therapie bevorstand.

An dieser Stelle möchte ich kurz auf die Ereignisse des 11. September 2001 eingehen. In seinem Essay »Die Propheten des Weltunterganges« in der *Zeit* (2001, Nr. 39, S. 15) sieht der Religionswissenschaftler Cook in dem apokalyptischen Diskurs fundamentalistischer Gruppen neben deren absolutem Glauben und deren einigender Macht die dritte wichtige Komponente in der Zielvorstellung, den Dschihad, den heiligen Krieg auszulösen, also in der »Überzeugung von der Notwendigkeit, die Welt noch rechtzeitig vor dem bevorstehenden Tag des Jüngsten Gerichts zu erobern«. Narzisstische Personen suchen projektiv mit apokalyptischen Drohungen die eigene Angst vor einer Desintegration und einem damit verbundenen Selbstverlust abzuwehren. Wenn diese Menschen »getrieben sind vom unbedingten Willen, über sich selbst hinauszuwachsen« – wie Cook meint –, dann möchte ich diesen Gedanken mit dem narzisstischen Wunsch nach Fusion und Reinheit verbinden, der identisch ist mit dem Wunsch nach einer Vereinigung mit dem Primärobjekt, der Rückkehr in den Mutterleib. So vereinigt sich in der Tat und in dem Bild des in den Tower stürzenden Flugzeugs eine gewaltsame Urszene mit dem apokalyptisch-narzisstischen Phantasma. Aber auch der Idee eines »Kreuzzuges gegen das Böse« unter dem Namen »infinitive justice« – so sollte die Operation gegen den Terrorismus lauten, bis auf den Protest der arabischen Welt hin dieser Code fallen gelassen wurde – liegt eine fundamentalistische Einstellung und ein narzisstisches Rettungsphantasma zugrunde.

Nach einem schweren Trauma, das als Zerstörung eines Sinnzusammenhangs erlebt wird, kann der Wunsch nach Vereinigung mit der frühen Mutter – die Basis jedes Urvertrauens – als verzweifelte Suche und Hoffnung in einem Rufen nach einer Mutter hörbar werden. Diesen Wunsch hat der Papst nach dem Terroranschlag in dem Gebet und der tröstenden Bitte ausgedrückt, dass Maria die Opfer des Anschlags in ihren Armen empfangen und aufnehmen möge.

Die Aggression als Ausweg aus der narzisstischen Sackgasse

Es geht hier um den risikoreichen Weg mit der Frage, ob und wie sich der »Beton« der narzisstischen Organisation aufweichen lässt und das schwache Subjekt diese Zerstörung bzw. diesen Verlust seiner Abwehr überlebt, der es zugleich mit seinem Trauma in Berührung bringt. Daher kommt der Frage, inwieweit »Haß im analytischen Setting« (Gabbard/Winer 1994) zugelassen und integriert werden kann, zentrale Bedeutung zu. Paradoxerweise mag das schwache Subjekt einen Ausweg im Suizid finden. Ich habe die Aussage einer früher magersüchtigen Frau erwähnt: »Mir geht es gut wie nie zuvor. Wenn das mit der Therapie zu tun hat, war alles nutzlos.« Da nun der narzisstische Zusammenbruch mit einer schweren depressiven Phase einher ging und diese von mir benannt wurde, meinte sie: »Vielleicht haben Sie mir diese nur eingeredet. Doch wenn das rauskommt, gebe ich mir eine Kugel.«

Diese Patientin suchte die Rettung vor dem nun als bedrohlich wahrgenommenen Verlust ihrer Omnipotenz und dem damit verbundenen Selbstverlust in einer Tötungsfantasie. Dies gibt mir Gelegenheit, auf die eminent wichtigen Arbeiten von Harold Searles (1974) hinzuweisen, hinter dessen Denken wir heute in der klinischen Theorie und Praxis weit zurückbleiben. In seiner Arbeit »Abhängigkeitsprozesse bei der Psychotherapie von Schizophrenie« stellte Searles (1974a, S. 11) fest, dass durch Feindseligkeit in erster Linie Abhängigkeit und Regression abgewehrt werden. Selbsthass und Schuldgefühle begreift er in diesem Zusammenhang als Ergebnis dieser Abwehr. Doch das potenziell gesunde Selbstbewusstsein ist nach Searles mit feindseligen Gefühlen untrennbar verbunden. Diese Aussage verbindet ihn mit Winnicott. Daher rührt nach Searles (a.a.O., S. 15) die Angst, »daß die feindselige Seite der ambivalenten Gefühle durch die positive (libidinöse) Seite zerstört werden könne«.

Ein gutes Objekt zeichnet sich dadurch aus, dass die Abhängigkeit und die Trennung von ihm mit der damit verbundenen Gewalt und Aggression ohne die Angst vor Vernichtung ertragen werden kann. Deshalb muss der Analytiker seine Aggression (Trimborn 1999; s. Kap. 5) integriert haben und seine Fähigkeit zum Hass (Winnicott 1947) zeigen. Und Searles meint, dass der Analytiker »den Mut und die Aufrichtigkeit« aufbringen muss, »mit den geäußerten Gefühlen des Patienten [...] nicht übereinzustimmen« (1974b, S. 116), wodurch die Differenzierung des Patienten gefördert werde, denn: »Es wird und muß tatsächlich etwas zerstört werden in diesem Prozeß wechselseitiger Integration, der in der Therapie stattfindet« (S. 121).

Es war schwer auszuhalten, wenn Frau T. nach einer erneuten langen Analyse, die sie unter großen Einschränkungen und hoher Schuldenlast finanziert hat, klagte, dass ihr Grundproblem, weswegen sie in die Analyse gekommen sei, immer noch bestehe. Und wie schon früher forderte die Patientin meine konkrete Zustimmung ein, dass ihr Vater sie sexuell missbraucht habe. Wiederholt stand sie voller Verzweiflung vor mir, dass ihr die Analyse nicht helfe, sie vielmehr nur quäle. Immer war da die Versuchung, die Rahmenbedingungen zu ändern oder aber die Analyse mit einer gewaltsamen Ausstoßung zu beenden, wie sich das in ihrem Leben unzählige Male wiederholt hat. Oft stand Frau T. verzweifelt, ja suizidal und bitter klagend vor mir, dass das Reden allein nichts nütze. In dieser Situation fiel es mir äußerst schwer ihr zu sagen, dass uns hier allein das Sprechen zur Verfügung stehe. Und ich fügte hinzu, dass wir wohl die Analyse beenden müssten, wenn sie der Überzeugung sei, dass sie etwas anderes brauche. Für mich war es jedes Mal kaum nachvollziehbar, wenn sich in der nächsten Stunde die so bedrohliche Notsituation wie ein Spuk aufgelöst hatte und die Analyse fortgesetzt werden konnte, als wenn nichts geschehen wäre.

Nach einigen Jahren bekannte Frau T. voll dankbarer Anerkennung, dass ich der einzige in ihrem Leben sei, der ihr nicht abgenommen habe, dass ihr inzwischen verstorbener Vater allein »ein Schwein« gewesen sei. Nach vielen Jahren konnte sie zunehmend eine Distanz zu ihrer Mutter herstellen, auch wenn sie sich nicht wirklich lösen konnte und wollte. Über Jahre hinweg meldete sie sich immer wieder, was sich mir als eine positive Bestätigung darstellte, da die Analyse nicht wie all ihre anderen therapeutischen und professionellen Kontakte mit einem Ausstoßungsprozess beendet worden war. Aber erneut flammte die wahnhafte Struktur oder besessene Leidenschaft wie auch die vorwurfsvolle Klage – wenn auch nur für wenige, einzelne Stunden – wieder auf, dass das Problem, weswegen sie gekommen sei, immer noch nicht gelöst sei. Doch nach einer Pause fügte sie beim vorletzten Kontakt hinzu: »Es ist wohl richtig, wenn sie mir nichts Konkretes gegeben haben, sonst wäre ich nie mehr losgekommen.« 20 Jahre nach ihrem Suizidversuch hatte sie eine Abschlussprüfung abgelegt, wobei sie längst als Sängerin arbeitete. Kurz zuvor drohte auch diese Ausbildung in einer folie à deux zu scheitern, da sie mit ihrer Verzweiflung die Kursleiterin, zu der sie wieder einen privaten Kontakt hergestellt hatte, in einen depressiven Zusammenbruch trieb. Auch mich ließ Frau T. im Ungewissen, zumal sie sich von mir attackiert fühlte, da ich die erneute Pervertierung dieser Arbeitsbeziehung deutlich angesprochen hatte. Wochen nach dem Abschluss der Ausbildung meldete sich Frau T. nochmals – ich hatte nicht mehr damit gerechnet – und berichtete, dass, als sie ihrer inzwischen über 80-jährigen Mutter das langersehnte Ergebnis freudig mitgeteilt habe, nur noch ein kurzes Stöhnen am Telefon zu hören gewesen sei. Danach herrschte Totenstille, nur noch das Besetztzeichen war zu hören. Die von ihr alarmierte Polizei fand ihre Mutter scheinbar völlig ahnungslos und munter vor. Lediglich der Telefonhörer war nicht aufgelegt worden.

Mit dem Abschluss ihrer Ausbildung hatte Frau T. sich von ihrer Mutter getrennt und das Phantasma einer inzestuös-symbiotischen Omnipotenz »getötet«. Denn ihre Mutter, selbst Sängerin, habe allein wegen ihr, wegen der Familie, den Weg als angeblich überaus begabte Künstlerin aufgegeben.

Am Ende der schon erwähnten Arbeit von Segal schreibt sie über ihre Behandlung – und mit diesem Zitat komme ich zum Ende:

> »Ich denke, dass die Bedrohung der katastrophischen Situation sich deutlich vermindert, wie sich auch die Gefahr eines Mordes oder Suizids wirklich abschätzbar verringert hat. Sein wahnhaftes Abwehrsystem hat viel von seiner Starre verloren und – mit den Worten des Patienten – er ist auf dem Wege, sich als Mensch zu erleben« (1972, S. 401; Übers. W. T.).

Wenn uns dies gelungen ist, dürfen wir aufatmen. Und ich konnte aufatmen, weil Frau T. nicht mehr in dem endlosen Kampf verharrte und die Analyse nicht mit einem destruktiven Ausstoßungsprozess beendet wurde.

Anmerkung: Auch wenn Bion, Racamier und Searles in ihren Arbeiten über theoretische und klinische Fragen hinsichtlich schizophrener bzw. psychotischer Patienten sprechen, sind damit auch Patienten mit einer narzisstischen oder Borderline-Persönlichkeitsstörung gemeint. Im früheren angloamerikanischen Schrifttum ist der Begriff bzw. die Diagnose »Schizophrenie« nicht auf das klassische psychiatrische Krankheitsbild beschränkt. Die zitierten Autoren haben sich vor allem mit der psychotischen Struktur und Psychodynamik schwerer psychischer Störungen befasst.

Literatur

Balint, M. (1988 [1952]): Der Neubeginn, das paranoide und das depressive Syndrom. In: Ders. (1988): Die Urformen der Liebe. München (Deutscher Taschenbuch Verlag).

Bion, W. (1982 [1955]): Die Sprache und der Schizophrene. In: Anzieu, D. et al.: Psychoanalyse und Sprache. Paderborn (Junfermann), 1982, S. 235–255.

Bion, W. (1990a [1957]): Zur Unterscheidung von psychotischen und nicht-psychotischen Persönlichkeiten. In: Bott Spillius, E. (Hg.) (1990): Melanie Klein heute. Entwicklung in Theorie und Praxis. Bd. 1. München/Wien (Verlag Int.), S. 75–99.

Bion, W. (1990b [1959]): Angriffe auf Verbindungen. In: Bott Spillius, E. (Hg.) (1990): Melanie Klein heute. Entwicklung in Theorie und Praxis. Bd. 1. München/Wien (Verlag Int. Psychoanalyse), S. 110–129.

Bollas, C. (2000): Hysteria. London (Routledge).

Fonagy, P. & Target, M. (1996 [1995]): Den gewalttätigen Patienten verstehen: der Einsatz des Körpers und die Rolle des Vaters. In: Berger, M. & Wiese, J. (Hg.) (1996): Geschlecht und Gewalt. Göttingen/Zürich (Vandenhoeck & Ruprecht), S. 56–90.

Freud, S. (1915): Triebe und Triebschicksale. GW X, S. 209–232.
Freud, S. (1925h): Die Verneinung. GW XIV, S. 11–15.
Glasser, M. (1990): Probleme bei der Psychoanalyse gewisser narzißtischer Störungen. Vortragsmanuskript und Tagungsband DPV- Arbeitstagung Nov. 1990.
Glasser, M. (1998): On violence: a preliminary communication. I. J. Psycho-Anal. 79, 887–902.
Gabbart, G. O. & Winer, J. A. (1994): Hate in the analytic setting. JAPA 42, 219–230.
Green, A. (1993 [1983]): Die tote Mutter. Psyche – Z Psychoanal 47(3), 205–240. Und in: Ders.: Die tote Mutter. Psychoanalytische Studien zu Lebensnarzissmus und Todesnarzissmus. Gießen (Psychosozial-Verlag), 2004.
Green, A. (1998): The promordial mind and the work of the negative. I. J. Psycho-Anal. 79, 649–666.
Green, A. (2000 [1990]): Geheime Verrücktheit. Gießen (Psychosozial-Verlag).
Gruen, A. (1987): Der Wahnsinn der Normalität. München (Deutscher Taschenbuch Verlag).
Henseler, H. (1982): Die Theorie des Narzißmus. In: Eicke, D. (Hg.) (1982): Psychologie des 20. Jahrhunderts. Zürich (kindler); Tiefenpsychologie, Bd. 1. Weinheim/Basel (Beltz), S. 453–471.
Klein, M. (1962 [1930]): Die Bedeutung der Symbolbildung für die Ichentwicklung. In: Ders.: Das Seelenleben des Kleinkindes und andere Beiträge zur Psychoanalyse. Stuttgart (Klett), 1962.
Loewald, H. W. (1986 [1980]): Psychoanalyse. Aufsätze aus den Jahren 1951–1979. Stuttgart (Klett-Cotta), 1986.
Lüders, W. (1986): Narzißmus und Aggression. Psyche – Z Psychoanal 40(5), 412–422.
Perelberg, R. J. (1999): The Interplay between identifications and identity in the analysis of a violent young man: issues of technique. I. J. Psycho-Anal. 80, 31–46. Deutsch: Gewalt und Sexualität bei männlichen Borderline-Patienten: Das Zusammenspiel von Identifikation und Identität in der Analyse eines gewalttätigen Patienten. DPV-Tagung Wiesbaden 1998.
Racamier, P.-C. (1982 [1980]): Die Schizophrenen. Eine psychoanalytische Interpretation. Berlin/Heidelberg/New York (Springer).
Riviere, J. (1996 [1936]): Beitrag zur negativen therapeutischen Reaktion. In: Gast, L. (Hg.): Joan Riviere – Ausgewählte Schriften. Tübingen (edition diskord).
Rosenfeld, H. (1981 [1964]): Zur Psychopathologie des Narzißmus. In: Ders. (1981): Zur Psychoanalyse psychotischer Zustände. Frankfurt a. M. (Suhrkamp), S. 196–208.
Rosenfeld, H. (1990 [1971]): Beitrag zur psychoanalytischen Theorie des Lebens und Todestriebes aus klinischer Sicht. Eine Untersuchung der aggressiven Aspekte des Narzißmus. In: Bott Spillius, E. (Hg.) (1990): Melanie Klein heute. Entwicklung in Theorie und Praxis. Bd. 1. München/Wien (Verlag Int. Psychoanalyse), S. 299–319. Und in Psyche – Z Psychoanal 25(6/7), 476–493.
Searles, H. (1974a [1965]): Abhängigkeitsprozesse bei der Psychotherapie von Schizophrenie. In: Ders. (1974): Der psychoanalytische Beitrag zur Schizophrenieforschung. München (Kindler), S. 9–47.
Searles, H. (1974b [1965]): Integration und Differenzierung in der Schizophrenie – ein Gesamtüberblick. In: Ders. (1974): Der psychoanalytische Beitrag zur Schizophrenieforschung. München (Kindler), S. 95–122.
Segal, H. (1972): A delusional system as a defence against the re-ermergence of a catastrophic situation. I. J. Psycho-Anal. 53, 393–401.

Steiner, J. (1998 [1993]): Orte des seelischen Rückzugs. Stuttgart (Klett-Cotta).
Trimborn, W. (1995): Die Gefahr der Heilung. Pathologische Identifizierungs- und Mentalisierungsprozesse als Grenzen therapeutischer Möglichkeiten. In: Schneider, G. & Seidler, G.H. (Hg.) (1995): Internalisierung und Strukturbildung. Opladen (Westdeutscher Verlag).
Trimborn, W. (1999): Der analytische Prozess und die Fähigkeit zur Destruktion. Zs. Psa. Theorie u. Praxis. 14, 17–30.
Widlöcher, D. (1985): Der Identifizierungswunsch und seine strukturellen Wirkungen im Werke Freuds. In: Jb. d. Psa. Bd. 17. Stuttgart (fromann-holzboog), S. 69–103.
Winnicott, D.W. (1941): Die Beobachtung von Säuglingen in einer vorgegebenen Situation. In: Ders. (1976), S. 31–56.
Winnicott, D.W. (1947): Haß in der Gegenübertragung. In: Ders. (1976), S. 75–88.
Winnicott, D.W. (1950): Beziehung zwischen Aggression und Gefühlsentwicklung. In: Ders. (1976), S. 89–109.
Winnicott, D.W. (1969): Objektverwendung und Identifizierung. In: Ders. (1979), S. 101–110.
Winnicott, D.W. (1974): The fear of breakdown. Int. J. Psycho-Anal. 1, 103–107.
Winnicott, D.W. (1976): Von der Kinderheilkunde zur Psychoanalyse. München (Kindler).
Winnicott, D.W. (1979): Vom Spiel zur Kreativität. Stuttgart (Klett-Cotta).

3. Der Verrat am Selbst – Zur Gewalt narzisstischer Abwehr[1]

»Und die Hilfe bei einem Anderen suchen, nein, das will er um alles in der Welt nicht, er will lieber, wenn es so sein soll, mit allen Qualen der Hölle er selbst sein, als Hilfe suchen.«

S. Kierkegaard: Die Krankheit zum Tode

Die kindliche Psyche ist auf eine versorgende Umgebung angewiesen, wobei das frühe Ich die Elternfiguren noch nicht als von sich getrennt begreift. Vielmehr sind die frühen elterlichen Objekte Teil der kindlichen Psyche, indem sie zuverlässig und kontinuierlich als haltende und sichernde Umwelt anwesend sind, zugleich dem Kind bei der Ausdifferenzierung seiner Psyche als Vorbilder, Dialogpartner und Lehrende zur Verfügung stehen und sich gebrauchen lassen. Solange Eltern als eine hinreichend gute Umwelt zur Verfügung stehen, erlebt sich das Kind von dieser Umwelt und damit von den Eltern, obwohl es auf diese unbedingt angewiesen ist, nicht oder nur begrenzt abhängig, weil diese Umwelt dem Kind hilft, die unumgänglichen Trennungs- und Frustrationserfahrungen zu begrenzen und psychisch zu bewältigen. Das Kind kann so ein Urvertrauen in seine Umwelt entwickeln und dieses Urvertrauen ist in dieser Phase identisch mit einem Vertrauen zu sich selbst. Daraus resultiert »Die Fähigkeit zum Alleinsein« und zum Spielen (Winnicott 1958). Dieser Kern eines gesunden Narziss-

1 Überarbeitete Fassung eines Vortrages bei der 50. Jahrestagung der VAKJP, »Angst und Destruktivität in unserer Zeit«, in Frankfurt/M. am 01.05.2003, Erstveröffentlichung in Psyche – Z Psychoanal 57(11), 2003, 1033–1056. Diese Arbeit ist eine Fortführung der vorangehenden, weswegen sich Wiederholungen nicht völlig vermeiden ließen.

mus ist verbunden mit einer nach außen und auf Objekte gerichteten Neugier. Danach folgt ein langer, wechselvoller Prozess der Separation und Individuation, der als »zweite Geburt« beschrieben wird (Mahler 1978 u.a.). In diesem unvermeidlichen und notwendigerweise immer auch schmerzlichen Prozess geht es um die Bewältigung, Verarbeitung und Integration von Trennung und Abhängigkeit. Das Kind bzw. auch später der Jugendliche erfährt sich nun als von den Elternfiguren, auf die es aber immer noch angewiesen ist bzw. sich als angewiesen erlebt, getrennt. Es muss sich lösen, damit es als ein selbstbewusstes Subjekt aktiv sein Leben gestalten und Beziehungen eingehen und leben kann.

Das Trauma und die narzisstische Organisation

Der Prozess der psychischen Entwicklung ist immer gefährdet und bleibt von Desintegration und Ängsten bedroht, die die psychische Integrationsleistung oft überfordern. Wie wir wissen, ist die kindliche Psyche zur Integration und zur Symbolisierung der mit den notwendigen Trennungsschritten verbundenen Ängste auf die Hilfe der frühen Objekte angewiesen. Wenn die Objekte nicht hilfreich zur Verfügung stehen oder die psychische Unterstützung nicht leisten können, reagiert das kindliche Ich auf die Reizüberflutungen und vorzeitigen Verluste mit Maßnahmen, die sich zu einem pathologischen Narzissmus organisieren, um zukünftige traumatische Gefahren von nicht integrierbarer Erregung, von Hilflosigkeit verbunden mit Beschämung, Demütigung und Kontrollverlust, ja namenloser Angst zu bewältigen, eigentlich jedoch zu beseitigen. Die narzisstische Organisation ist die Folge einer Traumatisierung, die zu einer Zeit stattgefunden hat, in der das Selbst vom Objekt, d.h. die entsprechenden psychischen Repräsentanzen noch unvollständig voneinander abgegrenzt waren. Damit sind die Gefühle von Omnipotenz, Selbst-Konstanz und Selbstwert betroffen (Tyson 1983). In dieser noch undifferenzierten Phase werden die Objekte als Selbstobjekte gebraucht. Das Trauma führt hier zu einer verfrühten und abrupten Wahrnehmung des Objekts als einem getrennten, was –Winnicott entsprechend – mit einer Desillusionierung einhergeht. Durchbruch der Reizschranke und vorzeitiges Gewahrwerden von Abhängigkeit, zusammen mit nicht integrierbarer Erregung und Hilflosigkeit, sind als das primäre, innere Trauma zu bezeichnen oder

– in mythologischer Sprache – als die vorzeitige Vertreibung aus dem Paradies. Gegen dieses Trauma richtet sich die narzisstische Abwehr, die sich durch Verleugnung von Trennung und der damit verbundenen Affekte auszeichnet. Denn die vorzeitige Trennung wurde als traumatischer Einbruch zu schmerzhaft und zu desintegrierend erlebt, d.h., die Abwehr richtet sich jetzt gegen die Wahrnehmung und das Erleben von Abhängigkeit, also gegen jegliche bedeutsamen Objekte. Diese Abwehr zeichnet sich aus durch primitive Abwehrmechanismen – projektive Identifikation und Spaltung, manische Verleugnung und Kontrollverhalten, Omnipotenz, Idealisierung und Entwertung –, wie sie von M. Klein beschrieben wurden. Daraus resultiert die konkretistisch-präsymbolische Handlungsbereitschaft von Ungetrenntheit (»symbolische Gleichsetzung«, Segal 1990) und die Verleugnung von Zeit führt zur Vorstellung von Endlosigkeit (Schmidt 1996). Weil sich die Abwehr gegen Wahrnehmung und gegen Wachstum richtet, ist das Ergebnis eine Verarmung des Selbst.

Entscheidend aber ist, dass dem narzisstischen Restitutionsversuch eine andauernde Gewalt inhärent ist, die in sich schädigend und zerstörerisch ist. Auf diese Gewalt möchte ich aufmerksam machen. Denn diese Schädigung reicht weit über das Trauma hinaus, weil sie mit einer Entwicklungsstörung der Separation und Individuation einhergeht, die als »Verrat am Selbst« in einem doppelten und zugleich paradoxen Sinne zu begreifen und zu beschreiben ist. Das Dilemma der narzisstischen Störung liegt in erster Linie darin, dass nicht allein das Versagen der Objekte traumatisch war, sondern dass die für das physische und psychische Überleben so notwendigen Objekte über das primäre Trauma hinaus als bedrohlich und traumatisierend erlebt werden. Weil jedoch das unreife Selbst weiterhin auf deren Hilfe angewiesen bleibt, kommt ein Zirkel massiver, oft nicht mehr zu bewältigender Gewalt in Gang. So sehen wir uns nicht allein mit einer Entwicklungshemmung konfrontiert, vielmehr wird ein sich verstärkender pathologisch-destruktiver Abwehrzirkel in Gang gesetzt, der in eine weitreichende und komplexe Entwicklungsstörung mündet Nicht das Trauma allein ist zerstörerisch, insofern es einen Riss oder einen abgekapselten Fremdkörper in der kindlichen Psyche hinterlässt, sondern die narzisstische Reorganisation und Abwehr selbst wird zu einem Zentrum und Ausgangspunkt anhaltender Zerstörung. Die narzisstische Organisation ist gegen die Wiederbelebung des primären Traumas gerichtet, damit aber auch gegen das frühe bedürftige Ich;

sie beinhaltet also einen »primären« Verrat am Selbst – mit Winnicott (1960) am »wahren Selbst«. Darüber hinaus wird eine mögliche Absicht, die narzisstisch-omnipotente Organisation aufzugeben, erneut als Verrat am Selbst erlebt, aber jetzt am »falschen Selbst«. Auch wenn diese Entgegensetzung eines wahren und falschen Selbst in der bewertenden Schwarz-Weiß-Zeichnung zu hinterfragen ist, so zeichnet sich gerade die narzisstische Abwehr durch diese radikale Spaltung (Fairbairn 2000, Guntrip 1968, Laing 1979) aus.

Wegen dieser destruktiven Gewalt narzisstischer Abwehr reicht es eben nicht aus, allein oder zuerst die primären traumatischen Verletzungen der Psyche zusammen mit den traumatisierenden Objekten in den Blick zu bekommen. Dies wird sogar für die unreife Psyche erneut traumatisierend sein und treibt darüber hinaus den angedeuteten Zirkel von Abwehr und Gewalt noch an. Um das Verhalten und das Leiden solcher Menschen besser einordnen und verstehen zu können, müssen wir den Sinn und die Dynamik der narzisstischen Abwehr und der damit verbundenen Gewalt, die dem Erhalt dieser narzisstischen Selbstorganisation dienen, besser verstehen und unbedingt im Auge behalten. Ein erstes Beispiel soll die bisherigen Ausführungen veranschaulichen:

> *Klaus, ein 18-jähriger Gymnasiast, der bei seiner Mutter und Oma aufwuchs, hatte wegen anhaltender Selbstverletzungen um therapeutische Hilfe nachgesucht. Sein drogenabhängiger Vater verstarb zu dieser Zeit an einer Überdosis Heroin. Als Klaus eines Tages von seinem Freund auf seine traurigen Augen angesprochen wurde, musste er diese Freundschaft abrupt beenden. Danach ging Klaus nach Hause, hing in seinem Zimmer eine Reichsfahne auf, fügte sich an seinem Oberkörper unzählige Schnitte zu und zertrümmerte sein Zimmer. An anderer Stelle machte er die bemerkenswerte Aussage: »Hass ist die Farbe, die alles zudeckt.«*

Wenn Gewalt in Form von aggressiven oder autoaggressiven Attacken im Zusammenhang narzisstischer Abwehr auftaucht, ist es für das Verständnis dieser Patienten und deren aggressiver Ausbrüche von zentraler Bedeutung, zu sehen, dass es zumeist nicht um Aggression geht, die verletzen will – wenigstens nicht in erster Linie –, sondern um eine Aktion, deren Ziel die Restitution und das Überleben des narzisstischen Selbst ist, auch wenn in einer nicht den Dialog suchenden Weise auf das Gegenüber oder gegen sich, gegen den eigenen

Körper, in omnipotenter Weise Druck und Gewalt ausgeübt wird. In diesem Zusammenhang muss deutlich zwischen einer selbsterhaltenden Aggression und einer sadomasochistischen Aggression unterschieden werden (Glasser 1998), wenngleich sie immer in gemischter Form auftreten. Bei der selbsterhaltenden Aggression soll das Objekt in erster Linie nicht verletzt werden, vielmehr wird das Objekt bzw. die Wahrnehmung des Objekts ausgelöscht. Die narzisstische Organisation als Folge einer frühen Traumatisierung richtet sich eben – wie schon ausgeführt – gegen die Wahrnehmung und das Erleben von Abhängigkeit. Deswegen musste Klaus seine Freundschaft abbrechen und seinen Körper attackieren, der sich mit seinen traurigen Augen als schwächlich und bedürftig erwiesen hatte. Klaus, der Judo und Boxen trainierte, um in der Schule der Stärkste und damit jederzeit gegen alle möglichen Angriffe gewappnet zu sein, wusste selbst genau, dass die Rechten sich schwache Opfer suchen und die eigene projizierte Schwäche – jede Schwäche bedeutet Abhängigkeit, jede Abhängigkeit bedeutet Schwäche – gnadenlos bekämpfen, was er verabscheute. Das Ziel ist Gefühllosigkeit, die zur Dehumanisierung entartet. Ich erinnere an die zwei Jugendlichen, die einen wehrlosen Obdachlosen zu Tode traten (Heim 1999).

Wie das Beispiel von Klaus zeigt, ist der Narzissmus (Marcowitz 1982) als ein bewusster oder unbewusster psychologischer Prozess zu beschreiben, der die Beobachtung des Selbst ebenso einschließt wie die Erfahrung, von anderen beobachtet zu werden. Der Narzissmus beinhaltet Affekte von Selbstliebe bis zu Selbsthass und -erniedrigung, Selbsteinschätzungen von Allmacht und Stärke bis zu absoluter Hilflosigkeit und ein Verhalten, das von selbstgerechter Güte bis zur Verkörperung des Bösen reicht. Der Narzissmus ist eine zutiefst menschliche Eigenschaft. Der dem Narzissmus inhärente Hass, der zugleich verleugnet wird, ist Quelle größter menschlicher Gewalt.

Im Zusammenhang der narzisstischen Organisation spreche ich von Gewalt und nicht von Aggression, weil die damit verbundene psychische und emotionale, interpersonelle und intrapsychische Gewalt umfassender ist als Aggressivität im Sinne von aggressiven und autodestruktiven Handlungen. So ist der Abbruch der Freundschaft durch Klaus für sein psychisches Leben letztlich zerstörerischer als seine autodestruktive Handlung. Die Auslöschung des Objekts bzw. die Verleugnung der Wahrnehmung bedeutsamer Objekte und der damit verknüpften frühen Repräsentanzen dient zwar der Abwehr unerträglich schmerzlicher und depressiver Gefühle, doch gerade diese Auslöschung ist der Grundstein für eine tiefer gehende psychische Zerstörung im Sinne einer melancholischen Gefährdung, die weit über eine neurotische Depression hinaus reicht. Es ist die zerstörerische Weise, mit unerträglichen und deshalb schmerzhaften Gefühlen umzugehen, und im Falle der Psychose zielt diese Strategie auf die Vernichtung des Selbst (De Masi 2003, S. 19). Paradoxerweise treten bedrohliche aggressive und autodestruktive Handlungen bis hin zum Suizid impulsartig auf, wenn die narzisstische Verleugnung von Triebwünschen, womit der Körper und Objekte ins Spiel kommen, nicht mehr aufrechterhalten werden kann und sich das Subjekt als überwältigt erlebt. Der Suizid kann dann einerseits als Angriff gegen den triebhaften, sexuellen Körper, gegen den Anderen im Selbst oder als Flucht vor Verfolgung verstanden werden, andererseits als Versuch der Wiedervereinigung mit der frühen Mutter zusammen mit der Zerstückelung einer Selbstvorstellung (Maltsberger/Buie 1980; Laufer 1995; Perelberg 1999a). Suizid und Gewalt lassen sich aber auch als der verzweifelte Versuch verstehen, wieder einen Raum zwischen sich und dem Objekt zu gewinnen (Bateman 1999, S. 122).

Für die Einschätzung und das Verständnis von Gewalt ist es deshalb äußerst wichtig, mit der Dynamik der narzisstischen Organisation vertraut zu sein. Diese komplexe Dynamik geht über die Beschreibung sogenannter extrinsischer und intrinsischer Faktoren[2] hinaus, wie sie zum Beispiel in dem Buch *Gewaltkarrieren. Jugendliche im Kreislauf von Gewalt und Missachtung* von Sutterlüty (2002) beschrieben wurden.

Therapeuten müssen mit eigenen narzisstischen Konflikten und der damit verbundenen Aggression (Winnicott 1947; Trimborn 1999; s. Kap. 5) und Depression vertraut sein, um die Gewalt in Form von projektiver Identifikation mit der damit verbundenen Gegenübertragung von Ohnmacht und Sich-entwertet-Erleben, depressiver Hilflosigkeit und Aggression, aber auch Lähmung und Langeweile wahrnehmen und verarbeiten zu können.

---

2 Hier ist auf das heute noch informative Buch von Moser (1970): »Jugendkriminalität und Gesellschaftsstruktur« zu verweisen, in dem Moser sich ausführlich mit soziologischen, psychologischen und psychoanalytischen Theorien des Verbrechens auseinandersetzt.

Als eine bulimische Patientin die Bedeutung der Therapie nicht mehr verleugnen konnte, war ihre erschreckende Reaktion: »Jetzt haben sie den Fuß in der Tür, jetzt muss ich sie oder mich umbringen.« Meine Deutung, dass sie wohl den anhaltenden Gedanken an Selbstmord brauche, um für sich einen Ausweg zu haben, führte zu einer deutlichen Entspannung. Nicht selten wird aber auch die Therapie abgebrochen, wenn es dem Patienten nicht mehr gelingt, die Bedeutung der Therapie und des Therapeuten völlig zu verleugnen.

Ich werde nun versuchen, einzelne Elemente dieser Dynamik eingehender zu beschreiben und zu veranschaulichen. Doch trotz aller Differenzierungen lassen sich Verkürzungen nicht vermeiden, zumal jede Störung sowohl im Querschnitt als auch im Längsschnitt auf allen Entwicklungsebenen betrachtet werden müsste. Meine Ausführungen sollen mit dem Phänomen und der Dynamik der Gewalt vertraut machen, die von der Abwehr gegen eine – jederzeit befürchtete – Traumatisierung ausgeht, die, wie Winnicott (1974a) in seiner Arbeit »The fear of breakdown« schreibt, ja längst stattgefunden hat.

Die pathologische Identifizierung und der narzisstische Kernkomplex[3]

Die noch unreife kindliche Psyche wird auf primitive Reaktionsweisen zurückgreifen müssen, wenn für ihre Entwicklung keine umsorgenden Objekte zur Verfügung stehen. Von den frühen Objekten geht dann eine traumatische Gewalt aus, weil sie das unreife Selbst des Kindes mit eigenen Bedürfnissen überwältigen und auf diese Weise die Bedürfnisse des Kindes nach Anerkennung und Autonomie zerstören.Je mehr das Kind sein schwaches Selbst sichern muss, umso mehr versucht es, das Objekt zu werden, um es zu besitzen. Jetzt geht es in erster Linie nicht mehr darum, »sich mit dem Wunsch des anderen zu identifizieren, um geliebt zu werden, sondern dem anderen ähnlich zu sein, um von dieser Position ausgehend die unbewußte Vereinigungsphantasie zu verwirklichen« (Widlöcher 1985, S. 82). »Die narzißtische Identifizierung mit

3 Ich greife hier auf Überlegungen und Beispiele aus meiner Arbeit »Ich lasse mich nicht zerstören – Zur Dynamik von Gewalt bei narzisstischen Störungen« in Kap. 2 zurück.

dem Objekt wird dann zum Ersatz der Liebesbesetzung«, so Freuds Formulierung, »was den Erfolg hat, daß die Liebesbesetzung trotz des Konflikts mit der geliebten Person nicht aufgegeben werden muß« (1916/17g, S. 436). Dabei spielt die exzessive, totale oder fusionierende Identifizierung (Jacobson 1983; Hopper 1991), die regressive Bewegung zur primären Identifikation, zusammen mit Spaltungsprozessen eine zentrale Rolle, wobei es hier eher um den Modus als um das Ergebnis der Identifikation geht. Paradoxerweise sucht das kindliche Subjekt sich auf diese Weise eine Unabhängigkeit und Autonomie zu verschaffen. Das Objekt tritt an die Stelle des Ichs, so die berühmte Formel von Freud. Mit dieser Fusionsneigung gehen archaische Mechanismen einher: die verstärkte Verwendung von Projektion und Introjektion, von Idealisierung und Spaltung, denen eine eigene Gewalt zukommt. Kernberg spricht hier von einer psychotischen Identifizierung (1997, S. 243ff.). Die Neigung zu einer exzessiven Identifikation oder Fusion bedeutet die Zerstörung des Übergangsraumes und führt zu dem narzisstischen Grundkonflikt von Verschmelzung versus Trennung, der sich in einer komplexen Ausgestaltung einer anaklitisch-adhäsiven Identifikation (Spitz 1946; Meltzer 1975) oder eines schizoiden Rückzugs (Fairbairn 2000; Guntrip 1968, S. 39) manifestiert. Daraus resultiert ein Schwanken zwischen invasiv-gieriger Bedürftigkeit und Unbezogenheit, zwischen einer anaklitisch-symbiotischen Identifikation und einem autistischen Rückzug, zwischen Psychose oder Tod – ein Schwanken, das sich in einer gewaltsamen Dynamik und Oszillation von Überwältigung und Ausstoßung äußert. Der Raum, in dem der spielerische Tanz gegenseitiger intersubjektiver Anerkennung möglich ist – so eine Formulierung von Jessica Benjamin –, dieser Übergangsraum existiert nicht mehr.

In Analogie zum Ödipuskomplex hat Glasser (1990, S. 9) die pathologische narzisstische Grundproblematik in dem von ihm so benannten Kernkomplex beschrieben, der sich gegen die Entwicklung der ödipalen Dreierstruktur richtet. Der Kernkomplex setzt sich zusammen aus 1. einer Sehnsucht nach erfüllender Sättigung und Sicherheit durch Fusion mit der idealisierten Mutter; 2. der durch die erwartete Fusion geweckte Angst davor, vollständig in der Mutter aufzugehen, und vor der damit verbundenen totalen Auslöschung des Selbst; und 3. den damit verbundenen Abwehrreaktionen. Eine Abwehrreaktion ist der narzisstische Rückzug mit dem Ziel der Selbstversicherung, was einerseits zu Ängsten vor Verlassenheit und Desintegration führt, verbunden mit Gefühlszuständen der Isolierung, der Depression und eines Mangels an Selbstachtung, und andererseits erneut den Wunsch nach der Befriedigung, Sicherheit und dem Gehaltenwerden in der Fusion mit der Mutter aufkommen lässt. Die andere entscheidende Abwehrreaktion ist die selbsterhaltende Aggression mit dem Ziel der Vernichtung der annihilierenden Mutter. Daraus resultieren weitere Ängste vor totalem Verlust. Weil narzisstischer Rückzug und selbsterhaltende Aggression miteinander konkurrieren, richtet sich die Aggression auch gegen das Selbst.

Als Folge des Fusionswunsches, der Sicherheit verspricht, wird jede emotionale Nähe als ein Ausgeliefertsein erlebt (Guntrip 1968, S. 53f.), das jede Fluchtmöglichkeit ausschließt. Die narzisstische Störung zeichnet sich dadurch aus, dass jede Beziehung als Bedrohung erlebt wird, wobei emotional bedeutsame Beziehungen die zentrale Bedrohung darstellen. Dagegen ist in einer nichtnarzisstischen Beziehung ein gutes Objekt dadurch charakterisiert, dass Abhängigkeit von ihm ohne Angst vor Vernichtung ertragen werden kann.

Ein 30-jähriger, etwas verwahrloster, passiver Universitätsassistent, der jahrelang kokste – als Kind habe er von seinem Vater den Auftrag erhalten, auf seine alkoholabhängige Mutter aufzupassen –, interessierte sich nach vielen Jahren des Alleinseins für eine Studentin, die ihn während eines Praktikums anhimmelte, und wagte mit ihr in Kontakt zu treten. Nachdem sie gerade eine Woche zusammen waren, überrumpelte sie ihn mit der Frage, ob er sie brauche, und konfrontierte ihn mit der Behauptung, er sei von Anfang an in sie verliebt gewesen. Erschrocken konnte er nicht anders, als diese Fragen zu verneinen, woraufhin seine neue Freundin die Bemerkung hinzufügte, dass sie denke, von ihm zurückgewiesen zu werden. Zugleich stellte sie ihm inquisitorisch die Frage, ob er früher schon andere Studentinnen angesprochen habe.

Diese Interaktion veranschaulicht die abrupte Bewegung von totalem Anspruch und provozierter Zurückweisung. Ihr Anspruch wird einerseits durch die Frage nach fantasierten Konkurrentinnen unterstrichen – er möge doch sagen, dass sie die erste und einzige sei –, andererseits durch ihr Fragen zugleich unterlaufen. Denn, so sagt sie, wenn sie einmal misstrauisch sei, ginge das Misstrauen nie mehr weg. Jetzt sitzt er in der Falle, wie er es auch macht, wird es falsch sein.

Pathologische Organisationen und pathogene Umwelten

Als Folge der narzisstischen Identifizierungen und der damit einhergehenden unvollständigen Selbstrepräsentation bilden sich pathologische Organisationen, wobei ich drei Grundstrukturen benennen möchte:

1. Solange mithilfe dieser Abwehr immer noch ein Objekt gesucht wird, liegen hysterische, sadomasochistische und suchtartige Objektbeziehungsstrukturen vor. Die Gewalt der sogenannten Borderlinestruktur besteht vor allem in der Tendenz, das Objekt durch omnipotente Kontrolle mittels exzessiver projektiver Identifikation und Spaltung zwischen guten und bösen Objekt- und Selbstanteilen zu beherrschen.
2. Andere pathologische Organisationen zeichnen sich durch ein schizoides Rückzugsverhalten mit autistischen Anteilen (Werthmann 1994; Cohen/Jay 1996) und Abkapselungen (Hopper 1991) aus, wodurch das Subjekt jeden emotional bedeutsamen Objektbezug (wie sie z.B. von Steiner 1998 beschrieben wurden) zu meiden trachtet. Hier muss die Gewalt vor allem in dem Versuch gesehen werden, eine scheinbare Autonomie und Autarkie zu leben, d.h., jede Abhängigkeit muss geleugnet werden. Paradigmatisch möchte ich auf die Magersucht verweisen. Fairbairn und Guntrip sehen in der schizoiden Störung überhaupt die Basis aller psychischen Fehlentwicklungen.
3. Eine weitere Abwehrstruktur hat Green (1998) unter der Überschrift »Le travail du négatif« zusammengefasst, die sich durch eine noch radikalere Gewalt auszeichnet. Durch Verneinung, Verleugnung und Verwerfung muss das Objekt vernichtet werden. Hier ist auch der destruktive Narzissmus einzuordnen.

Neben dieser dynamisch-diagnostischen Einteilung der narzisstischen Störungen will ich mithilfe einer zweiten Differenzierung das Ausmaß der Störungen aus der Perspektive der traumatisierenden Umgebung in den Blick bekommen, und zwar im Sinne eines defekten, zerstörerischen und zerstörten Containers.

- Die erste Ebene umfasst Störungen, die vor allem durch traumatische Ereignisse wie vorzeitige Verluste und wiederholte Trennungserlebnisse gekennzeichnet sind. Mit anderen Worten: Der Container für die kindliche Psyche hatte innerhalb einer bestimmten Entwicklungsphase einen Defekt oder stand nicht ausreichend zur Verfügung. Daraus resultiert eine symbiotisch-parasitäre Dyade. Im Gegensatz zur den nächsten zwei Ebenen haben diese Patienten jenseits des Traumas dennoch mittels einer ausreichenden Fürsorge der Eltern eine gewisse Ichstärke und eigene Ressourcen entwickeln können.

- Die zweite Ebene umfasst Patienten, deren Elternpaar sich durch eine weitreichende psychische Störung auszeichnen, sodass die Störung als Ergebnis einer anhaltenden pathologischen und pathogenen Umwelt begriffen werden muss, weshalb ich hier von einem destruktiven Container spreche. Neben traumatischen Verlusten zeichnet er sich durch Entwertung und Missachtung, durch narzisstische Ausbeutung und anhaltende Übergriffe aus. Daraus resultiert eine inzestuöse Struktur, die von Spaltungen und einem Ausschluss des Dritten gekennzeichnet ist.
- Die dritte Ebene umfasst eine Umgebung, die selbst als zerstört und zerstörerisch anzusehen ist. Hier sind auch defiziente und destruktive gesellschaftliche Faktoren einzubeziehen Vor allem aber sind Ohnmachtserfahrungen und Deprivation infolge von Misshandlungen und Missbrauch in den Broken-home-Verhältnissen, einhergehend mit sozialem Abstieg und einer damit verbundenen Delinquenz, an der Tagesordnung. Die Folge sind schwere psychische Störungen wie Psychosen, Psychosomatosen und Borderline-Persönlichkeiten. Auf dieser Ebene werden die archaischen Ängste im Übermaß externalisiert und durch ein Agieren abzuwehren gesucht. Deshalb finden wir gerade unter männlichen Jugendlichen die Neigung zu gefährlichem und gewaltsamen Aktionen bis hin zu kriminellen Handlungen.

Charakteristisch für die Störungen der zweiten und dritten Ebene ist die kumulative Traumatisierung, die mit der Unfähigkeit zur Symbolisierung oder Mentalisierung und einer zunehmenden Konfusion der inneren und äußeren Realität einhergeht. Die Prognose der Störungen, die der dritten Ebene zuzurechnen sind, muss als äußerst problematisch eingeschätzt werden.

In der ambulanten analytischen Behandlung bekommen wir fast ausschließlich Patienten zu sehen, die der ersten und zweiten Ebene zuzuordnen sind. In der Kinder- und Jugendpsychiatrie und entsprechenden heilpädagogischen Einrichtungen werden vorwiegend Kinder und Jugendliche betreut, deren Umgebungen der zweiten und vor allem der dritten Ebene zuzurechnen sind. Zwangsläufig resultiert daraus die Notwendigkeit unterschiedlicher therapeutischer Zugänge.

Rigidität, Gewalt und Destruktivität narzisstischer Organisationen

Um die Phänomene der Rigidität und Destruktivität narzisstischer Organisation und Abwehr besser zu verstehen, müssen weitere Punkte dieser Strukturen expliziter betrachtet werden.

Die Gewalt narzisstischer Organisationen zeichnet sich aus durch ihre Rigidität, also das unbedingte Festhalten an einer narzisstischen Position, dessen deutlichster Ausdruck ein offensichtliches oder geheimes Größenselbst ist (Kernberg 1975), das sich durch vorgetäuschte Stärke, Schönheit und angebliches Wissen ausdrückt, sich aber auch in der negativen Form einer grandiosen Selbstentwertung in Szene setzen kann. Jede Bedrohung dieses Größenselbst löst Gewalt aus. Ausdruck dieser Einstellung ist die mit allem Trotz vorgetragene Haltung einer Pseudoautarkie, die in solchen Aussagen deutlich zu Tage tritt: »Ich schaffe es allein, ich brauche keine Hilfe.« »Natürlich sollen sie mir helfen, aber sie dürfen das nicht wissen und ich auch nicht.«

Zu gut bekannt sind Kinder, aber auch Erwachsene, die immer behaupten, dass das, was sie machen oder sagen, richtig sei, und jede Unsicherheit, jedes eigene Versagen unbedingt leugnen müssen. Manche gehen dabei äußerst geschickt vor, bei anderen ist die Realitätsverleugnung und -verdrehung offensichtlich. Aber ein Eingeständnis muss als eine befürchtete Vernichtung unter allen Umständen vermieden werden.

Ein unübersehbares Kennzeichen dieser narzisstischen Gewalt ist der Negativismus. Aus der Praxis sind uns zur Genüge Kinder und Jugendliche bekannt, die jedes Angebot, jeden Vorschlag zurückweisen und entwerten müssen, zugleich aber wie eine Klette nicht von uns lassen können. Anna Freud (1952) hat auf den Zusammenhang von Hörigkeit und Negativismus aufmerksam gemacht, und Searles (1974) hat ausführlich beschrieben, wie sehr der Negativismus gegen das Erleben von Abhängigkeit und Bedürftigkeit eingesetzt wird und das Subjekt auf diese Weise in einer ewigen Opposition fixiert bleibt.

So war der Studentin Hanna von ihrer Ärztin wegen einer bestehenden Magersucht zur Therapie geraten worden. Doch jahrelang bestand sie darauf, nicht krank zu sein, keine Hilfe zu brauchen, kam aber absolut regelmäßig zu den Stunden, auch noch nach Abschluss des Studiums, als sie die Therapie selbst zahlte. Über Jahre ignorierte sie mich, schaute mich nie an, als gebe es mich nicht. Jede Abhängigkeit musste sie leugnen. Ich zähle Hanna zu der ersten Gruppe, weil sie bei ihren Eltern in einer durchschnittlich guten Umgebung aufgewachsen ist. Das Trauma, das Hanna erlitten hat, war die lebensgefährliche Erkrankung ihrer Mutter, als sie ein Baby von 6–8 Monaten war. Als Hanna – die körperliche Symptomatik und das Gewicht hatten sich seit Jahren schon normalisiert – feststellte, dass es ihr inzwischen so gut gehe wie nie zuvor, fügte sie nach einer Pause kalt hinzu: »Wenn das mit der Therapie zu tun hat, dann war alles nutzlos.« Danach verfiel sie in ihr wohlbekanntes regungsloses Schweigen, das immer solange anhielt, bis sie innerlich alles ausgelöscht und zerstört hatte, was nur irgendwie auf einen emotionalen Bezug verwies. Denn über allem standen der narzisstische Befehl und die Größenidee, es alleine zu schaffen. Der stille und kalte Angriff zielte auf ihre innere Wahrnehmung von emotionaler Verbundenheit. Denn der Therapeut wird zum Feind, wenn er als unentbehrlich erlebt wird. Doch gerade aufgrund dieser Konfusion von Liebe und Hass und deren Verleugnung kam sie unentwegt zur Therapie und blieb an mich gebunden.

Diese Abwehrform wird besonders destruktiv, wenn nicht nur die Hilfe zurückgewiesen wird, sondern darüber hinaus das »gute Objekt« verachtet und entwertet werden muss. Wenn aber der Therapeut oder Sozialarbeiter in seinem Selbstwert von der Anerkennung seiner Klienten abhängig ist, dann wird er versuchen, besonders empathisch sich als gutes Objekt anzubieten, was jedoch nach kurzer Entlastung zu einer Steigerung des Negativismus führen wird. Immer, wenn ich einen begabten Studenten, der voller Verachtung über alles herziehen musste, auf eine gute Arbeit in der Stunde aufmerksam machte, stimmte er zwar zuerst zu, ließ dann aber die folgende Stunde ausfallen.

Winnicott (1963, S. 187) hat einmal die Frage gestellt, ob Jugendliche überhaupt verstanden werden wollen, und gab die Antwort, er glaube das nicht. Die Erwachsenen sollten für sich behalten, was sie über die

Adoleszenz herausfinden. Der Reifungsprozess könne nicht beschleunigt werden. Allerdings könne man in diesen Prozess einbrechen und ihn zerstören, wenn man ungeschickt mit ihm umgehe.

Da das Kind aber weiterhin auf das Objekt angewiesen ist, mit dem die Traumatisierungen verknüpft sind oder in einer Übertragung verknüpft werden, wird die ausgelöste Erregung und Wut mit massiven Spaltungs- und Projektionstendenzen abgewehrt, was paranoide Verfolgungsreaktionen auslöst. Die Konfusion zwischen innerer und äußerer Welt ist dafür ein entscheidender Faktor. Kampf, Verfolgung und Flucht sind dann angesagt, woraus ein sich selbst bestätigender und anhaltender sadomasochistischer oder paranoider Zirkel in Gang kommt, mit dem Bindung und Trennung unaufhörlich auf pathologische Weise agiert werden. Die Wut als Antwort auf ein Trauma wird dann selbst gefährlich und zu einem dynamischen Zentrum. Intensive Wut führt auch zu Hemmungen, Blockierungen und Desintegration (Mitchell 1993, S. 367). Ich kann hier in aller Kürze nur auf M. Klein und Fairbairn verweisen.

Narzisstische Gewalt zeichnet sich, wie ausgeführt, durch eine weitreichende Identifikation mit den Elternfiguren aus, die insbesondere auch auf das Unbewusste der Eltern zielt. Eindrucksvoll hat Green (1993) in seiner Arbeit *Die tote Mutter* diese Problematik beschrieben. Die Auswirkungen dieser exzessiven Identifikation werden umso zerstörerischerer sein, je widersprüchlicher das Verhalten der Eltern und je mehr es mit einem Wahrnehmungstabu belegt ist, je exzessiver das Kind den elterlichen Projektionen ausgesetzt ist (Jacobson 1973, S. 225; Ogden 1992, S. 89ff.). Solche Elternfiguren üben als »maddening objects« (Badaracco 1986) auf die sich entwickelnde Psyche eine ungeheuerliche, invasive Gewalt aus, weil ihnen eine Feindseligkeit innewohnt, die oft noch verleugnet wird. Das böse Objekt veranlasst das Subjekt unbewusst sadistisch und böse zu reagieren und lässt es sich böse und schuldig fühlen. Die Identifikation mit den abgespaltenen und unbewussten Elternanteilen lässt sich auch als Identifikation mit dem Aggressor (A. Freud 1980) begreifen. Durch die weitreichende Identifizierung mit abgewehrten Wünschen, Ängsten und insbesondere verleugneter Feindseligkeit der primären Objekte und deren Projektionen ist und bleibt das Subjekt über das Trauma hinaus an ein phantasmatisches Geheimnis und ein gewalttätiges Urszenenphantasma der Eltern bzw. Elternimagines gebunden. Solche Kinder sind und bleiben Teil eines destruktiven Paares und unbewusst Teil einer destruktiven Urszene, die sie nicht verlassen können, zumal ihnen hinsichtlich ihrer Eltern bzw. Elternimagines eine bindende, aber auch spaltende Funktion zukommt, sodass sie zugleich Retter als auch Sündenbock sind (s. dazu Kap. 10).

Diese besondere Position zeichnet sich durch ihre narzisstisch-inzestuöse Struktur aus, die mit Racamier (1982, S 109f.) als radikalste Abwehr zu begreifen ist und von ihm als »Antödipus« bezeichnet wird, »weil sie sowohl ante- als auch antiödipal ist«. Damit gerät die narzisstisch-inzestuöse Organisation in die Nähe psychotischer Strukturen. Der Inzest sei, wie Racamier betont, nicht einmal das wichtigste, »ausschlaggebend ist die inzestuöse Beziehung«. Die inzestuöse Bindung verspricht und verschafft dem Subjekt einen besonderen Status, indem es sich in der Funktion der narzisstischen Ergänzung als erwählt und durch eine geheime Verrücktheit (Green 2000) als ausgezeichnet erlebt. Mit der narzisstischen Aufwertung und Größenvorstellung, auch einer negativen, ist ein Auftrag verbunden, der doch zugleich ungelöst und unlösbar bleiben muss (s. Kap. 13). Durch diese Dynamik wird das omnipotente Größenselbst einerseits unendlich bestätigt, andererseits aber bleiben Subjekt und Objekt in einer Ununterscheidbarkeit als illusionäre Garanten dieses Größenphantasmas und einer damit verknüpften destruktiven Neidthematik aneinander gebunden. Die Funktion des Inzests ist der Erhalt der Familie auf Kosten der Kinder (Hirsch 1987). Die Faszination gegenseitiger narzisstischer Illusion muss als Abwehr einer schweren Depression aufrechterhalten werden, die im Hintergrund als eine traumatische Desillusionierung lauert.

> *Eine Oma gab ihrer Tochter hinsichtlich deren quengelnden und fordernden Sohns den Rat: »Kauf ihm den Diamanten, dann braucht er sich keinen zu klauen.« Und eine Schülerin sagte zu ihrer Lehrerin: »Ich kann die Arbeit am Freitag nicht mitschreiben, meine Mutter hat keine Zeit, mit mir zu lernen.«*

Die Wahrnehmung dieser Identifikationen muss aus der Angst, verrückt zu werden, zurückgewiesen werden. Jeder Versuch einer Trennung wird zum einen als Verlust einer narzisstischen Position, zum anderen als ein Akt zerstörerischer Illoyalität erlebt, der mit einem Gefühl untilgbarer Schuld verbunden ist. Es ist eine *Tyrannei der Intimität*, so der Untertitel eines Buches von Sennett (1983). Damit wird die Struktur solcher Familien durch das Hin und Her von Begierde und Ablehnung, Stimulierung und Unerfülltheit bestimmt. Diese Kinder oder Patienten sind zutiefst in die pathologische Paarstruktur der Eltern verstrickt, aus der es keinen Ausweg zu geben scheint. Häufig ist eine Spaltung zu beobachten zwischen einer verwöhnenden, depressiven oder aber narzisstischen Mutter und einem abwesenden oder sadistisch-verfolgenden Vater.

Die 35-jährige Frau B., die auf mich den Eindruck eines unerlösten Schneewittchens machte, suchte nach ihren Angaben die Therapie auf, weil sie nach entsprechenden Berichten in den Medien meinte, dass sie in ihrer Kindheit missbraucht worden sei. Sie könne sich aber an nichts erinnern. Danach kam sie ausführlich auf einen dramatischen Vorfall in ihrem Elternhaus zu sprechen, der wohl der eigentliche Anlass für ihre Suche nach einer Therapie war. Ihr Bruder war mit der Axt drohend durch das Haus gelaufen und hatte schon sein Zimmer zertrümmert. Weil sich die unberechenbaren Aggressionen des 29-jährigen Bruders immer mehr gesteigert hatten – er war völlig von den Eltern abhängig, wie auch diese wegen ihres Sohnes nie ohne ihn das Haus verlassen konnten –, alarmierte sie die Polizei und einen Notarzt. Diesen Schritt in die Öffentlichkeit begriff ihre Mutter nach der Schilderung von Frau B. als illoyalen Verrat. Aus paranoiden Ängsten heraus, ihr Bruder könnte sie wegen ihres Eingreifens attackieren oder umbringen, wagte sie sich anfangs kaum noch nach Hause, suchte aber die Großeltern mütterlicherseits auf, die im Vorderhaus lebten, um weiterhin das Geschehen beobachten und kontrollieren zu können. Ihren Vater, der in ihrer Schilderung nicht vorkam, beschrieb sie auf meine Nachfrage hin als einen völlig schwachen und abhängigen Mann, dem in ihrem Zuhause keinerlei Bedeutung zukam. Die Patientin hatte sich erst einige Jahre zuvor nach einem schweren depressiven Zusammenbruch aus ihrem Dorf und von ihrem Zuhause entfernen können. Doch weiterhin war sie der Überzeugung, unter den Geschwistern die einzige zu sein, die dem Bruder und den Eltern, aber auch den Großeltern behilflich sein könne. Dieses Beispiel verdeutlicht eine tödliche Rivalität zwischen Mutter und Tochter um den Bruder, aber auch um den kranken Großvater. An dieser Stelle ist die Aggression dem Narzissmus einer imaginären Spiegelbeziehung zuzuordnen (Broser 1985). Weil die Patientin mit der Einschaltung der Polizei und des Arztes einen Dritten eingeführt hatte, gab sie damit das narzisstische Phantasma einer Einheit mit ihrer Mutter auf und stellte deren narzisstische Allmacht infrage. Mit der durch sie herbeigerufenen Öffentlichkeit hatte sie versucht, eine Distanz zu schaffen. So bedeutete dieser Schritt einen symbolischen Mord an dieser Spiegelbeziehung. Die Patientin erlebte sich jetzt einerseits befreit, andererseits von ihren Schuldgefühlen und paranoiden Ängsten verfolgt und aus der inzestuösen Familie ausgeschlossen, weshalb sie nach einigen Wochen immer wieder dorthin zurückkehren musste. Zugleich erlebte sie sich in der Therapie aber zunehmend bedroht. Deshalb musste sie mich in den Stunden völlig auslöschen, indem sie nur noch die Wand neben mir fixierend anstarrte, bis sich alles im Raum in dem Weiß der Wand aufgelöst habe. Als ihr das nicht mehr gelang, brach sie die Therapie ab.

Gewalt, Aggression, ja sogar Hass haben innerhalb der narzisstischen Organisation auch eine identitätsstiftende Funktion (Gabbard 1991), indem mittels Aggression und Hass, wenngleich auf destruktive Weise, zugleich Bindung und Abgrenzung agiert werden. So steht bei Fairbairn (2000, S. 54) zu lesen:

> »Auf diese Weise ersetzt ein solcher Mensch in seinen Beziehungen zu seinen Objekten nicht nur die Liebe durch Hass, sondern veranlasst auch seine Objekte, ihn zu hassen statt zu lieben; und all dies tut er, um seine libidinösen Objekte auf Distanz zu halten.«

Dazu gehören das Festhalten an den schlechten Objekten und das Ausleben von Hass gegen Fremde ebenso wie der triumphale Masochismus. Denn die Anwesenheit von schlechten Objekten und die Identifikation mit diesen schützt vor grauenhafter Leere und einer traumatisch erlebten Abhängigkeit, worauf Guntrip (1968) und andere aufmerksam gemacht haben. Sie müssen erhalten werden. Liebe wird mehr gefürchtet als Hass, durch ein Geliebtwerden wird man ungewollt verpflichtet (Laing 1979; Searles 1974).

In der Jugendhilfe reagierten die Betreuer erschrocken und ängstlich, als in der Zeit nach dem Amoklauf in Erfurt der 11-jährige Marco, ein höchst unruhiger und provozierend-aggressiver Junge, morgens mit dem Schrei den Raum der Tagesklinik betrat: »Heute seid ihr alle dran!« Dann schaute er der Reihe nach jeden an, um sich danach an seinen Platz zu begeben. In einem Gespräch mit den

Eltern verleugnete seine Mutter alle Probleme, lehnte jede Hilfe ab; sein Vater beschuldigte einerseits die Schule, andererseits drohte er seinem Sohn, ihn totzuschlagen. Darüber hinaus bestand der Vater darauf, dass sein Sohn diesen Satz nicht gesagt habe, obwohl der Sohn dies bestätigt hatte.

Ich denke, dass Marco mit seiner Drohung am Morgen einerseits gegen das Erleben von Trennung und Abhängigkeit angehen musste, andererseits in der Erstarrung seines Gegenüber seine projizierten Ängste und Aggressionen unterzubringen und zu bannen suchte. Die Gewalt dient dazu, eine Balance herzustellen und aufrechtzuerhalten, sich nicht zu sehr als fallen gelassen oder überwältigt (Perelberg 1999b, S. 105) zu erleben, um sich unabhängig und als autonomes Ganzes fühlen zu können (Biue 1983, S. 168). Manchen Patienten fällt es leichter, nach gefährlichen und kriminellen Akten zur Therapie zu kommen (Perelberg 1999b, S. 93). Dies dürfte auch für Jugendliche gelten, die aus Angst vor emotionaler Überwältigung kaum therapeutische Hilfe in Anspruch nehmen können (James 1964; Khan 1977).

Rosenfeld (1981, 1990) hat die zerstörerische Aggression des destruktiven Narzissmus ausführlich zu erfassen gesucht. Diese Gewalt dient nicht mehr vorwiegend dem Selbsterhalt, sondern will quälen, Unrecht zufügen und Verletzung rächen. Der destruktive Narzissmus zeichnet sich aus durch bewussten Verrat von Vertrauen und Liebe, durch Neid und Eifersucht, durch Erniedrigung und Beschämung, durch das Erzeugen von Sündenböcken, die verfolgt und gequält werden. Dieser Hass geht über die narzisstische Wut hinaus, wie sie von Kohut (1979) beschrieben wurde. Dazu gehört auch die Zerstörung von jeglichen Verbindungen, die sich gegen das Denken richtet, worauf Bion (1982, 1990) aufmerksam gemacht hat, und der radikale Entzug der Besetzungen von Objekten und den entsprechenden Repräsentanzen – so der Hinweis von Green (1998).

Gerade weil sich der Narzissmus zugleich durch die Verleugnung von Aggression und Ambivalenz auszeichnet, ist er Quelle größter menschlicher Gewalt. So richten sich nach Marcowitz (1982) 70% der Morde gegen Familieangehörige und Freunde.

Die Gewalt des destruktiven Narzissmus will ich anhand eines 12-jährigen Mädchens veranschaulichen, das mir von einem heilpädagogischen Team vorgestellt wurde.

Katja wird weitgehend von der Oma versorgt. Immer wieder hat die Mutter das Kind Knall auf Fall bei der Oma abgeliefert und war verschwunden. Katjas Vater kam schon vor ihrer Geburt durch einen Schuss Heroin zu Tode. Ihre Mutter ist jetzt mit einem Algerier verheiratet, hat weitere Kinder und war wegen Drogenabusus wiederholt in stationärer Behandlung. Die Oma fühlt sich von »dem Ausländer« bedroht und macht diesen für die Drogenabhängigkeit der Tochter verantwortlich. Sie selbst lebt seit Jahrzehnten mit ihrem »Gefährten« zusammen, der in den Berichten keine Rolle spielt; es ist nicht bekannt, ob er der Vater von Katjas Mutter ist.

Katja, ein überlautes, unruhiges Mädchen, fühlt sich permanent angegriffen, für sie gibt es keine Kompromisse. Wenn sie kommt, ist sie gleich wieder weg, immerzu will sie sich von der Tagesbetreuung abmelden: sie bleibe nur noch eine Woche. Den Erziehern fällt sie unaufhörlich ins Wort, antwortet sofort für die anderen Kinder, muss immer dazwischen gehen, alles schlecht machen und entwerten. Sie lässt keinem anderen einen Platz. Wenn die Heilpädagogen sich den Hausaufgaben anderer Kinder zuwenden, fährt Katja in rotzigem Ton dazwischen: »Was geht sie das überhaupt an!? Wieso interessiert sie die Schultasche von Peter!? Der Punkt, den sie da machen, ist falsch!« – Oder: »Ich kann's allein. Sie können nicht mal Kaba kochen. – Können sie mir nicht gleich die Nudeln bringen, die schmecken überhaupt nicht.« Auf die anerkennende Bemerkung einer Heilpädagogin, dass sie eine schicke Jacke habe, folgt auf dem Fuße: »Die passt dir eh nicht!«

Katja besteht darauf: »Maria [ihre Freundin] muss meine Schwester werden, Maria ist mehr als meine Schwester.« Zugleich verdächtigt ihre Oma Maria, einen schlechten Einfluss auf Katja auszuüben, sie zu verführen, und spricht sich ganz gegen diese Freundschaft aus. Katja darf gegenüber ihrer Oma keine Geheimnisse haben. In der Hauptschule ist Katja fleißig, kann aber keine schlechte Note ertragen. Völlig außer sich und hysterisch klagt sie den ganzen Tag: »Meine Oma ist nicht mehr stolz auf mich.« Eines Tages hatte sich die Oma hyperventilierend und voller Aufregung an den Hort gewandt, weil ein entfernter Freund ihrer Tochter an Drogen gestorben sei. Sie müsse Katja das sagen. Nach der Beerdigung berichtete sie stolz, wie Katja die weinenden Teilnehmer mit Taschentüchern getröstet habe.

Vom Team stammen die folgenden Kommentare: Die Oma kümmere sich einerseits bewundernswert um das Kind, doch sehe sie alles

> *nur schwarz-weiß, sie spalte. Die Ausländer würden von der Oma für etwas benutzt, müssten für etwas herhalten, während sie ihre Tochter – Katjas Mutter – als wunderbar in den Himmel hebe. Die Gegenübertragungsreaktionen im Team sind heftig: »Katja zieht uns in ihre Verrücktheit hinein. Ich fühle mich in meiner Würde verletzt. Ich gehe Katja aus dem Weg, bin froh, wenn sie weg ist.«*

Bei all den Kindern in diesen Familien fällt immer wieder die Abwesenheit der Väter auf, wie auch deren Versagen und soziale Schwäche, was sich darüber hinaus in sexuellem Missbrauch und sadistisch-ohnmächtiger Gewalt manifestiert. Campbell (1999) sieht einen Zusammenhang zwischen Suiziden von Jugendlichen mit abwesenden und zurückweisenden Vätern.

Eine anhaltende frühe Traumatisierung mündet unter anderem in eine unaufhörliche motorische Unruhe, eine Hyperkinese im Sinne einer ungerichteten primären Aggression, die als eine »zweite Haut« (Bick 1990) begriffen werden kann. Sie dient der Abwehr archaischer Ängste vor Desintegration und Überwältigung durch Nichtabgrenzung, indem sich das Kind oder der Erwachsene durch eine Konzentration der Aufmerksamkeit auf einen Sinnesreiz mittels andauernder Bewegung und muskulärer Anspannung notdürftig eine Kohärenz erschafft. Eine Interpretation der ungerichteten Aggression als Destruktivität führt zu Missverständnissen (Symington 1985). Diesem Bereich ist auch die Suchtproblematik zuzuordnen.

Hanna, die magersüchtige Patientin, betrieb alleine übermäßig viel Sport, wobei sie später bemerkte, wie sehr sie sich damit von ihrer Umwelt abgeschottet hatte und zugleich mit ihr verschmolzen war. Wenn auch die Umwelt Hannas keinesfalls als zerstörerisch und zerstört einzuordnen ist, so musste Hanna sich doch auf diese Weise zugleich autistisch abschotten und »containen«.

Zuletzt muss ich auf einen wichtigen Punkt aufmerksam machen. Wie schon manche Beispiele zeigten, führt die narzisstische Organisation zu transgenerationellen Traumatisierungen, d. h., die narzisstische Organisation ist zugleich Folge und Ursache primärer Traumata. Damit erklärt sich die überraschende wie auch erschreckende Tatsache, dass sich über Generationen hinweg in der Familienanamnese schwere psychische Erkrankungen und Suizide finden lassen. Das bedeutet: Durch die mit der narzisstischen Organisation verbundenen Traumata werden die psychischen Erkrankungen sozusagen »weitervererbt«.

Der Verrat am Selbst

Nach diesen Ausführungen kann ich in aller Kürze deutlich machen, warum dieses Kapitel mit »Der Verrat am Selbst« überschrieben ist, einem Titel, den ich einem Buch von Arno Gruen (1986) entnommen habe.

1. Der Schutz und die Abwehr der kindlich-hilflosen Psyche, des unreifen Ichs, mittels einer narzisstischen Organisation gegen eine erneute Traumatisierung umfassen eine Abkapselung des wahren und traumatisierten Ichs. Es war niemand da, der dem unreifen Ich zu einer Symbolisierung des Traumas und damit zu einer Integration verhelfen konnte. Die narzisstische Organisation ist gleichbedeutend mit der Verleugnung eines eigenen Begehrens und mit der Zerstörung von Wachstumsbedingungen (Guntrip 1968, S. 186ff.), denn sie richtet sich gegen das hilfreiche Objekt und gegen die für das Wachstum notwendigen Austauschprozesse. Mit anderen Worten: Die narzisstische Organisation ist ein Verrat am wahren Selbst, weil dieses »unter Verschluss« gehalten werden muss und jede Hilfe zurückgewiesen wird. »Es ist geradezu die Abhängigkeit vom Anderen, die im Narzissmus verborgen wird und sich gleichzeitig auf eigentümliche Weise enthüllt«, so eine prägnante Formulierung von Altmeyer in seiner Arbeit »Narzissmus, Intersubjektivität und Anerkennung« (2000, S. 143). Manche Patienten beschreiben sich als uneinnehmbare Festung, an dessen glatten Wänden selbst Fliegen abrutschen, wie mein Universitätsassistent es formuliert hat. In einer Umkehrung lässt sich diese Äußerung auch als Identifikation mit einem verhärteten, narzisstisch unerreichbaren Objekt verstehen, das nicht einmal eine Fliege an sich herankommen lässt. Und da gibt es, mit den Worten meines Assistenten, einen General, der diese Festung um jeden Millimeter verteidigt.
2. Das narzisstische Subjekt erlebt jede potenzielle Veränderung – und damit gerade die analytische Situation, gleichgültig, wie neutral oder empathisch der Analytiker ist (Searles 1974; Ogden 1992a, S. 182; Mitchell 1993, S. 373) – als eine Bedrohung und als einen Verrat an der allmächtigen Position seines Größenselbst. Ein mögliches Versagen omnipotenter Abwehr wird als Beschämung und vernichtende Katastrophe fantasiert und befürchtet, zumal Schritte der Separation, auch die Trennung von den schlechten inneren Objekten, mit der Wiederbelebung traumatischer Verlusterlebnisse

und mit unerträglichen Schuldgefühlen verbunden sind. Weil das Subjekt auf diesem Weg mit seinem schwachen, abhängigen und hilflosen Selbstanteil – dieser ist aber gerade Teil des wahren Selbst – in Kontakt kommen sollte, besteht große Angst vor Retraumatisierung (Bergmann 1998) und die Therapie wird als eine Gefahr erlebt (Trimborn 1995; s. Kap 1).

Nach Beendigung einer stationären Behandlung wegen Magersucht machte eine 18-jährige Abiturientin die erschreckende Aussage: In der psychotherapeutischen Klinik habe man ihr die Magersucht wegtherapiert, damit sei ihr Ich zerstört worden. Mit anderen Worten: Die Pseudoautarkie ihres omnipotenten Ichs war ihr genommen worden. Auch Hanna war noch viele Jahre neidisch auf magersüchtige Frauen und erlebte ihren Verzicht auf diese Omnipotenz lange als einen Verrat, der aber als Verrat am falschen Selbst zu begreifen ist.

Deshalb richtet sich die narzisstische Abwehr gerade gegen eine ernsthafte Therapie und den Therapeuten, was als negative therapeutische Reaktion bekannt ist. Der Therapeut bzw. die Therapie wird lange Zeit als Feind (Bion 1982) erlebt, und mit dem Rücken zur Wand kämpfen diese Patienten mit aller Macht um das Überleben ihres narzisstischen Selbst gegen jedes auftauchende Schuldgefühl und schlagen deshalb mit aller Heftigkeit um sich. Denn in der Behandlung wird der Therapeut durch die Übertragung und projektive Identifikation zu einem feindlichen Objekt, weil bzw. wenn er zu sehr die Loslösung vom destruktiven verinnerlichten Objekt fordert.

3. Innerhalb der narzisstischen Organisation wird jede Aggression wegen der mangelhaften Separation als bedrohend und infolge der damit einhergehenden unzureichenden Symbolisierungsfähigkeit als konkretistisch erlebt. Alle aggressiven Impulse müssen deshalb mittels Spaltung und projektiver Identifikation verleugnet werden, wodurch der beschriebene pathologische und pathogene Zirkel permanent Nahrung erhält. Damit steht – und dies ist entscheidend – eine in das Selbst integrierte Aggression im positiven, libidinösen Sinne nur begrenzt oder gar nicht zur Verfügung, die aber für jede psychische Entwicklung, so auch für die Separation (Mcdevitt 1983), unabdingbar und essenziell ist. Das Ich verarmt und erlebt sich erst recht vom Objekt abhängig. Denn erst eine

gelungene Separation und eine Integration der damit einhergehenden und notwendigen Aggression ermöglichen eine sichere Repräsentanz des Primärobjekts und die progressive Lösung der Anerkennungsproblematik.

Ich erinnere hier mit Freud (1925) und Spitz (1958, 1970) an die Fähigkeit, nein zu sagen (dazu: Löchel 2000), und an die Bedeutung der Motorik, an die Spontaneität und Impulsivität der erbarmungslosen Liebe, an die Fähigkeit zur Destruktion, um das subjektive Objekt nach außen stellen zu können. All dies ist uns von Winnicott (1950, 1969) aufgezeigt worden. Für das Ich ist es überlebensnotwendig, dass Aggression und das damit verbundene Schuldgefühl in der depressiven Position durch die Fähigkeit zur Wiedergutmachung und zu einer Fürsorge – »concern« – integriert werden, weil nur dann das Objekt seine überwältigende absolute Macht über das Ich verliert und das Ich sein eigenes Begehren äußern kann. Denn die Verleugnung der Aggression, auch im Sinne der Verleugnung einer Ambivalenz gegenüber dem Objekt, beraubt das Individuum der Möglichkeit, das Objekt außerhalb der eigenen Omnipotenz wahrzunehmen und sich progressiv mit den ödipalen Objekten auseinanderzusetzen und sich von diesen lösen zu können.

Die Frage nach den therapeutischen Möglichkeiten und Schwierigkeiten ist zu komplex, um hier noch angeschnitten werden zu können, zumal die Behandlung narzisstischer Störungen zu den, wie es heißt, »heroischen Indikationen« zählt. Ein Hinweis muss genügen. Nur wenn es uns gelingt, diesen Patienten, den Kindern und Jugendlichen einen sicheren Raum zur Verfügung zu stellen, in dem sie sich nicht durch uns bedroht erleben, was heißt, dass wir anwesend und zuverlässig sind, uns aber als Objekt eher im Hintergrund halten, kann es gelingen, dass sie ihre narzisstische Abwehr lockern und sich ihre Bedürftigkeit in aller Vorsicht eingestehen. Das setzt voraus, dass wir uns zwar verwickeln, aber nicht narzisstisch verführen und schließlich in eine aggressiv-verfolgend-sadistische Dynamik hineinziehen lassen. Dann, und nur dann, kann so etwas wie ein sicherer Raum entstehen, in dem Wachstum möglich wird. Frühe Deutungen innerer Konflikte werden eher als omnipotent-narzisstische Verführung oder invasive Überwältigung erlebt und reaktivieren die beschriebene Gewalt: ein endloser Zirkel.

Literatur

Altmeyer, M. (2000): Narzißmus, Intersubjektivität und Anerkennung. Psyche – Z Psychoanal 54(2), 143–171.

Badaracco, G. (1986): Identification and vicissitudes in the psychoses. The importance of the concept of the ›maddening object‹. I. J. Psycho-Anal. 67, 133–146.

Bateman, A. (1999): Narcissism and its relation to violence and suicide. In: Perelberg, R. (Hg.) (1999): Psychoanalytic Understanding of Violence and Suicide. London (Routledge), S. 109–124.

Bergmann, M.V. (1998): Die Angst vor der Retraumatisierung und die Abwehrfunktion der negativen therapeutischen Reaktion. In: Schlösser, A.-M. & Höhfeld, K. (Hg.): Trauma und Konflikt. Gießen (Psychosozial-Verlag), S. 33–50.

Bick, E. (1990 [1968]): Hauterleben in den frühen Objektbeziehungen. In: Bott Spillius, E. (Hg.): Melanie Klein heute. Bd. 2: Anwendungen. München/Wien (Verlag Int. Psychoanalyse), 1990, S. 226–243.

Bion, W. (1982 [1955]): Die Sprache und der Schizophrenen. In: Anzieu, D. et al.: Psychoanalyse und Sprache. Paderborn (Junfermann), 1982, S. 235–255.

Bion, W. (1990 [1959]): Angriffe auf Verbindungen. In: Bott Spillius, E. (Hg.): Melanie Klein heute. Entwicklung in Theorie und Praxis. Bd. 1. München/Wien (Verlag Int. Psychoanalyse), 1990, S. 110–129.

Broser, S. (1985): Spiegelstadium und Aggressivität. In: Schöpf, A. (Hg.): Aggression und Gewalt. Würzburg (Königshausen + Beumann), S. 169–183.

Bui, D. H.; Meissner, W. W.; Rizzuto, A. M. & Sashin, J. I. (1983): Aggression in the psychoanalytic situation. Int. Rev. Psycho-Anal. 10, 159–170.

Campbell, D. (1999): The role of the father in pre-suicide state«. In: Perelberg, R.: Psychoanalytic Understanding of Violence and Suicide. London (Routledge), S. 73–86.

Cohen, D. & Jay, S. M. (1996): Autistic barriers in the psychoanalysis of borderline adults. I. J. Psycho-Anal. 77, 913–933.

De Masi, F. (2003): Das Unbewußte und die Psychosen. Einige Überlegungen zur psychoanalytischen Theorie der Psychosen. Psyche – Z Psychoanal 57(1), 1–34.

Fairbairn, W. R. D. (2000 [1940]): Schizoide Persönlichkeitsfaktoren. In: Ders.: Das Selbst und die inneren Objektbeziehungen. Gießen (Psychosozial-Verlag), S. 31–56.

Freud, A. (1980 [1936]): Das Ich und die Abwehrmechanismen. Gesammelte Werke. München (Kindler), 1980, S. 193–318.

Freud, A. (1980 [1952]): Bemerkungen über eine Verbindung zwischen affektivem Negativismus und Hörigkeit. Gesammelte Werke. München (Kindler), S. 1243–1256.

Freud, S. (1916/1917g): Trauer und Melancholie. GW X, S. 426–446.

Freud, S. (1925h): Die Verneinung. GW XIV, S. 11–15.

Gabbard, G. O. (1991): Technical approaches to the transference hate in the analysis of borderline patients. I. J. Psycho-Anal. 72, 625–638.

Gabbard, G. O. & Winer, J. A. (1994): Hate in the analytic setting. JAPA 42, 219–230.

Glasser, M. (1990): Probleme bei der Psychoanalyse gewisser narzisstischer Störungen. Tagungsband der DPV, Nov. 1990.

Glasser, M. (1998): On violence: a preliminary communication. I. J. Psycho-Anal. 79, 887–902.

Green, A. (1993 [1983]): Die tote Mutter. Psyche – Z Psychoanal 47(3), 205–240. Und in: Ders. (2004): Die tote Mutter. Psychoanalytische Studien zu Lebensnarzissmus und Todesnarzissmus. Gießen (Psychosozial-Verlag).

Green, A. (2000 [1990]): Geheime Verrücktheit. Gießen (Psychosozial-Verlag).
Green, A. (1998): The promordial mind and the work of the negative«. I. J. Psycho-Anal. 79, 649–666.
Gruen, A. (1968): Autonomy and identification: the paradox of their opposition. I. J. Psycho-Anal. 49, 648–655.
Gruen, A. (2002 [1986]): Der Verrat am Selbst. München (Deutscher Taschenbuch Verlag), 2002.
Guntrip, H. (1968): Schizoid Phenomena, object Relations and the Self. London (The Hogarth Press).
Heim, R. (1999): Das Ich ist vor allem ein körperliches. Jungendliche Gewalt und fragmentiertes Körper-Ich. In: Ders.: Utopie und Melancholie der vaterlosen Gesellschaft. Gießen (Psychosozial-Verlag).
Hirsch, M. (1990): Realer Inzest. Psychodynamik sexuellen Missbrauchs in der Familie. Berlin/Heidelberg/New-York (Springer).
Hopper, E. (1991): Encapsulation as a defence against a fear of annihilation. I. J. Psycho-Anal. 72, 607–624.
Jacobson, E. (1973 [1964]): Das Selbst und die Welt der Objekte. Frankfurt a. M. (Suhrkamp).
Jacobson, E. (1983 [1971]): Depression. Frankfurt a. M. (Suhrkamp).
James, M. (1964): Interpretation and management in the treatment of preadolescents. I. J. Psycho-Anal. 45, 499–511.
Kernberg, O.F. (1978 [1975]): Borderline-Störungen und pathologischer Narzissmus. Frankfurt a. M. (Suhrkamp).
Kernberg, O. (1997 [1992]): Wut und Haß. Stuttgart (Klett-Cotta).
Khan, M. (1977 [1972]): Die Angst vor totaler Abhängigkeit in der analytischen Situation. In: Ders.: Selbsterfahrung in der Therapie. München (Kindler), S. 336–348.
Kierkegaard, S. (1964 [1849]): Die Krankheit zum Tode. Leck/Schleswig (Rowohlt).
Klein, M. (1988 [1930]): Die Bedeutung der Symbolbildung für die Ichentwicklung. In: Dies.: Das Seelenleben des Kleinkindes und andere Beiträge zur Psychoanalyse. Stuttgart (Klett-Cotta).
Kohut, H. (1979 [1977]): Die Heilung des Selbst. Frankfurt a. M. (Suhrkamp).
Laing, R. D. (1979 [1960]): Das geteilte Selbst. Frankfurt a. M. (Rowohlt).
Laufer, M. (Hg.) (1995): The Suicidal Adolescent. London (Karnac Books).
Löchel, E. (2000). Symbolisierung und Verneinung. In: Ders. (Hg.): Aggression, Symbolisierung und Geschlecht. Göttingen (Vandenhoeck & Ruprecht), S. 85–109.
Mahler, S. M.; Pine, F. & Bergmann, A. (1978 [1975]): Die psychische Geburt des Menschen. Symbiose und Individuation. Frankfurt a. M. (Fischer).
Maltsberger, J.G. &. Buie, D.H. (1980): The devices of suicide. Int. Rev. Psycho-Anal. 7, 61–72.
Marcowitz, E. (1982): Aggression: an overview. Psychoanal. Inq. 2, 11–20.
Mcdevitt, J. B. (1983): The mergence of hostile aggression and its defensive and adaptive modifications during the separation-individuation process. JAPA 31, 273–300.
Meltzer, D. (1975): Adhesive identification. Contemp. Psychoanal. 11, 289–310.
Mitchell. S. A. (1993): Aggression and the endangered self. Psa. Q. 62, 351–382.
Moser, T. (1972): Jugendkriminalität und Gesellschaftsstruktur. Zum Verhältnis von soziologischen, psychologischen und psychoanalytischen Theorien des Verbrechens. Frankfurt a. M. (Fischer).

Ogden, T. H. (1992a [1989]): The Primitive Edge of Experience. London (Maresfield Library), 1992.

Ogden, T. H. (1992b): Projective Identification and Psychotherapeutic Technique. London (Maresfield Library).

Perelberg, R. (Hg.) (1999a): Psychoanalytic Understanding of Violence and Suicide. London (Routledge).

Perelberg, R. (1999b): A core phantasie on violence. In: Ders. (Hg.): Psychoanalytic Understanding of Violence and Suicide. London (Routledge) 1999a, S. 89–108.

Perelberg, R. J. (1999): The Interplay between identifications and identity in the analysis of a violent young man: issues of technique«. I. J. Psychoanal 80, 31–46. Deutsch in: Gewalt und Sexualität bei männlichen Borderline-Patienten: Das Zusammenspiel von Identifikation und Identität in der Analyse eines gewalttätigen Patienten. DPV-Tagungsband Wiesbaden, Nov. 1998, S. 93–116.

Racamier, P.-C. (1982 [1980]): Die Schizophrenen. Eine psychoanalytische Interpretation. Berlin/Heidelberg/New York (Springer).

Rosenfeld, H. (1981 [1964]): Zur Psychopathologie des Narzißmus. In: Ders.: Zur Psychoanalyse psychotischer Zustände. Frankfurt a. M. (Suhrkamp).

Rosenfeld, H. (1990 [1971]): Beitrag zur psychoanalytischen Theorie des Lebens und Todestriebes aus klinischer Sicht. Eine Untersuchung der aggressiven Aspekte des Narzißmus. In: Bott Spillius, E. (Hg.): Melanie Klein heute. Entwicklung in Theorie und Praxis. Bd. 1. München/Wien (Verlag Int. Psychoanalyse), S. 299–319.

Schmidt, M. G. (1996): Ungetrenntheit und Endlosigkeit. Zum Umgang mit sadomasochistischen und süchtigen Phänomenen in der psychoanalytischen Situation. In: Bell, K. & Höhfeld, K. (Hg.): Aggression und seelische Krankheit. Gießen (Psychosozial-Verlag), S. 341–354.

Searles, H. (1974 [1955]): Abhängigkeitsprozesse bei der Psychotherapie von Schizophrenie. In: Ders. (1974): Der psychoanalytische Beitrag zur Schizophrenieforschung. München (Kindler), S. 9–47.

Searles, H. (1974 [1961]): Die Angst vor Veränderung, erläutert am Beispiel der Psychotherapie von schizophrenen Patienten, unter besonderer Bezugnahme auf das persönliche Identitätsgefühl. In: Ders.: Der psychoanalytische Beitrag zur Schizophrenieforschung. München (Kindler), S. 164–183.

Sennett, R. (1983): Verfall und Ende des öffentlichen Lebens. Die Tyrannei der Intimität. Frankfurt a. M. (Fischer).

Segal, H. (1990 [1957]): Bemerkungen zur Symbolbildung. In: Bott Spillius, E. (Hg.): Melanie Klein heute. Bd. 1. München/Wien (Verlag Int. Psychoanalyse), S. 202–224.

Schöpf, A. (1985): Aggression als Zerstörung von Anerkennung. In: Ders. (Hg.): Aggression und Gewalt. Würzburg (Königshausen + Neumann), S. 65–84.

Spitz, R. (1946): Anaclitic depression: An inquiry into the genesis of psychiatric conditions in early childhood. Psychoanal. Study Child 2, 313–342.

Spitz, R. (1970 [1957]): Nein und Ja. Die Ursprünge der menschlichen Kommunikation. Stuttgart (Klett).

Spitz, R. (1958): On the genesis of superego components. Psychoanal. Study Child 13, 375–404.

Steiner, J. (1998 [1993]): Orte des seelischen Rückzugs. Stuttgart (Klett-Cotta).

Sutterlüty, F. (2002): Gewaltkarrieren. Jugendliche im Kreislauf von Gewalt und Missachtung. Frankfurt a. M./New York (Campus Verlag).

Symington, J. (1985): The survival function of primitive omnipotence. I. J. Psycho-Anal. 66, 481–488.
Trimborn, W. (1995): Die Gefahr der Heilung. Pathologische Identifizierungs- und Mentalisierungsprozesse als Grenzen therapeutischer Möglichkeiten. In: Schneider, G. & Seidler, G.H. (Hg.): Internalisierung und Strukturbildung. Opladen (Westdeutscher Verlag), S. 181–203.
Trimborn, W. (1999): Der analytische Prozess und die Fähigkeit zur Destruktion. Zs. Psa. Theorie u. Praxis 4, 17–30.
Trimborn, W. (2002): Ich lasse mich nicht zerstören – Zur Dynamik von Gewalt bei narzisstischen Störungen. In: Schlösser, A.-M. & Gerlach, A. (Hg.): Gewalt und Zivilisation. Gießen (Psychosozial-Verlag), S. 13–32.
Tyson, R. L. (1983): Some narcissistic consequences of object loss: a developmental view. Psa. Q. 52, 205–224.
Werthmann, V. (1994): Unerkannte autistische Störungen bei neurotischen Erkrankungen. In: Streeck, U. & Bell, K. (Hg.): Die Psychoanalyse schwerer Erkrankungen. München (Pfeifer), S. 79–100.
Widlöcher, D. (1985): Der Identifizierungswunsch und seine strukturellen Wirkungen im Werke Freuds. In: Jb. d. Psa. Bd. 17. Stuttgart (fromann-holzboog), S. 69–103.
Winnicott, D.W. (1941): Die Beobachtung von Säuglingen in einer vorgegebenen Situation. In: Ders. (1976), S. 31–56.
Winnicott, D.W. (1947): Haß in der Gegenübertragung. In: Ders. (1976), S. 75–88.
Winnicott, D.W. (1950): Beziehung zwischen Aggression und Gefühlsentwicklung. In: Ders. (1976), S. 89–109.
Winnicott, D.W. (1958): Die Fähigkeit zum Alleinsein. In: Ders. (1974b), S. 36–46.
Winnicott, D.W. (1960): Ich-Verzerrung in Form des wahren und des falschen Selbst. In: Ders. (1974b), S. 182–198.
Winnicott, D.W. (1963): Der mühsame Weg durch die Flaute. In: Ders.: Aggression. Stuttgart (Klett-Cotta), 1988.
Winnicott, D.W. (1969): Objektverwendung und Identifizierung. In: Ders.: Vom Spiel zur Kreativität. Stuttgart (Klett-Cotta) 1979, S. 101–110.
Winnicott, D.W. (1974a): The fear of breakdown. Int Rev. Psycho-Anal. 1, 103–107.
Winnicott, D.W. (1974b): Reifungsprozesse und fördernde Umwelt. München (Kindler), 1974.
Winnicott, D.W. (1976): Von der Kinderheilkunde zur Psychoanalyse. München (Kindler).
Winnicott, D.W. (1984): Aggression. Versagen der Umwelt und antisoziale Tendenz. Stuttgart (Klett-Cotta) 1988.

4. Der Rahmen und das psychoanalytische Ereignis[1]

»Ich betone kurz, daß das psychoanalytische Vorgehen auf Aufrichtigkeit basiert.«

W. Loch

Das Thema meiner Arbeit will ich mit einer Formulierung paraphrasieren, die ich bei Pontalis (1998, S. 183) gefunden habe: »[...] dass, wenn man einen Brief/Buchstaben [lettre] entziffern will, man zunächst den Umschlag/die Hülle [envelope] öffnen muss, Sorge tragend, ihn nicht zu zerreißen. Wo kein Umschlag/keine Hülle mehr ist, da ist auch kein *Brief/Buchstabe* mehr.« Auch mit seinem Hinweis »Ein immer geschlosseneres System, ein immer explosiverer Bruch« (S. 220) macht Pontalis auf eine Gefährdung im Verlauf eines psychoanalytischen Prozesses aufmerksam, der in der vorliegeneden Arbeit nachgegangen wird.

Die Bedeutung des Rahmens für den psychoanalytischen Prozess lässt sich nur im Zusammenhang mit der Vorstellung einer spezifischen psychischen Realität innerhalb eines Raumes erfassen, die sich grundsätzlich von der Realität außerhalb des Rahmens unterscheidet. Wenn vom Rahmen gesprochen wird, dann denken wir zuerst an die Vereinbarung von Regeln, mit denen ein spezifischer Raum abgegrenzt wird. All dies bekommt jedoch erst durch die spezifischen Bedeutungen seinen Sinn, die der Rahmen und der Raum im Verlauf des analytischen Prozesses be-

1 Erweiterte Fassung des auf der Arbeitstagung der DPV in Hamburg am 14. Mai 1994 gehaltenen Vortrages. Erstveröffentlichung in: Haas, J.-P. & Jappe, G. (1995): Deutungs-Optionen. Tübingen (edition diskord), S. 93–118,

kommen. Nicht zuletzt hängt diese Entwicklung aber davon ab, welchen Stellenwert die analytische Situation im Denken des Analytikers hat.

Khan ist es gelungen, mit zwei Sätzen die Essenz der psychoanalytischen Situation zu erfassen. Er schreibt:

> »Freuds einzigartige Errungenschaft für die klinische Praxis ist der therapeutische Rahmen und die Distanz zwischen Patient und Analytiker, die er erdacht und verwirklicht hat. In diesem Raum muß jeder der beiden Pole fähig sein, aus der Distanz die Illusion aufrechtzuerhalten und mit ihr zu arbeiten, sonst können sie sich nicht aufeinander beziehen« (1977b, S. 313).

Ich werde in den ersten drei Abschnitten die Bedeutung des Rahmens für den analytischen Prozess umreißen und den Hintergrund für mein Thema skizzieren, bevor ich den Zusammenhang von Rahmen und analytischem Ereignis darstellen werde. Unter dem psychoanalytischen Ereignis verstehe ich einen hoch verdichteten Augenblick bzw. eine solche Stunde im Verlauf eines langen Prozesses, in dem bzw. in der sich nach Bion eine katastrophische Veränderung (1977, S. 28ff., 2006, S. 107ff.) anbahnt bzw. stattfindet. Ich werde versuchen, die Bedeutungen und Funktionen des Rahmens für ein solches Ereignis zu beschreiben, und zwar 1. als Container für eine katastrophische Veränderung, 2. als Begrenzung einer Abwesenheit und 3. als Schutz gegen innere Überflutung und Destruktion.

Anhand zweier Beispiele – das eine aus einer langen Psychotherapie, das andere aus einer Psychoanalyse – will ich zeigen, dass allein ein sicherer Rahmen die Voraussetzung ist, dass ein solches Ereignis stattfinden und genutzt werden kann.

Auch wenn sich der Begriff des Rahmens weitestgehend mit dem des Settings deckt, scheint er mir doch geeigneter, weil dieser Begriff deutlicher auf eine Abgrenzung hinweist, womit ein spezifischer Raum ausgewiesen wird. Wie Khan (1990, S. 54) schreibt, räumte Freud dem Patienten drei Grundrechte ein: einen völlig abgeschiedenen, privaten Raum, Sitzungen von angemessener Dauer und gemeinsam vereinbarter Häufigkeit sowie eine Beziehung, die für die zwei beteiligten Parteien Vertragscharakter hat und auf die gemeinsame Arbeit zielt. Unter dem Rahmen verstehe ich also die Regelung der Sitzungen und den Vertragscharakter der Beziehung, der die Abstinenz und auch den Arbeitsauftrag, aber auch und nicht zuletzt die finanziellen Regelungen umfasst.

Heute werden verschiedene Übertragungsebenen des psychoanalytischen Prozesses beschrieben

Als klassisch lässt sich die Ebene des Verstehens und des Deutens von Widerstand und Übertragung, der Rekonstruktion und Konstruktion beschreiben, um die Introjekte zu entgiften und damit das Ich zu stärken.

Eine zweite Ebene wird mehr der Erfahrung und dem Sein zugeordnet. Es ist auch die Ebene der Regression, um einen unorganisierten Zustand und damit einen Neubeginn zu ermöglichen. Auf dieser Ebene wird dem Setting eine eigene dynamische Kraft und Bedeutung zugesprochen (Balint 1966, 1973; Gitelson 1962; Green 1975, 1978; Grunberger 1976; Khan 1977b, 1977c, 1972; Meltzer 1967; Milner 1952, 1955; Modell 1976, 1988, 1990; Rycroft 1956; Spitz 1956; Stone 1973; Winnicott 1954, 1955 u.a.). Die Etablierung eines stabilen Settings ist auf dieser Ebene eine Conditio sine qua non für eine therapeutisch sinnvolle Regression, insbesondere bei der Arbeit mit früh gestörten Patienten. Denn nach Anzieu (1985, S. 23) sind wir heute »mit einer Pathologie konfrontiert, der größtenteils eine Störung zwischen Behälter und Inhalt zugrunde liegt«. Das Verhältnis von Behälter und Inhalt scheint mir von äußerster Wichtigkeit für das Verständnis der Bedeutung des Settings, also des Rahmens, zu sein.

Wenn der Analytiker bei frühgestörten Patienten ausschließlich oder vorwiegend die erste interpretative, deutende Ebene anbietet und vertritt, dann wird diese objektale – also interaktionelle (Modell 1990) – Ebene zur Erfahrung von Übergriffen und der Patient bleibt sich eigentlich allein überlassen. Dann kann sich ein unentrinnbares, kreisendes System von gegenseitiger Kontrolle und Unterwerfung etablieren.

Doch die zweite Übertragungsebene – die der Regression – kann nur therapeutisch genutzt werden, wenn der Analytiker eine dritte Ebene, nämlich den Rahmen, einführt und unmissverständlich vertritt. Denn je kränker der Patient ist, desto gefährdeter ist er durch den Prozess der organisierten Regression, wenn der Zustand der erlebten Sinnlosigkeit und Unwirklichkeit eine Abwehr der Angst ist, sich in der analytischen Situation in eine als total erlebte Abhängigkeit zu begeben. Fairbairn (1958), Guntrip (1968) und Searles (1974) haben diese Problematik als den Basiskonflikt insbesondere der schizoiden Struktur beschrieben.

Ohne den Rahmen entartet die Ebene der Regression zur chaotischen Auflösung und induziert eine Sucht, andererseits ein Agieren gegen archaische Ängste von Verschlingen und Verschlungenwerden. Doch die Einführung des Rahmens bereitet gerade in Behandlungen mit Borderline-Patienten Schwierigkeiten, und wir machen immer wieder die Erfahrung, dass der Rahmen nur schwer aufrechtzuerhalten ist. Andererseits erlaubt erst ein stabiler Rahmen diesen Patienten, ihre omnipotente Abwehr schrittweise aufzugeben, weil der Rahmen Sicherheit vor den archaischen Ängsten von Ausgeliefertsein, Unterwerfung, Zerstörung und Verschmelzung bietet.

Der Rahmen als Garant des Übergangsraumes

Mit dem Rahmen – also den Regeln des Settings – wird zugleich die Abstinenz des Analytikers eingeführt und für den Patienten erträglich gemacht.

> *Ann – zu Beginn der Behandlung 16 Jahre alt – versuchte sich früh ganz in mich einzufühlen und sich still anzunähern. Ohne etwas dazu zu sagen, hörte ich für mich schmunzelnd an, wie sie von einem Schlagersänger mit Mannheimer Dialekt sprach, den sie so gerne höre. Offensichtlich hatte sie meinen Dialekteinschlag wahrgenommen. Auf ihre Frage, warum ich sie nicht duze, wo sie doch so oft komme und so viel Persönliches bespreche, machte ich sie auf die besondere Situation einer Psychotherapie aufmerksam und beschrieb diese als eine Form der Arzt-Patient-Beziehung. Gescheit wie sie war, äußerte sie, dass man sonst wohl zu abhängig werden könnte und es schwierig sein könnte, mal wieder zu gehen, was sie sich aber zurzeit nicht vorstellen könne. Sie sprach damit auch ihren Grundkonflikt an. Denn es war gerade das Erleben von Abhängigkeit oder Aufeinander-bezogen-Sein, das sie unter allen Umständen abwehren musste.*[2]

Aufgrund eines sich als stabil erweisenden Rahmens bietet sich das psychoanalytische Setting als ein Raum an, der erst bestimmte Übertragungsformen erlaubt. An herausragender Stelle ist das Konzept

---

2 Eine ausführliche Darstellung dieser Therapie findet sich in Kap. 15.

des Übergangsraumes nennen. Es geht dabei um die Bedeutung der Illusion und des Spielens (Winnicott 1979; Milner 1955; Khan 1977b), der Berührung und Verschmelzung eines Ichs mit einem Nicht-Ich (Milner 1952, 1955; primäre Substanz bei Balint 1973), um die Schaffung eines Möglichkeits- und Traumraumes (Khan 1990; Pontalis 1998). Denn nach Bion (2006, S. 83) »ist die traumähnliche Erinnerung die Erinnerung der psychischen Realität und das Material der Analyse«.

Ich bin immer wieder zutiefst beeindruckt und fasziniert, wie mithilfe des Squiggle-Spiels Winnicott (1973) zusammen mit dem Kind einen Raum gegenseitigen Vertrauens und Aufeinander-bezogen-Seins hat entstehen lassen. In meiner Arbeit mit Erwachsenen bin ich bestrebt, einen solchen gemeinsamen Raum sich entwickeln zu lassen. Ich denke, dass der Eintritt in einen Prozess, den wir als psychoanalytischen bezeichnen können, erst dann gelungen ist, wenn der Patient Hinweise auf solch einen Raum gibt.

Frau L., die wegen eines M. Crohn in Analyse[3] gekommen war, schaute immer auf ihre Uhr und beendete über lange Zeit die Stunden vorzeitig. Zumeist ging sie zwei bis drei Minuten früher. Immer wieder überlegte ich, wie ich ihr Verhalten vor dem Hintergrund meiner Vorstellungen vom Rahmen thematisieren könnte, zumal ich ihr vorzeitiges Gehen schon angesprochen hatte.

Als sie schließlich wieder einmal dabei war, die Stunde vorzeitig zu beenden, sagte ich, dass wir doch noch zwei Minuten Zeit hätten. In der nächsten Stunde äußerte sie erfreut und überrascht, dass da heute auf der Fahrt in der Straßenbahn ein neues Erleben gewesen sei. Zwischen ihr und den anderen Fahrgästen in der Straßenbahn sei noch ein Raum gewesen. Sonst hatte sie sich als völlig unabgegrenzt erlebt. In der Straßenbahn habe sie immer nur Bedrohung gesehen, von vorne und hinten wäre sie gestoßen worden. Immer habe sie sich blind durchgeschlängelt, um nur nicht selbst anzustoßen. Jetzt sei die Straßenbahn real; jetzt sei es ein Raum mit vier Wänden, wo eben Leute drin seien, die mitfahren. Früher seien immer die Eltern dazwischen gewesen, alles wäre tot gewesen, weil überall Eltern waren. Es dauerte aber noch lange, bis sie mir das Ankündigen des Stundenendes überlassen konnte.

---

3 Die Analyse von Frau L. ist in Kap. 11 ausführlich wiedergegeben.

Indem ich also auf die Zeit als gemeinsamen Rahmen hinwies, entstand für Frau L. ein Raum, wobei die Straßenbahn wohl ein Bild für den analytischen Raum war. Aber erst der Hinweis auf den gemeinsamen Rahmen schützte die Patientin vor einem vereinnahmenden »wir«. Zugleich vermittelte ihr das »wir« die Ahnung und Hoffnung, dass das Trennende des Rahmens nicht von mir als eine zerstörerische und beherrschende Macht – wie von ihrem Vater – missbraucht werden könnte. Ich glaube nicht, dass eine Widerstands- oder Übertragungsdeutung diesen Effekt gehabt hätte. Eine Deutung in solch einem Zusammenhang bekommt leicht den Charakter der Festlegung des Patienten und des Sichbehauptens des Analytikers, aber sie schafft keinen Raum.

Da der Raum – also die analytische Situation, die in dem Erleben der Patientin durch die Straßenbahn repräsentiert wurde – als Übergangsphänomen stellvertretend auch für das eigene Körperbild und den Körper der Mutter steht und eine narzisstische Integrität (Grunberger 1976) repräsentiert, kommt dem Analytiker für die Aufrechterhaltung des Rahmens eine nicht zu überschätzende Verantwortung zu. Bleger (1967) verknüpft den Rahmen mit dem frühen Körper-Ich, Anzieu mit dem Haut-Ich (1991). Weil die analytische Situation für frühgestörte Patienten diese Bedeutung erhält, führt jede Veränderung des Rahmens zu einer extremen Bedrohung des Selbsterlebens.

Der Rahmen als konstitutives Element der Abgrenzung und Kohärenz garantiert die Sicherheit des analytischen Raumes

Es ist zu einfach und naiv, wenn sich Analytiker darauf berufen, dass die analytische Situation schon per se ein Übergangsraum sei. Gerade am Umgang des Analytikers mit dem Rahmen entwickelt der Patient sein Vertrauen. Erst die Stabilität des Rahmens, der sich aber in einem langen Prozess des Testens durch den Patienten immer wieder neu erweisen muss, zusammen mit der Containerfunktion des Analytikers schafft die Bedingungen für die Entwicklung eines spezifischen Raumes, den der Patient als Übergangsraum benutzen kann. Schon 1974 hat Loch diesen Zusammenhang formuliert: »Und sofern er [der Analytiker] Vermittler der Methode ist, die es zu befolgen gilt, imponiert er als Gesetzgeber, nämlich des Gesetzes, dessen Beobachtung den Analysanden in einen Raum größerer Freiheit führt« (S. 443).

Das psychoanalytische Setting ist eine »haltende Umwelt« (Modell 1976, 1988). Dies setzt aber, so Balint, einen unaufdringlichen Analytiker voraus, der fähig ist, allein sein zu können, ohne den Analysanden sich allein zu überlassen (Winnicott 1958).

Balint (1973) und Winnicott (1955) begreifen das stabile und damit haltende Setting als Voraussetzung für die Möglichkeit einer Regression auf ein Niveau argloser Abhängigkeit und einen unorganisierten Zustand, mit der allein der narzisstisch-schizoide Rückzug und die tiefgreifende Ichspaltung überwunden werden kann. Der Patient kann am Umgang des Analytikers mit dem Rahmen erkennen, ob das Regressionsangebot der Befriedigung unbewusst symbiotischer Wünsche des Analytikers, ob es der Abwehr von Konflikten dient oder ob die »Regression mit dem Ziel des Erkanntwerdens« verknüpft ist (Balint 1973, S. 176).

Das Setting muss deshalb zugleich von Anfang an auch auf Trennung angelegt sein (Stone 1973). Nur dann kann die in der analytischen Situation induzierte Regression therapeutisch nutzbar gemacht werden. Denn ein stabiler Rahmen beinhaltet auch Trennung, die aber nicht als Vernichtung erlebt wird, obwohl gerade dieses Erleben damit zugänglich gemacht wird.

> *Aus terminlichen Gründen konnte ich Frau L. erst nach einigen Monaten die vierte Stunde anbieten. Zu dem neu vereinbarten Termin erschien Frau L. eine Stunde zu früh. Obwohl ich zufällig diese Stunde frei hatte, verwies ich sie auf die vereinbarte Zeit. Dies fiel mir jedoch ausgesprochen schwer, da ich sie wie ein verlorenes und verwirrtes Kind vor mir stehen sah, dem ich damit den Boden unter den Füßen weggezogen hatte. Als Frau L. nach einer Stunde wieder kam, war sie völlig von dem emotionalen Aufruhr gefangen, den dieses Ereignis in ihr ausgelöst hatte. Trotz des kalten Winters war sie in ihrer Erregung auf den anliegenden Berg geflüchtet, um auf diese Weise meine Praxis so weit wie möglich wegzuschieben, klein zu machen und in dem winterlichen Eis einzufrieren. Als sie sich auf den Weg zurück machte, geriet sie erneut in Panik. Sie befürchtete, auf dem steilen Weg nach unten auf dem Eis auszurutschen und nicht mehr rechtzeitig zurück zu sein, weil sie sich so weit entfernt hatte.*

Doch diese Eingrenzung, dieser feste zeitliche Rahmen erwies sich als eine Struktur, die es ihr erlaubte, überhaupt Emotionen zuzulassen und sich den damit verbundenen inneren Ängsten zu stellen. Insbesondere ließ der Traum aus der folgenden Nacht die Bedeutung des Geschehens für den analytischen Prozess erkennen. Frau L.: »Ich fahre in einem Auto über einen Platz voll tiefer Schlaglöcher, der aber durch einen Zaun eingegrenzt ist. Das Auto überschlägt sich und ich fahre mit dem Auto die Wände hoch, kopfüber rauf und runter. Mir wird kotzübel, aber es passiert zu meiner Überraschung nichts Schlimmes. Selbst der Polizist bleibt ruhig und reagiert nicht mit Ekel und Rückzug, obwohl ich aus dem Autofenster auf seine Hand erbreche.« – Frau L. bezog den Traum auf die vergangene Stunde und äußerte entspannte Erleichterung über die in dem Traum sich andeutenden Möglichkeiten, Chaos und emotionalen Aufruhr zu überstehen. Den Polizisten hatte sie spontan mit mir in Verbindung gebracht.

Der wiedergegebene Traum lässt die Bedeutung erkennen, die der Analytiker und die analytische Situation für die Patientin bekommen haben. Im Traum unterschied sie zwischen dem Zaun als Begrenzung, der einen spezifischen Raum abtrennt, und dem Polizisten innerhalb dieses Raumes, der fähig war, ihr Erbrechen – all ihre bedrohlichen Emotionen und Projektionen – anzunehmen und auszuhalten. Indem der Patient den Analytiker am Rahmen herausfordert, kann er überprüfen, ob es eine vereinbarte gemeinsame Wirklichkeit gibt, die außerhalb des Übertragungsgeschehens steht.

Dieses Beispiel lässt erkennen, dass es bei dem Rahmen nicht um Unterwerfung unter ein System bzw. nicht um Anpassung an ein solches System von Regeln geht. Während die Deutung um die Dialektik von Wahrheit und Unwahrheit (Dimension des Wissens: Erkenntnis versus Lüge) kreist, während bei der Regression die Dialektik von Fülle und Mangel (Dimension des Seins: Geborgenheit und Wert versus Leere und Unwert) angesprochen ist, so möchte ich von einem Gedanken des Religionsphilosophen Klaus Heinrich (1964, S. 116) ausgehend sagen: Der Rahmen zielt auf ein Bündnis, das charakterisiert ist von der Dialektik Treue und Verrat. Am Umgang mit dem Rahmen kann der Patient – wie ich meine (Trimborn 1994a) – die Ernsthaftigkeit und Redlichkeit des Analytikers überprüfen. Für mich stellt sich die Frage, ob es an der

Dialektik von Treue und Verrat liegt, weshalb der Settingfrage oft der Ruch von Orthodoxie anhaftet. Doch das Setting ist eine gegenseitige Verpflichtung – ein Bündnis oder Pakt (Lacan[4]) –, dessen Verrat die Zerstörung des Unterfangens zur Folge hat.

Das psychoanalytische Ereignis

Freud (1916, S. 417) schreibt in den Vorlesungen im Kapitel »Die Übertragung«: »Eine wirkliche Entscheidung [des Konfliktes; W.T.] kann erst fallen, wenn sich die beiden [das Ubw und das Bw/Vbw des Neurotikers; W.T.] auf demselben Boden treffen. Ich denke, dies zu ermöglichen, ist die einzige Aufgabe der Therapie.«

Doch wie sieht dieses Treffen aus, wenn sich auf demselben Boden nicht allein das Unbewusste und Bewusste des Analysanden, sondern der beiden Protagonisten dieses Spieles – also des Analytikers und des Analysanden – begegnen müssen? Diese Regression im Rahmen eines intersubjektiven Feldes, die eine Begegnung im Dienste des Begreifens ermöglicht, ist – so Hinz (1993, S. 32) zu einem Vortrag von Loch – eine »conjoined operation of two minds« und sie ist jeweils aufs Neue ungewiss. Diese Begegnung bezeichne ich als das psychoanalytische Ereignis. Das Risiko dieser Momente kann nicht eingegangen werden, wenn der

4 Nach Widmer hat der »Pakt« bei Lacan folgende Bedeutung: »Angesichts der spiegelbildlichen Aggressivität stiftet jedes Symbol einen Pakt. Statt zu handeln, artikulieren die Subjekte ihr Begehren [...]. Auf der Grundlage des Verzichts, die ursprüngliche Haßliebe zu realisieren, legen die Symbole den Grund für ein Zusammenleben, das nicht dem Imaginären den Vorrang gibt. In dieser Idee des Paktes zeigt sich noch einmal, daß das Wesentliche der symbolischen Ordnung nicht in ihrer Benennungsfunktion besteht, sondern in ihrer begründenden Funktion jeder zwischenmenschlichen Beziehung« (1990, S. 44). – »Eine tragende Rolle für jede Beziehung, die über einen flüchtigen Kontakt hinausgeht, spielt das Symbolische, in das der Mangel beider eingeht und das einen Pakt ermöglicht« (a. a. O., S. 94).

Ich meine, dass sich in dem Rahmen ein Pakt zwischen Analytiker und Analysand symbolisiert, da die Regeln zu Beginn der Behandlung vereinbart und abgesprochen werden. Wenn Lacan jedoch einerseits auf diesen Pakt hinweist, andererseits durch ein vorzeitiges Beenden der Stunden sich – nach meiner Meinung – außerhalb des Paktes bzw. über den Pakt stellte, dann ist es nicht überraschend, dass gerade dieser Punkt zu einem Zerwürfnis mit der analytischen Gemeinschaft geführt hat.

Möglicherweise lässt sich die Auseinandersetzung hinsichtlich der Frequenzfrage – insbesondere aber auch die Heftigkeit des Streites in Deutschland hinsichtlich der Frage von Frequenzänderungen – von diesem Blickwinkel her anders verstehen und einordnen.

Patient, aber auch der Analytiker kein Vertrauen in die Haltbarkeit des Rahmens gewonnen haben, da diese Momente sich durch eine Offenheit ohne Kontrolle auszeichnen.

Bei Grinberg (1993, S. 102) habe ich folgenden Hinweis auf Bion und seine Definition eines analytischen Ereignisses gefunden:

> »Bion legt ganz besonderen Wert auf die Formulierungen solcher analytischen Ereignisse, die während des Verlaufs der Analyse stattfinden und die sich von denen unterscheiden, die außerhalb der Sitzung formuliert werden. Ihr therapeutischer Wert ist sogar größer, wenn sie zu Transformationen in O [durch emotionales Wachstum; W. T.] statt zu Transformationen in K [in Wissen; W. T.] führen.«

Ich werde ein solches Ereignis aus der Psychotherapie mit Ann mit den ausgezeichneten Gedanken von Christopher Bollas zur Übertragung und Gegenübertragung verknüpfen, die ich seinem Buch *Der Schatten des Objekts* (1997) entnommen habe. Dann will ich versuchen, die Bedeutung des Rahmens an einem Ereignis aus der Analyse mit Frau L. mit den Gedanken Bions zur katastrophischen Veränderung in *Transformationen* (1997) und *Aufmerksamkeit und Deutung* (2006) zu erfassen.

Ich verweise hier auf die erhellenden Arbeiten von Eigen (1981, 1985), in denen er sich mit Bions Grundthemen Katastrophe und Glauben auseinandersetzt. »Nach Bion wird die Geburt des Selbst und seine Entwicklung und Auflösung von einem Gefühl der Katastrophe begleitet« (Eigen 1985, S. 330; Übers. W. T.), wobei »ein spontanes Oszillieren zwischen Ps [paranoid-schizoide Position; W. T.] und D [depressive Position; W. T.] Teil des basalen Rhythmus mentaler Prozesse ist« (a. a. O., S. 328). Insofern ist nach Bion das Erleben der Katastrophe, des Risses und von Chaos – Manifestationen von Ps –, also »die katastrophische Natur des eigenen Lebens die erste und grundlegende Aufgabe, die die Psyche aufgreifen muss« (a. a. O., S. 323).

Ann – eine hochsensitiv-schizoides Mädchen, das ich eingangs schon erwähnte – kam 16-jährig mit schwersten Entfremdungssymptomen in Behandlung, nachdem sie zusammen mit ihrem Stiefvater LSD eingenommen hatte. Dieser hatte sich auch von ihrer Mutter getrennt. Außerdem war es einmal zu einem manifest-sexuellen Kontakt mit dem Stiefvater gekommen. Kurz vor ihrem endgültigen Zusammenbruch hatte sie zum ersten Mal ihren leiblichen

Vater aufgesucht, den sie seit ihrem fünften Lebensjahr nicht mehr gesehen hatte. Am Ende des Erstgesprächs sagte sie, dass sie gerne mit ihrer Mutter alleine sein möchte. Aber sie brauche jemanden, der mehr verstehe als ihre Mutter.

Der erste Abschnitt einer einstündigen Therapie endete nach dreieinhalb Jahren nach Abschluss ihrer Lehre mit einem Landespreis. Damals hatte sie sich schon deutlich von ihrem Stiefvater abgegrenzt und auch einen Kontakt zu ihrem leiblichen Vater aufgebaut. Gute drei Jahre später meldete sie sich wieder aus dem Ausland, wo sie nach zwei selbstvollzogenen Abtreibungen – wie ihre Mutter – und gescheiterten Beziehungen in einen katastrophalen Zustand geraten war.

Die wiedergegebenen Stunden stammen aus dem vierten Jahr der jetzt zwei-stündigen Psychotherapie – also ungefähr neun Jahre nach dem Erstkontakt. Ann hatte sich in den Jahren immer wieder mit dem Gedanken einer Umschulung getragen, da sie in ihrem Beruf keine Zukunft hatte. Doch es blieb bei der Absicht. Sie beschäftigte sich zugleich angesichts des bevorstehenden Endes der Kassenleistung mit dem möglichen Ende der Therapie. In einer Stunde teilte sie mir schließlich mit, dass sie endlich auf dem Arbeitsamt gewesen sei, wobei sie so tat, als habe sie nun wirklich einen ernsthaften, wenn nicht den entscheidenden Schritt unternommen. Doch ihre Aktivität stellte sich mir wiederum nur als ein Scheinmanöver dar, denn sie hatte sich lediglich Informationsmaterial besorgt. In mir stieg Unmut hoch.

Nach kurzem reflektierendem Zögern kam ich zu der Überzeugung, diesmal »fest zupacken« zu müssen, und sagte: »Diese Aktion können sie mir aber nicht als Entscheidung oder als irgendeinen Schritt zur Klärung ihrer Umschulungsfrage verkaufen.« Dabei hatte ich vor allem ihr Verhalten mir gegenüber im Blick. Mir ging es jetzt nicht um die Frage einer Umschulung. Ann, die ich ausgesprochen mochte, reagierte in ihrer typischen Art vorsichtig einlenkend, aber auch verletzt und abwehrend mit Rückzug in eine kindlichen-naive Unschuldshaltung und ein Nichtverstehen. Doch diesmal hakte ich mehrmals nach, zumal mich jetzt ihr Rückzug reizte, sodass es zu einem »Gerangel« zwischen uns kam. Ohne weitere Klärung ging diese Stunde zu Ende. Mein Ärger war an dem etwas heftigeren Ton nicht zu überhören. Doch insgesamt war meine spontane Reaktion immer noch kontrolliert, d. h., sie war kein impulsiver Durchbruch, aber doch ungeplant und auch für mich unerwartet.

Sicherlich werden sie jetzt etwas überrascht sein und sich fragen, was an dieser Stunde psychoanalytisch benannt werden kann. Denn ich habe weder die Übertragung noch den Widerstand aufgegriffen, vielmehr habe ich auf der manifesten Ebene agiert bzw. reagiert. Meine Intervention scheint doch ausschließlich pädagogischen Charakter gehabt zu haben und kann aus psychoanalytischer Sicht eher als ein Gegenagieren bewertet werden. Vor allem aber verletzte diese Konfrontation in einem gewissen Maße den Rahmen meiner analytischen Neutralität und Abstinenz. Doch in einem langen Prozess hatte diese Stunde ihren Platz in einem spezifischen Setting und Raum. Damit hatte der Diskurs dieser Stunde nicht nur seine unbewusste Übertragungsbedeutung, sondern auch sein ganz eigenes Erleben und Ausdrucksgeschehen, wodurch die Bedeutung erst fundiert wird – eine Formulierung, die ich bei Foucaults Einleitung[5] (1954, S. 28) zu Binswangers Schrift *Traum und Existenz* gefunden habe –, was aber auch heißt, dass das Geschehen der Stunde nie mehr objektiv zu vermitteln ist.

Ann überraschte mich zu Beginn der folgenden Stunde mit der direkten Frage, ob ich das letzte Mal missmutig, ärgerlich gewesen sei. Ich war verdutzt, weil ich das von ihr überhaupt nicht kannte, und ich war irritiert, weil ich nicht erfasst hatte, worauf ihre Frage zielte. So versuchte ich mich erst einmal in der üblichen professionellen

5 Ich möchte hier Foucault etwas ausführlicher zitieren, weil er schon früh auf einen spezifischen Aspekt des Traumes hingewiesen hat, und zwar auf den der *Traumerfahrung*. Nach Foucault etabliert die phänomenologische Analyse »eine Wesensunterscheidung zwischen der Struktur der objektiven Anzeige und derjenigen der sinngebenden Akte [...]. Hingegen hat die Psychoanalyse diese beiden Strukturen immer ineinander fließen lassen [...]. Deswegen konnte die Freudsche Analyse zwischen dem Sinn und dem Ausdruck nur ein künstliches Band erkennen: den halluzinatorischen Charakter der Wunscherfüllung. Demgegenüber macht es die Phänomenologie möglich, die Bedeutung im Kontext des Ausdrucksaktes, der sie fundiert, zu erfassen; insofern mag eine phänomenologische Analyse zeigen, wie der Sinn in einem Bildinhalt gegeben ist. So ist der Akt des Bedeutens zwar im Ausdrucksgeschehen fundiert, aber von jeder Form objektiver Anzeige ist er abgeschnitten; kein äußerer Kontext kann ihn mehr wahrhaft restituieren« (a.a.O., S. 28). Foucault meint, dass Freud »den Traum in seine psychologischen Rechte eingesetzt hat. [...], aber als spezifische Form der Erfahrung hat er ihn nicht begriffen« (a.a.O., S. 31). Und: »Zwischen dem schlafenden Geist und dem wachenden Geist macht der träumende Geist eine Erfahrung, die ihr Licht und ihren Genius keiner anderen Erfahrung entlehnt« (a.a.O., S. 33). – Gerade dieses letzte Zitat von Foucault aus dem Jahre 1954 verweist auf die Bedeutung des Traumerlebens und der Traumerfahrung, wie diese später von Khan (1990 [1983]), Meltzer (1988 [1984]) und Pontalis (1998 [1971]) erfasst und beschrieben wurden.

Art zu retten, indem ich Ann aufforderte nachzuschauen, warum sie das interessiere und was ihr dazu in den Sinn komme. Ann sagte daraufhin, sie denke, dass ich schon gleich zu Beginn der Stunde ärgerlich gewesen sei, aber sie könne es nicht wirklich unterscheiden und sie wiederholte erneut ohne Zögern ihre Frage.

Nach kurzem Nachdenken meinerseits, ob an ihrer Feststellung etwas dran sein könnte und wozu ihre so direkt gestellte Frage dienen könnte, sagte ich: »Ja, das kann wohl sein.« Ich war wohl schon mit einem gewissen Missmut in die Stunde gegangen. – »Doch das ändert nichts an dem, was ich gesagt habe.«

Ann nach einer kurzen Pause: »Sie haben wohl recht. Was ich da gemacht habe, war wohl nur ein Pups im Universum.« Analytiker: »Vielleicht nur ein Pups, es war aber auch nicht nichts. Ein Pups im Universum kann auch ein Sturm sein.« – Pause – Ann: »Da ist noch ein Traum, den ich nicht erzählen wollte, weil er tief blicken lässt. Wir sind in der Therapiestunde und reden. Sie sind plötzlich nett zu mir und freundlich. Sie kommen auf mich zu, um mich wohl zu umarmen und zu küssen. Da hat sich bei mir was aufgeklart/aufgeklärt: Sind sie auch einer von den Therapeuten, die anbändeln.«

Nach einer Pause verknüpfte sie den Traum mit ihrem Wunsch, angenommen zu werden; dass sie damit aber auch alles andere wegschiebe. Analytiker: »In dem Ärger waren dann auch so was wie Wertschätzung und Nähe.« Ann: »Ja, weil sie nicht mehr neutral waren, auch ungeduldig.« Danach beschwerte sie sich über meine Neutralität hinsichtlich des Therapieendes, andererseits sagte sie, dass sie da sehr empfindlich sei und genau aufgepasst habe, ob ich da komplizenhaft wäre; dann wäre sie gegangen. Und sie fährt fort: »Nach der letzten Stunde habe ich mir überlegt zuzumachen und mich gefragt, ob ich überhaupt noch mal kommen soll, wo ich so einen auf den Deckel bekommen habe. – Aber dass da mit dem Therapieende so was wie Verantwortung ist.« Analytiker: »D.h., nicht nur anbändeln, sondern auch Verbundenheit!«. Ann: »Ja, und das vor dem Ende, wo alles verloren geht. Früher habe ich immer gedacht, dass ich für sie nur eine Akte bin, die man wegpacken kann, wenn ich gehe. Jetzt merke ich, dass das auch eine Beziehung ist.«

Der Verlauf dieser Stunde macht deutlich, dass die vorletzte Stunde einen Wendepunkt darstellte. Ihre Äußerungen und Überlegungen, schließlich der Traum zeigen, wie vielschichtig und verwirrend das Geschehen war. Ihre Bemerkung »Das war ja nur ein Pups im Universum« lässt erkennen, wie schnell die Patientin bereit war, alles in einem endlosen Raum verschwinden zu lassen, was nach Bion (Grinberg 1993, S. 100) als eine Transformation in Halluzinose zu verstehen ist, weil es keinen Behälter mehr gibt. Offensichtlich habe ich das mit meiner Bemerkung aufgegriffen, als ich sagte: »Vielleicht nur ein Pups, es war aber auch nicht nichts. Ein Pups im Universum kann auch ein Sturm sein.«

Bion sagt dazu – und ich zitiere ihn mit den Worten Grinbergs (1993, S. 107) –: »Die Entwicklung eines nicht-psychotischen Konzeptes von Raum und Zeit wurzelt in der Errichtung einer konstanten Verbindung zwischen den Tatsachen der Erfahrung in Beziehung zur Anwesenheit und Abwesenheit eines Objektes.« Mein Ärger, den sie wahrgenommen hatte, war die Tatsache der Erfahrung, die von mir und ihr über die Stunde hinaus in der Abwesenheit ertragen werden musste und nicht verleugnet werden durfte. Denn: »Ein System der Halluzinose basiert also darauf, daß die Abwesenheit des Objekts mit dem begleitenden Schmerz der Frustration nicht ertragen wird« (a. a. O., S. 102). Ann war ja verärgert gewesen und hatte sich überlegt, ob sie überhaupt noch kommen solle.

Die berichtete Stunde erscheint auf den ersten Blick einfach und gar nicht so aufregend. Die Brisanz der Stunde lässt sich nur von der Übertragung und dem Prozess her verstehen. Vieles hatte Ann im Verlauf der Therapie geklärt, aber immer noch war es ihr nicht gelungen, einen wirklichen Kontakt zu ihrer Mutter herzustellen. Doch der weitere Verlauf bestätigte die entscheidende Erfahrung und weitreichende Bedeutung dieser Stunde.

So berichtete Ann in einer der folgenden Stunden mit Befriedigung und Stolz, dass sich ihre Einstellung und ihr Verhalten ihrer Mutter gegenüber verändert hätten. Ann hatte sich von ihrer Mutter immer versetzt erlebt, was sich für sie als eine unlösbare Problematik darstellte. Bisher hatten sich beide umschlichen und waren sich aus dem Weg gegangen. Jeder Versuch eines Kontaktes ging schief, weil – wie Ann meinte – ihre Mutter ihr immer ausweichen, alles gleich wegräumen würde. Nie äußere die Mutter Ärger. Doch Ann hatte zugleich das Gefühl, immer nur zu stören. Doch tauchte in den Stunden das Erleben eines Zusammenbruchs auf.

Als sie jetzt in einer Nacht spät nach Hause gekommen war und ihren Schlüssel vergessen hatte, wagte sie es zum ersten Mal, ihre Mutter zu wecken, indem sie Steinchen ans Fenster warf, auch auf die Gefahr hin, dass ihre Mutter ungehalten gewesen oder die Scheibe in Brüche gegangen wäre. Bisher hatte sie das Haus als eine uneinnehmbare Festung erlebt, gegen die sie nicht angekommen sei. Doch jetzt war sie das Risiko eingegangen und sie erlebte sich wie gelähmt, als die Mutter die Tür öffnete. Früher war sie in einer solchen Situation immer zu Freunden gegangen. Jetzt konnte sie auch mit der Mutter streiten und ihren Hass gegenüber der Mutter wahrnehmen und ausdrücken, wenn diese betrunken war und sich mit den Männern ins Schlafzimmer begab.

Ann erkannte ihre weitreichende unbewusste Identifikation mit Mutter und ihr Gespaltensein. Sie zeigte der Mutter ein von ihr selbst gemaltes Selbstportrait. Da war die Angst, sich bloßzustellen. Ihre Freunde hatten nämlich auf dem Bild ihre Traurigkeit entdeckt. Sie sah hier auch einen Zusammenhang mit der verleugneten Depression der Mutter und konnte ihrer Mutter nun sagen, dass sie wieder in Therapie war. Ann konnte an ihre Mutter die Frage richten, warum diese sich immer so von ihr bedroht gefühlt habe. Sie konnte die Frage stellen, weil sie hier den Horror überstanden hat; er sei wie eine Bleikappe gewesen, die jetzt weg sei.

Ich muss auf weiteres Material und einen Kommentar verzichten. Ich denke aber, dass der Fortgang der Behandlung deutlich macht, dass die berichtete erste Stunde sich als ein hochverdichteter Moment erwies, der auf vielen Ebenen begriffen werden kann, aber erst – und das ist zu betonen – im Nachhinein! Es war zu einer lebendigen Berührung gekommen, die den Zugang zum Primärobjekt eröffnete (ein Ziel der Analyse nach Paula Heimann), wobei der Rahmen eine inzestuöse Verschmelzung verhinderte, die Abwesenheit des Objektes erträglich machte, ohne dabei den Affekt verleugnen zu müssen.

Das Ereignis war von einer spezifischen Gegenübertragung gekennzeichnet, die auch einen subjektiven Charakter hatte – so Bollas – und die, wie ich meine, auch als ein Versagen des Analytikers begriffen werden kann. Das »Versagen« betrifft jedoch eher die klassische neutrale Haltung. »Angesichts einer selbstanalytischen Übertragung besteht die Aufgabe des Analytikers darin, in der Gegenübertragung zuzulassen, dass der Patient Besitz von ihm ergreift, und Deutungen nur dann zu äußern, wenn der Patient sie braucht«, so Bollas (1997, S. 265). Es sei völlig klar, »daß der Analytiker außerhalb des Patienten ist, doch da sich Analytiker wie Analysand innerhalb des analytischen Settings und Prozesses befinden, sind sie beide vom selben ›Behälter‹ umfangen« (a.a.O., S. 256).

Durch diese Form der Gegenübertragung gibt der Analytiker in einem gewissen Sinne für einen Moment seine Abstinenz, d.h. seine neutrale beobachtende Position auf. Man könnte auch sagen: Er agiert. Es ist aber notwendig, dass der Analytiker sich in der Welt des Patienten verliert, so Bollas. Damit ist die Gefahr eines Risses und einer Katastrophe gegeben. Ich kann aber auch sagen: der Analytiker wird zum Mitspieler, solange der Rahmen für beide weiterhin gilt, weswegen das Versagen oder das subjektive »Agieren« den Raum letztlich nicht zerstört. Dazu nochmals Bollas (1997, S. 263):

> »Ein solcher Patient kann nur dann an seine Analyse glauben, wenn er ein gutes Objekt (den Analytiker) mehr oder weniger zum Wahnsinn treibt, denn dann *weiß er, daß der Analytiker dort war, wo er selbst gewesen ist, daß er überlebt hat und unversehrt davongekommen ist*, ohne sein Selbstgefühl einzubüßen« (Hervorhebung bei C.B.).

Damit werden Anteile, die im Patienten abgespalten und ihm nicht zugänglich waren, wieder einer Integration zugänglich gemacht.

Die psychoanalytische Praxis konfrontiert sowohl den Analytiker wie auch den Analysanden mit neuen Erfahrungen, »die wegen ihrer unbekannten Eigenschaften und wegen der Gefahr eines Risses in der psychischen Kohärenz als gefährlich erlebt werden«, so Bion (zit. nach Grinberg 1993, S. 124). »Die stattfindende Veränderung ist im eingeschränkten Sinne eines Ereignisses, das den Umsturz der Ordnung oder des Systems von Dingen bewirkt, katastrophisch, weil es die Gefühle einer Katastrophe bei den Beteiligten hervorruft und weil sie abrupt und gewaltsam auftritt« (a.a.O., S. 53). »Die sich wiederholende Konfiguration in diesen Beschreibungen ist die einer explosiven Kraft innerhalb eines Rahmens, der versucht sie aufzufangen (to contain)« (a.a.O., S. 36).

Zur psychoanalytischen Erfahrung gehört nach Bion nicht nur eine Erkenntnis über sich selbst, die Bion in *Aufmerksamkeit und Deutung* nicht nur als Transformationen in K bezeichnet, sondern auch als ein Selbstwerden, d.h. als Transformationen in O (2006, S. 39ff.). Doch es bestehe ein Widerstand, von K nach O zu wechseln, der aus der Furcht vor dem schmerzvollen Leiden entsteht, das mit Einsicht einhergeht.

> »Ein anderer Grund für den Widerstand gegen Transformationen, O zu werden, ist der, daß der Analytiker, anstatt die Verantwortung für die Repräsentation der gefürchteten Gefühle zu übernehmen, tatsächlich Angst hat, daß er das wird, was er am meisten fürchtet: ›verrückt‹, ›ein Mörder‹, ›inzestuös‹, ›ein Genie‹ usw. Die Ängste schließen die Gefahr des Größenwahns mit ein« (Bion, nach Grinberg 1993, S. 132).

Dazu will ich nochmals einen Abschnitt aus der Analyse mit Frau L. vorstellen: Vieles hatte sich im Verlauf der Analyse gebessert. Vor allem hatte sich ihr allumfassender Selbsthass aufgelöst. Doch das zweite Grundthema der Patientin, dass nämlich nur einer von uns da sein könne, dass sie nicht wirklich da sei, diese Problematik bestand eigentlich unverändert fort. Es drückte sich darin aus, dass sie noch immer ihren Kopf mit einem Arm abdeckte, sodass ich sie nicht sehen konnte. Wenn ich sie sehen würde, wäre sie vernichtet.

Im sechsten Jahr der Analyse überraschte mich Frau L. mit einer regressiven Phase, in der sie nach einer Mutter suchte. Nur wenn man eine Mama habe, könne man existieren. Ohne Mama gebe es keine Basis. Sie habe nie eine Mama gehabt und ich müsse ihre Mama sein. Immer wieder rief sie wie ein Kind »Mama, Mama« und erwartete von mir eine Antwort. In der ersten Stunde war ich auf das Spiel eingegangen. Dann versuchte ich die Übertragungssituation zu verstehen und zu interpretieren. Die Patientin ging aber nicht darauf ein, sondern rief immer wieder »Mama«. Voller Enttäuschung machte sie mir den bitteren Vorwurf, dass ich nicht ihre Mama sein wolle und nicht zu ihr als einem Kind rede, dem Kind nicht antworte, sondern nur dem Erwachsenen in ihr. Dies wiederholte sich drei Wochen lang. Ich sah mich am Ende all meiner Möglichkeiten und hatte das Erleben, dass der Faden irreparabel gerissen war und die Analyse letztlich doch an einem äußerst wichtigen, aber für mich nicht mehr verstehbaren Punkt gescheitert war. Die Patientin weinte bitterlich, und als ich die Stunde beendete, ohne zu wissen, wie es überhaupt noch weitergehen könnte, blieb sie noch für einen Moment schluchzend vor mir stehen. Wir standen uns ohne jeden Schutz von Angesicht zu Angesicht gegenüber. Wieder war da der Moment des Zögerns und die Frage stand im Raum: Wird sie mir in die Arme fallen oder nehme ich sie in den Arm, indem ich die Stunde durch eine

Bemerkung verlängere? Aber der Riss zwischen uns konnte, ja durfte nicht aufgefüllt werden. Dann ging sie. – Ich fühlte mich ohnmächtig, hilflos, abgestorben, aber auch voller Besorgnis um sie, und ich hatte die Befürchtung, dass alle Arbeit nun endgültig zunichte sei.

In der folgenden Stunde überging sie mit einer lakonischen Bemerkung das Geschehen vom Vortage. Ich war zwar erleichtert, dass sie überhaupt gekommen war und nicht sofort an das Geschehen anknüpfte. Doch war ich von der letzten Stunde noch zutiefst berührt. Deshalb unterbrach ich sie und sagte: »Sie waren gestern doch so verzweifelt«. Frau L. reagierte darauf mit Überraschung und meinte, dass ich das gesagt habe, erleichtere sie jetzt, und sie gestand ihre ernsthaften Suizidimpulse. Da sei der Impuls gewesen, wie in der Kindheit, nichts mehr zu essen. Jetzt aber, da ich von ihrer Verzweiflung gesprochen habe, erlebe sie sich lebendig und wirklich da. Gestern sei ich ihre Mutter gewesen, die gesagt habe, dass sie nicht da sein dürfe. Und doch war ich in der Stunde auch ihre Mama. – Jetzt nach fünf Jahren Analyse konnte sie zum ersten Mal wirklich ganz da sein, wie sie selbst erstaunt feststellte. Und sie musste nicht mehr ihr Gesicht mit dem Arm abdecken, was sie über all die Jahre getan hatte, um nicht von meinem Blick – wie von ihrer Mutter – vernichtet zu werden. Einige Zeit später gab sie endgültig und vollständig ihre Abhängigkeit von der Kunstnahrung auf, von der sie nach einer Darmresektion wegen eines drohenden Verschlusses und mehrerer stationärer Aufenthalte über Jahre ausschließlich gelebt hatte. Ja, sie konnte nun die Lust auf das Essen zulassen. Die Patientin erkannte ihre Kunstnahrung als eine Droge, von der sie sich jetzt trennen musste und konnte.

Ich denke, dass die beiden Beispiele deutlich machen, wie der Rahmen die Garantie war, dass die Abwesenheit – also die Ungewissheit zwischen den Stunden – zugelassen werden konnte, ohne dass der Affekt sofort beseitigt werden musste. Erst in der Abwesenheit verbindet sich der Affekt mit dem Objekt und schafft zugleich eine Distanz. Ann hatte zwischen den Stunden den Gedanken: »Der hat mir einen auf den Deckel gegeben, ich habe mir überlegt, zuzumachen und nicht mehr zu kommen.« Und Frau L. hatte mich zwischen den Stunden in Gedanken aufs Heftigste attackiert. Nach der Stunde war sie auf den nahe gelegenen Friedhof gegangen war, hatte dort geweint und mit dem Gedanken gerungen, sich umbringen zu müssen. Trotzig habe sie zu sich gesagt, dass sie nichts mehr essen werde, dass sie sich verhungern lasse, wenn sie keine »Mama« habe. Sie habe sich dann am Verfluchen festgehalten: dass ich ein »verpisstes Arschloch«, ein »Schwein« sei; sonst sei da nichts gewesen.

Beide, Analytiker und Patient, mussten für sich die Wut und die Verzweiflung auch über die Abwesenheit er- und behalten und dann in der folgenden Stunde zur Sprache bringen. Wenn der Analytiker der Wut und der Verzweiflung keine Form gibt, dann geht sie wie ein »Pups im Universum« verloren oder sie bleibt weiter tabuisiert wie die Verzweiflung der Mutter von Frau L. Sie verschwinden dann in einem Loch und das Subjekt erleidet eine »innere Blutung« (Freud, nach Pontalis 1998, S. 225), weil die Katastrophe kein Wort, kein Symbol, keine Metapher gefunden hat.

Beide Beispiele lassen die außerordentliche Bedeutung sichtbar werden, »die der depressiven Position zu kommt«, die, wie Loch (1985, S. 226) betont,

> »nicht nur darin besteht, daß sie das ›Ich kann‹ wie das ›Ich bin‹ konstituiert, sondern deren Meisterung die Voraussetzung dafür abgibt, daß Gedanken über triebbesetzte Objekte, z.B. die Brust, [in meinem Beispiel die Kunstnahrung bzw. der Anspruch auf die Mutter; W.T.], sich bilden, ein Vorgang der aufs entschiedenste mit der Fähigkeit zusammenhängt, Frustrationen zu tolerieren«.

Indem ich für die Patientin unvorhergesehen zu einem Container ihrer »namenlosen« Depression (Bion 2006) wurde, möglicherweise auch der verleugneten Depression ihrer Mutter, die von niemandem in der Familie wahrgenommen werden durfte, und indem ich diese Verzweiflung formulierte – ein Wort, das sie nie benutzt hatte –, gelang es mir zu einer Sinnstiftung zu kommen, die wahr war, weil etwas zwischen uns beiden geschehen war (Loch 1983). Damit war es uns gelungen, den Verlust zu symbolisieren und zum Denken zu kommen. »Und es zeigt sich, daß nur die Real-Präsenz des bösen, des verbietenden Objektes dem libidinösen Objekt seine Unsterblichkeit in der psychischen Realität gewährt« (Loch 1976, S. 887).

Pontalis kommt in seinem Buch *Zwischen Traum und Schmerz* (1998, S. 44) zu der Feststellung: »[W]ährend der Reizschutz vor dem Draußen schützt, schützt die Traumleinwand vor dem Drinnen«, d. h. sichert vor einem Zuviel an Erregungen und vor dem zerstörerischen Trauma. »Was ich [im Traum] sehen kann, was ich mir vorstellen kann, ist bereits das, was ich auf Distanz halten kann: die Vernichtung, die Auflösung des Subjekts wird auf diese Weise abgewendet.« Nur so könne das Unendliche – die frühe oder »primitive« (Winnicott) Mutter-Kind-Beziehung – im Traum als einem »narzisstischen Raum« als Abwesendes einen Ausdruck finden. Denn, wie Pontalis (1992, S. 44) schreibt: »So wie der Traum, so ist auch die Analyse eine Öffnung zum Unbegrenzten und bezähmt es zugleich.«

Analog möchte ich formulieren: Der Rahmen ist nicht nur eine Grenze nach außen, die einen privaten Raum abschirmt, sondern er schützt beide, den Analytiker und Analysanden, vor einer Überflutung durch exzessive innere Reize und ermöglicht, Abwesenheit zu ertragen. Denn – so Pontalis These: »Es ist die *abwesende* Mutter, die unser *Inneres* ausmacht« (1998, S. 58).

Merkmale des psychoanalytischen Ereignisses

Ich will nun versuchen, einige Merkmale des psychoanalytischen Ereignisses, ohne Anspruch auf Vollständigkeit, genauer zu erfassen, und diese mit bedeutsamen Überlegungen verschiedener Analytiker verknüpfen.

Das Ereignis kann nicht geplant werden, es ist für *beide unvorhersehbar und überraschend.* Der Analytiker muss lange – Monate oder sogar Jahre – geduldig warten können. Denn, wie Racamier (1982, S. 55) schreibt, »um der Welt einen neuen Sinn geben zu können, muß man in der Tat eine Sekunde lang den Sinn der Welt vergessen«. Auch der Analytiker wird davon überrascht und zutiefst betroffen sein.

Der Augenblick ist gekommen, wenn der Analytiker Angst hat, sich zu verlieren, weil der Patient *ihm in dem Geschehen eine Rolle* zuschreibt, die er ganz einzunehmen hat (Bollas 1997, S. 213), d. h., der Analytiker darf sich nicht gegen eine dem Analysanden analoge Regression sperren (Loch 1993, S. 23). Nur dann können sich beide auf dem gleichen Boden begegnen.

Der Affekt, den der Analytiker ausdrückt (nicht allein formuliert), enthält *eine unbewusste Situationsdeutung* (Beland 1992), die auch vom

Analytiker erst im Nachhinein erfasst und verstanden werden kann. Zuerst muss durch dieses Ereignis die »Blockade der projektiven Identifizierung« durchbrochen werden, was als Katastrophe erlebt wird, bevor der kommunikative Anteil erfasst werden kann.

Das psychoanalytische Ereignis zeichnet sich dadurch aus, dass der Rahmen angegriffen und durchbrochen wird. Für einen Moment werden der Analytiker und der Patient durch den Affekt überrannt. Es entsteht eine *Verwirrung und Chaos, wodurch der Rahmen einen Riss* bekommt und sich eine unbewusste Fantasie halluzinatorisch[6] zu verwirklichen scheint (bei Ann die inzestuöse, zerstöreriche; bei Frau L. die vernichtende, den Tod bringende).

Es ist eine Situation, die gekennzeichnet ist durch die »Aufhebung der Verantwortung für die affektive Reaktion« (Beland 1992, S. 89) und die auch als *gesetzesloser Zustand* beschrieben werden könnte. Der Analytiker muss aber die Verantwortung übernehmen. Der Riss wird auch daran erkennbar, dass der Patient das »Versagen« des Analytikers *öffentlich* (s. Kap. 6) werden lässt, wogegen der Analytiker sich nicht verteidigen darf.

Nur wenn der Rahmen in dem Rhythmus von Unterbrechung und Kontinuität der Stunden sich über diesen Moment hinaus für beide als *verbindlich* erweist, wird der Analytiker einerseits nicht mehr mit

6 Wenn Widlöcher von einer halluzinatorischen Verwirklichung einer unbewussten Vorstellung in einer »Sitzung als Traum« spricht, dann könnte – wie ich meine – ein solcher Moment gemeint sein. Er schreibt: »Es [die unbewussten Formationen; W.T.] sind keine Gedanken, die sich auf etwas anderes als sich selbst beziehen; es sind erlebte Handlungen, die zwar nicht real Erfüllung finden, aber als real erlebt werden« (1993, S. 20). »Der Psychoanalytiker ist Zeuge der Traumarbeit.[...] Offen bleibt die Frage, ob diese Form des Widerstandes, die sich in der ›Sitzung als Traum‹ (Traum-Sitzung) ausdrückt, immer auf einer Übertragungsfixierung auf die Mutter beruht. Ich persönlich neige zu der Auffassung« (S. 27f.). – Die letzte Überlegung bestätigte sich in den wiedergegebenen Stunden.

In ihrem Kommentar zu Widlöchers Vortrag macht Ikonen (1993, S. 7) eine wichtige Ergänzung: »Vom Standpunkt des Analysanden aus ist die bedeutsame analytische Wahrheit nicht die ausgesprochene Wahrheit, noch ist es zum Beispiel eine in der Übertragung erlebte Wahrheit [...]. Die bedeutsame analytische Wahrheit ist die wahrgenommene Wahrheit, die Wahrheit, die im Verborgenen war und nun aufgedeckt und wahrgenommen wird. [...] Nur im Zusammenhang mit der wahrgenommenen Wahrheit und danach kann das Urteil der Deutung fallen, der halluzinatorische Charakter der Verwirklichung realisiert werden. Ohne Wahrnehmung gibt es nichts, was aufgedeckt werden könnte.« – Ann hatte meinen Ärger, Frau L. meine Verzweiflung, wie ich ihre, wahrgenommen.

der Übertragungsimago, andererseits aber auch nicht mehr mit dem Idealobjekt zu identifizieren sein.

Wenn sich aber der Rhythmus von Unterbrechung und Kontinuität als stabil erweist, wird zu der räumlichen Dimension eine *zeitliche Dimension eingeführt*, weil die Unterbrechung und die Abwesenheit ein *Zögern* beinhalten. Dann wird diese Abwesenheit aufgrund des stabilen Rahmens nicht mehr als Vernichtung (= Tod = Katastrophe) – wie früher – erlebt, obgleich dieses Erleben hier überhaupt erst in der Übertragung zugänglich und benennbar wird.

Dieses Zögern darf weder durch eine Interpretation noch durch ein Management – wie aktives Eingreifen – zunichte gemacht werden; z. B. wenn ich bei Frau L. das Stundenende durch eine wie auch immer geartete Interpretation hinausgeschoben hätte, was als ein tröstendes oder versicherndes Angebot eines doch dann wieder omnipotent erscheinenden Analytikers verstanden worden wäre. Dies wäre eine Form manischer Abwehr, wodurch die spezifische Realität in ihrer innerhalb des therapeutischen Raumes geltenden Absolutheit verleugnet würde. Es ist jetzt allein die Aufgabe des Analytikers, die analytische Situation weiterhin zu halten. So allein kann die offene Situation vom Patienten für einen selbstorganisierenden Prozess und kreative Neuentscheidungen genutzt werden.

Da der Analytiker seine Position als Analytiker für einen Moment verlässt bzw. verliert, und dieses Ereignis durch eine Unterbrechung gekennzeichnet ist, die ich mit Winnicotts Zögern (s. Khan 1973, S. XIVf.) in Verbindung gebracht habe, entsteht ein potenziell leerer Raum (Winnicott 1974), ein Raum ohne Wunsch und Erinnerung (Bion 2006, S. 40). Es ist ein *Moment von größter Unsicherheit und Nichtwissen*, den der Analytiker nur zulassen und aushalten kann, wenn er *die depressive Position* erreicht hat (Trimborn 1994b; s. Kap. 5), denn »es ist die Bestimmung des Analytikers, die eigene Existenz überflüssig zu machen«, so Bion (zit. nach Beland 1990, S. 2).

»Das impliziert«, wie Loch (1993, S. 16f.) feststellt,

> »der durch den frühen Objektverlust ausgelöste Schmerz konnte ausgehalten werden. […] Das setzt eine gewisse Schmerztoleranz voraus, resp. das Aushalten des ›Nichts‹, das mit dem Verlust des Primärobjekts identisch ist und auf den Schmerzen eine erste Reaktion sind, anderen Falles sind wir nicht imstande, ein Wort, […] eine Abstraktion, die für das *existierende* Ereignis, Ding bzw. Objekt steht, […] zu fassen«.

In dem Buch *Übergänge. Spiel und Realität in der Psychoanalyse Donald W. Winnicotts* von C. Neubaur (1987, S. 55f.) habe ich folgende Beschreibung gefunden, die auf Winnicotts Arbeit »Fear of breakdown« (1974) verweist:

> »Demgegenüber gibt es bei Winnicott ein ausgeprägtes Rhythmusgefühl: man muß den Patienten sich auf seine innere Nacht zu bewegen lassen, ihn dabei aber nie so allein lassen, wie er es in dem ›Moment‹ war, als der Fluß der Zeit für ihn unterbrochen worden ist.
>
> Der Analytiker muß die Zeit für den Patienten ›durchhalten‹, bis dieser sie von ihm als Zeit, als Vergangenheit übernehmen kann. [...] Die Psychose ist nicht der Zusammenbruch, sondern eben eine Abwehrorganisation, die sich auf eine ›frühkindliche Todesangst‹ bezieht. [...] Es geht also um die Furcht vor einem vergangenen Erlebnis, das der Patient aber nicht erlebt hat, es geht sozusagen um eine Leerstelle [...]. Das ›Unbewußte‹ in seinem speziellen Kontext ist nicht das Freudsche Unbewußte der Verdrängung, wie Winnicott betont, sondern es bedeutet, daß das Ich zu unreif ist, ›um sämtliche Phänomene in den Bereich der persönlichen Allmacht hereinzuholen‹ [...] Es gibt nur eine Chance, dieses der Omnipotenz zuzueignen: nämlich die Fehler des Analytikers«,

um diese zum ersten Mal in der Gegenwart zu erleben, d.h. in der Übertragung.

In diesem Zeit-Raum müssen *Liebe, Hass und Erkenntnis* (L + H + K; Bion) zusammenkommen, um die bedrohlichen, schrecklichen und furchterregenden Triebe und Vorstellungen zu halten (contain), was heißt, sie zu transformieren. Doch gerade der Hass erweist sich als beziehungsgestaltend (Winnicott 1947), was ja schon Freud (1915, S. 231) formuliert hat: »Der Haß ist als Relation zum Objekt älter als die Liebe«. Andererseits hilft der Rahmen, die narzisstische Wut, Enttäuschung und die Empörung zu binden.

Die Etablierung des Rahmens als Gesetz und Inzestschranke und die zugelassene und ausgehaltene Abwesenheit ermöglichen die *Symbolisierung*, also den Gedanken an das Primärobjekt. Damit kann auch die unbewusste, psychotische Identifikation aufgegeben werden.

Dem Erhalt des Rahmens kommt für dieses Ereignis eine zentrale Bedeutung zu, damit die analytische Funktion des Analytikers über das Ereignis hinweg erhalten bleibt bzw. wiedergewonnen wird. So kommt es auch zu einer aneignenden Anerkennung der analytischen Situation durch den Patienten. Ansonsten käme es zum Zusammenbruch *des Ideal-Ichs/Idealobjekts*, weil ohne die Stabilität des Rahmens erwiesen wäre, dass die Erregung nicht ausgehalten wurde und diese so ausschließlich destruktiv-triebmäßige Bedeutung bekommen würde.

Der Schritt in das psychoanalytische Ereignis kann vom Analysanden nur nach der Anerkennung der *Abhängigkeit von einem guten, idealen Objekt* (nicht idealisierten; dieses würde zur narzisstischen Abwehr gehören) gewagt und riskiert werden. Der Patient muss seine Abhängigkeit in einer gutartigen Regression – nach Balint: ohne Argwohn und Kontrolle – in der analytischen Situation zugelassen und erfahren haben. Für diese ungemein wichtige und schwierige Arbeit möchte ich auf die grundlegenden Überlegungen von Balint und Winnicott verweisen. Denn: »Im Bereich der Grundstörung fühlt der Patient jede kleinste Abweichung wie eine Tragödie und erlebt die ganze bittere Enttäuschung, die ursprünglich zu seiner Grundstörung führte, noch einmal« (Balint 1961, S. 264).

Der Analytiker kann diese Regression nur zulassen und wagen, wenn er den *Glauben* hat, dass die analytische Situation stabil und sicher genug ist – er also für den Patienten dieses gute Objekt ist und bleibt –, sodass beide die Katastrophe und das Chaos, aber auch die befürchtete Rache und narzisstische Wut, die ernsten Suizidimpulse und die tiefe Enttäuschung des Patienten überleben werden.

Bion spricht von »faith in O«, dem »Glaube[n], dass es eine letzte Realität und Wahrheit gibt« (2006, S. 41), und betont: »Der Analytiker muss seine Aufmerksamkeit auf O konzentrieren, auf das Unbekannte und Un(er)kennbare« (S. 36). Indem der Analytiker den Rahmen der analytischen Situation vertritt, verweist er auf ein Drittes, das ihn selbst angesichts der Ungewissheit hält, weil die analytische Situation ihn – sofern er diese Erfahrung machen konnte – selbst einmal gehalten hat.

Loch greift in seiner Beschreibung des psychoanalytischen Verstehensprozesses auf Formulierungen von Wittgenstein (Loch 1993, S. 27) zurück:

> »›Verstehen geht (– wie man sieht –) auf ein unmittelbar Letztes.‹ I.e. ›Es darf (dann) nichts Hypothetisches‹ übrig bleiben, solange dies ›jetzt weiß ich‹ stimmt, m.a.W.: Alle *Erklärung* muß fort und nur Beschreibung an ihre Stelle treten. Das heißt mit anderen Worten, am Schluß (muß man sich) auf die […] unmittelbare Erfahrung beziehen …‹ (L. Wittgenstein).«

Literatur

Anzieu, D. (1991 [1985]): Das Haut-Ich. Frankfurt a. M. (Suhrkamp).

Balint, M.(1950): Changing therpeutical aims and techniques in psycho-analysis. I. J. Psycho-Anal. 31, 117–124. Und in: Ders.: Die Urformen der Liebe. Stuttgart (Klett), 1966; München (dtv), 1990.

Balint, M. (1961): Der regredierte Patient und sein Analytiker. Psyche – Z Psychoanal 15(5), 253–273.

Balint, M. (1973 [1968]): Therapeutische Aspekte der Regression. Reinbek bei Hamburg (Rowohlt).

Beland, H. (1990): Bion zur analytischen Haltung – Ein Überblick. DPV-Information Nr. 7, S. 2–8.

Beland, H. (1992): Die zweifache Wurzel des Gefühls. In: Jb. d. Psa. Bd 29. Stuttgart (frommann-holzboog), S. 63–91.

Bleger, J. (1967): Psycho-analysis of the psycho-analytic frame. I. J. Psycho-Anal. 48, 511–519.

Bion, W. R. (1977 [1965]): Transformationen. Frankfurt a. M. (Suhrkamp).

Bion, W. R. (2006 [1970]): Aufmerksamkeit und Deutung. Tübingen (edition diskord).

Bollas, C. (1997 [1987]): Der Schatten des Objekts. Stuttgart (Klett-Cotta).

Eigen, M. (1981): The area of faith in Winnicott, Lacan und Bion. I. J. Psycho-Anal. 62, 413–433.

Eigen, M (1985): Toward Bion's starting point: between catastrophe and faith. I. J. Psycho-Anal. 66, 321–330.

Fairbairn, W. R. D. (1958): On the nature and aims of psychoanalytic treatment. I. J. Psycho-Anal. 39, 374–385.

Freud, S. (1915): Triebe und Triebschicksale. GW X, S. 209–232.

Freud (1916/1917): Vorlesung zur Einführung in die Psychoanalyse. GW XI.

Foucault, M.: (1954; franz. Ausgabe) Einleitung zu Binswanger, L.: Traum und Existenz. Bern (Gachnang); Berlin (Springer). Dt. Ausg. o. J.

Gitelson, M. (1962): The curative factors in psycho-analysis. I. The first phase of psycho-analysis. I. J. Psycho-Anal. 43, 194–205.

Green, A. (1975): Analytiker, Symbolisierung und Abwesenheit im Rahmen der psychoanalytischen Situation. Psyche – Z Psychoanal 29(6), 503–541.

Green, A (1978): Potential space in psychoanalysis: the object in the setting. In: Grolnick, S.A. & Barkin, L. (1978): Between Reality and Fantasy. Transitional Objects and Phenomena. New York/London (J. Aronson).

Grinberg, L.; Sor, D. & Tabak DeBianchedi, E. (1993 [1973]): W. R. Bion: Eine Einführung. Jb d. Psa. Beiheft 17. Stuttgart (frommann-holzboog).

Grunberger, B. (1976 [1971]): Vom Narzißmus zum Objekt. Frankfurt a. M. (Suhrkamp).

Guntrip, H. (1968): Schizoid Phenomena, Object Relations and the Self. London (Hogart Press).

Heinrich, K. (19641,1985): Versuch über die Schwierigkeit Nein zu sagen. Basel (Stroemfeld/Roter Stern).

Hinz, H. (1993): Einführung in die Diskussion des Vortrages von W. Loch. In: Junkers, G. (Hg.): Wege zur Deutung im psychoanalytischen Prozess. Tagungsband zur Arbeitstagung der Deutschen Psychoanalytischen Vereinigung in Bremen., S. 29–33.

Ikonen, P. (1993): Diskussion des Referates von D. Widlöcher. EPF Bulletin 41, 5–16.

Khan, M. M. R. (1974 [1971]): Winnicott. Sein Leben und Werk. In: Winnicott (1974) Die therapeutische Arbeit mit Kindern. München (Kindler).

Khan, M.M.R. (1977a [1962]): Die Psychologie der Traumvorgänge und die Entwicklung der psychoanalytischen Situation. In: Ders. (1977): Selbsterfahrung in der Therapie. München (Kindler), S. 30–49.
Khan, M.M.R. (1977b [1971]): Die Rolle der Illusion im analytischen Prozeß. In: Ders. (1977): Selbsterfahrung in der Therapie. München (Kindler), S. 313–335.
Khan, M.M.R. (1977c [1972]): Die Angst vor totaler Abhängigkeit in der analytischen Situation. In: Ders. (1977): Selbsterfahrung in der Therapie. München (Kindler), S. 336–348.
Khan, M.M.R. (1990 [1983]): Erfahrungen im Möglichkeitsraum. Frankfurt a. M. (Suhrkamp).
Loch, W. (1974): Der Analytiker als Gesetzgeber und Lehrer. Psyche – Z Psychoanal 28(5), 431–460.
Loch, W. (1976) Psychoanalyse und Wahrheit. Psyche – Z Psychoanal 30(10), 865–898.
Loch, W.(1983): Die Frage nach dem Sinn – Das Subjekt und die Freiheit, ein psychoanalytischer Beitrag. In: Jb. d. Psa. Bd. 15. Stuttgart (frommann-holzboog), S. 68–99.
Loch, W. (1985): Perspektiven der Psychoanalyse. Stuttgart (Hirzel).
Loch, W. (1993): Wie verstehen wir die psychoanalytischen Grundbegriffe: Fühlen – Denken – Verstehen. In: Junkers, G. (Hg.): Wege zur Deutung im psychoanalytischen Prozess. Tagungsband zur Arbeitstagung der Deutschen psychoanalytischen Vereinigung in Bremen, S. 9–28. Und in: Jb. d. Psa. Bd 2. Stuttgart (frommann-holzboog), 1994, S. 9–39.
Meltzer, D. (1967): The Psycho-analytical Process. Perthshire (Clunie Press/The Roland Harris Trust Library), 1979.
Meltzer, D. (1988 [1984]): Traumleben. München Wien (Verlag Internationale Psychoanalyse).
Milner, M. (1952): Aspects of symbolism in comprehension of the not-self. I. J. Psycho-Anal. 33, 181–195.
Milner, M. (1955): The role of illusion in symbol formation. In: Klein, M.; Heimann, P. & Money Kyrle, R. E.: New Directions in Psychoanalysis. London (Tavistock), 1955.
Modell, H.A. (1976): »The holding environment« and the therapeutic action of psychoanalysis. JAPA 24, 285–307.
Modell, H.A. (1988): The centrality the psychoanalytic setting and the changing aims of treatment. Psa. Q. 57, 577–596.
Modell, H.A. (1990): Other Times, Other Realities. Toward a Theory of Psychoanalytic Treatment. Cambridge/London (Harvard Univ.Press).
Neubaur, C. (1987): Übergänge. Spiel und Realität in der Psychoanalyse Donald W. Winnicotts. Frankfurt a. M. (Athenäum).
Pontalis, J.-B. (1992): Die Macht der Anziehung. Frankfurt a. M. (Fischer).
Pontalis, J.-B. (1998 [1977]): Zwischen Traum und Schmerz. Frankfurt a. M. (Fischer Tb); Gießen (Psychosozial-Verlag), 2003.
Racamier, P.-C. (1982 [1980]): Die Schizophrenen. Eine psychoanalytische Interpretation. Berlin/Heidelberg/New York (Springer).
Rycroft, C. (1956): The nature and function of the analyst's communication to the patient. I. J. Psycho-Anal. 37, 469–472.
Searles, H. (1974 [1955]): Abhängigkeitsprozesse bei der Psychotherapie von Schizophrenie. In: Ders. (1974): Der psychoanalytische Beitrag zur Schizophrenieforschung. München (Kindler), S. 9–47.
Spitz, R. (1956): Übertragung und Gegenübertragung. Die psychoanalytische Behandlungssituation – eine genetische Untersuchung ihres Kräftespiels. Psyche – Z Psychoanal 10(1), 63–81.

Stone, L. (1973 [1961]): Die psychoanalytische Situation. Frankfurt a. M. (Fischer).
Trimborn, W. (1987): Der Analytiker, der Rahmen und die Öffentlichkeit. Der ›Vater‹ in Kleists »Prinz Friedrich von Homburg«. In: Jb. d. Psa. Bd 21. Stuttgart (frommann-holzboog), S. 85–131.
Trimborn, W. (1994a): Analytiker und Rahmen als Garanten des therapeutischen Prozesses. Der Psychotherapeut 39, 94–103.
Trimborn, W. (1994b): Die depressive Position des Analytikers und der Übergangsraum der psychoanalytischen Situation. In: Schillmöller, G. & Posch, P. (Hg.): Der Platz des Psychoanalytikers. Freiburg (Eigenverlag).
Widlöcher, D. (1993): Zeit zum Hören, Zeit zum Deuten, Zeit zum Verstehen. EPF Bulletin 40, 5–17.
Widmer, P. (1990): Subversion des Begehrens – Jacques Lacan oder Die zweite Revolution der Psychoanalyse. Frankfurt a. M. (Fischer).
Winnicott, D.W. (1947): Haß in der Gegenübertragung. In: Ders. (1976), S. 75–88.
Winnicott, D.W. (1953): Übergangsobjekte und Übergangsphänomene. Psyche – Z Psychoanal 23(9), 666–682. Und in ders. (1979), S. 10–36.
Winnicott, D.W. (1954): Metapsychologische und klinische Aspekte der Regression im Rahmen der Psychoanalyse. In: Ders. (1976), S. 179–202.
Winnicott, D.W. (1955): Zustände von Entrückung und Regression. In: Ders. (1976), S. 203–216.
Winnicott, D.W. (1958): Die Fähigkeit zum Alleinsein. In: Ders. (1974): Reifungsprozesse und fördernde Umwelt. München (Kindler), S. 36–46.
Winnicott, D.W. (1973 [1971]): Die therapeutische Arbeit mit Kindern. München (Kindler).
Winnicott, D.W. (1974): »The Fear of breakdown«. Int. Rev. Psycho-Anal. 1, 103–107.
Winnicott, D.W. (1976 [1958]): Von der Kinderheilkunde zur Psychoanalyse. München (Kindler).
Winnicott, D.W. (1979 [1971]): Vom Spiel zur Kreativität. Stuttgart (Klett-Cotta).
Winnicott, D.W. (1991 [1974]): Die Angst vor dem Zusammenbruch. Psyche – Z Psychoanal 45(12), 1116–1126.

5. Der analytische Prozess und die Fähigkeit zur Destruktion[1]

Lassen Sie mich mit einem Gedanken beginnen, den ich bei Pontalis[2] gefunden habe und der mitten in das Thema hineinführt: Erst die Trennung schafft einen Zugang zum Unbewussten, zur primären Mutter. Und in dem Büchlein *Macht der Anziehung* (1992, S. 44) schreibt Pontalis: »So wie der Traum, so ist auch die Analyse eine Öffnung zum Unbegrenzten und bezähmt es zugleich«. Denn »es ist die *abwesende* Mutter, die unser *Inneres* ausmacht« (1998, S. 58). So gilt es nicht, das Unbewusste des Patienten zu entdecken oder zu entschlüsseln, vielmehr geht es um den *Zugang* zum Unbewussten, wobei Pontalis als die unabdingbare Voraussetzung für die Möglichkeit des Zuganges zum Unbewussten die *Trennung* benennt.

Ich will versuchen, die Position zu beschreiben, die dem Analytiker in diesem Prozess zukommt bzw. die er einnehmen muss, um eine Transformation zu ermöglichen, durch die der Analysand aus der Verschlossenheit des mütterlichen Körpers, aus einer geheim gehaltenen inzestuösen

---

1 Vortrag auf den Tagungen der Mitteleuropäischen Psychoanalytischen Vereinigungen in Luzern 1998 und der EPF in Berlin 1999. Erstveröffentlichung in Zs. Psa. Theorie u. Praxis 14(1), 1999, 17–30.

2 Da ich die Literaturstelle des Zitates nicht mehr gefunden habe, könnte es auch sein, dass dieser Gedanke das Resümee meiner Lektüre der Schrift von Pontalis darstellt. Da ich mich in der Arbeit wiederholt auf Pontalis beziehe, wird erkenntlich, dass der Gedanke in seinem Werk mehr oder weniger explizit immer wiederkehrt. Dafür will ich mit diesem Zitat den wiedergegebenen Gedanken belegen. »Damit man mit der *Sache* in Beziehung bleiben kann, muß der Moment gekommen sein, an dem die Verbindung mit dem *Objekt* aufgelöst wird (das Ende der Analyse). Damit man es sich möglich macht zu träumen, muß man zunächst die Entfernung billigen, die der Schlaf gewährt« (Pontalis 1988, S. 207).

Bindung (Racamier 1982), einer prägenitalen Fixierung (Bouvet 1958) bzw. einer symbiotischen Omnipotenz (Khan 1977b, 1977c, S. 341) befreit wird. Meine Überlegungen beziehen sich auf eine pathologische Organisation, mit der der Patient versucht, das traumatische Erleben einer Trennung mittels eines unbewussten omnipotenten Phantasmas einer Einheit wie auch einer exzessiven Identifizierung mit dem Primärobjekt ungeschehen zu machen bzw. auszulöschen. Dadurch bleibt er aber an das Primärobjekt in pathologischer Weise fixiert und sucht es für sich zu bewahren, zu schützen und zu kontrollieren. Insofern ist die Erwartung des Patienten an die Analyse höchst zwiespältig.

Es ist schon ein schwieriges und heikles Unterfangen, allein theoretisch den Prozess einer Auflösung dieser pathologischen und pathogenen Fixierung an das Primärobjekt (Trimborn 1995a; s. Kap. 1) zu fassen, und klinisch ist er mit einem Anspruch verbunden, der kaum einzulösen ist. Größenwahnsinn und Scham liegen hier nahe beieinander. Insofern fällt es mir nicht leicht, diese Thematik in einem Vortrag zur Diskussion zu stellen. Doch bin ich der Überzeugung, dass Analysen mit bestimmten Patienten diesen Bereich berühren müssen, wenn sie zu einem befriedigenden Abschluss, ja überhaupt zu einem Abschluss kommen sollen. Außerdem glaube ich, dass sich hier, weil sich an diesem Punkt, wie ich meine, die Psychoanalyse von der analytischen Therapie unterscheidet, auch der spezifische Wert der Psychoanalyse erweisen muss.

Theoretische Einkreisung des Themas

Die Fähigkeit des Analytikers zur Destruktion beinhaltet die Übernahme von Verantwortung und Schuld durch den Analytiker für die Trennung des Patienten vom Primärobjekt bzw. für die Zerstörung oder das Aufgeben eines omnipotenten Phantasmas, das den Analysanden auf inzestuöse Weise an das Primärobjekt bindet. Erst mit der Übernahme von Verantwortung und Schuld durch den Analytiker kann auch der Patient diesen Schritt gehen. Dies kann nur gelingen, wenn der Analytiker die Angst vor Leere und Ungewissheit zulassen und aushalten kann. Für dieses Geschehen darf er die Verantwortung nicht abgeben bzw. durch eine Deutung zu einer Angelegenheit des Patienten machen. Dann erst werden die verfolgenden Ängste vor

Rache oder Verrücktsein wie auch die depressiven Ängste von einer totalen Zerstörung oder einem Mord, die sich sowohl auf das Selbst als auch auf das Objekt beziehen, transformiert und einer Symbolisierung zugänglich.

Mit anderen Worten: Die persekutorische Schuldthematik wird in eine depressive Schuld transformiert (vgl. Money-Kyrle 1955; Grinberg 1993), weil der Analytiker dem Analysanden als Subjekt gegenübergetreten ist. Freud selbst hat in seinem Aufsatz *Das Unbehagen in der Kultur* (1930, S. 494) die Problematik des Schuldgefühls »als das wichtigste Problem in der Kulturentwicklung« bezeichnet.

Für den psychoanalytischen Prozess muss festgehalten werden, dass die angedeutete Transformation jedoch erst stattfinden kann, wenn eine symbolische Gleichsetzung (Segal 1990) zwischen der Analyse selbst, also der analytischen Situation mit dem Primärobjekt bzw. dem omnipotenten Phantasma, nämlich dem Phantasma einer ungetrennten Einheit mit dem Primärobjekt, stattgefunden hat und der Analytiker diesen Prozess zulassen und sich auf diesen Prozess einlassen kann. Dies bedarf einer langen mühsamen und geduldigen Arbeit.

Dabei kann nicht genügend betont werden, dass es sich um einen vielschichtigen und auch gegenläufigen Prozess handelt, wobei eine Regression auf eine gesunde Abhängigkeit (Winnicott 1976c; Balint 1973; Khan 1977a u. a.) nur auf dem Hintergrund eines stabilen Settings (Trimborn 1995b) möglich und therapeutisch nützlich ist.

Stone hat in seinem Buch *Die psychoanalytische Situation* auf zwei wichtige, gegenläufige Bewegungen des psychoanalytischen Prozesses aufmerksam gemacht: Einerseits pflegt die Intensität der psychoanalytischen Beziehungen, bedingt durch die Häufigkeit und Dauer der Sitzungen, »die primordiale Phanatasie eines einzigen ursprünglichen Objekts als Alternative zur übrigen Welt zu stützen« (1973, S. 111). Andererseits tendiert das psychoanalytische Setting von Anfang an dazu, »die wiederholten Phasen des Zustandes einer relativen *Trennung* von den frühen Objekten zu reproduzieren […]« (S. 103; Hervorhebung bei L. S.). Es ist ein Prozess, den Dantlgraber und Herold, sich auf Loch beziehend, wie folgt beschrieben haben:

> »Insoweit die Übertragung als Abwehr bearbeitet wird, kommt es im weiteren Verlauf des psychoanalytischen Prozesses zu einer sukzessiven Aufhebung der verschiedenen Übertragungsebenen, die schließlich zur Besetzung

> und Aktivierung des primären Objekts führt (Loch, 1991, S. 23), so daß der Patient mit seiner ›basalen Objektbedürftigkeit‹ konfrontiert wird (Tarachow, 1962, S. 379). Auf diese Weise vollzieht sich im analytischen Prozeß ein Übergang von objektlibidinöser zu primärer Übertragung. Auf dem Wege der Arbeit mit der Übertragung als Widerstand erreicht der Analytiker Schichten, die für die Pathologie von Patienten mit einer unsicheren Repräsentanz des Primärobjekts verantwortlich sind. Es handelt sich um Patienten, für die die Wahrnehmung von Getrenntheit – mit der Erfahrung von Abhängigkeits- und Verlustangst einschließlich der Wahrnehmung von Neid oder Schuld – eine psychische Katastrophe bedeutet« (1995, S. 122).

So dient der erste Schritt einer langen Analyse dem Übergang zu einer primären Übertragung, wodurch eine doppelte Bewegung stattfindet. Zum einen erfolgt eine Regression auf eine frühe Abhängigkeit, zum anderen wird damit das unbewusste Phantasma einer Einheit auf die analytische Situation übertragen. Diese Regression kann der Patient nur auf dem Hintergrund eines sicheren Rahmens, den der Analytiker vertreten muss, zulassen. Dem Aufgeben dieses inzestuösen Phantasmas, das in Form einer symbolischen Gleichsetzung auf die Analyse übertragen wurde, als zweitem Schritt ist eine katastrophische Brisanz eigen. An dieser Stelle wird der Analytiker als *Subjekt* gebraucht, der bereit ist, sich auf seinen Narzissmus und seine Verantwortlichkeit für diesen Prozess auch vor einer Öffentlichkeit (Trimborn 1987; s. Kap. 6, 7) befragen zu lassen. Denn das Aufgeben der Besetzungen auf der Ebene der primären Übertragung bzw. einer primären Einheit ist mit einem Objekt- und Selbstverlust verbunden (Trimborn 1995a; s. Kap. 1), mit einem Verlust also, der an ein frühes unintegriertes Trauma rührt und als zerstörerisch oder vernichtend erlebt wird. Insofern ist die Formulierung von Loch, basierend auf Gedanken von Searles, dass sich der Heilungsprozess »auf einer Ebene im Therapeuten ereignen müsse, bevor er sich innerhalb des Patienten realisieren kann« (1974, S. 442), wichtig und hilfreich zugleich.

Nach Grinberg (1993, S. 52) ist für Bion die katastrophische Veränderung ein Entwicklungsphänomen bei seelischem Wachstum. Sie ist kein Unglück, sondern eher der Ausgangspunkt einer Entwicklung. In der Analyse bestimmter regressiver Borderline-Patienten mit vorherrschender psychotischer Struktur tritt es in besonderer Weise in Erscheinung.

Hier ist ein Bereich angesprochen, der deutlich macht, dass die Isolierung bzw. Abstinenz nicht so sehr Triebbefriedigungen bzw. Triebkonflikte meint, auch wenn gerade in diesem Zusammenhang in hohem Maße libidinöse und aggressive Impulse mit im Spiel sind. Es geht vielmehr um die Anerkennung von Getrenntheit und der dazugehörigen primitiven Abhängigkeit, die den Patienten so sehr bedroht, weil sie die traumaträchtige Kind-Mutter-Beziehung seiner ersten Lebensjahre berührt.

Paradoxerweise kann die Trennung nicht anerkannt werden, wenn nicht zugleich das Bedürfnis nach Nähe, die Sehnsucht nach einer verschmelzenden Einheit und der Wiederherstellung einer narzisstischen Integrität zugelassen wird, was mit der Regression auf eine primäre Übertragung und dem Zulassen von Abhängigkeit bezeichnet wird. Die verlorene narzisstische Vollkommenheit, die der Analysand wiederzufinden sucht, wird auf den Analytiker projiziert. In diesem Zusammenhang hat Grunberger darauf aufmerksam gemacht, dass der Analytiker in der Beschäftigung mit dem Unbewussten eine besondere Lust empfindet:

> »Es handelt sich tatsächlich um eine narzißtische Lust, entstanden aus dem Eintauchen in die Tiefen derjenigen Dimensionen der Psyche, in der die Unbegrenztheit, die Zeitlosigkeit und die Allmacht zu Hause sind. Auf einer bestimmten Ebene bedeutet das eine Rückkehr in den Mutterleib« (1978, S. 7).

Gerade auf dem Hintergrund dieser narzisstischen Bedürfnisse des Analytikers ist für diesen dann das erregendste und zugleich am meisten ängstigende aller narzisstischen Probleme der Zustand, so Brenman,

> »in dem der Analytiker sich bedeutungslos fühlt und sein Glaube an die Analyse als eine nutzlose Verblendung erscheint. Wie der Analytiker damit umgeht, ist von höchster Wichtigkeit, denn wenn er dem nicht ins Gesicht sehen und das Gute und Wertvolle nicht vom Unwerten unterscheiden kann, trifft er die depressive Position nicht und kann deshalb dem Patienten kein ausreichend stärkendes Introjekt geben, um dem Patienten zu helfen, mit der depressiven Position umzugehen« (1978, S. 26).

Grunbergers wie Brenmans Ansicht wurden auf derselben EPF-Tagung 1978 zum Narzissmus des Analytikers vorgetragen. Es geht also darum, ob der Analytiker die Desillusionierung hinsichtlich seiner Person und des analytischen Prozesses zulassen und halten kann. Im Anschluss an Winnicott lautet daher meine Überlegung: Diesen Schritt der Trennung kann der Patient nur gehen, wenn der Analytiker die Verantwortung auch für seinen Hass (vgl. Winnicott 1976b) und seine Schuld übernimmt, ohne sich zu rechtfertigen oder die Schuld mittels Deutung zurückzuweisen (vgl. Balint 1968) bzw. zum Problem des Patienten zu machen.

Doch ist es nicht allein der Patient, der die Zerstörung der Analyse als Objekt bzw. – um es genauer zu sagen – die Zerstörung der analytischen Dyade riskieren muss. Hier darf sich der Analytiker nicht auf die eigene Begrenztheit berufen, auch wenn seine unumgänglichen Fehler und Mängel, die jedem Menschen und somit auch ihm eigen sind, in diesem Zusammenhang von Bedeutung sind. Denn ein Verweis auf die eigene Begrenztheit beinhaltet die Versuchung, das Geschehen herunterzuspielen und damit zu bagatellisieren, um sich auf diese Weise zu »ent-schuldigen«, also die Frage der Verantwortung zu einem alltäglichen menschlichen Problem zu machen, der Aggression des Patienten zu entgehen und seinen Narzissmus zu retten.

In diesem Zusammenhang können die negative Übertragung wie auch die negative therapeutische Reaktion eher als eine Abwehr gegen eine als Katastrophe befürchtete Transformation begriffen werden. Wenn das emotionale Geschehen nur in den Begriffen der Gegenübertragung verstanden wird, um das Erleben des Patienten zu verstehen, wenn der »Hass im Analytiker« ausschließlich als eine Reaktion auf die projektive Identifikation des Patienten aufgegriffen wird und nicht als eine Aufforderung an den Analytiker, als verantwortliches Subjekt in Erscheinung zu treten, dann gibt es keinen Ausweg.

Das Piano – Ein Film von Jane Campion

Mit meinem Hinweis auf den Film *Das Piano* von Jane Campion, den möglicherweise viele von Ihnen kennen, will ich versuchen, die Unterscheidung von *Destruktivität, Dekonstruktion* und *Destruktion* anschaulich zu machen.[3]

Die stumme Ada kommt mit ihrer neunjährigen Tochter und ihrem über alles geliebten Klavier – einem Flügel – nach einer arrangierten Heirat mit ihrem zukünftigen Mann, Stewart, in den entlegenen Busch von

3 Dieser Film wird in Kap. 9 unter dem Aspekt der Anerkennung interpretiert.

Neuseeland. Stewart weigert sich, den Flügel vom Meeresstrand in das Hochland zu transportieren. Es bleibt als einziges ihrer Besitztümer am Strand zurück. Ada kann den Gedanken an den Verlust und die sichere Zerstörung nicht ertragen und geht einen Handel mit dem Nachbarn Baines, einem allein lebenden Analphabeten, ein. Auf dem Cover des Videos heißt es weiter: Doch diese Abmachung verwickelt die drei tiefer und tiefer in eine komplexe sexuelle Beziehung, die sich in beängstigender Weise um keine Grenzen kümmert.

Diese komplexe Beziehung sowohl zu dem Klavier wie zu Stewart und Baines lässt sich als eine Geschichte einer Entwicklung aus einem narzisstischen Rückzug in eine libidinöse Objektbeziehung begreifen. Ihr Mann, Stewart, fühlt sich durch Adas Stummheit und ihren Rückzug auf das Piano zurückgewiesen und ausgeschlossen. Er will das Piano vergessen machen, um Ada endlich für sich zu gewinnen, was ihm jedoch nicht gelingt. Baines aber begreift unbewusst die Bedeutung dieses Objekts für Ada und verwickelt sie in einen Handel. Während Stewart das Piano als Rivale erlebt und dieses mit aller Gewalt auszuschalten versucht, um sich an dessen Stelle zu setzen, gelingt es Baines, dieses Objekt zu einem verbindenden Tauschobjekt zu verwandeln, indem er Klaviertaste für Klaviertaste in Klavierstunden eintauscht, wobei er Ada zugleich aber als Liebesobjekt entdeckt. In langem und zähem Ringen gelingt es ihm, dass sie sich von ihm verführen lässt. So tritt Baines langsam an die Stelle des Piano, was Ada sowohl als Verführung wie auch als Bedrohung erlebt, weil ihr Baines anders als das Piano nicht total verfügbar ist und die in ihr erwachenden libidinösen Wünsche ihre narzisstisch-omnipotente Autarkie aufbrechen. Als ihre Tochter das geheime Geschehen entdeckt und an Stewart verrät, hackt er seiner Frau Ada zur Bestrafung und als Rache einen Finger ab. Doch damit hat Stewart Ada nicht nur für ihren sexuellen Kontakt mit Baines bestraft, sondern in einem zerstörerischen Akt von ihrem Pinao getrennt. Mit dem Erwachen ihrer Sexualität – so will ich diesen Abschnitt deutend begreifen – endete die duale und ausschließliche Beziehung zu ihrem Kind, mit der »Kastration« ihre narzisstische »Unschuld«.

Ada trennt sich daraufhin von ihrem Mann und verlässt, so wie sie gekommen war, auf einem Schiff zusammen mit dem Piano, Baines und ihrer Tochter die Insel. Da geschieht für alle etwas Unerwartetes. Ada fordert in ihrer Zeichensprache Baines auf, das Piano ins Meer zu kippen. Baines reagiert zögernd und ungläubig, ja er ist zutiefst erschrocken und getroffen. Er weiß und wusste ja immer um den Wert des Pianos für Ada, ja das Piano war Ursprung und Garant ihrer Beziehung. Doch als Ada darauf besteht, bemerkt Baines ihren Ernst und kippt zusammen mit den Eingeborenen dieses »einmalige Objekt« ins Meer. Das Unverständnis des Geschehens mündet hier in ein Entsetzen, da Ada von dem Piano mit in die Tiefe gerissen wird bzw. sich reißen lässt. Im letzten Augenblick entscheidet Ada sich für das Leben und befreit ihren Fuß aus der Schlinge.

Im Gegensatz zu den opulenten und grandiosen Bildern, mit denen das bisherige Geschehen in Szene gesetzt war, endet der Film mit einem prosaischen Bild. Wir sehen Ada, die ihre Sprache wiedergefunden hat, in einem Reihenhaus und einem durchschnittlichen Familienleben nicht an ihrem Flügel, sondern an einem Klavier sitzen, wobei das Klappern der Fingerprothese an den Verlust erinnert. Ada hat wohl gespürt, dass eine Trennung von Stewart und der Tropenwelt nicht ausreicht, um mit Baines eine reife oder – wie die klassischen Analytiker sagen würden – genitale Beziehung leben zu können, wenn das Piano weiterhin den ersten Platz einnimmt. Erst die Zerstörung oder die Aufgabe des Pianos vollendet mit einer nicht mehr rückgängig zu machenden Zäsur die Transformation. Diese führt zur Beendigung eines rein imaginären Erlebens – weg von den tropischen, paradiesischen Inseln mit ihren Ureinwohnern, die keine Unterscheidung zwischen Spiel und Wirklichkeit kennen – zu einem Leben zusammen mit einem Partner.

Stewarts Versuche, Ada für sich zu gewinnen, zeichneten sich durch einen *destruktiven* Machtkampf aus. Im Gegensatz dazu rivalisierte Baines nicht mit dem Piano, vielmehr erfasste er dessen Wert für Ada, was das Entscheidende war, auch wenn er um die unbewusste Bedeutung nicht wusste. In einem langen Ringen, das im Gegensatz zu dem Machtkampf als ein *dekonstruierender* Prozess zu verstehen ist, fand zunehmend eine Verschiebung der Besetzung statt: An die Stelle des Pianos trat eine ebenbürtige libidinöse Beziehung, die Ada aus ihrem narzisstischen Rückzug lockte. Doch erst eine *transformierende Destruktion* befreite Ada endgültig aus einer narzisstisch-omnipotenten, keine Grenzen anerkennenden und inzestuösen Beziehung. Während Stewart aber das Piano rauben wollte und sie davon gewaltsam trennte, um sich ihrer zu bemächtigen, muss Baines das Piano aufgeben, das inzwischen für ihn der Garant des Zugangs zu Ada geworden ist, und es ins Meer kippen.

Im Anschluss an die Geschichte dieses Films stellte sich für mich die Frage, inwieweit der Analytiker dazu aufgefordert und fähig ist, einen solchen Kampf aufzunehmen, ohne sich in einen sadistischen Alles-oder-nichts-Kampf wie Stewart zu verstricken, und inwieweit er bereit ist, die Verantwortung zu übernehmen, diese Destruktion zu riskieren, die erst die Transformation unumgänglich macht. Mit anderen Worten: Kann der Analytiker zulassen, dass das ganze Unternehmen vielleicht scheitert bzw. stirbt, nachdem die Analyse zum verbindenden Element geworden ist? Oder braucht er die Analyse, um sich des Patienten versichern zu können? Als Ada Baines aufforderte, das Piano dem Meer zu übergeben, hieß das nicht in diesem Moment für Baines, alles verloren zu haben? Doch erst dieser Moment einer Leere[4] erschafft für den Patienten, so paradox das anmutet, die Sicherheit, dass der Analytiker nicht identisch ist mit dem Primärobjekt, aber auch nicht über das Primärobjekt mithilfe eines omnipotenten Phantasmas verfügt. Dann erst kann sich der Analysand wie Ada für das Leben entscheiden und die Analyse beenden.

Im nächsten Abschnitt will ich nochmals versuchen, dieses Geschehen theoretisch zu fassen, und begründen, warum dieser Schritt einerseits für beide Seiten so kritisch und brisant, andererseits aber im Rahmen einer solchen Entwicklung unumgänglich ist.

Eine Falldarstellung

Ein schwer depressiver Patient[5] – er war schon in einer mehrjährigen analytisch-psychotherapeutischen Behandlung gewesen, die nicht beendet werden konnte – stellte zu Beginn der Analyse die Behauptung auf, dass er, solange er in Analyse sei, keine depressive Phase mehr bekomme, was sich im Verlauf der fast sechsjährigen Analyse bestätigte. Sein ihn darüber hinaus behandelnder Psychiater hatte eine endogene Depression diagnostiziert und jeglichen Wert einer Analyse bezwei-

4 Ich denke, dass hier einerseits ein Bezug zu der so wichtigen Periode des Zögerns bei Winnicott (1941) besteht, worauf Khan und Bollas hingewiesen haben. Darüber hinaus geht es um eine Situation – Pontalis (1998, S. 173) benutzt hier das Bild des Schachspiels –, in der der Analytiker nicht mehr sein Spiel spielen kann und keine Figur mehr hat, um sich nach vorne bewegen zu können.

5 In Kap. 6 wird das Behandlungsende mit diesem Patienten nochmals ausführlicher unter einer anderen Perspektive diskutiert.

felt. Doch unmittelbar nach Beendigung der Analyse geriet der Patient in eine fast stuporöse Depression. Drei Monate später meldete er sich wieder. Alles schien umsonst gewesen zu sein. Sein gepanzertes Auftreten und sein erstarrtes Erscheinungsbild – am gleichen Tag hatte er morgens wieder den Psychiater aufgesucht – setzten mich innerlich schwer unter Druck. Zwar hatte ich diesen Rückfall erwartet. Aber es fiel mir, vorsichtig ausgedrückt, nicht leicht, für den Wert der Analyse weiterhin einzustehen und mit ihm die Arbeit – jetzt einstündig im Sitzen – fortzusetzen. Nach wenigen Stunden inszenierte er eine geradezu mörderische Attacke sowohl seiner Frau als auch mir gegenüber. In den folgenden Stunden gestand er sich doch zum ersten Mal seine Abhängigkeit von der Analyse wie auch seine Hilfsbedürftigkeit ein, d.h. in der Übertragung seine Abhängigkeit vom Primärobjekt. Danach besserte sich sein Zustand überraschend schnell, sodass er nach wenigen Wochen die Analyse endgültig beendete.

Dieser Verlauf lässt die Deutung zu, dass die schwere Depression sowohl Ausdruck als auch Garant seiner unbewussten und ungetrennten Bindung an das Primärobjekt und in der Übertragung an die Analyse war. Bindung und Depression mussten jedoch in der Analyse versteckt gehalten und damit geschützt werden. Erst die Beendigung der Analyse – also eine Trennung – ermöglichte den Zugang zu der unbewussten Bedeutung und eine Symbolisierung, weil er danach die Abhängigkeit ansprechen konnte und damit anerkannte. Andererseits war es die Depression, die ihn zwang bzw. aufforderte, nochmals mit mir Kontakt aufzunehmen. Doch die vorausgegangene Trennung verschaffte dem Patienten die Sicherheit, dass er sich mit seiner Anerkennung der Abhängigkeit nicht an den Analytiker als fantasiertes omnipotentes Objekt ausliefern würde. Sich auf die Trennung eingelassen zu haben beinhaltete aber sowohl für den Patienten als auch für den Analytiker den Verzicht auf das omnipotente Objekt und das mit diesem verknüpfte Phantasma. »So scheint mir«, schreibt Pontalis, »daß wir voll und ganz die Legitimität seiner negativen Reaktion anerkennen, das heißt unsere Unzulänglichkeit akzeptieren müssen« (1988, S. 102). Die wieder erstarkte Depression ließ meinen Patienten wie auch mich wissen, dass der Analytiker bzw. die Analyse nicht alles richten können wird, ihm aber auch nicht das in der Depression enthaltene unkontrollierte Primärobjekt entreißt.

Abschliessende Überlegungen

Überlegungen von Riviere, Winnicott, Searles und Bion haben mich im Rahmen der geschilderten Problematik immer wieder beschäftigt und nachdenken lassen. Riviere (1936) hat in ihrer tiefgründigen Arbeit die negative therapeutische Reaktion als Abwehr einer schweren Depression aufgefasst, in der die Welt von allen guten Objekten entleert ist. Winnicott hat den Gedanken geäußert, dass der Patient auch fähig sein muss, seine guten Objekte zu zerstören, um sie gebrauchen zu können; d.h.: »Ohne die Erfahrung größtmöglicher Destruktivität (am ungeschützten Objekt) wird das Subjekt den Analytiker niemals in die Außenwelt stellen.« Und ohne diese Erfahrung wird – wie Winnicott feststellt – die Analyse dem Patienten zwar Freude machen, aber »er wird sich nicht grundsätzlich ändern« (1979, S. 107).

Was bedeutet das für den analytischen Prozess, wenn die Analyse an die Stelle des primären Objekts getreten ist, genauer gesagt an die Stelle der Bindung an die frühe Mutter, die erhalten werden muss, weil der Patient diese im Analytiker ernähren muss? Er muss dies »nicht um sich zu helfen, außerhalb der Analyse zu leben, sondern um jene in einem unendlichen Prozeß zu verlängern« (Green, 1983, S. 225), um sich und auch den Analytiker gegen einen unerträglichen Verlust zu schützen. Doch wer fürchtet diesen Verlust? Muss nicht der Analytiker das bedrohliche Maß dieses Verlusts als einen eigenen spüren und zulassen, um den Patienten aus dieser Bindung entlassen zu können?

Ich habe auf die Schwierigkeit und Notwendigkeit hingewiesen, im analytischen Prozess die Ebene der primären Übertragung oder einer frühen Abhängigkeit zuzulassen. Solan macht darüber hinaus darauf aufmerksam, dass

> »jeder Patient in der Analyse unbewußt das unerreichbare Verschwinden der Grenzen sucht, die ihn von seinem Objekt trennen, indem er in der Übertragung diese alte Erfahrung von Nähe wiederbelebt oder Widerstände gegen eine von ihm als gefährlich erlebte Nähe aufrichtet. Für den Analytiker besteht die Notwendigkeit, eine bestimmte Qualität von Präsenz, voller innerer Verfügbarkeit und Annahme anzubieten. […] Der Analytiker muß seinem Analysanden erlauben, seine Sehnsucht nach Vereinigung als seine Notwendigkeit zur Trennung zu erleben, indem sie bewußt gemacht und durchgearbeitet wird« (1983, S. 92).

Somit entsteht jedoch eine paradoxe Situation: Der Analysand wird die Sehnsucht nach der Nähe nur anerkennen können, wenn er sich davon trennt. Erst die Trennung schafft den Zugang zum Unbewussten und eine Repräsentanz für den mütterlichen Körper. Denn erst die Trennung mindert die Angst des Patienten, der Analyse bzw. dem Analytiker zu verfallen. Auf dieser Ebene wird es in der Analyse darum gehen, ob der Analytiker die Zerstörung des guten Objektes, also der Analyse, durch den Analysanden riskieren oder gar zulassen kann und ob er die damit verbundene Unsicherheit und Schuld im Moment der Leere[6] aushalten, ertragen und damit halten kann. Kann er die Schuld aushalten, das »Versprechen der Analyse« einer narzisstischen Restitution der phantasmatischen Einheit verraten zu haben, um das Trauma der Trennung ungeschehen zu machen? Oder aber wird der Analytiker nicht wagen, zusammen mit dem Patienten diesen Schritt zu gehen, weil er sonst glaubt, »verrückt«, »ein Mörder«, »inzestuös«, »ein Genie« zu sein, wie Bion (nach Grinberg 1973, S. 132) bemerkt hat?

Wenn ich mich nochmals auf den Film beziehen darf, dann ist es Baines mit seiner geduldigen Arbeit und geschickten libidinösen Verführung, also mithilfe einer positiven libidinösen Übertragung und einem Prozess der Dekonstruktion, gelungen, Ada aus ihrem narzisstischen Rückzug herauszulocken und ein gutes lebendiges Objekt wiederzubesetzen, sie zu einer Hingabe zu bewegen. Dieses Geschehen ist mit der langen Arbeit einer Analyse vergleichbar, in der das unbewusste Phantasma mithilfe der Arbeit an der Abwehr, einer kontrollierten Regression und der Übertragung freigelegt und in ein Thema der analytischen Beziehung transformiert wird, was üblicherweise als Übertragungsneurose bezeichnet wird. In der klassischen Analyse gehen wir davon aus, dass das Phantasma der Übertragungsneurose mithilfe von Deutungen wahrgenommen, erkannt und schließlich aufgelöst werden kann.

Doch immer wieder gibt es Berichte, in denen eindrücklich geschildert wird, dass bestimmte Patienten im Laufe einer langen Analyse zwar immense Fortschritte machen und viele Bereiche fruchtbar bearbeitet werden konnten, dass aber das zentrale Grundthema völlig unverändert

---

6 Pontalis (1998, S. 51) verweist auf M. Milner (1969, S. 388), die der Problematik des leeren Raumes eine wichtige Funktion einräumt, »damit es für das Subjekt die Möglichkeit gibt, sich zu finden«. Und Pontalis zitiert Winnicott (1974, S. 105), der schreibt: »Allein aus der Nicht-Existenz heraus kann die Existenz beginnen.«

geblieben ist. Wenn es dann zu einem Ende der Analyse kommen soll, dann bleibt für den Patienten eines gewiss: Das Grundthema besteht unverändert fort. In diesem entscheidenden Punkt war doch wieder alles umsonst, alles scheint verloren. Daraus kann dann die Angst des Analytikers entstehen, versagt, letztlich nichts gegeben zu haben, und er kann sich zu der depressiv-resignativen Feststellung getrieben fühlen, dass die Methode der Psychoanalyse doch wieder versagt hat und unzulänglich ist. Mit Gewalt, z. B. intrusiven Deutungen oder einer Veränderung seiner Technik, versucht er vielleicht doch noch das Ziel zu erreichen, wobei die Patienten oft darauf eingehen und damit seine falsche Hoffnung nähren. Unbewusst wird damit die befürchtete Abhängigkeit fixiert. Nicht zu selten verharrt eine Analyse in einem unendlichen gegenseitigen Ernährungsprozess, mit dem an der Idee festgehalten werden kann, doch noch etwas zu bekommen oder doch noch etwas geben zu müssen oder zu können. So wird ein narzisstisch-omnipotentes Phantasma aufrechterhalten, wobei die Krankheit (die Symptomatik) bzw. jetzt die Analyse, die mittels der Übertragung an die Stelle der Krankheit getreten ist, der Garant des Phantasmas ist. Will der Analytiker jetzt die Analyse »retten«, dann tritt er an die Stelle des Phantasmas und bestätigt damit die Angst, das Trauma der primären Verlassenheit nicht bewältigen zu können. Er bietet sich stattdessen als omnipotentes Objekt an, womit die Abhängigkeit perpetuiert wird. Mit eindringlichen Worten hat Pontalis diese Pattsituation erfasst:

> »Aber man kann nicht die Mutter wechseln *(changer)*. Daher der Wille, die Mutter zu verändern *(changer)*. Wille, Versessenheit sogar, sie zu verändern in der Realität, so manifest in dem, was man negative therapeutische Reaktion nennt, worin der Haß den *amour fou* überdeckt: ich muß sie ändern, sie heilen, ich allein, damit sie nur mir allein gehört« (1991, S. 187).

Verharrt der Analytiker in der beschriebenen Position, dann nährt er eine Illusion, doch zugleich wird ein neues Trauma gesetzt, weil die Hoffnung des Patienten zerstört wird, sich von den inneren Geschehen, der Krankheit, lösen zu können. Zugleich erlebt sich der Patient unbewusst als zerstörerisch, weil er die Analyse bzw. den Analytiker als impotent entlarvt hat, insofern dieser, um sich doch noch zu retten, selbst zur verfolgenden Gewalt greift oder sich masochistisch-resignativ der Gewalt das Patienten bzw. der mächtigen Mutterimago überlassen hat. Dann wird der Patient aber auch an seinem Phantasma festhalten, das ihm hilft, sein zentrales Trauma der Verlassenheit mit einer pathologischen Organisation abzuwehren und unter Kontrolle zu halten. Das zentrale Trauma ist mit dem Erleben von Vernichtung verknüpft, weil es um die frühe Abhängigkeit vom Primärobjekt geht, bei der das Dritte ausgeschlossen ist (»inzestuöse Beziehung«; vgl. Racamier 1982), womit eine Symbolisierungsstörung einhergeht. Hier gibt es »Grenzen der Heilung« (Trimborn 1995a; s. Kap. 1), die auch vom Analytiker anerkannt werden müssen.

Doch das Missverständnis des Analytikers besteht darin, dass er glaubt, die analytische Dyade retten zu müssen, damit der Prozess nicht zerstört wird. Dabei kann erst die Zerstörung der Dyade den Raum schaffen, in dem sich der analytische Prozess von der dyadisch-symbiotischen Beziehung unterscheidet, weil er auf ein Drittes verweist. Das heißt aber, dass der Analytiker diese Zerstörung zulassen muss und die damit verbundene Abwesenheit und Unsicherheit aushalten und halten kann, ohne sich auf sinnliche oder konkrete Weise versichern zu müssen, was er nach Bion nur kann, wenn er eins ist mit O, d. h., »der Analytiker muß seine Aufmerksamkeit auf O konzentrieren,das Unbekannte und Un(er) kennbare« (2006 [1970], S.36.). O-Werden bedeutet, sich »selbst seine eigene Wahrheit sein« (Bion 1965, ohne Seitenangabe, zit. nach Grinberg et al. 1993, S. 91) und die Verantwortung für die eigenen Gefühle zu übernehmen. Ich habe mich hier auf Bion bezogen, um deutlich zu machen, dass es an dieser Stelle nicht um eine Technik, auch nicht um ein Wissen geht, das in Deutungen umgesetzt wird, vielmehr um eine Haltung, für die der Analytiker die Verantwortung übernimmt.

Der Patient braucht den Analytiker als sicheren Hintergrund und als Container. Dies ist der Beitrag des Analytikers dazu, dass der Patient seine Abhängigkeit zulassen kann. Er braucht den Analytiker, um verstanden zu werden und um zu verstehen. Er muss aber auch den Analytiker gebrauchen können. Er will wissen, wer der Analytiker ist. Dabei geht es weniger um die reale Person als um die Frage des Patienten nach der Authentizität des Analytikers: »Wer bist du? Wie gehst Du mit Schuld und Ambivalenz, mit Mangel und Hilflosigkeit, mit Wahnsinn und Nichtwissen um?« Denn – wie Pontalis bemerkt – »eine Analyse gelangt erst dann zu ihrer Wirksamkeit, wenn sie die Kategorien ins Wanken bringt, wenn sie die Denkordnung und, wagen wir das Wort, das Sein des Analytikers verändert« (1992, S. 73).

Baines hatte letztlich den Kampf gegen das Piano zwar nicht gewonnen, doch er hatte der Versuchung widerstanden, die Macht des Pianos zerstören zu wollen. Aber im Laufe des Prozesses mit der einschneidenden Zäsur am Ende wurde die besessene Besetzung des Pianos durch Ada – Bollas spricht hier von einem Endobjekt (»terminal object«; 1995, S. 75) – in eine leidenschaftliche (»passionate«; S. 82) Beziehung zu Baines transformiert.

Erst die Zäsur eröffnete Ada den Zugang zum Leben, und erst mit der Zäsur brachte mein Patient seine Depression wieder zum Vorschein und in Kontakt mit der Abhängigkeit von der Analyse, weil mit der Zäsur eine Grenze gegen Allmacht geschaffen wurde, die er sich doch immer vom Analytiker wünschte und die er bestätigte, indem er sie bekämpfte. Mit der Zäsur der Trennung wurde das »terminal object« einer stagnierenden Analyse und der Depression in eine leidenschaftliche Beziehung von mörderischem Hass und anschließender Anerkennung transformiert.

Für mich hat Searles die Klinik dieser abgewehrten und unbewussten Schuldthematik am deutlichsten beschrieben. Ich will deshalb meinen Vortrag mit einigen Worten von Searles schließen. In seiner Arbeit »Abhängigkeitsprozesse bei der Psychotherapie von Schizophrenie« (1974) stellt er fest, dass durch Feindseligkeit in erster Linie Abhängigkeit und Regression abgewehrt werden. Selbsthass und Schuldgefühle begreift er in diesem Zusammenhang als das Ergebnis dieser Abwehr. Doch das potenziell gesunde Selbstbewusstsein ist nach Searles mit feindseligen Gefühlen untrennbar verbunden. Diese Aussage verbindet ihn mit Winnicott. Daher rührt nach Searles (a.a.O., S. 15) die Angst, dass die feindselige Seite der ambivalenten Gefühle durch die positive (libidinöse) Seite zerstört werden könnte. Dies ist eine überraschende Aussage, weil sie die depressiven Ängsten entspringende Sichtweise, dass feindselige Gefühle die guten Objekte zerstören, auf den Kopf stellt. Nach Searles erzeugt die Feindseligkeit im Patienten Schuldgefühle (a.a.O., S. 17), die projektiv in den Vorwurf münden, durch den Therapeuten depriviert und vernachlässigt zu werden und dass dieser feindselig eingestellt sei. Diese Abwehr schadet selbstverständlich in hohem Maße seinen Abhängigkeitsbedürfnissen. Wenn im Analytiker damit unbewusste Omnipotenzfantasien angesprochen werden, wird er entweder seinen Narzissmus durch eine omnipotent-sadistische Gegenübertragungsreaktion zu retten suchen, oder aber sich dem Patienten masochistisch unterwerfen. Dazu bemerkt Searles kritisch, »daß sich der Therapeut lange mit der Verachtung« – ich füge hier hinzu: dem Neid –, »den Mordgelüsten oder mit dem genital-libidinösen Interesse des Patienten befaßt, obwohl der fragliche Affekt im Dienst der Verdrängung von Abhängigkeitsbedürfnissen in erster Linie eine Abwehrfunktion erfüllt« (a.a.O., S. 30). Seiner Ansicht nach besteht die Hauptaufgabe »nicht in dem Versuch, die frühere Deprivation wiedergutzumachen, sondern darin, den Patienten zu unterstützen, damit dieser zu einem vollen und schuldfreien Bewußtsein seiner Abhängigkeitsbedürfnisse gelangt« (a.a.O., S. 32).

Wenn aber die Angst vor der Feindseligkeit des Patienten und vor der eigenen Destruktivität durch eine liebevolle Nachsicht abgewehrt werden muss, dann wird der Patient in einen noch tieferen Rückzug hineingetrieben, und die unbewusste Schuldthematik erneut aktiviert.

Zusammenfassung

Bei schwer gestörten Patienten geht es oft um ein unbewusstes, inzestuöses Festhalten an Primärobjekten und die Schwierigkeit, ihnen zur Separation zu verhelfen. Diese Behandlungen münden oft in einem destruktiven Prozess von Kontrolle, Machtkampf und Ausstoßung, oder aber die Analyse verharrt in endloser gegenseitiger Bestätigung und »Ernährung«. Nur wenn der Analytiker sich als Subjekt der primären Übertragung und dem zentralen Verlustthema zu stellen vermag und für die als Katastrophe befürchtete Trennung die Verantwortung übernimmt – was als Fähigkeit zur Destruktion beschrieben werden kann –, kann er dem Patienten zu einer Symbolisierung und damit zur Lösung vom Primärobjekt verhelfen.

Literatur

Balint, M. (1973 [1968]): Therapeutische Aspekte der Regression. Reinbek bei Hamburg (Rowohlt).

Bion, W.R. (2006 [1970]): Attention and Interpretation. London (Tavistock Publications); London (Karnac Books). Deutsch: Aufmerksamkeit und Deutung. Tübingen (edition diskord), 2006.

Bollas, C. (1995): Cracking up. The Work of Unconscious Experience. London (Routledge).

Bouvet, M. (1958): Technical veriation and the concept of distance. I. J. Psycho-Anal. 39, 211–212.

Brenman, E. (1978): Der Narzißmus des Psychoanalytikers – Seine Auswirkung auf den Patienten. EPF-Bulletin 13, 23–31.

Dantlegraber, J. & Herold, C. (1995): Einige Überlegungen zu unterschiedlichen Sichtweisen des psychoanalytischen und psychotherapeutischen Prozesses. In: Haas, J.-P. & Jappe, G. (Hg.) (1995): Deutungs-Optionen. Tübingen (edition diskord).

Freud, S. (1930): Das Unbehagen in der Kultur. GW XIV, 419–506.

Green, A. (1993 [1983]): Die tote Mutter. Psyche 47(3), 205–240. Und in: Ders.: Die tote Mutter. Psychoanalytische Studien zu Lebensnarzissmus und Todesnarzissmus. Gießen (Psychosozial-Verlag), 2004.

Grinberg, L.; Sor, T. & Tabak de Bianchedi, E. (1993 [1973]): W. R. Bion: Eine Einführung. Stuttgart/Bad Cannstadt (frommann-holzboog).

Grinberg, L. (1992): Guilt and Depression. London/New York (Karnac Books).

Grunberger, B. & Chasseguet-Smirgel, J. (1978): Zur Einführung des Narzißmus des Analytikers. EPF-Bulletin 13, 5–15.

Khan, M. M. R. (1977a [1960]): Regression und Integration im analytischen Milieu. Eine Auseinandersetzung mit den Übertragungs- und Gegenübertragungsaspekten dieser Phänomene. In: Ders.: Selbsterfahrung in der Therapie. München (Kindler), 1977, S. 167–208.

Khan, M. M. R. (1977b [1969]): Symbiotische Omnipotenz. In: Ders.: Selbsterfahrung in der Therapie. München (Kindler), 1977, S. 100–113.

Khan, M. M. R. (1977c [1972]): Die Angst vor totaler Abhängigkeit in der analytischen Situation. In: Ders.: Selbsterfahrung in der Therapie. München (Kindler), 1977, S. 336–338.

Loch, W. (1974): Der Analytiker als Gesetzgeber und Lehrer. Psyche – Z Psychoanal 28(5), 431–460.

Loch, W. (1991): Variable und invariante Objektbeziehungen im psychoanalytischen Prozess: Jb. d. Psa. Bd. 28. Stuttgart/Bad Cannstadt (frommann-holzboog), S. 9–49.

Money-Kyrle, R. (1955): Psycho-analysis and Ethics. In: Ders.: Collected Papers. Perthshire (Clunie Press), 1978.

Pontalis, J.-B. (1998 [1977]): Zwischen Traum und Schmerz. Frankfurt a. M. (Fischer); Gießen (Psychosozial-Verlag), 2003.

Pontalis, J.-B. (1991 [1988]): Aus dem Blick verlieren. München (Peter Kirchheim Verlag).

Pontalis, J.-B. (1992): Die Macht der Anziehung. Frankfurt a. M. (Fischer).

Racamier, P.-C. (1982 [1980]): Die Schizophrenen. Eine psychoanalytische Interpretation. Berlin/Heidelberg/New York (Springer).

Riviere, J. (1936): A contribution to the analysis of the negative therapeutic reaction. I. J. Psycho-Anal. 17:3, 304–320. Deutsch in: Gast, L. (Hg.) (1996): Joan Riviere – Ausgewählte Schriften. Tübingen (edition diskord).

Searles, H. (1974 [1955]): Abhängigkeitsprozesse bei der Psychotherapie von Schizophrenen. In: Ders.: Der psychoanalytische Beitrag zur Schizophrenieforschung. München (Kindler), 1974, S. 9–47.

Segal, H. (1990 [1957]): Bemerkungen zur Symbolbildung. In: Bott Spillius, Elizabeth (Hg.) (1990): Melanie Klein heute. Bd. 2: Anwendungen. Müchen/Wien (Verlag Int. Psychoanalyse), S. 202–224.

Solan, R. (1983): Die Nähe in der psychoanalytischen Situation. EPF-Bulletin 20–21, 89–116.

Stone, L. (1973 [1961]): Die psychoanalytische Situation. Frankfurt a. M. (Fischer).

Tarachow, S. (1962): Interpretation and reality in psychotherapy. I. J. Psycho-Anal. 43, 377–387.

Trimborn, W. (1987): Der Analytiker, der Rahmen und die Öffentlichkeit. Der ›Vater‹ in Kleists »Prinz Friedrich von Homburg«. In: Jb. d. Psa. Bd. 21. Stuttgart (frommann-holzboog), S. 85–131.

Trimborn, W. (1995a): Die Gefahr der Heilung. Pathologische Identifizierungs- und Mentalisierungsprozesse als Grenzen therapeutischer Möglichkeiten. In: Schneider, G. & Seidler, G. H. (Hg.) (1995): Internalisierung und Strukturbildung. Opladen (Westdeutscher Verlag), S. 181–203.

Trimborn, W. (1995b): Der Rahmen und das psychoanalytische Ereignis. In: Haas, J.-P. & Jappe, G. (1995): Deutungs-Optionen. Tübingen (edition diskord), S. 93–118.

Winnicott, D.W. (1976a [1941]: Die Beobachtung von Säuglingen in einer vorgegebenen Situation. In: Ders. (1976): Von der Kinderheilkunde zur Psychoanalyse. München (Kindler), S. 31–56.

Winnicott, D.W. (1976b [1947]): Haß in der Gegenübertragung. In: Ders. (1976): Von der Kinderheilkunde zur Psychoanalyse. München (Kindler), S. 75–88.

Winnicott, D.W. (1976c [1954]): Metapsychologische und klinische Aspekte der Regression im Rahmen der Psychoanalyse. In: Ders. (1976): Von der Kinderheilkunde zur Psychoanalyse. München (Kindler), S. 179–202.

Winnicott, D.W. (1979 [1971]): Objektverwendung und Identifizierung. In: Ders. (1979): Vom Spiel zur Kreativität. Stuttgart (Klett-Cotta).

6. Die Zerstörung der Einheit und die Separation von der frühen Mutter – Über das katastrophische Ende schwer beendbarer Analysen

»Der Kranke verspricht sich alles von der Analyse«, so Grunbergers eindeutige Aussage (1976, S. 79). Ebenso klar und pointiert hat der »Lacanianer« Schmid (2006, S. 14) diese Erwartung an eine Analyse formuliert:

> »Derjenige, der zum Analytiker kommt, weil er unter seinen Symptomen leidet, sucht nach Linderung oder Heilung. Er möchte wieder sein, wie er vorher war. Wer seine berufliche Zukunft auf die Analyse gründen will und deshalb zum Analytiker geht, sucht unter Umständen sein Heil in der Analyse. Dieser möchte sein oder werden, was er vorher nicht war.«

Damit stellt sich die Frage, ob diese Erwartungen in der Analyse erfüllt werden können, bzw. was geschieht, wenn diese Erwartungen nicht erfüllt werden. Entsprechend dieser Frage kommt Schmid nach seinen Erfahrungen zu folgenden Ergebnissen: Da Patienten, bewusst oder unbewusst, auch ahnen, dass die Therapie mit einem Verlust einhergehen wird, brechen viele schon früh eine Analyse oder Therapie ab, oder sie bleiben in Analyse und wollen diese nicht beenden, genau weil dieser Verlust dabei herauskommt. Vielleicht will man deshalb auch Analytiker werden.

Schon im Jahr 1900 schrieb Freud in einem Brief an Fließ: »Ich fange an zu verstehen, daß die scheinbare Endlosigkeit der Kur etwas Gesetzmäßiges ist und an der Übertragung hängt. Ich hoffe, daß dieser Rest den praktischen Erfolg nicht beeinträchtigen wird« (S. 355).

Wann und wie enden Analysen und Therapien? Zumeist werden die Therapien mit dem Auslaufen der Versicherungsleistung beendet, aber auch z. B. nach dem Abschluss einer Ausbildung oder wegen eines anstehenden Umzugs. Ebenso kommen Zäsuren im Jahreskalender, wie das Jahresende oder die anstehende Urlaubsunterbrechung des Therapeuten, gelegen, den Termin für die Beendigung der Therapie festzulegen. Eine Analyse kann aber auch so lange andauern, bis dem Patienten das Geld ausgegangen ist. Doch in all diesen Fällen sucht der Patient für die Beendigung der Therapie nach Begründungen und Rechtfertigungen, die mehr oder weniger eine eigene Entscheidung überflüssig machen, bzw. nach Möglichkeiten, wie diese umgangen und vermieden werden kann.

Oft aber werden die Analyse oder Therapie schon früh abgebrochen, zumeist gerade dann, wenn der Patient den Analytiker als Eindringling erlebt, weil er für den Patienten bedeutsam und damit eine Abhängigkeit spürbar wird, also zu dem Zeitpunkt, an dem eine innere Bindung an den Analytiker bzw. an die analytische Situation entsteht. So ließ die drastische Äußerung einer Patientin, »Jetzt haben sie den Fuß in der Tür, jetzt muss ich mich oder sie umbringen«, diese emotionale Situation in aller Schärfe deutlich werden, die sie als bedrohlich und unkontrollierbar erlebte. In den folgenden Stunden musste sie ihren Stuhl möglichst weit entfernt vom Therapeuten bis in die letzte Ecke des Behandlungszimmers rücken. Darüber hinaus werden die Therapien oder Analysen an schwierigen inneren Schwellen abgebrochen, was aus Gründen, denen ich in dieser Arbeit nachgehen werde, oft verstehbar und nicht zu verhindern ist, ja sogar akzeptiert werden muss. Es ist aber problematisch und muss hinterfragt werden, wenn der Analytiker feststellt, dass, weil es dem Analysanden jetzt doch so gut gehe, die Analyse beendet werden könnte und sollte.

Nach all dem stellt sich die Frage, ob es ein natürliches Ende gibt, der schon Freud (1937) in seiner Arbeit *Die endliche und die unendliche Analyse* nachgegangen war, ohne sie beantworten zu können. Differenzierter formuliert lautet die Frage: Gibt es ein prozessimmanentes Ende mit der Auflösung der Übertragungsneurose? Oder erschöpft sich der Prozess einfach und trocknet infolge einer Ermüdung beider Seiten aus, vielleicht weil beide, Patient und Analytiker vermieden haben, sich den notwendigen Fragen nach den unbewussten Verlusten und den damit verbundenen depressiven Reaktionen zu stellen?

Es gibt jedoch auch Behandlungen, in denen sich der Analytiker mit dem Problem konfrontiert sieht, dass die Analyse, wie schon Freud bemerkte, zu keinem Ende kommt, weil manche Patienten die Behandlung nicht beenden wollen. Und es gibt Patienten, die nochmals oder immer wieder um eine weitere Therapie nachsuchen, um einen Rest, wie sie sagen, zu bearbeiten. Doch dieser sogenannte Rest entpuppt sich oft als etwas Unfassbares, was sich nicht auflösen lässt. Auch oder gerade Analytiker oder Therapeuten kommen und wollen nochmals ein Stück Behandlung, und sie denken dabei zuerst an eine Dauer von ein paar Monaten oder einem Jahr. Doch wieder stellt sich ein unbefriedigendes Ende ein oder die Analyse findet kein Ende. Lange Analysen sind mit einem gegenseitigen tiefen Verhaftetsein verknüpft, sodass man auch an eine Folie à deux denken kann oder muss. Das Ende ist darüber hinaus mit einer narzisstischen Depression verknüpft, z.B. mit dem Erleben von Versagen und Vergeblichkeit, wenn der Patient immer wieder und immer noch klagt, dass die Analyse zwar viel gebracht, sich am entscheidenden Punkt aber nichts geändert habe. Die Beendigung solcher Analysen lösen im Analytiker auch Gefühle von Schmerz und Verlassenheit aus. Dazu meint Green (2000, S. 85f.): »Verschämtes Verschweigen – oder fromme Lügen – bestimmen die Szene, entziehen sich der näheren Untersuchung und enthalten uns damit vor, was wir aus diesen Erfahrungen lernen könnten.« Den Grund für dieses Verschweigen glaubt er in der Beobachtung gefunden zu haben, dass bei diesen Zweit- oder Drittanalysen die Analysanden oft Analytiker seien. So werden die Analytiker auch mit der Frage konfrontiert, warum sie Analytiker geworden sind und wozu sie die Patienten brauchen, gebrauchen, vielleicht sogar missbrauchen. Und wir nähern uns hier einem Bereich, der schwer zu fassen ist und der Deutungen offenbar zu widerstehen scheint. Nicht erst Bion, vielmehr schon Freud und Ferenczi haben von einem psychotischen Teil auch beim normalen Neurotiker gesprochen.

Vor der Darstellung zweier Analysen, die die Patienten nur schwer beenden oder gar nicht beenden wollten, und vor der anschließenden Diskussion will ich mit den Worten des französischen Analytikers Leclaire auf eine spezifische Gefährdung einer Analyse aufmerksam machen, gerade weil es mit dem Ende dieser Analysen zu einem schweren Zusammenbruch kam. Er (1976, S. 24) spricht von einer

> »Bruchwirkung als das Moment der analytischen Kur, sofern sie überhaupt als Psychoanalyse bezeichnet werden kann. […] Es wäre falsch, sich das als harmloses Spiel vorzustellen: keiner bleibt gleichgültig, wenn er unerwartet den Boden unter den Füßen verliert oder wenn ein Gespenst seinen Weg kreuzt, die Angst, der Zorn, der Schrecken, die Tränen oder ein Lachkrampf tauchen auf aus dem Fehlen der Worte.«

Er spricht sogar vom »Frevelhaften« (S. 82) unseres Unternehmens, weshalb jeder wirkliche Analytiker von vornherein wisse, dass er seinerseits verstoßen wird. Nach Grunberger (1976, S. 100) geht es in einer Analyse um eine »regelrechte Revolte«, um einen »Kampf mit dem Engel«.

Fallberichte[1]

Der erste Patient – Jurist, 36 Jahre alt –, hier Herr Bernd genannt, erlitt einen schweren depressiven Zusammenbruch, der ihn vier Wochen völlig arbeitsunfähig machte. Er stand vor dem Abschluss in einem Spezialgebiet seines Berufes. Sein Chef hatte ihn für ein halbes Jahr an ein anderes Gericht freigegeben, wo er seinen Forschungsinteressen nachgehen konnte und sollte. Diese freie Situation löste offensichtlich den Zusammenbruch aus. Damit sei er nicht zurechtgekommen, er brauche eine strukturierte Arbeit. So geriet er in einen Zustand völliger Apathie und Lähmung voller Angstzustände. Es sei absolut katastrophal gewesen, ein Absturz ohne Vorsprung, in die tiefste Verzweiflung. Er habe sich nicht mehr ernährt, sei verwahrlost. Oft habe er stundenlang in der Tiefgarage gesessen und überlegt, wie er sich umbringen könne, jeden Brückenpfeiler auf der Autobahn habe er gekannt. Lediglich zu seiner Familie habe er noch Kontakt gehabt, habe aber auch dort nicht reden können. Darüber hinaus hatte er Gefühle von Sinnlosigkeit, Minderwertigkeit und das Gefühl, total gescheitert zu sein. Zu dieser Zeit begab er sich auch in nervenärztliche Behandlung. Er selbst stellte die Diagnose einer endogenen Depression infrage, auch wenn er für sich eine Veranlagung annahm. Als er als Hausmann vor vier Jahren seine kleine Tochter versorgt habe, sei er auch in einen solchen Zustand geraten. Der Patient war mir von einer Therapeutin überwiesen worden, die sich völlig überfordert erlebte, nachdem sie ihn sogar am Wochenende und sonntags kostenlos behandelt hatte.

Psychodynamik aus dem Erstantrag: »Der Patient sieht den Zusammenbruch als eine Folge seiner Unfähigkeit, für sich Verantwortung zu übernehmen. Solange er sich in einer strukturierten Arbeitssituation mit einem Chef (Vaterfigur) befand, konnte er gut arbeiten, die geforderte

1 Die Angaben sind – wie immer – anonymisiert, jedoch weitgehend den Anträgen an die Kasse zur gutachterlichen Stellungnahme entnommen.

Leistung erbringen und sich geschickt einfügen (passive Unterwerfung und Anpassung). Doch auf sich gestellt fühlte er sich überfordert, da er bisher zu keiner beruflichen Identifikation gefunden hat. Er erlebt und beschreibt sich als nicht erwachsen, eigentlich sei er kein Mann. Mit sportlichen Höchstleistungen versucht er seine Minderwertigkeits- und Identitätsproblematik wie ein Adoleszenter zu kompensieren, weicht damit aber den Konflikten und Reifungsschritten auf der erwachsenen und ödipalen Ebene aus. So beschreibt er sich als Blender und Hochstapler.

Bei dem Patienten liegt eine narzisstisch-depressive Entwicklungsstörung vor. Er ist unbewusst an seine dominante Mutter gebunden und mit einem frühen, hochambivalent besetzten Mutterbild identifiziert, weswegen er auch nur an der Seite einer Vaterfigur (Chef) funktionieren kann, ohne rivalisieren zu können. Denn das Mutterbild ist mit einer nicht integrierten Ambivalenz besetzt. Er kann nicht für sich und andere sorgen, weil er mit einem ungemilderten omnipotent-narzisstischen Anspruch und Versagen identifiziert ist (Hochstapler, Blender). Offensichtlich stand ihm sein Vater nicht in ausreichender Form zur Verfügung (oder der Weg zu ihm war ihm durch eine verführerisch-dominante Mutter versperrt), um sich vom Primärobjekt (Mutter) trennen zu können. Jeder Schritt zur Selbstständigkeit bedroht das Primärobjekt, mit dem er identifiziert ist (womit er sein primäres Trauma abwehrt) und wird daher als Zerstörung und Katastrophe (= depressiver Zusammenbruch) erlebt. Er fühlt sich dann wie ausgehungert, von jedem Sinn abgeschnitten.«

Im ersten und einzigen Verlaufsbericht wurde festgehalten: »Die Therapie hat bisher eine maligne Regression verhindern können. Außerdem hat sie dazu beigetragen, progressive realistische Schritte hinsichtlich seiner beruflichen Entwicklung und Identität einzuleiten. Diese Stabilisierung ist die Voraussetzung dafür, den schwierigeren Teil der Therapie, einer Auseinandersetzung mit einer Vaterfigur, zu wagen (Konflikt zwischen Unterwerfung oder Entwertung und Selbstständigkeit). Dieser negative Ödipus und die narzisstische Problematik stellen eine Abwehr gegen die archaische Ambivalenz gegenüber einer unreifen, aber dominanten Mutter dar = depressive Thematik.

Erst nach einer Stabilisierung der therapeutischen Beziehung, die aber wegen der schwierigen Vaterproblematik sich nur langsam entwickeln kann, und weiteren progressiven Schritten kann der Patient es wagen, sich mit der depressiven Thematik auseinanderzusetzen. Diese unbewusste

Konfliktlage wird an zwei Aussagen des Patienten deutlich: Solange er in Analyse sei, werde er wohl nicht depressiv werden; d.h., er braucht sich dann in seiner Fantasie nicht zu trennen und ernährt sich imaginär von der allmächtigen Mutter bzw. ernährt diese. Obwohl bzw. gerade weil er häufig fremdgeht – nur dann erlebt er sich als Mann –, weiß er um seine Abhängigkeitsproblematik von seiner Frau, die er als stark und dominant beschreibt. Diese habe zu ihm gestanden. Aber solche Frauen würden sich schwache, depressive Männer suchen, weil diese sich nicht trennen würden.« So weit die Angaben aus dem Antrag an die Versicherung.

Gegen Ende der Analyse klagte Herr Bernd wieder, dass er zurzeit alles abgebe, aus den Händen gebe und es den Freunden überlasse, sich zu melden. Er sei so kraftlos; früher sei das der Anfang einer Depression gewesen. – Dass er etwas nicht dürfe, wie ich immer sage. Da sei schon auch der Gedanke, dass er an etwas festhalte. Er habe ja den Gedanken gehabt, dass er, wenn es ihm besser ginge, dass es dann zur Trennung komme. – Traum heute Nacht vor der Weihnachtsunterbrechung: Eine Dampflok rase mit voller Gewalt auf einen Abgrund zu. Jemand anderes könne sie gerade noch stoppen. Dazu bemerkte er: Die Eisenbahn stehe für Weihnachten/Kinder. … Es habe schon was mit der Analyse zu tun, aber nicht mit der Ferienpause. In der letzten Stunde sei von einem »Rendezvous« die Rede gewesen. Dass ich da auch für die Mutter stehe. Wenig später äußerte er, dass seine Depression Folge des Scheiterns seiner Wünsche sei. (Ja, aber da sei auch der Wunsch, den alten Zustand mit und in der Depression wiederherzustellen.) Hm, ja, dann bekomme er ja Hilfe, wenn er nichts mehr könne. Trotz des schlimmen Zustandes sei das wohl so, dass er das wolle. Irgendwie verstehe er seine Depressionen doch wieder mehr als ein psychisches Symptom.

Nach knapp sechs Jahren beendete er die vierstündige Analyse, wobei ich damals mit einem depressiven Rückfall rechnete, zumal sich dieser in den obigen Bemerkungen schon angekündigt hatte. Nach einem Vierteljahr meldete sich Herr Bernd erneut und erschien, zu meinem Entsetzen, in einem katastrophalen Zustand. In starrer Haltung und verlangsamten, steifen Schritten, gleich einem katatonen Patienten, schritt er, ohne mich anzuschauen, zum Stuhl und wandte sich ganz von mir ab. Ich sah ihn in einem Zustand von einer gerade noch zurückgehaltenen Explosion. Nur leise sprach er in Richtung Wand. Gleich nach dem Ende der Analyse war es zu einem Rückfall gekommen. Noch am Morgen der jetzigen

Stunde hatte er erneut den Leiter der Universitätsklinik aufgesucht, der ihn schon vor der Analyse vor einer solchen gewarnt hatte, da es sich bei ihm eindeutig um eine endogene Depression handele.

Erschrocken und hilflos saß ich ihm gegenüber und überlegte, was er wohl von mir erwartet, wohin er mich drängt, was ich noch für ihn tun könnte. Dass er am gleichen Morgen beim Psychiater war, hatte mich irritiert und verärgert, zugleich aber auch erleichtert. Schließlich bot ich ihm die Möglichkeit an, in einzelnen Wochenstunden über eine zu vereinbarende Dauer mit ihm den derzeitigen Zustand zu betrachten.

Über den weiteren Verlauf werde ich in den folgenden theoretischen Überlegungen berichten.

Der zweite Patient, Herr Fischer, wandte sich nach dem Tod seines früheren Analytikers an mich. Mit diesem hatte er nach seiner Analyse noch über 15 Jahre telefonischen und schriftlichen Kontakt.

Er, ein sprachbegabter Literaturprofessor, war über erneute depressive Einbrüche beunruhigt, die gerade nach großen Erfolgen bei seiner Arbeit aufgetreten seien. Darüber hinaus klagte er über obszöne Gedanken, die ihn verwirrten und irritierten.

Als Vierter von vielen Geschwistern galt er immer als das sensible, kranke Kind und war der Liebling der Mutter. Die Bewunderung seiner heute 85-jährigen Mutter erlebe er als peinlich. Sie sei auf der Stufe von 18 Jahren stehen geblieben.

Zitat aus dem Antrag an die Kasse: »Der Patient ist ein wortgewandter Mann, der sich sehr zugewandt gibt. Seine Rede ist ausführlich, aber auch ausschweifend. Das Thema, das sich wiederholt zeigt, ist das der Einheit, die immer wieder bedroht sei. Er äußert die Befürchtung, in seine Kindheit, in seinen Herkunftsort aus den Höhen seiner beruflichen Karriere zurückzufallen.

Seine frühere Analyse bezeichnet er als Rettung. Durch den Tod seines früheren Analytikers erlebt er sich in extremer Weise bedroht und alleingelassen. Sein Analytiker war für ihn eine ideale und unterstützende Vaterfigur, mit dessen Hilfe er sich aus dem Sumpf und der Strenge eines grauen Zuhauses, wo es keine Geborgenheit gegeben habe, befreit habe.

Das Verfassen von Büchern imaginiert er als eine gefährliche Bergbesteigung, wo er eine tödliche Gefahr meistert. Überrascht ist er über die nachfolgenden depressiven Einbrüche. Entscheidungen und Erfolge, die er allein verantworten muss, erlebt er als sehr bedrohlich. So sucht er die perfekte, reine Lösung, mit der er seine innere bedrohliche Welt und seine Ängste unter Kontrolle zu halten sucht. Seine Sprachbegabung ist für ihn bewusst mit einem Sieg über seinen Vater, jedoch unbewusst mit einer Bindung an bzw. mit einer Verschmelzung mit seiner Mutter verbunden.«

Diagnose: »Nicht integrierte Depression bei anankastisch-narzisstischer Persönlichkeit.«

Im Verlauf reduzierten sich seine phobischen Ängste weitgehend, sodass er viel freier und erfolgreicher seinem Beruf nachgehen konnte. Zugleich war er in der Analyse der ideale Patient, der offen über seine Ängste und Fantasien, auch sexueller und obszöner Art, redete. Obwohl er anfänglich von einer Dauer von circa einem Jahr ausging, war mir klar, dass es doch wohl um einen längeren Prozess gehen würde. Im vierten Jahr – nur ein Jahr war über die Versicherung abgerechnet worden – bekam ich den Eindruck, dass der Patient unendlich lang kommen und mich bestens unterhalten würde. Wenn ich ein mögliches Ende der Therapie ansprach, wich er dem Thema völlig aus, vielmehr stellte er wortreich fest, dass die Analyse das Beste für und in seinem Leben sei. Warum sollte er deshalb die Analyse aufgeben. Es dauerte weitere zwei Jahre, bis Herr Fischer sich auf die Beendigung der Therapie festlegte, wobei ich mir immer der Möglichkeit eines depressiven Einbruchs bewusst war. Diese deutete sich auch den letzten Stunden an, als er sich an Begebenheiten von Verlorenheit in der Kindheit erinnerte, was er mit Leere, Grab, Ritt auf dem Grab und Tod verband. Wenn er loslasse, explodiere das Weltall.

Gleich nach dem ersten Wochenende nach dem Ende der Therapie rief mich der Patient an, um mir zu sagen, dass es ihm äußerst schlecht gegangen sei und er unbedingt Hilfe brauche. Die Nächte nach der letzten Stunde erlebte er als ein Fallen ins Bodenlose. Ich bot ihm eine Stunde am übernächsten Tag an. Noch am nächsten Tag erhielt ich einen Brief:

> Lieber Herr Doktor T.,
>
> – tut mir leid, dass ich sie am Telefon so bedrängte – der Leidensdruck war enorm. Auf ein paar schwere Tage war ich eingestellt, aber nicht auf einen solchen panikartigen Schock, der mich an meine schlimmsten Zeiten vor 25 Jahren erinnerte oder tatsächlich so war. – Natürlich kann ich mir das kaum selbst zulänglich erklären, aber eine gewaltige Angst hat sich da entladen und ich weiß gar nicht, wie das weitergehen soll. Der Abschied war ernst gemeint – und nun stehe ich da und habe

das Gefühl, ich brauchte die Analyse, um das zu bereinigen – eine paradoxe Situation, aber vielleicht ist es ja so. – Ich kann mir kaum vorstellen, dass dieses Erlebnis in 50 Minuten ergiebig zu behandeln ist. Sollten wir also mehr Zeit brauchen, bitte ich Sie schon jetzt, mir Stunden zu reservieren.

Herzliche Grüße

In der vereinbarten Stunde schilderte er eindrücklich die grauenhafte Nacht, in der er schlaflos sich allein und völlig verlassen erlebte, Stunden für sich im Sessel verbrachte, ein Horror, ohne seine Ängste genauer benennen zu können. Er erlebte diesen Zustand als totalen Einbruch und Zusammenbruch. Da sei nur das Erleben gewesen: »Ich bin verloren.« Weiterhin berichtete er, dass er in der Nacht eine maximale Erektion gehabt habe, anders als üblicherweise. Nach Stunden sei er dann ins Bett zu seiner Frau gekrochen. Er bat sie, ihn mit der Hand zu befriedigen, dann hätten sie miteinander geschlafen. Seine Frau sei auf mich ärgerlich gewesen: Warum Partner nicht darauf vorbereitet würden.

Über das Wochenende war es zu keiner wesentlichen Beruhigung gekommen, weswegen er mich angerufen habe. Es sei deswegen auch beim Hausarzt gewesen. Fast nebenbei erwähnte Herr Fischer eine abschätzige Bemerkung des Hausarztes über die Analytiker, die die Patienten am Schluss im Stich und sich selbst bzw. den Hausärzten überlassen würden.

Nachdem ich mir das in Ruhe angehört hatte, bot ich dem Patienten die Möglichkeit an, darüber weiter zu sprechen, wobei ich jedoch auf einer zeitlichen Begrenzung und terminlichen Festlegung eines endgültigen Endes bestand. Dieser zeitliche Rahmen wurde eingehalten. So endete nach einem abschließenden Vierteljahr seine zweite Analyse, die insgesamt über sechs Jahre ging.

Theoretische Überlegungen und Diskussion

Wie lassen sich solche Zusammenbrüche und das weitere Geschehen, sei es im Verlauf einer Analyse oder wie hier nach dem Ende der Analyse, verstehen? Zusammenfassend lautet meine Überlegung: Es geht um eine Übertragung, die jenseits der üblichen interaktionellen Übertragungen und unterhalb deren lauter Symptomatik (Green) liegt. Mit dieser Übertragung soll eine Ungetrenntheit aufrechterhalten werden. Diese frühe Übertragung kann, wenn überhaupt, erst nach langer Zeit berührt werden und wird oft bis über das Ende der Analyse hinaus aufrechterhalten und beschützt, da sie als Bollwerk im Sinne einer omnipotenten Abwehr-Organisation gegen einen katastrophischen Umsturz des Systems erlebt wird, mit der ein traumatisch erlebter Verlust der frühen Mutter doch ungeschehen gemacht werden sollte.

In seinem Buch *Transformationen* schreibt Bion:

> »Die Veränderung ist eine gewaltsame Veränderung, und die neue Phase ist eine, in der gewaltsame Gefühle gewaltsam zum Ausdruck gebracht werden. Analog zu einer Explosion verursacht die gewaltsame emotionale Verfassung des Patienten *im Analytiker und anderen*, die zu den Patienten in Beziehung stehen, Reaktionen in einer solchen Weise, daß sie ebenfalls dazu neigen, von ihren überstimulierten inneren Objekten beherrscht zu werden; auf diese Weise schafft sie eine weit gestreute Externalisierung von inneren Objekten« (1977, S. 30; Hervorhebung W. T.).

Ich werde in meiner Arbeit fünf Aspekte benennen und näher betrachten, um die Bruchwirkung und das Überleben, aber auch die Transformation verstehbar werden zu lassen: erstens den Verlust eines konkretistischen Phantasmas oder Genießens; zweitens die Desillusionierung durch den Verlust eines Idealobjekts; drittens den Einspruch des Dritten; viertens die Problematik der Aggression und Verleugnung der Abhängigkeit und fünftens die Subjektivierung des Traumas.

Verlust eines konkretistischen Phantasmas oder eines Geniessens

Das Ende einer Analyse bedeutet nicht allein eine abschließende Trennung oder Separation, sondern kann in bestimmten Fällen als ein tief greifender Verlust erlebt werden und damit eine existenzielle Katastrophe auslösen, was in der Bemerkung von Herrn Fischer, »Es ist alles verloren«, erkenntlich wurde. In der folgenden Sitzung stellte er einen Zusammenhang zu seiner Mutter her, als er sich an seine Verlorenheit erinnerte, nachdem seine Mutter ihn bei der Einschulung zurückgelassen hatte und weggegangen war. Offensichtlich hat die Analyse das Trauma eines frühen Verlustes, für den das Einschulungserlebnis wohl eine Wiederholung und Deckerinnerung war, nicht ungeschehen machen können. In dieser Situation ist das grundlegende Erleben für beide, für den Patienten wie auch für den Analytiker: »Alles war umsonst.« So hat sich das Trauma mit und in der Analyse wiederholt.

Mit diesen Äußerungen des Patienten wird offenbar, dass die analytische Situation für ihn die frühe Mutter ist bzw. war, d. h., die psychoanalytische Situation ist bzw. war nicht allein eine Repräsentation der frühen Mutter. An diesem konkretisierten Phantasma versuchte Herr Fischer festzuhalten, wenn er sagte, die Analyse sei das Beste, was er in seinem Leben habe, warum solle er sich davon trennen. Denn die Analyse erlaubte ihm eine narzisstische Regression auf einen idealen erhebend-erhabenen Zustand (Grunberger 1976, S. 112). Nach Pontalis (1981, S. 29) ist das Träumen immer »der Versuch, die unmögliche Einheit mit der Mutter aufrecht zu erhalten«, um ein ungeteiltes Ganzes zu bewahren, eine Bewegung in einem Raum vor der Zeit, deswegen auch die Suche nach der unendlichen Analyse, den Traum zu genießen, ohne ihn zu betrachten und beenden zu wollen. Wie Freud in seiner schon erwähnten Schrift *Die endliche und die unendliche Analyse* (1937c, S. 61) schreibt, empfand der Patient »seinen derzeitigen Zustand als recht behaglich und wollte keinen Schritt tun, der ihn dem Ende der Behandlung näher brächte«, Zwar hatten wir vorher immer wieder über das unumgängliche und notwendige Ende gesprochen und beide Patienten hatten in Bildern und ihren Träumen ihre Verlorenheit thematisiert. So sprach Herr Fischer wiederholt von dem Astronauten in dem Film *Star Wars*, der in den endlosen Weltenraum entschwindet, nachdem er das Raumschiff verlassen hatte. Herr Berndt sah sich vor dem Ende der Analyse in einem Traum ebenfalls auf einen Abgrund zurasen und konnte in der Stunde auch sagen, dass ich für seine Mutter stehe, und er sprach von seinem Wunsch nach einem Einssein, wie auch davon, sich in diesen Gefühlen zu suhlen, die er nicht verlieren wolle, womit seine depressiven Gefühle gemeint waren. Doch trotz dieser aufsteigenden vorbewussten Ahnungen und einsichtigen Reflektionen verharrten beide Patienten in einem Status quo. So lässt sich mit Freud sagen, der Patient hörte die Botschaft wohl, allein es fehlte der Widerhall. – Die Angst vor dem Verlust muss eben vom Schmerz des Verlustes, vom Sehnsuchtsschmerz unterschieden werden (Döser 2009).

Freud spricht hier von Widerständen, die sich nicht nur gegen die Bewusstmachung von Es-Inhalten richten, sondern auch gegen die Analyse überhaupt und somit gegen die Heilung, und Freud denkt hier an die »Klebrigkeit der Libido« oder an eine »Besetzungstreue« (1937c, S. 87). Für diese Klebrigkeit der Libido hat Lacan – wie ich meine – einen treffend beschreibenden Begriff gefunden, und zwar das »Genießen« (»jouissance«[2]). Green (2000) spricht hier von der »geheimen Verrücktheit«, Freud (1923, S. 279) von einem »Schuldgefühl, welches im Kranksein seine Befriedigung findet«. Dazu bemerkt der Lacanianer Michels (2001, S. 46): Die Spezifität der Psychoanalyse besteht also darin, »nicht so sehr Angst einzudämmen, als vielmehr sie aus einer manchmal tödlichen Legierung mit dem Genießen zu befreien«. Kristeva (2007) hat in ihrem Buch *Die schwarze Sonne* darauf aufmerksam gemacht, wie sehr der melancholisch Depressive in seinem Leiden unbewusst mit der primären Mutter verbunden bleibt, und sie erkennt darin ein unbewusstes Genießen, mit dem die innere Trennung, die Kastration der Begrenzung und damit auch die symbolische Ordnung umgangen werden. Mit dieser omnipotenten Reaktion wird das Trauma eines frühen Verlustes abgewehrt. Wenn Herr Bernd wiederholt formulierte, dass er sich geradezu in den depressiven Gefühlen suhlt, dann wird darin das Genießen offensichtlich.

Diese Überlegungen lassen mich auch an Kierkegaards bekennende Aussage denken: »Ja, meine Schwermut ist die treueste Liebhaberin, die ich kennen gelernt habe, was Wunders da, daß ich wiederliebe« (aus *Entweder/Oder*, zit. nach Theunissen/Greve 1979, S. 26). Und in dem Roman *Wintergewölbe* von Anne Michaels heißt es im Vorspann: »Leid ist Begehren in seiner reinsten Form. Im ersten Grab – dem ersten Mal, dass ein Name in die Erde gesät wurde – mit der Erfindung der Erinnerung« (2010, S. 7).

2 Aus dem Wörterbuch der Lacan'schen Psychoanalyse (Evans D. 2002, S. 114): »Der Terminus ›Genießen‹ benennt klar die paradoxe Befriedigung, die das Subjekt aus seinem Symptom gewinnt, oder anders formuliert: das Leiden, das es aus seiner eigenen Befriedigung gewinnt (Freud ›Primärgewinn aus der Krankheit‹). Das Verbot des Genießens (das Lustprinzip) ist der symbolischen Struktur der Sprache inhärent. Deshalb ist das Genießen dem Sprechenden untersagt. Der Eintritt des Subjekts in die symbolische Ordnung bedingt einen gewissen anfänglichen Verzicht auf das Genießen im Kastrationskomplex, wenn das Subjekt seine Versuche aufgibt, für die Mutter der imaginäre Phallus zu sein.«

Desillusionierung durch den Verlust eines Idealobjekts

Der narzisstische Zusammenbruch macht deutlich, dass es sich bei diesem Geschehen nicht allein um eine trennende und eine damit verbundene, bisher aber unmögliche Trauerarbeit handelt, sondern um einen Verlust, der nicht integriert werden konnte und der mit einer omnipotenten Fantasie abgewehrt wurde. Wenn daher dieser tief greifende und umfassende Verlust in der Analyse wiederbelebt wird, ist er mit einer unumgänglichen und notwendigen Desillusionierung verbunden, weil er zum einen die narzisstisch-omnipotente Abwehr endgültig infrage stellt und zum anderen das frühe Trauma des Verlustes neu belebt wird. Wegen der damit verbundenen phantasmatischen Ungetrenntheit wird dieser Verlust auch als Vernichtung erlebt.

Beide Patienten, Herr Bernd und Herr Fischer, haben mit der Analyse an der Illusion eines zeitlosen, also ewigen Genießens oder eines narzisstischen Gleichgewichts festhalten können. Herr Bernd erinnerte sich daran, dass ich ihm eine vierstündige Analyse empfohlen hatte, wobei ihn die Analyse über die ganze Zeit hinweg vor einem depressiven Rückfall geschützt hat. Mit dem Ende der Analyse brach aber diese Illusion zusammen, damit wurde die Unvollkommenheit der Analyse sichtbar. Die Schwierigkeit der Beendigung einer Analyse hat hier weniger mit einer infantilen Beziehung zu tun, als mit dem Festhalten an einer phantasmatischen Allmacht des Genießens einer Ungetrenntheit, dessen Verlust auch als kosmische Katastrophe erlebt wird.

Aus einer anderen Perspektive lässt sich diese Desillusionierung als Folge des Verlustes eines Idealobjekts beschreiben. Der Patient muss sich die niederschmetternde Erkenntnis eingestehen, die zu einer existenziellen Krise führt: Die Analyse hat mich nicht gerettet, der Analytiker, der Andere hat einen Mangel; es gibt keinen Gott, kein höchstes Wesen, das mir sagen könnte, wer und was ich sein sollte. Die Fantasie des allwissenden Analytikers hat sich als Illusion erwiesen. Dies ist so dramatisch und traumatisch, weil im Laufe der Analyse dem Analytiker die gesamte libidinöse Besetzung zugeflossen ist, die – nach Grunberger (1976, S. 100) – »die Projektion des *narzißtischen Ich-Ideals* des Analysanden als Verwirklichung unbewußter Phantasien […] beinhaltet«. Das Festhalten an dieser Fantasie durch den Patienten zeigt sich auch immer wieder in deren Bitte um ein Treffen nach dem

Ende der Behandlung, bei dem der Analytiker dann endlich offenbaren solle, was er über sie doch wisse.

Nach Freud steht die Schmerzlichkeit eines »Objektverlustes« in seiner Intensität dem Körperschmerz aufgrund eines Geweberisses nicht nach, weshalb auch der seelisch Verletzte »innerlich verbluten« könne: Wie das Blut aus einer Wunde rinne hier die »Erregung« durch ein »Loch im Psychischen« und ende in einer melancholischen »Anästhesie« bzw. einem »Libidoverlust« (Manuskript G im Fließbrief vom 17.12.1894; Masson 1986, S. 96–103; zit. nach Döser 2009, S. 11). In *Das Ich und das Es* (1923b, S. 288f.) schreibt Freud: Das Ich des Melancholikers »sieht sich von allen schützenden Mächten verlassen und läßt sich sterben. Es ist übrigens immer noch dieselbe Situation, die dem ersten großen Angstzustand der Geburt und der infantilen Sehnsucht-Angst zugrunde lag, die der Trennung von der schützenden Mutter.«

Dem entsprach die katatone und melancholische Lähmung von Herrn Bernd, als dieser sich wieder meldete. Deshalb kann gerade dieser Verlust, also eine zu frühe und zu radikale Desillusionierung, zum Ausbruch einer Psychose oder zu einem Suizid führen. Aus diesem Grunde hat der Analytiker darauf zu achten, dem Patienten diese Stütze der Idealisierung der Analyse nicht zu schnell zu entziehen.[3] Insofern ist eine geduldige Arbeit über Jahre hinweg notwendig, damit der Patient dieses Wagnis eingehen kann.

Nicht selten aber wird der Patient seinen Analytiker im Sinne einer negativen therapeutischen Reaktion scheitern lassen, um das ideale Objekt doch noch zu retten (Asch 1966), also den Verlust, die Desillusionierung und die Trennung zu vermeiden. Damit soll die Illusion des Besitzes eines totalen Objekts, dem nichts fehlt, bewahrt werden. Zugleich soll damit garantiert werden, dass der eigene Mangel, der Verlust, wie auch die Trennung und damit die Kastration ungeschehen gemacht werden können.

So findet sich der Analytiker in einer Position von Versagen und Allmacht wieder. Ebenso können der psychische Schmerz und die

3 Grunberger hat sich in dem Kapitel »Der Selbstmord des Melancholikers« (1976, S. 269–294) eingehend mit dieser Problematik auseinandergesetzt. Weil das melancholische Subjekt eine narzisstische Objektwahl trifft und weil es gleichzeitig – so Grunberger – seine narzisstische Einzigartigkeit auf das Objekt projiziert, wird dieses Objekt unersetzlich und es kann auf eine permanente narzisstische Zufuhr von außen nicht verzichten.

Depression, der Masochismus der eigenen Vergewisserung dienen (Valenstein 1993). Und wie gehen wir damit um, wenn die Lücke, die Nichtexistenz, die tote oder abwesende, die depressive oder verrückte Mutter »das einzig Reale« darstellen (Winnicott 1974, S. 251, 1979, S. 32f.; Green 2000, 2004)?

Manchmal gelingt es dem Kranken, mit seinem Analytiker ein festes »königliches Paar« (Bion 1971) zu bilden, wobei die Haltungen beider sich ergänzen, »aber ihre Beziehung das ganze Leben dauern müßte« (Grunberger 1976, S. 100).

In seiner Arbeit zu Freuds Schrift *Die endliche und die unendliche Analyse* beschreibt Anzieu (1987, S. 15; Übers.. W.T.) einen solchen Verlauf, den ich kurz wiedergeben möchte: So weigerte sich eine Patientin, die andauernde Übertragungsleidenschaft zu beenden und sich von Anzieu zu trennen. Als sie plötzlich bemerkte – wie Anzieu berichtet –,

> »daß bei einem Fortschritt der Analyse diese zu einem Ende kommen würde und sie sich von mir trennen müßte, klagte sie mich dessen an […]. Ich war in einer paradoxen Übertragungssituation gefangen: Indem ich versuchte, sie zu heilen und mich von ihr zu trennen, verfolgte ich sie zugleich. Auf der anderen Seite: Wenn sie sich nicht erholen würde, müßte sie endlos zur Analyse kommen und mich verfolgen. Schließlich erhob sie folgende Forderungen: Ich müsse weiterhin fortfahren, sie zu sehen, auch wenn es ihr besser ginge, auch wenn ich mich aus der Praxis zurückgezogen habe. Ich dürfe nicht vor ihr sterben, so daß sie sich sicher sei, daß ich mich um sie kümmere, bis sie selbst sterbe, sonst würde sie sich töten. Ich müsse ein Dokument unterzeichnen, mit dem ich garantiere, daß sie an meiner Seite begraben werde. Sie würde zustimmen, daß meine Frau auf der anderen Seite beerdigt würde.«

Einspruch eines Dritten

Wie berichtet, haben beide Patienten nach ihrem Zusammenbruch ihren Hausarzt bzw. Psychiater aufgesucht und erwähnten deren abschätzigen und entwertenden Kommentare hinsichtlich ihrer analytischen Behandlung. Damit haben beide mich indirekt heftigst angegriffen, unsere langwierige Arbeit entwertet und das Unternehmen insgesamt infrage gestellt. Dies kann auch als ein Mord an der Analyse und an der frühen Mutter begriffen werden.

Trotzdem, beide waren wiedergekommen. Insofern muss oder kann dieses Geschehen, diese Inszenierung auch anders gesehen und interpretiert werden. Denn die Rede der Ärzte lässt sich auch als notwendiger Einspruch eines Dritten[4] verstehen. Deren Bemerkungen hinsichtlich der Analyse haben eine Bresche in die Ununterschiedenheit und Idealisierung geschlagen, die eine Folge einer frühen Identifizierung zwischen Mutter und Kind ist und aus Lust/Unlust besteht.

Schon zuvor hatte Herrn Fischers Frau mit einem Telefonat ihre Bedenken geäußert und damit Einspruch erhoben, weil sie durch die Länge der Analyse beunruhigt war und sich wohl ausgeschlossen erlebte. In den Ängsten des Patienten vor einer Homosexualität zeigte sich auch sein Wunsch nach einer narzisstischen Einheit. Mit dem Telefonat seiner Frau war die Dimension einer geheimen Komplizenschaft zwischen Herrn Fischer und mir angesprochen worden. Immer schon hatte er diese Komplizenschaft zwischen seiner Mutter und ihm benannt, so ihren unverhohlenen Stolz auf seine Sprachbegabung und ihre besondere Fürsorge wegen seiner Kränklichkeit. Deshalb können die Einsprüche der Ärzte gegen die Analyse auch als ein Verbot oder als das Gesetz des Vaters verstanden werden: Die Analyse muss ein Ende haben.

Auf diese Weise haben die Ärzte den Patienten eine Grenze gegen das Genießen gesetzt, das identisch ist mit der Ungetrenntheit von einer begehrenden und begehrten Mutter. Sie haben sich, im Sinne Lacans, als ein Vater eingemischt, welcher untersagt, verbietet, durchkreuzt und schützt. In meiner früheren Arbeit »Der Analytiker, der Rahmen und die Öffentlichkeit« (s. Kap. 7) habe ich mithilfe des Dramas von Kleist *Prinz Friedrich von Homburg* auf die Notwendigkeit einer Öffentlichkeit hingewiesen, wodurch erst der Narzissmus des Analytikers herausgefordert bzw. überprüft wird, weil damit die Begrenztheit seiner Allmacht offenbar wird.

Nicht selten können gerade diese Patienten eine perverse Situation herstellen, indem sie dem Analytiker ein Genießen unterstellen oder auch ihn an einem Genießen teilhaben lassen, da sie ihn, gelegentlich bis zum Überdruss, zum Voyeur ihrer nächtlichen Expeditionen und fast kriminellen Affären – wie bei Herrn Bernd – oder zum genießenden Hörer obszöner Fantasien und begeisterter Reden über ihre Bücher – wie bei Herrn Fischer – machen. Insofern geht es auch um die Beendigung von Verschlingen und Verschlungenwerden. So war es Herrn Bernd

4 Diesen wichtigen Hinweis verdanke ich meinem Freund und Kollegen Thomas Vogt.

gelungen, mit seinen Depressionen seine frühere Therapeutin völlig in Beschlag zu nehmen und zu verschlingen, als sie ihn am Wochenende, sogar sonntags, noch kostenlos behandelte. Gleichzeitig war ihm damit bewusst geworden, dass sie ihm nicht mehr wird helfen können.

Hinsichtlich der Rede der Ärzte ist ein weiterer Punkt bedeutsam. Indem die Patienten zu den Ärzten gegangen waren und über ihre Beschwerden geklagt hatten, haben sie sich sozusagen beim Vater über das Versagen, über den Mangel der Analyse beschwert. Somit waren sie es selbst, die mit ihrer Klage gegenüber den Ärzten die Unvollkommenheit der Analyse bzw. das Versagen ihres Analytikers benannt haben. Damit haben sie sogleich das omnipotente Phantasma einer Einheit mit der Analyse, mit der frühen Mutter, die alles andere ausschließt, aufgegeben.

Nach Meltzer handelt es sich bei der Analyse um einen schmerzlichen »Entwöhnungsprozeß« (1988, S. 212), insbesondere seit er miterlebt habe, »wie ein Patient nach dem anderen das Leid des Babys während der Entwöhnung aufs neue erlebte« (S. 215). Dabei seien Patient und Analytiker dazu aufgerufen,

> »einen Akt des Verzichts zu leisten, den Sprung ins Dunkel (um Kierkegaards Wendung auszuborgen), der die Voraussetzung für die so unerklärte Internalisierung ist. Wenn einer von beiden zögert und diesen Akt aufschiebt (oder beide), setzt ein Prozeß ein, der der Anämie eines zu lange gestillten Säuglings gleichkommt« (a.a.O., S. 218; die Einklammerungen bei D.M.).

Jetzt, da beide darüber geredet haben, wurde diese geheime Fusion oder Komplizenschaft benannt und beendet, mit der ein traumatischer Verlust abgewehrt worden war. Auf diese Weise haben sie das passiv erlittene Trauma in ihre eigene Omnipotenz zurückgeholt. Mit ihrem kritisierenden Sprechen wurde die frühe Übertragung der Ungetrenntheit transformiert, denn erst mit dem Verlust der frühen Mutter kann diese symbolisiert werden und hat damit eine Repräsentation erfahren. Dieser affektiv so bedrohliche Prozess wurde ins Bewusstsein integriert, da Herr Fischer nun die Erinnerung zulassen und darüber sprechen konnte, wie verloren er sich als Kind erlebte, als seine Mutter bei seiner Einschulung weggegangen war und ihn allein zurückgelassen hatte. Auch dies dürfte eine Deckerinnerung eines früheren Verlustes sein. Pontalis (1981) paraphrasierend heißt das, erst die Trennung schafft das Unbewusste und die primäre Mutter.

Das Sprechen der Patienten mit den Ärzten und das Sprechen der Ärzte lassen sich – entsprechend einer Formulierung von Kristeva (2008, S. 163) – als eine Skandierung verstehen, die die halluzinatorische, nicht sprechbare Kontinuität unterbrochen hat. Ebenso besteht Kristeva (a.a.O., S. 113–129) darauf, dass erst der Mord an der Mutter, eine Trennung von der frühen Mutter, den Zugang zum Sprechen und so zur Symbolisierung eröffnet. »Denn ohne Muttermord bildet sich das innere Objekt nicht […]« (S. 128). D.h., der Mangel des mütterlichen Anderen muss benannt werden, damit das Kind als voll entwickeltes Subjekt entstehen kann.

Aggression und Verleugnung der Abhängigkeit

Der entscheidende Kampf in der Analyse ist, den Patienten anzuhalten, die Verantwortung für sich, für seinen Mangel und seine Kastration zu übernehmen, anstatt vom anderen dafür Kompensation zu verlangen. Dies kann er aber nur, wenn der Analytiker selbst nicht in seinen Narzissmus verfangen bleibt, vielmehr seine Unvollkommenheit nicht verleugnet oder abstreitet. Dann aber darf man nicht überrascht sein, wenn die Analyse in einer Art Kampf endet.

Ferenczi spricht in seiner Arbeit *Das Problem der Beendigung der Analysen* sogar von einem »Generalangriff« (1972, S. 233) des Patienten, dem der Analytiker standhalten muss. Man könne den Ablösungsprozess auch so charakterisieren, »daß der Patient schließlich vollkommen davon überzeugt wird, daß er sich in der Analyse ein neues, immer noch phantastisches Befriedigungsmittel vorbehielt, das ihm realiter nichts einbringt« (S. 235). Und er fügte hinzu, er habe schon Fälle gesehen, »in denen kein anderer Weg zur definitiven Heilung geführt habe, als der durch eine passagere Psychose« (S. 236).

Aus den schon beschriebenen Gründen waren beide Patienten davon nicht zu überzeugen, auf das Befriedigungsmittel der Analyse zu verzichten. So weigerte sich Herr Fischer lange geschickt, einen Termin zur Beendigung der Analyse überhaupt ins Auge zu fassen und schließlich einen solchen festzulegen. Denn, wie gesagt, die Analyse war ja das Beste, was er bisher in seinem Leben habe, warum sollte er diese beenden. Und Herr Bernd war über die ganze Zeit der Analyse nicht mehr depressiv geworden, wie er es selbst vorhergesagt hatte.

Am Ende der Analyse soll oder muss der Patient eine bestimmte Art des Genießens, also eine bestimmte Übertragungsbeziehung aufgeben. Damit muss er auf eine unbewusste Idee von Ungetrenntheit und Allmacht verzichten. Es war Winnicott, der darauf aufmerksam gemacht hat, dass dieser Verzicht nur mit einer maximalen Destruktion zu erreichen ist, aber nur, sofern der Analytiker diesen Angriff überlebt.

»Diese Wandlung von der Objektbeziehung zur Objektverwendung bedeutet, daß das Subjekt das Objekt zerstört« (1979, S. 105). Und:

> »Die destruktive Aktivität des Patienten stellt also einen Versuch dar, dem Analytiker eine Stellung außerhalb des Bereichs seiner omnipotenten Kontrolle zuzuweisen, das heißt in der äußeren Welt. Ohne die Erfahrung größtmöglicher Destruktivität (am ungeschützten Objekt) wird das Subjekt den Analytiker niemals in die Außenwelt stellen und deshalb in der Analyse niemals mehr als eine Art Selbsterfahrung machen können, da es den Analytiker nur als Projektion eines Teils seiner Selbst verwenden wird. [...] In der psychoanalytischen Praxis kann die positive Veränderung, die in diesem Bereich stattfindet, sehr tiefgreifend sein. Sie beruht nicht auf Deutungsarbeit. Sie beruht vielmehr darauf, daß der Analytiker den Angriff des Patienten überlebt, so daß sich die Vorstellung beim Patienten entwickeln kann, daß Angriffe nicht unabdingbar zur Vergeltung führen müssen« (S. 107).[5]

In diesem Zusammenhang ist an Freud zu erinnern, der in seiner Schrift *Die Verneinung* zu der Feststellung kommt, dass erst »die Schöpfung des Verneinungssymbols dem Denken einen ersten Grad von Unabhängigkeit [...] gestattet« (1952, S. 239), wobei die Verneinung als Nachfolge der Ausstoßung dem Destruktionstrieb zugehöre.

Von diesem Standpunkt aus betrachtet bestünde ein Scheitern der Analyse darin, dass sich der Patient mit dem Analytiker, aber nicht mit seiner Funktion identifiziert, um die »Tötung der frühen Mutter« oder des »Herrn« zu umgehen und so scheinbar den Verlust von Allmacht und Allwissenheit zu umgehen. Doch mit der Trennung von dieser Fantasie

5 Bei Rath (2009, S. 28) habe ich dazu folgendes Zitat von Freud (1926e, S. 315) zur Frage des Umgangs mit dem Widerstand des Es gefunden: »[...] daß es nicht ohne Schwierigkeiten abgeht, wenn ein Triebvorgang, der durch Dezennien einen bestimmten Weg gegangen ist, plötzlich den neuen Weg gehen soll, den man ihm eröffnet hat. Das könnte man den Widerstand des Es heißen. Der Kampf gegen alle diese Widerstände ist unsere Hauptarbeit während der analytischen Kur, die Aufgabe der Deutungen verschwindet dagegen.«

kommt der Patient nicht mehr umhin, seine bis dahin verleugnete Abhängigkeit anzuerkennen, wodurch er seine bisherige narzisstische Omnipotenz verliert, weshalb dieser Prozess äußerst schmerzhaft ist. Damit überlässt sich der Patient der Erfahrung, dass er sich als Subjekt nicht autark erschaffen kann. Bei dieser verleugneten Abhängigkeit handelt es sich nicht um die frühe vitale Abhängigkeit, vielmehr die Abhängigkeit von der Liebe und Anerkennung des anderen, von dem ich getrennt bin und den ich nicht mehr unter Kontrolle habe.

Mit Leclaire (2004, S. 27) heißt das auch: Das primär narzisstische Kind, diese Repräsentation, muss getötet werden, eine »gemeinsame, entscheidende wie unmögliche Aufgabe«, schließlich wolle der Mensch, so Freud (1914c, S. 161), »die narzißtische Vollkommenheit seiner Kindheit nicht entbehren«. Dies ist aber nicht allein die Aufgabe des Patienten, vielmehr muss es gerade der Analytiker wagen, dem Patienten diesen Schritt zuzumuten, was er nur kann, wenn er selbst seinen Narzissmus kennt und die damit verbundene Aggression und Depression integriert hat.[6] Denn die Analyse mit Herrn Fischer war eine gegenseitige narzisstische Gratifikation und Bewunderung. Er ließ die Analyse auch für mich zu einer Gratifikation werden, da er es verstand, mich mit seiner abwechslungsreichen und interessanten Rede zu unterhalten und zu faszinieren, auch für die Arbeit anzuerkennen. So sei die Analyse bei mir tiefer gehend als seine frühere Analyse. Andererseits betonte er, wie schon früher erwähnt, dass die Analyse das Beste sei, was er bisher in seinem Leben gehabt habe. So war er lange Zeit bereit, mich – in der Übertragung als die frühe Mutter – unendlich zu ernähren. Er wollte die Analyse nicht beenden, mit dem Ziel, den entscheidenden Raum zwischen ihm und mir, die entscheidende Lücke zwischen Mutter und Kind, zu annullieren, damit deren Wirkung sich nicht entfaltet. Damit wird aber der Weg zu einer gegenseitigen Anerkennung als Subjekt versperrt.

Nachdem Herr Bernd wiedergekommen war, eingemauert in eine schwerste Depression, hatte ich ihm allein die Möglichkeit zu weiteren Stunden angeboten. In dieser Situation fiel mir das äußerst schwer. Aber ich war überzeugt, dass ich nichts anderes tun kann und dies tun muss. Ich durfte mich nicht rechtfertigen, ihn aber auch nicht zurückweisen, indem

6 Siehe dazu Kap. 5 »Der analytische Prozess und die Fähigkeit zur Destruktion« und Kap. 9 »Narzissmus versus Anerkennung – Gedanken zur analytischen Beziehung nach Iwan Turgenjews Erzählung *Faust* und dem Film *Das Piano* von J. Campion«.

ich die Diagnose einer endogenen Depression bestätigt oder abgewiesen hätte. So habe ich auf der einen Seite meine Ohnmacht und mein Versagen anerkannt, zugleich aber habe ich die Analyse und damit die frühe Mutter bewahrt, indem sie jetzt als ganzes Bild, d. h. nicht mehr gespalten in eine nur gute oder böse Mutterimago, einer Symbolisierung zugänglich wurde.

Doch bei Herrn Bernd kam es erst noch zu einem höchst aggressiven Durchbruch. Er sprach davon, dass er seine Frau geschlagen, ja heftig gewürgt habe und fügte hinzu, dass er den Gedanken habe, mich mit einer Schlinge zu erdrosseln. Dabei war seine Rede nicht einfach ein Bericht über eine Fantasie, vielmehr hatte sie den Klang einer ernsthaften Androhung. In diesem Würgen seiner Frau und in dem Mich-erdrosseln-Wollen drückten sich eine narzisstische Krise und Wut aus, mit der der Andere als ein Anderer nicht anerkannt, sondern ausgelöscht werden soll.[7] In dieser Wut drückte sich auch eine tiefe Enttäuschung aus, nicht das bekommen zu haben, von dem er glaubte, dass der Andere es hat.

---

7 Glasser charakterisiert in seiner Arbeit: »On violence« (1998, S. 887–902) aus psychoanalytischer Sicht alle Akte von Gewalt als eine von zwei Typen oder als eine Kombination von beiden, so die der selbsterhaltenden und die der sadomasochistischen Gewalt.

Die selbsterhaltende Gewalt – um die es in dem beschrieben Fall geht – wird als eine basale, plötzliche und substanzielle Antwort durch jede Bedrohung der psychischen Homöostase mit dem Ziel heraufbeschoren, die Gefahr zu beseitigen. Als zufällig ausgewählte Gefahren zählt Glasser auf: Angriffe die Geschlechtsidentität, die Gefahr der Kastration, den Schlag auf das Selbstwertgefühl, den Angriff auf das Selbst oder Ideal. Genauso mag Gewalt durch innere Ereignisse provoziert werden, so durch einen Identitätsverlust infolge innerer Konfusion, Gefühle von Desintegration, durch die Überwältigung von einem annihilierenden inneren Objekt, wie auch durch ein quälendes, tyrannisch-sadistisches Objekt. Um diese Bedrohungen handelt es sich bei narzisstischen Störungen. Solche inneren Bedrohungen können auf eine andere Person externalisiert werden, sodass sie unerklärlich erscheinen. Bei Selbstverletzungen und dem Suizid werden Teile des Körpers als äußere Objekte erlebt.

Die beiden Typen von Gewalt können sofort durch den Bezug zum Objekt unterschieden werden. Bei der selbsterhaltenden Gewalt hat im Augenblick des Gewaltaktes das Objekt keinerlei Bedeutung außer dem der Gefahr. Es geht allein um den Selbsterhalt, andere Beweggründe spielen keine Rolle. Ebenso ist die Antwort des Objekts ohne jede Bedeutung. Im Falle der sadomasochistischen Gewalt ist jedoch die Reaktion des Objekts wesentlich: Das Objekt muss als leidend wahrgenommen werden. D. h., für die sadomasochistische Gewalt ist eine Beziehung mit einer anderen Person Voraussetzung. Sie dient der Selbstversicherung und -erhöhung durch Beherrschung und sadistische Unterdrückung des Objekts bis hin zur Perversion. Während die sadomasochistische Gewalt kalkuliert und geplant ist, kann die selbsterhaltende Gewalt eruptiv und überschießend sein, insbesondere wenn das Individuum sich primitiven Ängsten der Annihilierung und Verlassenheit ausgesetzt erlebt.

Doch mit dieser Wut befreite sich Herr Bernd aus seiner passiven Abhängigkeit von einem allmächtig fantasierten Objekt, womit er sein passiv erlittenes Trauma ins Aktive wendete und damit seine abgespaltene aktive Seite integrierte. Aktiv war bisher allein seine Frau. Mich hatte er zum allmächtigen Analytiker gemacht, der ihn von seinen Depressionen heilen sollte. In der Stunde nach diesem aggressiven Durchbruch konnte er zum ersten Mal seine Abhängigkeit von der Analyse bzw. von mir anerkennen, die er sich bisher nie eingestanden habe. Dies erinnerte mich an einen frühen Traum des Patienten, in dem er sich als ein kleines Kind sah und erlebte, das zwischen seiner Frau und mir hoch an deren Armen zappelte und gegen diese trommelte, was er nicht als lustvolles Spiel erlebte, sondern als ein hilfloses Ausgeliefertsein[8]. In den folgenden Stunden erschien der Patient in seinem ganzen Auftreten und Sprechen überraschend schnell entkrampft und gelockert. Damit ging nach wenigen Wochen dieser Abschnitt der Analyse, die jetzt nur mit einer Stunde und im Sitzen stattfand, ja die Analyse überhaupt zu Ende.

Seither habe ich von Herrn Bernd nichts mehr gehört und über Jahre hinweg haben mich oft Zweifel bedrängt, ob der Patient noch lebt oder sich inzwischen umgebracht hat. Als ich nach über zehn Jahren von einer selbstbewussten, auch schwierigen Patientin nach dem Erstgespräch wissen wollte, wie sie auf meinen Namen gekommen sei, meinte sie, dass sie Herrn Bernd gut kenne, der bei mir gewesen sei. Auf ihre Frage, ob und wie die Analyse ihm geholfen habe, habe dieser mit einem gewissen Bedauern gesagt, dass das Leben für ihn nicht mehr so aufregend sei. Da habe sie gedacht, dass die Analyse bei mir wohl nicht schlecht gewesen sei.

Winnicott und schon Ferenczi haben daraufhingewiesen, dass der Analytiker diesen Angriff ohne Vergeltung oder Rückzug überleben muss. Ferenczi betont (1972, S. 232):

> »Unter Verläßlichkeit muß man aber eine Vertrauenswürdigkeit unter allen Umständen verstehen, insbesondere das unerschütterliche Wohlwollen des Analytikers dem Patienten gegenüber, mag sich Letzterer in seinem Benehmen und mit seinen Äußerungen noch so ungebührlich gebärden.«

8 Nach Pommier (2009, S. 72) ist es auch »die Liebe selbst, die kastriert. Die Liebe zum Vater, nicht nur die Ambivalenz, hat eine Konsequenz, die man ›Kastration des Subjekts‹ nennen kann«. So sei es einfacher, »sich vor einem kastrierenden Vater zu fürchten, als die innere Gefahr anzuerkennen, durch die Liebe zum Vater verweiblicht zu werden«.

Mir war damals klar, dass ich mich weder rechtfertigend entschuldigen, noch den Ärzten ein mangelndes Verständnis oder ein Ressentiment gegenüber der Psychoanalyse unterstellen darf, aber auch nicht deutend meine Verantwortung dem Patienten zuweisen darf. Ebenso war ich davon überzeugt, dass ich meine analytische Position bewahren muss. Ich habe deswegen beiden Patienten angeboten, gemeinsam über das Geschehen zu sprechen, wobei ich zugleich darauf hinwies, dass eine Fortführung der Therapie nur noch mit einer eindeutigen Festlegung eines Endes Sinn mache. Damit habe ich zum einen die Analyse wieder in ihr Recht eingesetzt, zum anderen habe ich die Notwendigkeit der Begrenzung nicht aufgehoben. Mit anderen Worten, ich habe eine väterliche Funktion eingenommen, die zu einer Transformation der inneren Einstellung zur Analyse und damit der unbewussten Beziehung zur Mutter beigetragen hat. Indem die Patienten ihre Aggression gegen mich richten konnten und ich als Analytiker – wie Winnicott es formuliert hat – diese Aggression überlebt habe, mussten sie diese Aggression nicht gegen sich richten, was dann in einem Suizid hätte enden können.

Herr Fischer meinte in der Stunde nach dem Zusammenbruch, dass ich am Telefon ruhig gesagt habe: »Dann bis Mittwoch«, weswegen er den Eindruck gehabt habe, dass ich so etwas kenne. Bewusst hatte ich ihm einen Termin nicht am gleichen Tag, vielmehr erst zwei Tage später angeboten. So ist die weitere Bemerkung von Herrn Fischer aufschlussreich: Ich hätte auf sein drängendes Verhalten nicht mit der Bemerkung seines früheren Analytikers reagiert, dass er ihn zu etwas zwingen wolle. Das Ende sei eben hier anders gewesen: »Ich habe es getan, das Ende.« Er hat es getan, d. h., er hat mich aus seiner inneren omnipotenten Welt in die äußere Welt gestellt. Damit hat Herr Fischer anerkannt, dass ich ein Anderer bin, der außerhalb seiner subjektiven Kontrolle steht.

Subjektivierung des Traumas

Keine Analyse kann das Trauma der Separation und des Verlustes der frühen Mutter ungeschehen machen. Damit würde auch die individuelle Geschichte verleugnet und das Subjekt als Individuum ausgelöscht. Wenn schon nicht Heilung, so bewirkt doch die Psychoanalyse beim Subjekt eine Veränderung. Auch die Lehranalyse lässt sich nicht als ein Weg mit verschiedenen Stationen beschreiben, auf dem der Kandidat ein Wissen und eine Befähigung zugeschrieben bekommt, sondern sie soll einen Prozess ermöglichen, in der das Subjekt selbst von der Erfahrung der Kastration Zeugnis ablegt (Schmid 2006, S. 15). So gewinnt der analytische Prozess erst vom Ende her seine wirkliche Funktion und Bedeutung.

Zu diesem Prozess schreibt Ferenczi (1972, S. 235):

> »Im analytischen Lichte betrachtet, erscheint dann seine ganze neurotische Lebensepoche wirklich, wie es Freud schon vor so langer Zeit gewußt hat, als eine pathologische Trauer, die er auf die Übertragungssituation zu verschieben suchte, die aber in ihrer wirklichen Natur entlarvt wird, was dann der zukünftigen Wiederholungstendenz ein Ende setzt.«

Die Geburt des Menschen als Subjekt ist ein Paradox und verlangt ein Paradox, das nach dem Philosophen Rorty (1992, S. 62, 79) heißen könnte: Die Vergangenheit, so wie es war, so wollte ich es. Sloterdijk hat ironisch überspitzt formuliert:

> »Das Datum der Mündigwerdung wäre folglich der Tag, an dem sich das Subjekt in voller Einsicht in Lebenskosten und -risiken, die Todesgewißheit inbegriffen, dazu entschließt, seine Eltern rückwirkend Prokura zu erteilen für den Koitus, der zu diesem Leben führte« (1993, S. 275).

Dies kann nach Rorty auch nur ein Vorhaben bleiben. Und er macht uns auf unsere Kontingenz, auf den Zufall aufmerksam, den es auch nach Freud zu würdigen gelte. Bei dem Vorhaben der Subjektivierung handelt es sich um den Versuch oder das Scheitern, sich von der Vergangenheit zu lösen. Hier muss ich darauf hinweisen, dass der Satz nicht umkehrbar ist, denn die umgekehrte Formulierung, »So wie ich es gewollt habe, ist es gekommen«, wäre die Fortführung eines omnipotenten Phantasmas.

Nach einem Jahr schrieb mir Herr Fischer:

> »Das vergangene Jahr war für mich erfolgreich wie kein anderes bisher [...]. Natürlich geht auch die selbstanalytische Arbeit ständig weiter, so gehören inzwischen sich intensivierende Erinnerungen an meine Vergangenheit zum ständigen Repertoire – und sie ängstigen mich nicht mehr [...]. Für meine Assistenten und Doktoranden war ich nach vielen Jahren eine lang

> erwartete Vaterfigur (sic!). Gelegentlich kamen Erinnerungen an schlimme Zeiten, auch im Detail (manchmal verbunden mit Schweiß), aber jetzt ist es anders. Erst jetzt begreife ich mehr und mehr, wie essenziell das aktive, selbstentschiedene Aufhören war, mitsamt den schrecklichen Zeiten danach. Offensichtlich musste dieses schmerzhafte Ballastabstreifen sein, um jetzt ein ›So war es damals‹ zu erleben, als Vergangenes, Vergangenheit.«

Und er fügte hinzu, dass seine Assistenten sich bei ihm für die »Geborgenheit und Zuversicht« bedankt haben, die er ihnen bei ihrer Arbeit geben konnte.

Mit seiner Entscheidung, die Analyse zu beenden, hat Herr Fischer das passiv erlittene Trauma der Separation in seine Omnipotenz hereingeholt, mit dieser Entscheidung hat er seine narzisstische Neurose oder einen Teil davon aufgegeben. Mit dieser Entscheidung sollte ein Patient auch dahin kommen, sich einzugestehen, wie er sich und andere über Jahre hinaus verkannt, nicht anerkannt hat. Mit der pathologischen Trauer in Form einer narzisstischen Organisation kann eine umfassende Entwicklungsstörung einhergehen. Zu dem Trauerprozess gehört dann auch, dass das Subjekt sich als Ursache dieser seiner Entwicklungsstörung begreift, anstatt in einem anhaltenden Vorwurf gegenüber den Eltern oder der Gesellschaft zu verharren.

Die Lacanianer sprechen hinsichtlich des beschriebenen Prozesses vom »Durchqueren des Fundamental-Phantasmas«, vom Durcharbeiten der Fixierungen und Lösung von entfremdenden, unbewussten, infantilen Identifizierungen.[9] So ist das Durchqueren des Phantasmas der Prozess, durch den das Subjekt das Trauma subjektiviert, das traumatische Ereignis auf sich nimmt und für die »jouissance« Verantwortung übernimmt. Mit Kierkegaards Worten: »Das Stück muß ganz und gar rückwärts durchgespielt werden, sonst wird der Zauber nicht behoben« (1962, S. 42). Es ist ein Wechsel der Position vom Status des passiven Opfers zu einem verantwortlichen Subjekt. Und:

> »Die Durchquerung geht mit der Entdeckung einher, dass es der Mangel selbst ist, der das Subjekt verursacht. Der Mangel existiert aber nicht als ein

9 Thomas Vogt hat mich nach Fertigstellung meiner Arbeit auf das Heft 1 der Zeitschrift RISS 71/2009 aufmerksam gemacht. Dort setzen sich Rath und Pommier in ihren Arbeiten mit der gleichen Thematik auseinander und geben darüber einen lesenswerten und verständlichen Einblick vor dem Hintergrund des Lacan'schen Denkens.

> Objekt [als ein konkretes Phantasma; W.T.], das es zu erlangen gilt, sondern als ein Rest, der als Rest ständig wiederkehrt« (Schmid 2006, S. 28).

Damit der Patient diesen Weg der Subjektivierung gehen kann, müssen wir als Analytiker, mit den Worten von Roussilon (2008, S. 79),

> »bereit sein, zu warten und daran zu arbeiten, dass der Analysand in den Stand kommt, sich in der Gegenwart des Analytikers und der von ihm besetzten Objekte allein zu fühlen. – Dank der Fähigkeit, in der Gegenwart des Anderen allein zu sein, kann Hoffnung entstehen, einen Weg aus gerade der Beeinflussung zu finden, die erst durch die Gegenwart des Anderen entstanden ist […].«

Dies ist ein schmerzlicher Prozess, dem wir uns ein Leben lang stellen müssen. Doch mit diesem Schritt tritt an die Stelle der geheimen Verrücktheit des unendlichen Genießens ein Begehren und Sprechen, das eben nicht mehr die Einheit mit dem einzigartigen und unersetzlichen Objekt beschwört (Green 2000). Diese Aussagen umschreiben und konkretisieren Freuds Diktum: »Wo Es war, soll Ich werden« (1933a, S. 86). Und: »Die Psychoanalyse ist ein Werkzeug, welches dem Ich die fortschreitende Eroberung des Es ermöglichen soll« (1923b, S. 286).

Da ich diese Arbeit zuerst vor Kolleginnen und Kollegen in Leipzig 20 Jahre nach den Montagsdemonstrationen, die zum Fall der Mauer führten, vorgetragen habe, will ich auch hier mit Satz von Václac Havel schließen, der sie damals, wie Rainer Eppelmann in einer Sendung zu diesem Jahrestag sagte, aufgerüttelt und ihnen Mut zu den Demonstrationen gemacht hat: Hoffnung ist nicht die Hoffnung, dass etwas gut ausgeht, sondern dass etwas Sinn macht, gleich ob es gut ausgeht oder nicht.

Literatur

Anzieu, D. (1987): Some alternations of the ego which make analyses interminable. I.J. Psycho-Anal. 68, 9–19.

Asch, S.S. (1966): Depression: three clinical variations. Psychoanal. Study Child 21, 150–171.

Beland, H. (2008): Die Angst vor Denken und Tun. Gießen (Psychosozial-Verlag).

Bion, W.R. (1971 [1961]): Erfahrungen in Gruppen und andere Schriften. Stuttgart (Klett).

Bion, W.R. (1977 [1965]): Transformationen. Frankfurt a. M. (Suhrkamp).

Döser, J. (2009): Psychoanalyse der Schmerzbewältigung (Arbeit zum Erwerb der ordentlichen Mitgliedschaft in der DPV).

Evans, D. (2002 [1996]): Wörterbuch der Lacanschen Psychoanalyse. Wien (Turia und Kant).
Ferenczi, S. (1972 [1928]): Das Problem der Beendigung der Analysen. In: Ders. (1972): Schriften zur Psychoanalyse. Bd. II. Frankfurt a. M. (Fischer), S. 227–236.
Freud, S. (1900): Brief an Fließ vom 16. April 1900 (Freud 1950a; Brief Nr.133, S. 272f.). StA Erg., Editor Vorbemerkung zu: Die endliche und die unendliche Analyse, S. 355.
Freud, S. (1914c): Zur Einführung des Narzißmus. GW X, S. 137–170.
Freud, S. (1923b): Das Ich und das Es. GW XIII, S. 237–289.
Freud, S. (1925h): Die Verneinung. GW XIV, S. 11–15.
Freud, S. (1926e): Die Frage der Laienanalyse. GW XIV, S. 207–286.
Freud, S. (1933a): Neue Folge der Vorlesungen zur Einführung in die Psychoanalyse. GW XV.
Freud, S. (1937c): Die endliche und die unendliche Analyse. GW XVI, S. 59–99.
Glasser, M. (1990): Probleme bei der Psychoanalyse gewisser narzißtischer Störungen. Tagungsband der DPV-Arbeitstagung Nov. 1990.
Glasser, M. (1998): On violence. I.J. Psycho-Anal. 79, 887–902.
Green, A. (2000 [1990]): Die geheime Verrücktheit. Gießen (Psychosozial-Verlag).
Green, A. (2004): Die tote Mutter. Psychoanalytische Studien zu Lebensnarzissmus und Todesnarzissmus. Gießen (Psychosozial-Verlag).
Grunberger, B.(1976 [1971]): Vom Narzißmus zum Objekt. Frankfurt a. M. (Suhrkamp).
Leclaire, S. (1976 [1971]): Das Reale entlarven. Olten und Freiburg (Walter-Verlag).
Leclaire, S. (2004): Ein Kind wird getötet. Wien (Turia und Kant).
Kierkegaard, S. (1962 [1849]): Die Krankheit zum Tode. (Rowohlt).
Kristeva, J. (2007 [1987]): Schwarze Sonne. Depression und Melancholie. Frankfurt a. M. (Brandes & Apsel).
Kristeva, J. (2008): Das weibliche Genie – Melanie Klein. Gießen (Psychosozial-Verlag).
Meltzer, D. (1988): Traumleben. München/Wien (Verlag Int. Psychoanalyse).
Michaels, A: (2010): Wintergewölbe. Berlin (Berliner Taschenbuchverlag).
Michels, A. (2001): Angst, zwischen Genießen und Begehren. In: Michels, A. et al. (Hg.) (2001): Angst. Jb f. Klin. Psa. Tübingen (edition diskord), S. 35–52.
Pommier, G. (2009): Das relative Ende der Analyse. Riss 71(1), 57–77.
Pontalis, J.-B. (1981 [1977]): Frontiers in Psychoanalysis. London (Hogarth Press). Deutsch: Ders. (1998): Zwischen Traum und Schmerz. Frankfurt a. M. (Fischer Taschenbuch).
Rath, C.-D. (2009): Traversée und Zuydersee. Fragen zu dem Ende und der Beendigung einer psychoanalytischen Kur. Riss 71(1), 23–40.
Rorty, R. (1992): Kontingenz, Ironie und Solidarität. Frankfurt a. M. (Suhrkamp).
Roussillon, R. (2008): Die Psychodynamik der Psychotherapie: Einige Prinzipien und analytische Betrachtungen. In: Dreyer, K-A. & Schmidt, M.G. (Hg.) (2008): Niederfrequente psychoanalytische Psychotherapie. Stuttgart (Klett Cotta), S. 70–84.
Schmid, M. (2006): »Wo Es war, soll Ich werden«. Eine Frage des psychoanalytischen Aktes. Riss 64(3), 11–32.
Sloterdijk, P. (1993): Weltfremdheit. Frankfurt a. M. (Suhrkamp).
Theunissen, M. & Greve, W. (Hg.) (1979): Materialien zur Philosophie Sören Kierkegaards. Frankfurt a. M. (Suhrkamp).
Trimborn, W. (1987): Der Analytiker, der Rahmen und die Öffentlichkeit. Der ›Vater‹ in Kleists »Prinz Friedrich von Homburg«. In: Jb. d. Psa. Bd 21. Stuttgart (fromann-holzboog), S. 85–131. In diesem Buch Kap. 7.

Trimborn, W. (1995a): Der Rahmen und das psychoanalytische Ereignis. In: Haas, J.-P. & Jappe, G. (Hg.): Deutungsoptionen. Für Wolfgang Loch. Tübingen (edition diskord), S. 93–118. In diesem Buch Kap. 4.

Trimborn, W. (1995b): Die Gefahr der Heilung. Pathologische Identifizierungs- und Mentalisierungsprozesse als Grenzen therapeutischer Möglichkeiten. In: Schneider, G. & Seidler, G. H. (Hg.): Internalisierung und Strukturbildung. Opladen (Westdeutscher Verlag), S. 181–203. In diesem Buch Kap. 1.

Trimborn, W. (1999): Der analytischen Prozess und die Fähigkeit zur Destruktion. Zs. Psa. Theorie u. Praxis 14, 17–30. In diesem Buch Kap. 5.

Valenstein, A. F. (1993 [1973]): Über die Verhaftung an schmerzliche Empfindungen und die negative therapeutische Reaktion. Forum Psychoanal. 9, 171–180.

Winnicott, D. W. (1974 [1965]): Reifungsprozesse und fördernde Umwelt. München (Kindler).

Winnicott, D. W. (1979 [1971]): Vom Spiel zur Kreativität. Stuttgart (Klett-Cotta).

II Narzissmus und Melancholie in Literatur und Film

7. Der Analytiker, der Rahmen und die Öffentlichkeit – Der »Vater« in Kleists *Prinz Friedrich von Homburg*[1]

»Ich will provozieren und behaupte, daß alle normalen Menschen Metaphysiker sind. Alle spüren das Verlangen, sich in ein ›System‹, ein ›Universum‹, einen ›Prozeß‹ einzuordnen, der zumindest die unmittelbaren alltäglichen Notwendigkeiten in ihrer Beziehung zur Umwelt übersteigt. Bei allen normalen Menschen wird das Fehlen oder die Verhinderung einer solchen Ausrichtung eine Art metaphysische Angst hervorrufen.«

Crane Brinton

»Daß Gefühle kein persönliches Leben ergeben, haben erst wenige verstanden.«

»Der Mensch empfängt, und er empfängt nicht einen ›Inhalt‹, sondern eine Gegenwart, eine Gegenwart als Kraft.«

Martin Buber

Die konstitutive Rolle des Vaters für die psychische Entwicklung des Kindes wird in der psychoanalytischen Theorie einerseits zumeist der Mutter-Kind-Beziehung nachgeordnet, ihr gegenüber vernachlässigt oder nur hinzugefügt, andererseits wird der Vater als ein Element der ödipalen Trias betrachtet, d. h., er tritt für das Kind als Rivale zur Mutter auf, und das Kind hat sich mit den daraus resultierenden Konflikten herumzuschlagen. Auch wenn in dem Erscheinen des Vaters der entscheidende Schritt für die Separations- und Individuationsentwicklung gesehen wird, also in der Triangulierung der Schritt aus der symbiotischen

1 Erstveröffentichung in: Jb. d. Psa. Stuttgart (frommann-holzboog), 1987, Bd. 21, S. 85–131.

Mutter-Kind-Dyade, scheint mir oft die Komplexität dieses Prozesses – insbesondere in der psychoanalytischen Praxis – übersehen bzw. nicht begriffen zu werden. Zwar wird die Einführung des Dritten als schwierig angesehen, doch der Prozess wird eher als ein additiver verstanden.

Aus verschiedenen Gründen ist dieser Prozess jedoch höchst kompliziert und damit gefährdet. Er ist einerseits durch hochaggressive Tendenzen belastet, aber erst diese aggressive Besetzung macht den entscheidenden Schritt aus der symbiotischen Zweierbeziehung heraus möglich. Andererseits muss das Kind zwischen dem Vater als einem Element der Trias Mutter, Vater, Kind und dem Vater als dem Vertreter des Gesetzes unterscheiden. Gerade diese Differenzierung ereignet sich als ein höchst aggressives Geschehen, wodurch das Wort erst seine volle Geltung und Abgrenzung als Symbol erhält. Das Kind kann diese Differenzierung nur auf dem Umweg über die Mutter bzw. nur zusammen mit der Mutter leisten. Doch die Mutter muss vom Vater[2] aufgefordert werden, die Geltung des Gesetzes, des Wortes gegenüber dem Kind anzuerkennen. Dieser Umweg ist konstitutiv, wenn die Mutter die Allmacht der Dyade retten will, indem sie öffentlich auf den Mangel des Vaters zielt, aber schließlich doch das Gesetz, das er vertritt, trotz bzw. gerade wegen seines sichtbar gewordenen Mangels anerkennt, d. h., weil sie »im Namen des Vaters« spricht.

Damit diese Differenz im analytischen Prozess zur Geltung kommen kann, muss der Analytiker den Rahmen (Green 1975) – als ein Gesetz (Loch 1983, S. 80), als die gemeinsame Vereinbarung, die zugleich über den Analytiker und den Patienten hinausweist – vertreten. An dieser Stelle ist aber ein Umweg über eine Öffentlichkeit, also über den analytischen Raum hinaus, konstitutiv.

Diese kritische Phase, die sich als ein Organisator – um einen Begriff von R. Spitz zu gebrauchen – in der Separations- und Individuationsentwicklung herauskristallisiert, will ich genauer zu fassen suchen. Es ist meine Absicht, die Verflechtung der für diesen Prozess konstitutiven Elemente der Aggression und der Einführung von Öffentlichkeit in Beziehung zum Rahmen herauszuarbeiten.

2 Selbstverständlich ist die Funktion des Vaters nicht einfach mit dem biologischen Vater gleichzusetzen, wenn auch die biologischen Eltern im psychischen Wachstumsprozess ihres Kindes spezifische Funktionen übernehmen, weswegen in der Psychoanalyse immer wieder exemplarisch von den Funktionen des Vaters bzw. der Mutter gesprochen wird. Die »Funktion des Vaters« kennzeichnet die Reife eines Menschen.

Da mir die spezifisch konstitutiven Elemente und die Dynamik dieses Prozesses zuerst in der klinischen Situation einer stationären Gruppe in Behandlung bei einem Patienten mit narzisstischer Abwehrstruktur wie in einem Zeitrafferverfahren sichtbar wurden, werde ich auf dieses Material wegen seiner Anschaulichkeit zurückgreifen. Durch eine Patientin war ich auf das Drama *Prinz Friedrich von Homburg* aufmerksam geworden, und ich war überrascht, mit welch geradezu hellsichtigem Blick Heinrich von Kleist diesen Prozess in all seinen konstituierenden Faktoren erfasst und dichterisch in Szene gesetzt hat. So will ich im Verlauf meiner Arbeit immer wieder die Psychodynamik des Dramas neben die der Gruppe stellen.[3]

Der von mir beschriebene Prozess ist in seiner klinischen und dichterischen Ausformung das Ergebnis einer spezifisch narzisstischen Störung und Abwehr. Sie ist durch eine Regression auf symbiotische Beziehungen und eine narzisstisch-omnipotente Ebene gekennzeichnet, mit dem Versuch, die narzisstische Unversehrtheit wiederherzustellen. Die Zuspitzung dieser regressiven Bewegung unter Ausschluss des Dritten – des Vaters – ergibt sich aus einer qualitativen Überhöhung der mit der Einführung des Dritten verbundenen Kastrationsangst, die aus der Vernichtungsangst narzisstischer Traumata stammen. Eine Vernichtungsangst kann das noch wachsende Ich nicht integrieren, weil das unreife Ich das Trauma nicht als einen Fehler der Umwelt, sondern als eigenen Defekt, sogar als Vernichtung des eigenen Selbst erlebt (Winnicott 1956, S. 158). Um dieser Angst zu entgehen, suchen das Kind bzw. der Patient unter allen Umständen die Kontrolle über das komplettierende Selbstobjekt zu bekommen, weswegen jede Loslösung als eine Gefährdung der Kohärenz und als Zerstörung des Selbst erlebt wird. Daraus resultieren panikartige Reaktionen, die nicht primär aggressiv sind und auf Destruktion zielen.

3 Sicherlich lassen sich die literarischen Texte nicht in einer Eins-zu-eins-Übersetzung in die klinische Situation übertragen. Dies würde zu einem Missverständnis im Sinne eines Konkretismus führen. Aber es geht um den Versuch, die in der Erzählung und im Film dargestellten Schicksale als klinische Berichte zu sehen und zu begreifen. In der psychoanalytischen Klinik sind wir mit äußerst persönlichen und intimen Erfahrungen und Bekenntnissen konfrontiert, deren nachvollziehbare Vermittlung nach außen kaum möglich ist. Der Gebrauch eines dichterischen Textes und eines Filmes befreit zumindest von der unlösbaren Diskretionsproblematik, die bei der Darstellung aus Behandlungen immer gegeben ist. Darüber hinaus hat der Gebrauch eines dichterischen Textes einen weiteren Vorteil. Jedem Leser steht das gleiche »Material« vollständig zur Verfügung. Weder können Teile unbemerkt weggelassen oder unterschlagen werden, noch lässt sich der Verlauf der Geschichten beschönigend darstellen.

Neben der narzisstischen Traumatisierung spielt eine typische Elternkonfiguration bei der Abwehr eine Rolle. Der Vater ist nicht anwesend und wird von der Mutter aus der sie narzisstisch auffüllenden, symbiotischen Beziehung ausgeschlossen.

Ich habe nicht die Absicht, diesen Komplex hier genauer zu fassen. Die skizzenhafte Beschreibung soll verdeutlichen, dass meine Überlegungen vor dem Hintergrund einer spezifischen Entwicklungsstörung zu sehen sind, d.h., die beschriebenen Strukturen und Prozesse dürfen nicht einfach mit der normalen Entwicklung gleichgesetzt werden, auch wenn damit wertvolle Hinweise für die allgemeine psychische Entwicklung gegeben werden.

Die Funktion des Vaters

In der deutschsprachigen psychoanalytischen Literatur hat vor allem Loch in verschiedenen Arbeiten die *konstitutive Funktion des Vaters* herausgearbeitet. Er kennzeichnet »die primäre Identifikation mit dem ersten Aggressor« – mit einem »primären Nein« – gegenüber der Triebbefriedigung als den Weg, sich vom primären Objekt trennen zu können.

> »[…] erst die feste Überzeugung an der Ernsthaftigkeit des Verbotes, d.h. der Vollzug der Identifikation mit dem Aggressor – ein Ereignis, das auf die um willen des Überlebens bestehende Abhängigkeit von der Außenwelt von ihm erzwingt – ermöglicht seine Übertretung. Erst nach diesem Schritt vermag ich den Apfel (die Brust) zu essen, ist doch nun nicht mehr zu fürchten, daß der Triebakt das Triebobjekt vernichtet, denn die Identifikation mit dem Verbot garantiert auf der psychisch-mentalen Ebene, daß das primäre Objekt existent bleibt, womit er zum permanenten, zum ›unsterblichen Objekt‹ im Sinne Schafers zu werden vermag« (Loch 1981, S. 64).

Freud hat in seiner kurzen und prägnanten Schrift *Die Verneinung* (1925) deutlich gemacht, dass in der Erfahrung und Aneignung des Nein ein Grundstein unserer geistig-seelischen Entwicklung liegt. Ferenczi hat Freuds Überlegungen aufgegriffen und selbst in seinen bedeutenden Aufsätzen »Entwicklungsstufen des Wirklichkeitssinnes« (1970 [1913]) und »Das Problem der Unlustbejahung« (1972 [1926]) beschrieben, dass die Entwicklung des Wirklichkeitssinnes mit dem sukzessiven Aufgeben der eigenen Allmacht und der Übertragung derselben an andere höheren Mächte einhergeht. »*Die Anerkennung der Umwelt*, d.h., *die Bejahung der Unlust* ist aber nur möglich, wenn vorerst *die Abwehr der unlustbringenden Objekte und deren Verneinung aufgegeben wird* und deren *Reize, dem Ich einverleibt, zu inneren Antrieben umgewandelt* werden« (1972, S. 211; Hervorhebung bei S.F.).

Loch sieht in der »Identifikation mit dem guten Vater (Phallus)« (1981, S. 68) die hinreichende Bedingung zur Überwindung der depressiven Position. Zusammen mit Jappe macht Loch (1974, S. 21) darauf aufmerksam, dass es Loewald war, der zuerst die Auffassung geäußert hat,

> »daß eine dem Ödipuskomplex vorausgehende und die ihn vorbereitende aktive Identifizierung mit dem mächtigen Vater stattfinden muß, die das Kind vor der Gefahr rettet, in der ›primär-narzißtischen Position‹ (also ohne bewußte Realität) ›durch ein Verschlungenwerden des keimenden Ich in der ursprünglichen Einheit‹ zu verbleiben und unterzugehen«.

Das Kind muss sich mit dem guten Vater identifizieren können, und indem es sich mit dem grandiosen Vater als einem Selbstobjekt im Sinne Kohuts (1973 [1971]) identifizieren kann, lässt sich der Vater noch mit dem Phallus identifizieren und verspricht die narzisstische Wiederherstellung und Integrität. Dabei kann es jedoch nicht bleiben.

Durch das Verbot weist der als vorwiegend gut erfahrene Vater (eine Voraussetzung dafür ist, dass die Umwelt, die haltende Mutter im Sinne Winnicotts, gut genug war, damit der Vater nicht vorzeitig mit einer frühen, nicht integrierbaren Ambivalenz kontaminiert wird) auf das Gesetz, auf die symbolische Ordnung, auf einen »vierten Bereich«. Denn die zu leistende Identifizierung zielt allein nicht auf das Objekt Vater sondern auf das *»im Namen des Vaters«*, worauf Lacan (1973 [1966]) insistiert. Lacan meint, dass es in der ödipalen Situation nicht nur drei Größen gibt, den Vater, die Mutter und das Kind, sondern notwendigerweise auch eine vierte: Es gibt eine symbolische Funktion, die strikt notwendig ist, damit sich die Personen in ihren wechselseitigen Positionen definieren können.

Freud schreibt in seiner Arbeit *Zur Einführung des Narzißmus,* dass die Entwicklung des Ichs in einer Entfernung vom primären Narzissmus besteht und diese Entfernung vermittels eines »von außen aufgenötigten Ichideal[s]« (1914, S. 66) geschieht. Damit hat Freud einen Entwicklungsprozess beschrieben, dem in dieser Arbeit nachgegangen werden soll. Die von Lacan aufgezeigte Differenz ist auch bei Freud zu erkennen, auch wenn diese nicht explizit gekennzeichnet wird. Freud schreibt in *Das Ich und Es*: »Dies führt uns zur Entstehung des Ichideals zurück, denn hinter ihm verbirgt sich die erste und bedeutsame Identifizierung des Individuums, die mit dem Vater der persönlichen Vorzeit« (1923, S. 259). Ohne weiter auf den Kontext bei Freud einzugehen, mag das letzte Zitat den Zusammenhang unserer Überlegungen mit seiner Auffassung zeigen: »Daß man z.B. bestimmt, die Vaterschaft ist wichtiger als die Mutterschaft, obwohl sie nicht wie die Letztere durch das Zeugnis der Sinne erweisbar ist. Darum soll das Kind den Namen des Vaters tragen und nach ihm erben« (1939, S. 225).

Grunberger unterscheidet den historischen Ödipus der Rivalität von dem Ödipus als Prinzip, der »im weitesten Sinne des Wortes die väterliche Funktion repräsentiert« (1982, S. 529). Erst diese Differenz erlaubt dem Kind, das »Bild des Vaters als narzißtische Projektionsfläche – die gleiche Position nimmt der Analytiker in der Behandlung ein –« über alle Konflikte hinweg zu bewahren (1976, S. 325).

M. Mahler (1978) hat die Bedeutung und Rolle des Vaters für die Separations- und Individuationsentwicklung nicht explizit gemacht, doch Abelin (1971) – ein Mitarbeiter von M. Mahler – weist dem Vater für die Einleitung der Rapprochement-Phase, in der nach seiner Auffassung die Triangulierung stattfindet, eine spezifische Position zu (s.a. Rotmann 1978). Abelin zitiert Piaget, der hier von einer kopernikanischen Revolution spricht, und er sieht in der Triangulierung die Grundlage für »the first mental representation of the self«, »the first symbolic image«, »the mental representation of space« und »the core of gender identity«.

Während Loch vor allem den Zusammenhang zwischen der Funktion des Vaters und der Aggression hervorhebt – er spricht vom primären Aggressor –, so verweist Leclaire darauf, dass diese Aggression zuerst am Ort der Mutter auftaucht. Er erfasst explizit den Zusammenhang zwischen Vater, Mutter und dem Gesetz des Vaters als Ort des symbolischen Phallus, wobei er auf Lacan zurückgreift, der sagt, dass diese Etappe die Reaktion der Mutter auf das Sprechen des Vaters enthüllt.

Leclaire (1976, S. 161; Hervorhebung bei S. L.) schreibt:

> »Auch die gründlichste Analyse kann nur zeigen, daß dieser dritte andere, dieser Vater, hauptsächlich erscheint als *ein Wesen, auf das man sich bezieht* (um es zu verachten oder zu verehren), doch auf das man sich bezieht als auf ein Gesetz. Im Alltag erscheint es in Wendungen wie ›Papa hat gesagt …‹

oder ›das werde ich Papa sagen …‹, die die Mutter ausspricht, wenn sie in Autoritätsschwierigkeiten ist. Dieser Vater erscheint also, bevor er *für das Kind* als Berauber, als kastrierend und als sonst noch was auftritt, für dasselbe Kind als Bezug, wenn nicht gar als der Herr der Mutter. Und wenn der symbolische Phallus, der *Signifikant des Begehrens*, für etwas da ist in diesem Bezug der Mutter auf ihren Mann, in den Augen des Kindes und in seiner Vorstellung, so taucht der Vater zuallererst als Berauber und Kastrator am Ort der Mutter und nicht an seinem eigenen auf.«

Auch Bigras betont die Notwendigkeit, dass »die Funktion des Vaters von außen her zum Tragen kommt«, und er sagt, »daß wir es hier mit einer Regel zu tun haben, der sich die Mutter spontan unterordnet, genauso wie sie ihr das Kind unterordnet« (1975, S. 97).

Die Kennzeichnung der bei diesem Prozess aktivierten Affekte als *Aggression* und die Beschreibung der Funktion eben dieser Affekte erscheint mir schwierig. Die Einführung des Vaters als »primärer Aggressor« (Loch 1981) ist wegen der damit verbundenen Konnotationen (wie z.B. Macht, Unterwerfung, Zerstörung, Wut, Hass) zu problematisieren, zumal das Nein des guten Vaters nicht mit einer Verweigerung gleichzusetzen ist. Das Nein, das Verbot des guten Vaters, enthält zugleich die Sorge um das Kind und die Mutter und anerkennt immer deren Würde. Deshalb erlebt das Kind das Verbot letztendlich nicht als Unterdrückung und Unterwerfung, sondern es gibt den Weg frei zu einer narzisstischen Integration (Freud 1921, S. 121; Grunberger 1976, S. 47; Loch 1972, S. 89). Doch das Nein löst im Kind heftige Impulse und Affekte aus, deren Verarbeitung für das Gelingen dieses Entwicklungsschrittes unbedingt notwendig ist, ja, diese Affekte sind selbst ein konstitutives Element. Die depressive Position, die »im Übergangsbereich von der präsymbolischen zur symbolischen Welt« (Loch 1979, S. 161) liegt, ist durch das Auftreten aggressiv-destruktiver Impulse und Fantasien gekennzeichnet (M. Klein 1972 [1934]). Doch erst die Anerkennung der Aggression »blockiert den Weg zur Regression auf die narzißtisch-omnipotente Ebene« (Loch 1979, S. 165). Darüber hinaus reagiert gerade der narzisstisch gestörte Patient aufgrund seiner Traumatisierung und Verletzbarkeit auf jede Veränderung seiner Abwehrstruktur (Regression und Fixierung auf eine parasitär-symbiotische Beziehung), auf die Begrenzung seiner Omnipotenz und Kontrolle und Entfremdung gegenüber seinem Selbstobjekt mit Panik. Die sich in diesem Zusammenhang äußernde Motorik, das Aufflammen der Symptomatik, die heftigen Reaktionen und das Agieren dürfen nicht nur als Aggression gekennzeichnet werden, da sie zugleich Ausdruck und Abwehr von Verlust- und Vernichtungsängsten sind. Natürlich endet die Abwehr des narzisstischen Traumas oft in einem sadomasochistischen Zirkel und analen Kampf um die Kontrolle von Nähe und Distanz.

Das Auftreten von Aggression in diesem Entwicklungsprozess weist auf eine schwierige Integrationsleistung hin. Loch (1970, S. 80) sagt:

> »Nur wenn die dritte Person als Liebesobjekt und Vorbild apperzipiert werden kann, ist der Ausweg, sich durch Abspaltung des bösen Objekts bzw. des bösen Selbst zu entledigen, versperrt. Das Böse, das Schlechte muß jetzt nämlich deshalb internalisiert werden, d.h. der eigenen Person zugeschrieben werden, weil seine Identifizierung mit der Mutter (gemeint ist die erste entscheidende Beziehungsperson) dazu führen würde, die dritte Person, d.h. in der Regel den Vater, nicht zum Vorbild nehmen zu können, denn weder er noch man selbst kann und will das böse Objekt lieben.«

Doch nur wenn diese bösen Anteile sichtbar und damit erlebbar werden, können sie integriert werden. Hier sind wir an einer äußerst heiklen Stelle – und um diese geht es mir in dieser Arbeit –, denn mit panikartigen Reaktionen sucht der Patient die narzisstische Vollkommenheitsillusion aufrechtzuerhalten und die »schlechten« Anteile, den Mangel, zu verleugnen bzw. zu externalisieren. In einer Konfusion werden dann vom Patienten – und möglicherweise von seiner Umgebung – seine Panik und der Mangel als zerstörerische Aggressionen, d.h. als aktive Handlung definiert. Aber erst wenn das Subjekt sehen kann, dass ihm dieser Mangel inhärent ist und dass dieser Mangel ein erlittener ist, d.h., er außerhalb omnipotenter Kontrolle bleibt, ist es zu einer gelungenen Integration der »schlechten« Anteile gelangt.

Auch Spitz (1970 [1957], 1973 [1954], 1976 [1965]) weist der Aggression im Entwicklungsprozess des Ichs und der geistigen Funktionen einen entscheidenden Platz zu. Er beschreibt die Verwirrung, die durch das große Nein und die dadurch ausgelösten aggressiven Affekte in dem Kind initiiert wird, aber er sagt nicht, wie das Kind diese Verwirrung zu lösen vermag.

Melanie Klein (1972 [1930]) betont, dass eine zu frühe und übermäßige Abwehr des Ichs gegen aggressiv-destruktiv-sadistische Regungen die Herstellung der Realitätsbeziehung, den Ausbau der Fantasiefähigkeit und damit die Symbolbildung hemmt.

Winnicott hat immer wieder den Anteil der Aggression an der Entwicklung vom objektiven Objekt herausgearbeitet und für mich in eindrucksvoller Weise auch für den analytischen Prozess definiert. Er betont, dass die Ablehnung des guten Objekts ein Teil des Prozesses ist, in dem das Objekt geschaffen wird (1965, S. 238), und formuliert die These, dass Destruktion eine Rolle bei der Entstehung der Realität spielt, indem sie das Objekt außerhalb des Selbst ansiedelt (1971, S. 106). Ohne die Erfahrung größtmöglicher Destruktivität (am ungeschützten Objekt) werde das Subjekt den Analytiker niemals in die Außenwelt stellen (S. 107). In seinem Buch *Vom Spiel zur Kreativität* hat er uns sein Konzept der Objektzerstörung eingehend dargestellt und schreibt: »Diese Eigenschaften des ›fortwährenden Zerstörtwerdens‹ macht die Realität des überlebenden Objekts als solches fühlbar, verstärkt die Empfindungsweise und trägt zur Objektkonstanz bei. Das Objekt kann gebraucht werden« (1971; übersetzt und zit. nach Schacht 1973). Zugleich betont er, dass es dabei keinen Zorn gebe, obwohl man sehr wohl von einer Freude sprechen könne, wenn das Objekt überlebt. Es bleibt aber bemerkenswert, dass Winnicott in diesem Zusammenhang den Vater eigentlich nicht erwähnt. An anderer Stelle spricht er aber dem Vater eine wichtige Funktion zu. Er meint,

> »daß ein Vater eine andere Rolle [als die eines Mutterersatzes; W.T.] hat, die wichtiger ist, in der er etwas in der Mutter ›human‹ macht und das Elemente von ihr abzieht, das sonst magisch und potent wird und die Mütterlichkeit verdirbt« (1961, S. 108).

Green (1978) weist daraufhin, dass Winnicott einen interessanten Kommentar gegeben hat, insofern diese Destruktivität keine Verbindung zur Aggressivität habe. Nach Green geht es vielmehr um einen radikalen Besetzungsentzug, der im Extrem zum psychischen Tod führt, wie andererseits eine anarchische Besetzung, die, mit Aggressivität tief durchsetzt, im Wahn endet. Daraus resultiere das Dilemma: Sterben oder Psychose. Green sieht die Aufgabe des Analytikers darin, diese extreme und fatale Alternative zu transformieren: dass der Wahn ein Spielen wird und der Tod Abwesenheit; eine Abwesenheit, die so gestaltet ist, dass das Übergangsobjekt kreiert werden kann.

Falldarstellung

Hans – 22 Jahre, Einzelkind – war uns von der benachbarten Nervenklinik überwiesen worden, nachdem dort nach einem vierteljährigen Aufenthalt eine Entlassung nicht möglich war. Der Patient war von der Polizei in die Klinik gebracht worden, nachdem er wiederholt in akuten rauschartigen Zuständen nach exzessivem Alkoholabusus mit Suizid gedroht und seine Umgebung mit makabren Inszenierungen in hellste Aufregung versetzt hatte. Durch viele Unregelmäßigkeiten – darunter auch Diebstähle – hatte er Schwierigkeiten an seinem Arbeitsplatz bekommen.

Sein Verhalten in der Klinik[4] war charakterisiert durch für uns meist nicht überschaubare Aktivitäten. Soweit es für ihn möglich war, brachte er seine Zeit außerhalb der Klinik zu. An den Gruppensitzungen nahm er teil, ohne sich in irgendeiner Weise am Gespräch zu beteiligen. Es war ihm ein Leichtes, sich hinter den Aktivitäten der anderen Patienten zu verstecken, zumal er über nichts klagte, solange er unbehelligt auf der Station sein konnte. Darüber hinaus litt er ja auch unter keinen Symptomen, die uns hätten beunruhigen können. Er interessierte sich nicht für die Schicksale der Mitpatienten. Tragische Ereignisse gaben ihm lediglich die Gelegenheit, durch makabere Scherze seine Mitpatienten zutiefst zu erschrecken. Einzelgespräche mit den Therapeuten suchte er nicht auf. Nur wenn das Thema der Dauer seines stationären Aufenthaltes anstand, versetzte Hans seine Umgebung, vor allem die Mitpatienten, durch ein sich steigerndes Agieren in eine eigenartige Spannung und Angst um ihn. Er selbst aber leugnete jeden Zusammenhang zwischen seinen Inszenierungen und dem Problem der Behandlungsdauer. Zu diesen Zeiten sprach er in der Gruppe über das Thema Bundeswehr und über seine Arbeitsplatzsituation. Er äußerte dann die Angst, dass der stationäre Aufenthalt in der Klinik dazu führen könnte, dass er nicht als Zeitsoldat bei der Marine unterkommen könnte. Dies war sein sehnlichster Wunsch und daran knüpfte er all seine beruflichen Hoffnungen. Auf der anderen Seite steigerte sich in der Gruppe die Sorge um ihn. Kaum war jedoch mit

4 Auch wenn ich das klinische Material einer Gruppensituation entnommen habe, so meine ich doch, dass das Setting der Einzelanalyse allein diesem Prozess gerecht werden kann. Die Gruppendynamik überfordert in vielen Fällen die Patienten, da sie weder eine Regression in einem geschützten Raum zulassen können, weil immer wieder Übergriffe Reaktionen provozieren (Trimborn 1983), noch gibt die Gruppendynamik dem Patienten die Möglichkeit, sich in der eigenen Wachstumsgeschwindigkeit zu entwickeln.

ihm eine Verlängerung der stationären Behandlung vereinbart worden, löste sich die Spannung in nichts auf. Hans benützte die Klinik wie ein Wohnheim, wo man Unterkunft und Verpflegung bekommen konnte.

Uns war bald klar, dass er gegenüber der Einberufung zum Wehrdienst äußerst ambivalent eingestellt war. So waren wir keineswegs überrascht, dass er schließlich ausgemustert wurde. Deprimiert und verzweifelt meinte er, was wohl seine Eltern dazu sagen würden. Diese angstvolle Frage war umso bemerkenswerter, als er eigentlich nie über sein Zuhause sprach. Wir hatten jedoch die Vermutung, dass er wohl jeden Tag kurz zu Hause vorbeischauen musste.

Wir hatten den Eindruck, dass Hans nach dem Ausmusterungsbescheid die Klinik verlassen könnte, da damit sein ambivalenter Konflikt der Trennung und Loslösung vom Elternhaus zumindest entschärft war. Nachdem wir uns im Team dazu durchgerungen hatten, aktiv auf eine Entlassung hinzuarbeiten, kam es zu einer dramatischen Entwicklung. Der Patient bestand darauf, dass er nicht gehen könne, da seine berufliche Entwicklung völlig unklar sei und er nicht wisse, wohin er gehen könne. Außerdem seien da noch die gerichtlichen Verfahren. Doch tat er von sich aus nichts, diese Fragen zu einer Klärung zu bringen. Aktivitäten in diese Richtung entpuppten sich schnell als Scheinmanöver. Wir konfrontierten deshalb den Patienten mit seinem Verhalten, seiner stillen und passiven Verweigerung, mit seiner Nichtteilnahme an der Therapie. Er ging darauf kaum ein, doch seine Aktivitäten innerhalb der Gruppe der Patienten außerhalb der therapeutischen Sitzungen nahmen zu. Seine Mitpatienten engagierten sich für ihn. Ruth, eine ältere Mitpatientin, bemühte sich intensiv um ihn. Sie warf uns vor, mit dem Patienten zu hart umzugehen. Zugleich nahm sein Agieren zu. So kam es seinerseits zu Handlungen, die zunehmend in den kriminellen Bereich abrutschten, und er gefährdete sich durch angeberische Aktivitäten. Doch beides wurde von den Mitpatienten übersehen und vor uns geheim gehalten. Lange Zeit wussten wir nichts von seinem tolldreisten Treiben, womit er nicht nur gegen die Regeln der Klinik verstieß, sondern auch die Sicherheit und Ordnung gefährdete. Relativ harmlos war noch, als er ungefragt sein Zimmer umbaute und Löcher in die Wand bohrte. Doch eines Tages meldete die Klinikverwaltung dem zuständigen Therapeuten, dass Techniker seit Wochen Störungen im Telefonnetz nachgingen und sich jetzt sicher seien, dass diese Störungen nur von unserer Station kommen könnten. Ohne Zögern konfrontierte der Therapeut Hans damit. Dieser hatte es bislang verstanden, alles zu vertuschen und sich herauszureden.

Erneut gelang es ihm, den Zorn des Verwaltungsleiters nicht nur in Rauch aufzulösen, sondern diesen sogar von seiner Unschuld zu überzeugen. So war wieder alles nur ein harmloser Jungenstreich oder, genauer gesagt, eigentlich war gar nichts geschehen.

Seine Mitpatienten hatte er ganz in seinen Bann hineingezogen. Als wir versuchten, ihn in der Gruppe mit seinem Tun zu konfrontierten, verteidigte ihn die Gruppe und verbündete sich mit ihm zu einer schweigenden, undurchdringlichen Wand. Die Gruppe hatte sich voller Faszination mit seinem uneingeschränkten Narzissmus identifiziert. Jede Konfrontation und Einschränkung erlebte sie deshalb als einen Angriff auf sich. Ruth und Hans hatten sich nicht nur zu intensiven Gesprächen zusammengetan, von denen die Therapeuten ausgeschlossen waren, sondern boykottierten die therapeutischen Angebote. Wie ein »königliches Paar« (Bion 1971) regierten sie das gesamte Geschehen auf der Station.

Darüber hinaus suchte Hans immer wieder, die Stationsschwestern in provokativer Weise zu kränken und zu beleidigen. Als eine von ihnen situationsgerecht ihren Unmut geäußert hatte, benützte die Gruppe deren Reaktion, um den Therapeuten in der Gruppe vorzuwerfen, dass man Hans endgültig aus der Station herauswerfen wolle. Nur gegen große Widerstände war es schließlich in der Gruppe möglich, überhaupt das provokative Verhalten von Hans am Abend zuvor anzusprechen.

Einerseits suchte Hans, uns so über die Gruppe zu einem Rausschmiss – zu einer sadistischen Überich-Reaktion – zu verführen, andererseits ihm aber eine Sonderposition zu gewähren. Diese regressive Aufspaltung drohte auch latente Rivalitäts- und Neidkonflikte zu mobilisieren. Als nämlich eine ebenfalls ca. 40-jährige Frau, die aber erst kurz auf Station war, das Verhalten des Patienten realitätsgerecht in der Gruppe aufgriff, kam es zwischen ihr und Ruth zu einem erbarmungslosen Kampf um die dominante Mutterposition in der Gruppe.

Konfrontationen und Deutungen griffen nicht mehr. Jetzt war endgültig die Lage entstanden, wo der Therapeut gezwungen war, den Patienten unmissverständlich die Konsequenzen darzustellen, da Hans immer wieder therapeutische Veranstaltungen boykottierte und unentschuldigt fernblieb. Kaum aber stand das Thema Entlassung an, da entstand eine gefährliche Stimmung in der Gruppe, eine Mischung aus Angst, Panik und Aggression gegen die Therapeuten. Hans erging sich in dunklen Ahnungen, die man als Suizidandeutungen verstehen konnte, oder er sprach geheime Drohungen aus: Entweder sei er oder ein anderer dran, mit Haft oder lebenslänglich. Und er fügte hinzu, dass dies aber keine Drohung sei. Für uns war überraschend, wie stark und panikartig diese Angst gerade in der Gruppe eruptiv hervortrat. In ihrer Hilflosigkeit griff die Gruppe die Therapeuten erbarmungslos an, während Hans umso stiller wurde, je mehr der Sturm zunahm. Unbeteiligt betrachtete er die Auseinandersetzung der Gruppe mit den Therapeuten, um sich bei der Stationsschwester zu beschweren, dass man dort nicht zu Wort komme. Die Spannungen seien die gleichen wie zu Hause bei seiner Familie.

Uns wurde jetzt klar, dass ein Fortkommen und eine Änderung des seit einem halben Jahr bestehenden Status quo nur mit der Gruppe der Mitpatienten möglich werden würden. So suchten wir in der Gruppe nicht mehr in erster Linie Hans mit seinem Verhalten zu konfrontieren, sondern sprachen mit der Gruppe über ihn, wobei wir diese auch darauf aufmerksam machten, wie sie dessen gefährdendes Agieren verleugnete. Anfänglich wehrte sich die Gruppe heftigst, da inzwischen mehr oder weniger alle identifikatorisch Hans geschützt hatten und in sein Agieren hineingezogen worden waren. Zu dieser Zeit war es jedoch wichtig, die Ängste und Schuldgefühle in der Gruppe zu verstehen und zu verbalisieren, da Hans insgeheim den Mitpatienten vorwarf, ihn im Stich zu lassen. In diesem Kampf waren die Patienten durch ihre eigene innere Problematik beinahe ausweglos verwickelt. Denn indem der Patient erneut Ängste des Ausgeschlossenwerdens und Schuldgefühle bei seinen Mitpatienten mobilisieren konnte, steigerten sich deren Ängste oft ins Unerträgliche. So äußerten diese die Angst, es könnte etwas Schlimmes passieren, das ganze Haus könnte in die Luft gesprengt werden. Deshalb war es lange Zeit notwendig, diesen Ängsten der Gruppe standzuhalten und ihr behilflich zu sein, ihre Ängste zu verstehen.

Je mehr die Gruppe sich jedoch innerlich von dem Geschehen frei machen konnte, umso eher gelang es ihr auch, im realen Zusammenleben auf der Station mit Hans die Distanz zu wahren, ohne wieder in eine fast hörige Bewunderung oder in schuldbeladenem Bann gefangen zu werden. Doch das Agieren des Patienten steigerte sich. Wieder einmal blieb Hans unentschuldigt einer therapeutischen Veranstaltung fern. Heimlich rief er unter falschem Namen an, um über Anna, die ihn bisher am heftigsten verteidigt hatte, das Geschehen auf der Station zu kontrollieren. Mit »geheimen« Informationen suchte er sie auf seine Seite zu ziehen. Doch zum ersten Mal spielt die Gruppe nicht mehr mit.

Anna forderte ihn auf, sein Versteckspiel aufzugeben. Darüber hinaus berichtete Anna den Therapeuten von dem Anruf.

Jetzt war endgültig der Ernstfall da. Der Therapeut suchte mit Hans zu einer Vereinbarung zu kommen. Ohne Wenn und Aber wurde der Patient mit der Aufforderung konfrontiert, dass ein weiterer Aufenthalt nur möglich sei, wenn er den größten Teil des Tages auf der Station mit den Patienten verbringe und aktiv an den therapeutischen Veranstaltungen teilnehme. Nach einem längeren Gespräch entschied sich Hans zu gehen, da er diese Anordnung als eine Einschränkung erlebe, die für ihn unerträglich sei. Er brauche seine Freiheit.

Mit allen Mitteln versuchten die Patienten auf ihn einzuwirken, doch einzulenken und auf der Station zu bleiben, zumal er immer noch keine Arbeit habe, nicht wisse, wohin er gehen könne. Hans blieb aber bei seiner Entscheidung. Doch äußerte er die Bitte, nicht gleich gehen zu müssen, sondern bis zum nächsten Tag bleiben zu dürfen. Dieser Bitte kamen wir entgegen.

In einem letzten Akt steigerte sich jetzt das Geschehen zu einer hochdramatischen Szene. Als die Therapeuten nach ihren Diensten schon nicht mehr der Klinik waren und nur noch eine Stationsschwester anwesend war, kurz bevor der Nachtdienst – ein Student – sie ablösen sollte, kamen die Mitpatienten in hellster Aufregung ins Stationszimmer: Hans versuche, sich den Bauch aufzuschneiden. Er hatte mit einem Wasserglas, das er zerbrochen hatte, sich am Bauch die Haut aufgeritzt. Voller Unruhe rief die Schwester den Therapeuten an. Sie hatte das Gefühl, nicht nach Hause gehen zu können, da die Nachtwache noch nicht gekommen war. Diese sollte auf den Patienten aufpassen und ihm Bescheid geben, wenn die Lage sich weiterhin zuspitzen würde.

Als die Schwester jetzt zu Hans ging, um sich zu verabschieden, brach dieser in ein anhaltendes Weinen aus – das erste Mal seit Jahren, wie er selbst sagte –, da er doch nicht zu seinen Eltern zurück könne. Er wisse nicht, wohin, er könne es gar nicht fassen, dass er morgen gehen müsse, es falle ihm so schwer; er habe sich hier so wohlgefühlt. Jetzt konnte sich die Schwester von ihm lösen, zumal sich ihre Angst und Unruhe jetzt in eine schmerzvolle Trauer verwandelt hatte. Sie konnte sehen, dass es ihr auch schwer gefallen war, sich zu trennen.

Die Nacht verlief ruhig, und kurz nach dem Erwachen verließ Hans am frühen Morgen die Station. Am Abend kam er nochmals, um seine Sachen zu holen, drei Tage später seine Entlassungspapiere.

Wenige Wochen später suchte der Therapeut eine Autowerkstatt auf. Er war völlig überrascht, als schließlich unter einem Auto ein Mann hervorkroch, der ihn freundlich begrüßte. Es war Hans, den er auf den ersten Blick nicht erkannte, weil er mit Öl verschmiert war. Voller Stolz berichtete er, dass er schon kurz nach der Entlassung eine Arbeit und eine Ausbildungsstelle gefunden hatte. Gerade die Frage einer Arbeit, die ihn befriedigen könnte, hatte für ihn eine zentrale Bedeutung.

Der Rahmen und das Nein des Analytikers

Der Rahmen

Zu Beginn der Analyse bietet der Analytiker einen Rahmen und einen Raum an, den der Patient mehr oder weniger schnell annimmt. Lange Zeit spielt das Setting, der Rahmen, keine explizite Rolle. Der analytische Raum – repräsentiert und vertreten durch den Analytiker – ist der stille, tragende Hintergrund. Winnicott (1955) hat diesen Raum als ein spezifisches Milieu beschrieben und ihm die Funktion der guten, zuverlässigen Umweltmutter zugeordnet. Innerhalb dieses Raumes kann der Patient den Analytiker als ein Selbstobjekt, als ein subjektives Objekt besetzen. Der Rahmen tritt nur bei Veränderungen und Trennungen in Erscheinung.

Es ist eine Phase der narzisstischen Identifikation. Durch das begleitende Verständnis des Analytikers wächst das Vertrauen des Patienten, sodass eine zunehmende Abhängigkeit zugelassen werden kann. Das Ergebnis dieses langen Prozesses ist eine wachsende Ich-Stärke und narzisstische Restitution, die eben aus der Kontinuität und Sicherheit des Rahmens und aus der Zuverlässigkeit und Präsenz des Analytikers erwachsen. Ich möchte betonen, dass diese Phase unter Umständen lange andauern kann. Ohne eine Sicherheit, die ein solch geschützter Raum bietet, kann eine Regression auf die Stufe einer Abhängigkeit nicht zugelassen werden. Erst auf dieser Basis ist der von mir anvisierte Entwicklungsschritt aus der Regression heraus begehbar und sinnvoll.

Wenn dies gut geht, kann der Patient sich zunehmend mit dem Analytiker als Person auseinandersetzen. Es beginnt eine Zeit, in der sich der Patient gegen die erlebte Abhängigkeit zunehmend wehrt und die Allmacht des subjektiven Objekts infrage stellt. Der Patient wagt, den

Analytiker vermehrt unter Druck zu setzen und ihn zu hinterfragen. Wegen der damit verbundenen depressiven Ängste sucht er jedoch zugleich die Kontrolle über den Analytiker als subjektives Objekt zurückzugewinnen. So ist die Szene zunehmend von einer tief greifenden Ambivalenz gekennzeichnet.

Der Patient sieht sich vor eine Alternative gestellt, die ihm keinen Ausweg zu lassen scheint. Green (1975) hat für Grenzfälle diese Ausweglosigkeit als fatale Alternative zwischen Psychose und Sterben beschrieben. Ich meine aber, dass er damit eine kritische Phase jeder Entwicklung zu einem Ich-selbst-Sein erfasst. Der Patient sucht einen Ausweg aus dieser Alternative, doch er kennt diesen Ausweg nicht und kann ihn allein auch nicht finden.

So stellt der Patient die Frage: Wer ist der Analytiker? Wer hat den Phallus? Lässt sich der Mangel, der in der depressiven Position erscheint, beseitigen? Wo ist der Ort des Analytikers?

Doch zuvor muss der Analytiker – wie schon gesagt – einen sicheren Raum anbieten. Und der Analytiker muss warten können, bis der Patient diese Fragen stellen kann. Der Analytiker muss sich mit Omnipotenz besetzen lassen können und darf diese Omnipotenz nicht vorzeitig abweisen, indem er seine Menschlichkeit, seine Schwächen zu früh herausstellt. Er darf diese Omnipotenz nicht dadurch zerstören, dass er sich als objektives Objekt ins Spiel bringt. Deswegen muss der Analytiker darauf achten, dass er dem Patienten in diesen frühen Phasen außerhalb der analytischen Situation, wenn möglich, nicht begegnet. Schließlich muss der Analytiker so lange warten – und er muss lange warten können –, bis der Patient selbst diese »Symbiose« infrage stellt, bis der Patient die Omnipotenz dieser Selbst-Objekt-Beziehungen aufzubrechen sucht. Dieser Zeitpunkt wird allein vom Patienten gewählt.

Die Angst davor ist groß, weswegen viele Therapien und Analysen entweder vom Patienten oder vom Analytiker vorher beendet werden (Rosenfeld 1971, S. 485). Es besteht oft ein unausgesprochenes Einverständnis, diesen Schritt nicht zu gehen. Das Ergebnis sind dann endlose Analysen. Ich meine, dass wir respektieren müssen, wenn ein Patient vor diesem Schritt eine Therapie beendet, denn es geht um mehr als nur um einen Abschnitt der Analyse (s. a. Grunberger 1958, S. 275f.). Vielleicht sind wir selbst manchmal erleichtert, wenn wir nicht immer in solch extremer Weise herausgefordert und gefragt sind. Aber es gibt Patienten, die eine solche Krise brauchen und suchen, um einen Ausweg für sich zu finden.

Der Druck auf den Rahmen

Jeder Patient zeigt ein bestimmtes Verhalten, das sich als ein Vorbote der Krise erweist, auch wenn sich das oft erst im Nachhinein erkennen lässt: Der Patient beginnt z. B. eigenmächtig zu handeln, ignoriert an kleinen Stellen den Rahmen, übertritt bestimmte Regeln, die bisher eingehalten wurden. Zunehmend drängt sich – wie Green sagt – die Präsenz des Rahmens auf.

> »Es kommt zu einem Gefühl, als ob irgendetwas gegen den Rahmen vorginge. Dieses Gefühl kann der Patient haben, aber vor allem hat es der Analytiker. Er spürt die Wirkung einer Spannung, eines inneren Drucks, wobei ihm bewußt wird, daß er durch die analytische Situation und in der analytischen Situation zu operieren hat, wie um sie vor einer Bedrohung zu bewahren« (1975, S. 521).

Da der Patient bisher mehr oder weniger stillschweigend alle Regeln anerkannt hat, ist der Analytiker oft schnell bereit, solche Unregelmäßigkeiten zu übersehen oder sie nicht aufzugreifen. Wenn er sie aufgreift, erlebt er sich manchmal als jemand, der aus einer »Mücke einen Elefanten« macht, Bagatellen aufbauscht. Deutungen werden unter Umständen akzeptiert, als interessante Ideen aufgegriffen, aber sie bleiben zumeist ohne Wirkung und Nachhall. So fühlt sich der Analytiker in einem eigenartigen Dilemma: Übergeht er solche Zeichen, dann schleicht sich eine fast unmerkliche Veränderung der analytischen Situation ein. Greift er sie aber auf, so hat er den Eindruck, auf die Probe gestellt zu werden, ohne wirklich etwas zu fassen zu bekommen. Am Schluss mag sich die Situation einstellen, dass er einem Vorfall eine bestimmte Bedeutung verleiht, aber mit dem Zweifel zurückbleibt, ob die Deutung nicht seine eigene Projektion sei, da der Patient die Deutung zwar nicht ausdrücklich ablehnt, diese aber auch nicht wirklich greift. So tritt im Analytiker ein wachsendes Gefühl von Verunsicherung auf, weil seine Deutungen nicht mehr ankommen, und weil sich in ihm das unheimliche Gefühl breit macht, dass der Patient in ihn eingedrungen ist und seine unbewussten Konflikte aufgespürt hat.

So nahm der oben beschriebene Patient auf eigenartige Weise nicht an der Therapie teil, ohne sich in deutlicher Weise von der bzw. gegen die therapeutische Situation abzusetzen. Wurde Hans von uns auf seine kleinen Regelverletzungen der Stationsordnung angesprochen, reagierte er mit freundlicher Willfährigkeit oder der selbstverständlichen Entschuldigung eines Kindes, das doch eigentlich nichts Böses oder Falsches gemacht habe. »Ahnungsloses Nichtwissen« befreite ihn von Verantwortung, Verpflichtung und Schuldgefühlen. Dieses »Nichtwissen voller kindlicher Unschuld« verführte uns dazu, die Angelegenheit fallen zu lassen – sozusagen bis zum nächsten Mal. Hier zeigt sich die erste Parallele zum Geschehen des Kleist'schen Dramas. Wiederholt hat Prinz Homburg die Order nicht eingehalten.

Das Nein

Doch diese Nachlässigkeiten, Vergesslichkeiten, kleinen Verletzungen der Ordnung rühren zunehmend an der Substanz und drohen überhaupt den Rahmen und damit den analytischen Raum und den Analytiker als denjenigen, der die analytische Situation vertritt, infrage zu stellen, ja sogar still und heimlich, beinahe unmerklich aufzulösen. Die Grenzen beginnen sich zu verwischen.

Jetzt muss der Analytiker sich seines Auftrages erinnern und der heißt: Er muss einen sicheren Rahmen anbieten und dafür eintreten, dass der analytische Raum bestehen bleibt. Nur so kann der analytische Prozess gerettet werden. Green (1975) hat die konstitutive Bedeutung des analytischen Rahmens für den analytischen Prozess und die Symbolbildung herausgestellt, wobei er vor allem auf Winnicott zurückgreift, weil der Rahmen erst Abwesenheit erlaubt und damit einen potenziellen Raum, einen Übergangsraum schafft. Green (1978, S. 186) sagt ausdrücklich, dass der Analytiker nur mithilfe eines Nicht-Ichs, welches das räumlich und zeitlich definierte Setting ist, die Transformation aus der ausweglosen Alternative – Psychose oder Sterben – zuwege bringt.

Im stationären Bereich war der Therapeut gefordert, den Patienten mit der Situation unmissverständlich und mit ganzer Ernsthaftigkeit zu konfrontieren, das hieß in unserem Falle, dass Hans aufgefordert wurde, sich für die auf der Station geltende Arbeitsform zu entscheiden. In Kleists Drama gab Kurfürst Friedrich dem Prinzen die ausdrückliche Order, den Befehl zum Eingreifen in die Entscheidungsschlacht unbedingt abzuwarten, da Prinz Homburg schon zweimal durch sein eigenwilliges Eingreifen Siege verhindert hatte.

Die Öffentlichkeit

Für die Situation auf der Station und im Drama ist kennzeichnend, dass das Verbot erst sein Gewicht bekommt, wenn es in der Anwesenheit eines Dritten ausgesprochen wird. Dadurch wird Öffentlichkeit eingeführt; d.h., es gibt Zeugen. »Aber der peinlichste Zeuge ist der Vater bzw. die Mutter«, sagt Grunberger und weist daraufhin, dass die Tatsache besonders ins Gewicht fällt, »daß die narzißtische Kränkung einen Zeugen hat« (1982, S. 528). Das Verbot muss zwar vor Zeugen ausgesprochen werden, aber es trete an die Stelle der physiologischen Unzulänglichkeit, wodurch die narzisstische Vollkommenheit wieder gewonnen werde.

In der Klinik wurde die Öffentlichkeit hergestellt, indem der Therapeut Hans vor der Gruppe der Mitpatienten mit seinem Tun konfrontierte. Im Drama war die ausdrückliche Order an Prinz Friedrich in Anwesenheit aller Kommandeure ergangen. Sowohl Hans als auch der Prinz hatten dazu implizit herausgefordert, auch wenn die Initiative jetzt ganz beim Therapeuten bzw. dem Kurfürsten lag. Beide waren gefordert, die Ernsthaftigkeit des therapeutischen Rahmens bzw. des Verbotes und des Gesetzes zu vertreten. Für die Ernsthaftigkeit spielt die Öffentlichkeit die entscheidende, ja konstitutive Rolle. Damit beginnt das Drama dramatisch zu werden.

Der Übertritt des Verbotes

Für alle sichtbar – also öffentlich – übertrat Hans das Verbot. Damit war der Ernstfall da, denn erst die Ernsthaftigkeit des Verbotes ermöglicht seine Übertretung (Loch 1981, S. 64). Bei Kleist setzt sich der Prinz trotz der Warnungen der anderen Kommandeure über die Order hinweg und greift vorzeitig in die Schlacht ein. Geradezu bewusstlos handeln beide – ohne *Rück*sicht und *Vor*sicht.

Kleist trifft präzise das megalomane Gefühl, das in dem kategorischen Nein des Prinzen gegen den Befehl des Kurfürsten mitschwingt, ein Nein, »das das Kind in der analsadistischen Phase seiner Umgebung entgegenschleudert, um sich durch die absolute Beherrschung des Objekts seiner narzißtischen Integrität zu versichern« (Grunberger 1976, S. 296). Es ist aber auch eine Flucht vor der ödipalen Situation, indem er den ödipalen

Kampf vermeidet und versucht, stattdessen auf magisch-narzisstische Weise über den ödipalen Rivalen zu triumphieren, ohne mit ihm in eine Situation wirklicher Rivalität zu geraten.

Kleist hat den psychischen Konflikt in genialer Weise in Szene gesetzt. Als die Schlacht vorbei ist – der große Sieger ist Prinz Homburg –, wird der Tod des Kurfürsten gemeldet. Prinz Homburg sieht sich schon als Vollstrecker seines letzten Willens und als Bräutigam der Prinzessin:

> »Oh meine Freundin! Wäre diese Stunde
> Der Trauer nicht geweiht, so wollt' ich sagen:
> Schlingt eure Zweige hier um diese Brust ...« (2;6).

Der Prinz erlebt sich auf dem Höhepunkt seines Glanzes, lediglich die Konvention der Trauer um den gefallenen Fürsten steht ihm im Wege. Der ödipale Konflikt hat sich in grandioser Weise erledigt. Doch Kleist weiß, dass dieser Weg nicht gangbar ist. Denn, wenn

> »die infolge Abwehr zunächst bestehende Verleugnung des Vatermordes nicht mehr aufrechterhalten werden kann, muß ein psychischer Zusammenbruch erfolgen, ist die Reparation des primären Objektes aus einer Identifikation mit dem getöteten Vater grundsätzlich nicht möglich« (Loch 1979, S. 163).

So erweist sich der Tod des Kurfürsten als Falschmeldung. Damit hat aber der narzisstische Traum des Prinzen ein abruptes Ende gefunden.

Die narzisstische Krise

Der Ernstfall

Jetzt stehen der Kurfürst bzw. der Therapeut im Wort. Das Gesetz fordert den Tod des Prinzen, da er sich nicht an die Order gehalten hat. In der Klinik stand die Entlassung des Patienten an. Doch wie beide das Verbot ignoriert haben, so können sie auch nicht glauben bzw. wissen, dass der Kurfürst und der Therapeut für das Gesetz eintreten. Prinz Homburg reagiert erst mit schwarzem Humor.

»Mein Vetter Friedrich will den Brutus spielen
[…]
Und wenn er mir in diesem Augenblick
Wie die Antike starr entgegen kömmt,
Tut er mir leid, und ich muß ihn bedauren« (2;10).

In seinem herausfordernden Größenwahn verleugnet Prinz Homburg den Ernst der Lage. In der nächsten Szene kann sich der Prinz nur die allmächtige Begnadigung vorstellen, da er sich als narzisstische Extension des Kurfürsten versteht.

»Ich denk's mir so! Ich bin ihm wert, das weiß ich,
Wert wie ein Sohn […]
Schien er am Wachstum meines Ruhms
Nicht mehr fast als ich selbst sich zu erfreun?
Bin ich nicht alles, was ich bin, durch ihn?
Und er, er sollte lieblos jetzt die Pflanze,
Die er selbst zog, bloß, weil sie sich ein wenig
Zu rasch und üppig in die Blume warf,
Mißgünstig in den Staub daniedertreten?!
Das glaubt' ich seinem schlimmsten Feinde nicht,
Viel wen'ger dir, der du ihn kennst und liebst« (3;1).

Seine Gedanken, die nach einem Ausweg suchen, finden Ausdruck in einer grotesken Steigerung: Er verleugnet mithilfe der Bagatellisierung einerseits und der projizierten Allmacht andererseits die Realität und nimmt das Geschehen als ein Schauspiel und eine narzisstische Selbstbestätigung des Kurfürsten wahr.

»War's denn ein todeswürdiges Verbrechen,
Zwei Augenblicke früher, als befohlen,
Die schwed'sche Macht in Staub gelegt zu haben?
Und welch ein Frevel sonst drückt meine Brust?
Wie könnt' er doch vor diesen Tisch mich laden.
Von Richtern, herzlos, die, den Eulen gleich,
Stets von der Kugel mir das Grablied singen:
Dächt' er, mit einem heitern Herrscherspruch,
Nicht als ein Gott in ihren Kreis zu treten?
Nein, Freund, er sammelt diese Nacht von Wolken
Nur um mein Haupt, um wie die Sonne mir

> Durch ihren Dunstkreis strahlend aufzugeben:
> Und diese Lust, fürwahr, kann ich ihm gönnen!« (3;1)

Der Therapeut muss jetzt nicht nur gegenüber dem Patienten sein Wort vertreten, sondern auch und vor allem gegenüber der Gruppe, also gegenüber der Öffentlichkeit, wie auch der Kurfürst jetzt vor und gegen die Gruppe der Kommandeure und gegen die flehentlichen Bitten seiner Frau und seiner Nichte, die jetzt ihre Liebe zu dem Prinzen entdeckt, für das Gesetz eintritt. Alle sind schnell dazu bereit, ihn von seinem Wort zu entbinden: Mit der Androhung sei genug getan.

Nathalie verzichtet auf die reife, auf die geschlechtliche Beziehung. Wichtiger ist für sie, dass die narzisstische Aura des Prinzen unversehrt bleibt.

> »Ich will ihn nicht für mich erhalten wissen –
> […] Ich will nur, daß er da sei, lieber Onkel,
> für sich, selbstständig, frei und unabhängig,
> wie eine Blume, die mir wohl gefällt […]« (4;1).

Als der Kurfürst darauf nicht reagiert, sucht Nathalie diesen in seinem Narzissmus zu treffen, um den Prinzen doch noch zu retten.

> »War's Eifer nicht im Augenblick des Treffens,
> Für deines Namens Ruhm, der ihn verführt,
> Die Schranke des Gesetzes zu durchbrechen;
> Und, ach! die Schranke jugendlich durchbrochen,
> Trat er dem Lindwurm männlich nicht aufs Haupt?
> Erst, weil er siegt', in kränzen, dann enthaupten,
> Das fordert die Geschichte nicht von dir;
> […]
> Und Gott schuf noch nichts Milderes als dich« (4;1).

Auch sie stellt schließlich den Kurfürsten allmächtig über die Ordnung, um durch ein Wort seinerseits das Geschehene ungeschehen zu machen.

> »[…] Den Spruch der Richter
> In diesem Falle, willkürlich zu zerreißen,
> Erscheint mir als die schönste Ordnung erst« (4;1).

Erschüttert unternimmt die Nathalie einen letzten Versuch und appellierte an sein Mitleid:

> »Den schaun die Röhren an der Schützen Schultern
> So gräßlich an, daß überrascht und schwindelnd,
> Ihm jeder Wunsch, als nur zu leben, schweigt
> […]
> – Ach, welch ein Heldenherz hast du geknickt!« (4;1)

Aber keiner kann und darf den »Vater« aus dem Gesetz entlassen. Wenn das Wort Geltung haben bzw. gewinnen soll, dann kann der Vater sich nicht über das Wort, das Gesetz, der Analytiker nicht über oder außerhalb des Rahmens stellen. Jetzt ist er ganz gefordert. In und vor der Öffentlichkeit muss der »Vater« dem Wort Geltung und Bedeutung verschaffen, indem er das »Nein«, das gesprochen wurde, aufrechterhält.

Doch dazu müssen sich der Kurfürst bzw. der Analytiker legitimieren. Der Analytiker muss den Beweis antreten, dass sein Nein nicht Reaktion seiner Angst ist, dass es nicht um Macht und Vergeltung geht, sondern dass sein Nein auf eine außerhalb seiner Verfügbarkeit bestehende Ordnung verweist. Am Ort des Anderen, am Ort des Vaters wird das Kind erforschen, was beide – Mutter und Kind – als Subjekte konstituieren kann. Am Ort des Anderen, der Öffentlichkeit, wird der Patient erforschen, was beide, Patient und Analytiker, als Subjekte konstituieren kann. Deshalb wird er einer kritischen Prüfung unterzogen, die an seine Existenz rührt. Oft wird die Analyse vorher abgebrochen, mehr oder weniger bewusst auch vom Analytiker. Denn unversehens befindet er sich in einer bedrohlichen Situation. Er selbst steht in der Position, wo das Gesetz von ihm verlangt, seinen »Sohn« zu opfern. Denn der Prinz fühlt sich ihm verwandt, hat er nicht beim Kurfürsten und dessen Gattin ein Zuhause gefunden? Der Kurfürst ist nicht nur Herrscher über Untertanen, sondern »Vater«, Onkel, Ehemann und Freund, d.h., er steht in einem verwandtschaftlich emotionalen Kontext, wodurch auch seine Identität definiert ist. Daraus resultiert ein explosiver Konflikt. Denn erst seine Position als Vater, Onkel, Ehemann und Freund – so auch im Prozess der Übertragung – erlaubt den Zugang zu der frühen Verwirrung. Erst so wird es möglich, dieser frühen Verwirrung (Rosenfeld 1981) einen Ort zuzuweisen.

Kleists Drama wurde oft dahingehend gedeutet, dass er die Staatsräson über die individuelle Entscheidung stellt. Entsprechend meiner Sicht geht es aber nicht um die Bewahrung der staatlichen Autorität gegenüber einem Untergebenen; es geht nicht um Zwang und unbedingte Unterwerfung unter das Gesetz. Wir haben es vielmehr mit einem innerpsychischen Prozess zu tun, wo die Protagonisten in einem besonderen Verhältnis zueinander stehen, dem des Vaters und des Sohnes. Nicht die Unterwerfung des Prinzen unter das Gesetz ist vorrangig, es geht vielmehr um die Frage, ob der Kurfürst auf ein Gesetz außerhalb seiner eigenen Person als Vater und Fürst verweisen kann.

Im Drama schildert Nathalie voller Schrecken den Kurfürsten die Todesfurcht des Prinzen, als dieser die Ernsthaftigkeit des Geschehens nicht mehr leugnen kann. Der Kurfürst wird angerührt und schwankt. Er gibt jetzt nicht das Gesetz auf, aber er verzichtet auf seine Macht, wenn er dem Prinzen die Möglichkeit anbietet, sich zu erklären. Indem der Kurfürst in einem Brief dem Prinzen die Möglichkeit gibt, sich durch eine Erklärung dem Gesetz zu entziehen, ohne aber selbst das Gesetz aufzuheben, verweist er nicht nur auf die Eigenverantwortlichkeit des Prinzen, sondern macht sichtbar, dass sein Bestehen auf dem Gesetz nicht seinem Begehren entspringt, d.h., es resultiert nicht aus dem Wunsch nach Allmacht bzw. aus der Angst vor dem Verlust eigener Omnipotenz. Es geht ihm nicht um die Bewahrung der im Vater-Sohn-Verhältnis als auch in der Meister-Knecht-Beziehung enthaltenen Allmachtssituation. So erweist sich, dass der Kurfürst nicht das Gesetz ist, sondern dass er das Gesetz vertritt, dem er selbst untersteht. Mit Eriksons Worten: »Härte ist nur dort produktiv, wo ein Gefühl von Verpflichtung und ein Gefühl von Würde im freiwilligen Gehorsam herrscht« (1965 [1950], S. 327). Der Kurfürst hat die ödipale Reife, die Grunberger auch vom Analytiker verlangt und von der er sagt: »Für den ödipalen Menschen heißt ›in der Welt sein‹, sich in einem dynamischen Prozeß befinden, in einem kühnen Unterfangen, das stets neue Anstrengungen verlangt« (1980, S. 517) und er spricht vom »Kampf mit dem Engel« (1976, S. 100).

Zwischen der Gruppe der Patienten, dem Patienten selbst und dem therapeutischen Team war eine gegenseitige emotionale Verflechtung entstanden. Wie die Gruppe war auch das Team fasziniert von dem freien, ungebundenen, unbegrenzten, ja »unschuldigen« Narzissmus des Patienten. Mit dem Übertritt des Verbotes durch Hans brachen jetzt Ängste in der Gruppe und dem Team auf. Da sich die Gruppe mit dessen unverletzt erscheinenden Narzissmus identifiziert hatte, übernahm sie unaufgefordert und spontan die Rolle des Protestes und seines Verteidigers. Auch in Kleists Drama sucht die Kurfürstin beim Kurfürsten um Gnade nach, noch bevor der Prinz flehentlich um ihre Hilfe bittet. Auffallend ist, dass der Prinz in eben diesem Moment die Kurfürstin als Mutter anspricht: Als die Kurfürstin ihn wissen lässt, dass sie inzwischen schon um Gnade gefleht hat, jedoch umsonst, verzichtet er auf seine Triebwünsche und Genitalität.

> »Ich gebe jeden Anspruch auf an Glück,
> Nataliens, das vergiß nicht, ihm zu melden,
> Begehr ich gar nicht mehr, […]« (3;5).

Während die Kurfürstin schon nicht mehr gegen das Urteil rebelliert, gerät die Prinzessin geradezu in Panik, als der Prinz sich überraschend weigert, eine entschuldigende Erklärung abzugeben, die ihn retten könnte.

Der Wendepunkt

Im Drama erweist sich der Brief des Kurfürsten, der dem Prinzen die Möglichkeit eines Ausweges eröffnet, ohne aber das Gesetz aufzugeben, als ein kritischer Wendepunkt. Auch wir müssen den Patienten gehen lassen können, wir dürfen ihn nicht unter das Gesetz zwingen. Selbstverständlich darf der Analytiker den Patienten auch nicht wegschicken. Denn das wäre Ausdruck seiner Angst. Kann er ihn aber gehen lassen, so wird zugleich offenkundig, dass er nicht im Besitz eines magischen Werkzeugs ist. Für den Patienten und den Prinzen Homburg wird an dieser auftretenden Lücke die Differenz erkennbar. Denn jetzt treten Hans und Prinz Homburg zugleich aus der magischen Kind-Eltern-Beziehung heraus, ohne den Therapeuten und den Kurfürsten in eine omnipotente analsadistische Kontrolle ohne Distanz zurückzwingen zu können.

So kommt es zu einer überraschenden Wende. Eben noch hat der Prinz das Todesurteil als einen Sturz ins Leere, als »Verlust der Realität« (Loewald 1982 [1951]) erfahren. Doch der angebotene Ausweg – das spürt der Prinz und es wird ihm zur Gewissheit (Nathalie weiß es noch nicht) – würde seine Identität zerstören. Es wäre die Aufgabe seines Ichs. Prinz Homburg zu Nathalie:

> »Mich selber ruft er zur Entscheidung auf!
> [...]
> Daß er mir unrecht tat, wie's mir bedingt wird,
> Das kann ich ihm nicht schreiben; zwingst du mich,
> Antwort in dieser Stimmung ihm zu geben,
> Bei Gott! so setz ich hin: du tust mir recht!
> [...]
> Ich will ihm, der so würdig vor mir steht,
> Nicht, ein Unwürd'ger, gegenüberstehen!
> Schuld ruht, bedeutende, mir auf der Brust,
> Wie ich es wohl erkenne; kann er mir
> Vergeben nur, wenn ich mit ihm drum streite,
> so mag ich nichts von seiner Gnade wissen« (4;4).

Erstaunlicherweise ist das Geschehen damit nicht zu einem Ende gelangt, vielmehr gerät Nathalie in Panik und fädelt eine Intrige ein, die Rettung bringen soll, doch eher in eine Katastrophe zu führen droht.

Auch Hans traf eine Entscheidung, die die Gruppe nicht erwartet hatte. Am letzten Abend – nach seiner Entscheidung zu gehen und am Abend vor seiner Entlassung – verdichtete sich das Geschehen nochmals zu einer dramatischen Szene. Hans zerbrach ein Wasserglas und verletzte sich mit der Scherbe die Bauchhaut. In der Gruppe weckte er so die Befürchtung, dass er sich den Bauch aufschneiden würde. Doch dann brach es aus ihm heraus, und er weinte zum ersten Mal seit vielen Jahren. Sein tiefer Schmerz über die »verlorene Realität« hatte jetzt einen symbolischen Ausdruck gefunden. Sein Weinen zeigte, dass die Abspaltung von Anteilen, die mit Zuständen von Hilflosigkeit, Verlassenheit und Unsicherheit verknüpft waren, überbrückt werden konnte. Die Angst vor der schmerzlichen Trauer um den Verlust wurde in dem Anruf der Schwester erkennbar. Sie konnte nun ruhig nach Hause gehen, weil der Therapeut nicht nur gegenüber der autodestruktiv erscheinenden Aktion des Patienten und den ängstlichen Appellen der Gruppe gegenüber gelassen blieb, sondern weil er auch um ihre Trauer wusste. Das allein half ihr, sich jetzt nicht alleingelassen zu fühlen. Denn es ging jetzt nicht mehr um ihre Hilflosigkeit gegenüber dem bedrohlichen Geschehen (auch wenn diese im Vordergrund stand), sondern um den Verlust, den auch sie durch den bevorstehenden Abschied des Patienten zu erleiden hatte. »Die psychische Geburt des Menschen« (Mahler 1978 [1975]) ist ein schmerzlicher Prozess. Vor dem Hintergrund der Festigkeit des Rahmens war es Hans möglich, die Trennung von der Gruppe in seine Omnipotenz hereinzuholen (Hans entschied sich schließlich gegen die Gruppe, zu gehen) und die Station als eine gute Mutterimago zu erinnern (er habe sich hier wohl gefühlt).

Doch dieser Schritt kann erst gewagt werden, wenn die darin enthaltene Aggression ihren Ausdruck finden und vom Ich integriert werden kann. Deshalb ist das Drama an dieser Stelle nicht zu Ende. Grunberger betont mehrfach, dass die narzisstische Wunde nur integriert und der ödipale Konflikt bewältigt werden kann, wenn eine ausreichende Entwicklung der analsadistischen Komponente möglich war und die in dieser Phase aufbrechende triebhafte Aggression zu einer Ichstärkung beigetragen hat. So geht es um die Frage, ob es dem Patienten, bzw. dem Prinzen, gelingt, zu einer Erfahrung der analsadistischen Komponente zu gelangen, ohne dass diese Entwicklung in einem omnipotent-kontrollierten Herrschafts-/Unterwerfungsverhältnis, in einem sadistisch-masochistischen Triumph des einen über den anderen stecken bleibt.

Hans konnte einen Schritt aus einer regressiven Fixierung tun, indem er sich jetzt dazu entschloss, die Klinik zu verlassen. Die Regression war eine Antwort von Hans auf die durch den Wehrdienst drohende Trennung vom Elternhaus. Gerade weil er seine Umwelt in so extremer Weise in die Abwehr seiner Depression hineingezogen hatte, waren er und die Gruppe auf die Hilfe eines Dritten angewiesen. Der Dritte konnte aber beiden aus der gegenseitigen Fixierung nur heraushelfen, weil er sich selbst einem Viertem – dem Gesetz – verpflichtet fühlte und weil er zugleich um den Schmerz des Verlustes der primären Realität wusste. So wurde eine autodestruktive Zersplitterung der Gruppe und des Teams verhindert. Die »Eltern« hatten sich darüber nicht zerstritten.

Die Aggression der Öffentlichkeit

Wenden wir uns aber nochmals den Geschehen zu, um den Prozess genauer nachzuzeichnen. Auf der Station waren die Gruppe und Hans als ein Paar erschienen, das unzertrennlich war, womit Abhängigkeit und

Trennung verleugnet werden konnten. Lange Zeit deckte die Gruppe sein Agieren. Ja, die Gruppe war ihm hörig, denn Angst und uneingestandene Schuldgefühle hinderten die Gruppe, sich aus einer Distanz heraus mit dem Geschehen auseinandersetzen zu können, zumal beide – Gruppe und Hans – durch ihren engen Zusammenschluss die Therapeuten ausgeschlossen hatten, und so war die therapeutische Arbeit (die Funktion der Gruppe als Arbeitsgruppe; Bion 1971) zum Erliegen gekommen. Damit war eine Situation entstanden, in der alle herausgefordert waren, während Hans, wie im ruhigen Kern eines Wirbelsturms, abwartete, wie seine »Eltern« diesen Streit, diesen Sturm überleben würden.

Die Gruppe war jetzt ein Spiegel, in dem sich in hellem Licht und den grellen Farben der innere Kampf des Patienten reflektierte. So stellt die Öffentlichkeit die Schauspieler, durch die die unstrukturierten inneren Konflikte und Triebregungen Form gewinnen, wahrgenommen und damit integriert werden können. »The shared space« ist eine notwendige Bedingung für die Differenzierung des Individuums (Pines 1984, S. 30). Der Spiegel des Anderen – hier tritt der Andere noch nicht als ein abgegrenztes Objekt auf, sondern leiht den Spiegel –, d.h., die Anwesenheit des Anderen erleichtert die Anerkennung des Objekts. Ohne diesen Spiegel führt das Nein in eine Katastrophe. So spiegelt die Gruppe bzw. die Öffentlichkeit beide: den Patienten und den Analytiker.

Diese Bühne erlaubt dem Patienten, zu einer Integration seiner gefährlichen Impulse zu gelangen, weil sie diesen Strebungen eine Gestalt verleiht und zugleich eine Distanz schafft, die sicherstellt, dass das »Spiel« sich nicht mit der Außenwelt vermengt. Diese Bühne ist aber auch eine Brücke zwischen der inneren und äußeren Welt. In dieses Theater werden alle miteinbezogen, auch der Analytiker. Deswegen besteht die Gefahr, dass auch der Analytiker die Abgrenzung zwischen innen und außen nicht mehr leisten kann, sodass er entweder das Spiel vorzeitig beenden muss, bevor die inneren Strebungen und Konflikte einen Ausdruck gefunden haben, oder er wird selbst so involviert, dass das Spiel zur Realität wird. Damit wäre er in einen psychotischen Prozess miteinbezogen.

Aber die Bühne der Gruppe, der Öffentlichkeit, ist solange ein Theater, auf der die inneren Konflikte, wie im Spiel des Kindes, agiert und somit Form gewinnen können, solange der Analytiker für den Rahmen der Bühne sorgen kann (Pedder 1977).

Die Bedrohung des »Vaters«

In dieser Phase wird nicht so sehr der Patient oder der Prinz herausgefordert, sondern vor allem der Analytiker bzw. der Kurfürst. Die Gruppe und Hans kannten durch ihr langes Zusammensein den Therapeuten. Nathalie, die Nichte des Kurfürsten, und auch die Kommandeure – so Kottwitz – stehen ihm nahe. Die Situation entspricht einer familiären Konstellation, in der man sich untereinander kennt und um seine Schwächen weiß. Wie das Kind eng mit der Mutter verknüpft ist und die Mutter selbst unter der emotionalen Kontrolle des Kindes steht, das das Unbewusste der Mutter »kennt« und zu mobilisieren weiß, so war auch die Gruppe an Hans gebunden.

Deshalb suchte die Gruppe, mit allen Mitteln auf den Therapeuten einzuwirken – wie auch im Drama Kleists –, um Hans bzw. den Prinzen vor dem Tod zu retten. Die »Eltern« drohen sich über das Nein des Vaters zu spalten und im Streit zu zerstören. So müssen sich jetzt der Kurfürst und der Therapeut all den Verführungen und Angriffen libidinöser, aggressiver und narzisstischer Art erwehren. Der Kurfürst steht am Ende isoliert da, und die Konflikte werden auf dem Weg der Externalisierung und der projektierten Identifikation in ihn verlagert. Ihm wird autoritäres, rigides, unbarmherziges Verhalten unterstellt, aber auch mangelndes Mitgefühl nicht nur mit dem Prinzen, sondern auch seiner ganzen Familie gegenüber, und fehlende Solidarität für seine Kommandeure, damit Untreue gegenüber der männlichen Gemeinschaft. Die Situation ist schließlich so verworren, dass der Kurfürst sich heftigster Aggression ausgesetzt fühlt. Die Umstände, wie sie von Nathalie eingefädelt wurden, haben sich in einer Weise entwickelt, dass er das Geschehen als eine Rebellion ansehen muss. Dieser Prozess einer sich steigernden Intensität bis hin zu einer hochexplosiven Spannung und Verwirrung droht den Kurfürsten bzw. den Analytiker in seine eigenen Konflikte zu verwickeln. Die spezifische Gefährdung liegt jetzt in der Gegenübertragung.

Der Feldmarschall bringt dem Kurfürsten die Nachricht einer Rebellion des Regiments der Prinzessin, das sie heimlich herbeordert hat, um der Bittschrift Nachdruck zu verleihen, und er beschwört den Kurfürsten, den Prinzen zu begnadigen:

> »Tu's, eh' ein höchst verhaßter Schritt geschehn!
> Jedwedes Heer liebt, weißt du, seinen Helden« (5;3).

Indem die Externalisierungen der inneren Konflikte, die einer Abwehr dienen, wie auch die manische Abwehr der Paarbildung in das reale Tun und in die Handlungen der Gruppe einzufließen beginnen, besteht die Gefahr einer Psychose. Die inszenierte Konfusion will die existenzielle Bedrohung der Trennung[5] und des Verlustes, was als ein Todesurteil und ein Sterben erfasst wird, abwehren. Die aggressionsgeladene Atmosphäre will Reaktionen erzwingen. Denn die Öffentlichkeit zielt auf die Angst des Analytikers.

Die Anerkennung durch die Öffentlichkeit

Die Abstinenz des Analytikers

In dieser kritischen Phase muss der Analytiker seine Gegenübertragung kennen und unter Kontrolle halten können. Er darf nicht aus der Gegenübertragung heraus deuten. Viele Deutungen, die jetzt gegeben werden, sind das Ergebnis von Angst und Abwehr. Mit ihnen versucht der Analytiker unter Umständen möglichst schnell die in ihm mobilisierten Ängste und Konflikte in den Patienten zurückzuverlagern. Gerade in dieser Phase braucht der Patient aber jemanden, der ein »Container« (Bion 2006) für seine Projektionen sein kann. Zu

5 Der Begriff Trennung ist unscharf, weil er meist für ein äußeres Ereignis steht, hier aber den psychischen Entwicklungsprozess der Separation meint. Doch haben beide viel miteinander zu tun. Ob die Separationsentwicklung gelingt, hängt davon ab, inwieweit es dem Kind möglich ist, die Mutter als ein subjektives Objekt zu lassen und sie als ein objektives Objekt zu gebrauchen. Oft dienen Trennungen gerade dazu, diesen Schritt zu vermeiden, weil das Ich die damit verbundene Destruktion nicht integriert hat, und weil das schwache Ich Angst hat, das noch so notwendige Selbstobjekt mit seinen destruktiven Impulsen zu zerstören. Es ist aber erstaunlich und bedauerlich, dass gerade viele Therapeuten und Kliniken die Lösung des Problems solcher Patienten in einer Trennung sehen: einer Trennung vom Elternhaus, vom Ehepartner, vom sog. pathogenen Milieu. Damit machen sie aber nichts anderes, als dem Patienten behilflich zu sein, seine abgewehrte depressive Problematik zu externalisieren und abzuspalten. Beide sind dann vom Erfolg in manisch verleugnender Weise verzückt. Dieser Prozess lässt sich auch oft in Familien beobachten, wo Eltern ihre heranwachsenden Kinder geradezu aus dem Haus ausstoßen, wenn diese beginnen, ein eigenständiges Leben zu führen, wodurch sich zwischen ihnen und den Eltern Konflikte ergeben, die von beiden Seiten bewältigt und integriert werden müssten.

dieser Zeit kommt es nicht so sehr darauf an, ob der Analytiker den unbewussten Inhalt der Inszenierung versteht.

Die Funktion der Deutung in diesem Kontext besteht nicht darin, »einen je schon vorliegenden Text zu erraten, zu dechiffrieren, sondern [die Deutungsarbeit, W.T.] muß ihn erst begründen und ermöglichen« (Loch/Jappe 1974, S. 3). Loch zitiert hier auch andere Autoren (Diatkine/Simon 1972; Rycroft 1956), die sagen, »daß unbewußte Fantasien maligner Natur Abwehrcharakter besitzen« (Loch/Jappe 1974, S. 26). In dieser Phase geht es weniger darum, etwas zu enthüllen, sondern darum, dass immer wieder in der Analyse jedes Mal neu etwas erarbeitet werden muss (Lebovici/Crémieux 1970, S. 175).

Der Patient erlebt in dieser kritischen Phase Deutungen eher als Rache oder als ein Eindringen des Analytikers, womit die Abwehr durchbrochen wird. Wird der Patient zu schnell mit seiner Destruktivität konfrontiert, dann ist er durch eine radikale Desillusionierung sehr gefährdet. Weil aber in dieser Phase oft die Tendenz im Analytiker besteht, sein Versagen, seine Verletzungen und seinen Hass zu verleugnen bzw. mit Deutungen in den Patienten zurückzuverlagern, begreift der Patient Deutungen zum jetzigen Zeitpunkt als eine Bestätigung seiner Projektionen und Vermutungen, wodurch ein Zirkel von projektiver Identifikation und Verfolgungsängsten in Gang gesetzt werden kann. Dieser pathologische und entdifferenzierende Prozess mündet entweder in eine unauflösbare Unterwerfung des einen unter den anderen, oder der Prozess spitzt sich zu und erzwingt einen gewaltsamen Abschluss in malignen Ausstoßungs- und Abspaltungsvorgängen.

Wenn ich von der hypothetischen Frage und Annahme ausgehe, der Kurfürst hätte nicht nur kurz die angstvolle Ahnung einer Rebellion gehabt und hätte nicht zu seiner inneren Gelassenheit zurückgefunden, sondern er hätte vielmehr auf die angenommene Verschwörung reagiert, wie wäre dann die Antwort der Geschichte ausgefallen? Möglicherweise hätte dann gerade der Verlauf der Ereignisse seine Ahnung bestätigt. Doch Kleist zeichnet einen Fürsten, der in diesem angespannten und höchst ungewissen Moment Gelassenheit, Distanz, ja, sogar Humor aufbringen kann. Vor allem reagiert er nicht enttäuscht, vorwurfsvoll oder aggressiv. Aber er weicht nicht zurück. In erstaunlichem Maße vermag er in dieser für ihn kritischen Lage allen, die an ihn herantreten und ihn herausfordern, Verständnis und Wärme entgegenzubringen. Er reagiert nicht mit Gegenmaßnahmen, die erst die Bedrohung materialisieren würden. Er weicht nicht zurück, wodurch sich die Ängste bestätigen würden. Er deutet nicht, wodurch er die Illusion seiner Allmacht wecken würde (Balint 1973). Deutungen des Geschehens sind jetzt meist eher eine Reaktion, die die magische Kommunikation verfestigen. Der Kurfürst zeichnet sich durch eine abstinente Haltung aus, ohne sich dem Geschehen zu entziehen. Winnicott hat in seiner Schrift »Haß in der Gegenübertragung« (1949, S. 81) auf diese spezifischen Anforderungen des Analytikers aufmerksam gemacht:

> »Der Analytiker muß darauf vorbereitet sein, Anstrengungen zu ertragen, ohne zu erwarten, daß der Patient irgendetwas von dem erkennt, was er tut, und das vielleicht über einen langen Zeitraum. Um dazu in der Lage zu sein, muß er sich seiner eigene Furcht und seines eigenen Hasses deutlich bewußt sein.«

Nur dann kann er seine »ärztliche Haltung« – wie er an anderer Stelle formuliert hat (1960, S. 211) – wahren. Ich meine, dass diese Haltung und Abstinenz in der Figur des Kurfürsten exemplarisch vorgeführt wird. Denn »ohne eine in der Person des Vorbildes unmittelbar erfahrene Sicherheit wird kein Mensch die größere Unsicherheit ertragen können, die bewußtes Denken heraufbringt« (Mitscherlich 1973, S. 313).

Der Erhalt des Rahmens, des Settings, das Eintreten für das Nein hat jetzt Priorität. Denn der Rahmen hat »ebenfalls die Aufgabe, die extremen Spannungen zu tolerieren und sie mittels des psychischen Apparates des Analytikers zu reduzieren, um endlich zu den Objekten zu gelangen, die den potentiellen Raum besetzen können« (Green 1975, S. 528).

Die Angst der Öffentlichkeit

Der Hass und die Aggression gegen den Vater, weil er nicht mehr das verfügbare omnipotente und idealisierte Selbstobjekt ist (Meerwein 1971), mobilisieren Konflikte in ödipalem Gewand, um die frühen Ängste externalisieren und damit kontrollieren zu können. So versuchen nicht nur Hans und der Prinz, sondern auch die Gruppe, die Öffentlichkeit, den Analytiker bzw. den Kurfürsten unter Kontrolle zu bringen, um sich gegen den Trennungsschmerz zu wehren.

Die Gruppe und die Öffentlichkeit bemühen sich auch, die Schuldgefühle abzuwehren, die einerseits das Ergebnis eigener Aggressionen sind, aber auf einer tieferen Ebene dem Erleben narzisstischer Insuffizienz entstammen. Schließlich haben Öffentlichkeit und Gruppe den Therapeuten bzw. den Kurfürsten isoliert.

Ich meine, dass durch die starke Bindung der Mutter an das Kind, die entwicklungsbedingt durch die symbiotische Phase entsteht, während der Trennungs- und Rapprochementphase des Kindes auch in der Mutter frühe Trennungskonflikte und damit traumatische Erfahrungen von Hilflosigkeit, aber auch ödipale Konflikte mobilisiert werden. Damit sind traumatische Gefühle des Ausgeschlossenseins verbunden. Ihre eigenen Ängste verlagert sie nun selbst in das Kind zurück – wie auch immer wieder die Gruppe um Hans fürchtete –, weshalb sie die bevorstehende Trennung nur als Katastrophe für das Kind ansehen kann. So bindet die Mutter das Kind aggressiv-narzisstisch-ängstlich an sich, während das Kind sich seinerseits anspruchsvoll an die Mutter[6] klammert. Darum wehrt sich die Mutter, wenn sie die Ängste nicht mehr integrieren kann, gegen das bevorstehende und gefürchtete Ereignis, deshalb gerät sie auch in Loyalitätskonflikte gegenüber dem Vater und braucht doch seine Hilfe, denn ohne ihn kann sie sich nicht trennen und ohne ihn gibt es keinen Ausweg aus dem Albtraum.

Loch (1981) sagt, dass es dabei um die Bewältigung und Überwindung der depressiven Position geht, wobei die drohende Psychose Ergebnis einer regressiven Abwehrbewegung gegen die depressive Position darstellt, da das Kind nur mithilfe beider Eltern den Schmerz des Objektverlustes aushalten und sich die Fähigkeit zur Symbolisierung aneignen kann.

6 Loewald (1982) betont, dass sich nicht nur der Säugling in einer emphatischen Beziehung zur Mutter befindet, sondern auch die Mutter zu ihrem Baby. Diese Beziehung ist von magischer Kommunikation und Allmacht gekennzeichnet. Er macht uns darauf aufmerksam, dass die Realität sich nicht von außen als eine feindliche dem Ich hinzugesellt. Vielmehr gibt es eine primäre Realität, die der Mutter-Kind-Einheit entspringt, weswegen die Kastration nicht als Prototyp der Realität betrachtet werden könne, sondern einen Faktor in der Konstitution der Realität als einer abgegrenzten darstellt. Wogegen sich das kindliche Ich wehre [und ich füge hinzu: auch die Mutter, die in einer symbiotischen Beziehung zum Kind steht], sei nicht die Realität, sondern es wehre sich »gegen den Verlust der Realität, d. h. gegen den Verlust einer Integration von Ich und Welt, so wie sie in der libidinösen Beziehung zur Mutter gegeben ist, und in die der Vater in der ödipalen Situation störend eingreift (Kastrationsdrohung)« (1982, S. 778; s. a. Kap. 14). Doch die magische Qualität dieser Beziehung wird vom Kind nicht nur als magische Identität und Kommunikation positiver Natur erfahren, sondern auch als Bedrohung und überwältigende Kraft, wobei sich das Ich selbst als völlig impotent erlebt.

Die Einsamkeit und der Mangel des Analytikers

Wenn die Mutter sich nun dadurch zu erwehren sucht, indem sie die eigenen Konflikte, den eigenen Mangel auf den Vater projiziert und externalisiert, so darf auf keinen Fall übersehen werden, dass der letzte Rettungsversuch, die Kontrolle wiederzugewinnen und die Omnipotenz wiederzuerlangen, auf den Mangel des Vaters zielt. Es wäre verfehlt, diese Dynamik ausschließlich als Verschiebung, Projektionen, Externalisierung oder Übertragung zu verstehen. Paradoxerweise dient der Angriff der Mutter auf den Vater und der der Öffentlichkeit auf den Analytiker dem Ziel, das Kind bzw. den Patienten dem Gesetz zu entziehen und den Vater in die allmächtige Extension der Mutter-Kind-Symbiose einzubeziehen.[7]

Natalies Intrige eröffnet zwar den Mangel des Kurfürsten – ohne die Loyalität seiner Kommandeure hat er keine Macht und er kann auch nicht alle Argumente widerlegen – und doch hat die Intrige nicht das Ziel, den Kurfürsten mittels einer Revolution zu stürzen, sondern soll ihn dazu bewegen, das Nein in einem allmächtigen Akt aufzuheben, somit aber die Trennung und den Tod zu beseitigen. So ist es zuletzt die Öffentlichkeit, die Gruppe der Kommandeure, die den Kurfürsten nochmals umzustimmen suchen. Sein vertrauter und zuverlässigster Freund, der

---

7 Grunberger hat vor allem auf die Beunruhigung hingewiesen, die durch die Analyse in der Umgebung des Patienten ausgelöst wird. Indem der Patient sich für die Analyse entscheidet, »drückt er eine echte Revolte gegen sein altes Über-Ich aus« (1958, S. 274). In der Zwischenzeit wird der Analytiker als Vertreter des neuen Überichs – wie schon Freud (1940, S. 100) beschrieb – fungieren. Dies ist nach Grunberger der wahre Grund für die Abhängigkeit des Kranken von seinem Analytiker; »eine Abhängigkeit, die ihm seine Umgebung oft zum Vorwurf macht und als Untreue, ja Rebellion ansieht, was im Übrigen auch der Wahrheit entspricht« (a.a.O., S. 275).

Die Umgebung – die ich im Gegensatz zum abgeschlossenen analytischen Raum als eine Öffentlichkeit begreife – droht sich dann einzumischen, was eine ernste Gefährdung des analytischen Prozesses ist. Die Öffentlichkeit, die zuerst durch das Verbot bzw. den Rahmen abgegrenzt und so zugleich eingeführt wird, tritt in Erscheinung, wenn sie sich in undifferenzierter Weise mit dem Patienten identifiziert. Wenn es gut geht, grenzt sie sich schließlich doch von dieser ausschließlichen Identifikation mit dem Patienten ab, indem sie den Rahmen, der vom Analytiker vertreten wird, anerkennt. D.h.: Indem das Gesetz, die symbolische Ordnung der Sprache, das Verbot des Handels anerkannt wird, etabliert sich sogleich als Ursache und Folge die trianguläre Struktur. Entsprechend der Beurteilung der Gegenübertragung muss genauer beachtet werden, wo und wie das Erscheinen von Öffentlichkeit den analytischen Prozess hemmt, ja sogar zerstört, wo aber auch das Aufbrechen einer ausschließlichen Beziehung zwischen Patient und Analytiker durch eine Öffentlichkeit für die Entwicklung dieses Prozesses essenziell ist (s. dazu Kap. 6).

alte Obrist Kottwitz, hatte in der Schlacht versucht, den Prinzen von seinem vorzeitigen Eingreifen abzuhalten. Jetzt tritt er ganz für den Prinzen ein und behauptet darüber hinaus, dass der Sieg nicht erkämpft worden wäre, hätte man auf den Befehl gewartet. Wie isoliert muss der Kurfürst sein, nachdem auch sein treuer Freund auf Distanz gegangen ist. Auch Kottwitz appelliert an die Allmacht, an die Menschlichkeit des Fürsten, und erhebt den Erfolg zur obersten Maxime.

> »Herr, das Gesetz, das höchste, oberste,
> […]
> Das bist du selber, dessen Haupt sie trägt,
> Was kümmert dich, ich bitte dich, die Regel,
> Nach der der Feind sich schlägt, wenn er nur nieder
> Vor dir mit allen seinen Fahnen sinkt?
> Die Regel, die ihn schlägt, das ist das höchste!
> […]
> Da die Empfindung einzig retten kann!« (5;5)

Trotzig stellt er sich gegen den Fürsten:

> »Bei Gott, ein Schelm müßt' ich doch sein, wenn ich
> Des Prinzen Tat nicht munter wiederholte.
> Und sprächst du, das Gesetzbuch in der Hand:
> ›Kottwitz, du hast den Kopf verwirkt!‹ so sagt' ich:
> ›Das wusst' ich, Herr; da nimm hin, hier ist er: […]‹« (5;5).

Zuletzt wird der Kurfürst für die Verwirrtheit des Prinzen verantwortlich gemacht, da er doch den narzisstischen Traum des Prinzen durch sein scherzhaftes Verhalten magisch bestätigt habe.

Ist es nicht so, dass auch der Analytiker dem Patienten zuerst die Illusion einer totalen narzisstischen Restitution »verspricht«? Auch wir bekommen später zu hören, dass wir von all dem schon gewusst hätten.

Hier scheint mir der zweite kritische Punkt des Prozesses zu sein. Der Patient muss den Mangel wirklich nach außen verlagern können, und der Mangel ist nur wirklich nach außen verlagert, wenn er zu einem Mangel des Analytikers wird, d.h., wenn dieser beim Analytikers sichtbar geworden ist und dieser den Mangel nicht einfach abweist, verleugnet oder durch Deutung zurückverlagert. Für den Patienten ist der Mangel des Analytikers aber erst annehmbar, wenn er auch als ein Mangel vor der Öffentlichkeit erkennbar wurde. In der Gruppe könnte er dadurch sichtbar geworden sein, dass der Therapeut nicht die Macht über den Patienten hatte. Er muss das Versagen seiner therapeutischen Möglichkeiten, seiner Kräfte annehmen können, seine Hilflosigkeit aber, sein Hass muss auch an einer Stelle sichtbar werden. Denn erst sein Hass bestätigt seinen Mangel, lässt den Mangel als wirklichen sichtbar und somit wahr werden. Und doch muss er seinen Hass unter Kontrolle haben, weil die Öffentlichkeit und der Patient mit neuem Hass auf das Erkennen des Mangels beim Analytiker reagieren. Dieser Punkt ist deshalb so kritisch, weil der Patient den Hass des Analytikers (Winnicott 1949, S. 82) in bestimmten Phasen tatsächlich sucht, weil aber andererseits die depressiven Ängste des Patienten – z.B. den Analytiker zerstört zu haben – sich ins Unerträgliche steigern, wenn der Analytiker seinen Hass nicht kennt und wahrnimmt.

Der Analytiker steht in der Position, dass er und sein Mangel gesehen werden, ohne dass er die Öffentlichkeit kontrollieren kann oder darf. Diese narzisstische Verletzung – und es ist immer wieder eine – kann er nur aushalten, wenn er sich selbst durch einen sicheren Hintergrund[8] getragen weiß. Weil der Patient den Mangel des Analytikers sehen kann, vermag er sich selbst zu erkennen, weil jetzt sein eigener Mangel, seine Hilflosigkeit nicht mehr als totale narzisstische Zerstörung und Blendung erlebt werden muss, als eine Beschämung, die jeden Zeugen vernichten müsste.

Wenn der Analytiker seine Hilflosigkeit als einen durch die Aggression der Öffentlichkeit und des Prinzen sichtbar gewordenen Mangel aushalten

---

8 Als Grundbegriffe des Diskurses von Bion und kennzeichnet Eigen (1981, 1985) »die Bewegung zwischen Katastrophe und Glaube« (1985, S. 321). Eigen hat mich nach Abschluss meiner Arbeit auf die weitreichenden Darlegungen Bions aufmerksam gemacht. Daher erscheint es mir notwendig und befruchtend, wenigstens auf zwei Gedankengänge Bions hinzuweisen.

Bion – nach Eigen (1985, S. 323) – meint, dass ein Gefühl von einer Katastrophe Teile der Persönlichkeit verknüpft, wobei der Glaube die angemessene ursprüngliche und ausgearbeitete Antwort auf die Katastrophe sei. Der Glaube oder der wissenschaftliche Gebrauch des Glaubens bekommt für Bion die essenzielle Qualität der analytischen Einstellung: »F [faith] in O nähert sich einer Haltung reiner Rezeptivität. Es ist eine wache Bereitschaft, ein lebendiges Warten« (Bion, zit. n. Eigen 1985, S. 326). Wenn Bion sagt, dass der entscheidende Punkt für die analytische Arbeit die Fähigkeit des Analytikers ist, mit O eins zu sein, dann meine ich, dass diese Position in Kleists Drama vom Kurfürsten exemplarisch repräsentiert wird. Loch (1983, S. 93) – auf Bion zurückgreifend – spricht von einer Abstinenz zweiten Grades. Sie »ist in Verbindung mit dem Glauben, daß der Patient fähig ist, seelisches Leben zu entfalten [auch darauf hat Bion hingewiesen], Voraussetzung für die Evolution von ›O‹, einer ›letzten Wahrheit‹«.

kann und nicht verleugnet, wenn er zugleich weiterhin gegenüber der Öffentlichkeit und dem Prinzen auf die Einhaltung des Wortes bestehen kann – hier steht er allein für sich und kennt vor allem den Ausgang des Geschehens nicht, d. h., er ist bereit, seine Macht, seinen Erfolg und das Ansehen hinter das Wort zurückzustellen, womit er sich einem sozialen Tod aussetzt –, dann erst kann eine persönliche Geste als eine solche erkannt und angenommen werden. Vorher ist eine solche Geste das Ergebnis von Angst gegenüber den heftigen Angriffen und der Angst vor dem Verlust des eigenen, nicht eingestandenen Wunsches nach Allmacht und narzisstischer Bestätigung. Es ist die Angst, die Distanz nicht aushalten zu können, wenn sich der Patient und die Öffentlichkeit in seinen Augen verbünden, um ihn auszuschließen. Eine Geste, die zu früh kommt, gilt der Rettung des eigenen Allmachtanspruchs, auch wenn die Öffentlichkeit dies als Menschlichkeit bezeichnet, so wie Kottwitz dem Fürsten entgegenschleudert: »Da Empfindung einzig retten kann« (5;5).

Eine Geste mag den Patienten noch so erleichtern, wenn sie zu früh kommt, wirft sie ihn zurück in die Gefangenschaft der symbiotisch-parasitären Beziehung. Mit klarer Schärfe hat dies Adorno formuliert:

> »Güte selbst ist die Deformation des Guten. Indem sie das moralische Prinzip vom gesellschaftlichen abtrennt und in die private Gesinnung verlegt, beschränkt sie es im doppelten Sinne. Sie verzichtet auf die Verwirklichung des im moralischen Prinzip mitgesetzten menschenwürdigen Zustands. Jeder ihrer Handlungen ist etwas von tröstender Resignation eingeschrieben: Sie zielt auf die Milderung ab, nicht auf Heilung, und das Bewußtsein der Unheilbarkeit taktiert am Ende mit dieser. Damit wird Güte beschränkt auch bei sich selber. Ihre Schuld besteht in der Vertraulichkeit. Sie spiegelt unmittelbare Beziehungen zwischen den Menschen vor und überspringt die Distanz, in der allein der Einzelne vor dem Angetastetwerden durchs Allgemeine sich zu schützen vermag. Gerade im engstem Kontakt erfährt er die unaufgehobene Differenz am schmerzlichten. Nur Fremdheit ist das Gegengift gegen Entfremdung« (1984, S. 117).

»Im Namen des Vaters«

Erst wenn Vater und Mutter dem Druck standhalten können, jeweils im anderen den Phallus zu suchen oder dem anderen diesen vorzutäuschen, indem sie ihren eigenen Mangel, ihre Begrenztheit verleugnen, und der Vater trotz seines sichtbar gewordenen Mangels zum Wort stehen kann, kann die Mutter »im Namen des Vaters« sprechen. Sie wird es können, wenn sie von ihm nicht mit der frühen Ambivalenz des Kindes und all den daraus resultierenden Konflikten alleingelassen wird. D.h., der Therapeut musste die Gruppe dazu bringen, über ihr Leiden, ihre Angst zu reden und ihre Angst zu ertragen. Als die Krankenschwester anrief, musste der Therapeut mit ihr reden und ihrer Angst, ihre Trauer und den Trennungsschmerz verstehen und annehmen. Die Dramatik des Geschehens – Hans hatte entsprechend der Beschreibung versucht, sich den Bauch aufzuschneiden – hätte leicht dazu führen können, sich ausschließlich um ihn zu kümmern

Es muss sichtbar werden, dass die Gruppe, die Öffentlichkeit, der Patient nicht unsere Existenz ergänzt (Mannoni 1972, S. 58). So kann das Kind bzw. der Patient sehen, dass es bzw. er nicht die Mutter bzw. die Gruppe ergänzen muss.[9]

Der analytische Raum

Die Distanz

Erst durch die Öffentlichkeit und vor der Öffentlichkeit entsteht die Lücke, die als sichtbar gewordene Distanz auf einen Ort außerhalb der Zweierbeziehung verweist, weil die Mutter, die bisher für das Kind ein subjektives Objekt war, zum zu objektiven Objekt wurde, da sie »im Namen des Vaters« sprach. (Anna hatte schließlich Hans aufgefordert, auf die Station zurückzukommen, und auch darüber mit dem Therapeuten gesprochen. – Die Schwester konnte endlich doch nach Hause gehen. Beide machten damit sichtbar, dass für sie noch ein anderer existiert und nicht nur Hans.) Damit überwindet das Sub-

9 In dem Drama *Penthesilea* von Kleist zerreiben und zerstören sich die Protagonisten Penthesilea und Achill in diesen Kampf um Allmacht und omnipotente Kontrolle. Für beide gibt es keinen Ausweg, weil beide sich mit dem Phallus identifiziert haben und den geheimen und verleugneten Mangel durch die Unterwerfung des anderen zu beseitigen trachten. Doch die Unterwerfung darf nicht gelingen, weil damit der projizierte Phallus, das Allmachtsphantasma, zerstört werden würde.

jekt eine primitive Negation, die den anderen als anderen nicht zur Kenntnis nimmt. Nicht allein das Nein gegenüber dem Kind schafft Raum für das Symbol. Vielmehr muss der Vater das Nein vor allem und zuerst gegenüber der Mutter, der Öffentlichkeit, vertreten. Erst das Anerkennen des Neins des Vaters durch die Mutter weist über die Zweierbeziehung hinaus auf den Vater (Triangulierung). Das Wort hat jetzt seine Geltung bekommen. Denn die Sprache hat ihren Ort im Übergangsraum gefunden. Das Symbol ist kreiert in einem Raum zwischen Vater, Mutter und Kind.

Green betont die Funktion des Übergangsfeldes des potenziellen Raumes, der eine neue Objektkategorie schafft, und er äußert die Meinung, dass die Sprache die Erbin des ersten Übergangsobjektes ist. Und:

> »Aber letzten Endes gehört das wirkliche analytische Objekt weder zum Patienten noch zum Analytiker, sondern es besteht in der Verneinung dieser beiden Mitteilungen in dem potentiellen Raum, der zwischen ihnen liegt, begrenzt durch den Rahmen, der bei jeder Trennung aufgebrochen und bei jeder Vereinigung rekonstruiert wird« (1975, S. 523).

Green greift in dieser Arbeit auf Bleger (1967) zurück, der feststellt, dass der Rahmen gewissermaßen ein Nicht-Ich ist, das seine Existenz nur durch Unvollkommenheit enthüllt.

Das Symbol im potenziellen Raum

Ich habe versucht darzustellen, dass dieser potenzielle Raum seinen Abschluss in der Sprache durch einen spezifischen, sehr kritischen Prozess findet. Dabei genügt es nicht allein, dass ein drittes Element – der Vater – in die Mutter-Kind-Dyade eingeführt wird. Die Triangulierung erhält ihren vollen Wert erst durch den Hinweis auf ein »Viertes«, auf das Gesetz außerhalb bzw. zwischen den Objekten der Trias Mutter, Vater und Kind. Diesem Prozess ist eigentümlich, dass erst die Öffentlichkeit die trianguläre Struktur vermittelt, vor der das Nein, die Sprache, seine volle Wirkung erhält; dass aber zugleich paradoxerweise erst die Verankerung der Sprache im potenziellen Raum durch die Stabilität des Rahmens, der durch das Nein des Analytikers vertreten wird, die Entwicklung der Objektbeziehungen der triangulären Struktur ermöglicht. Jetzt und erst jetzt kann das Subjekt sich einer Dreierbeziehung stellen und die damit verbundenen Konflikte bewältigen und integrieren, weil die Identifikation mit dem »ersten Aggressor« den inneren Raum für die Entwicklung von Objekt-(Beziehungs-)Repräsentanzen, für psychomentale Prozesse überhaupt eröffnet hat (Loch 1981, S. 77). Vorher haben die psychischen Funktionen Handlungswert und werden wie Sachen benutzt (Green 1975, S. 528, der hier auch auf Bion und auf andere verweist). Bisher gab es nur ein Wissen von Allmacht, Abhängigkeit und Reaktion. Sprache war nur Instrument des einen oder anderen.

Wie das Übergangsobjekt ein Paradox ist – es ist ein Ding aus der Außenwelt und stellt die Brust (oder Mutter) dar (Winnicott 1953) –, so muss auch die Sprache in diesen Zwischenbereich gestellt werden; d. h., die Sprache – als kulturelles Erbe – muss aus der magischen Kontrolle befreit und als ein Nicht-Ich anerkannt werden. Wenn die Sprache in diesem Zwischenraum angesiedelt ist, muss sie nicht mehr magisch beherrscht werden, wie ein inneres Objekt, und steht doch nicht außerhalb jeder Kontrolle. Oft ist Sprachlosigkeit Folge der Angst, dass das magische Instrument zum nicht mehr kontrollierbaren Verfolger wird. Weil auf dem beschriebenen Weg Sprache ihren eigenen Ort außerhalb und zwischen den Subjekten erhält, verliert sie ihren magischen, bedrohlichen Charakter und kann zur Symbolisierung des Mangels und der Aggression benutzt werden, d. h., der Patient kann sich jetzt in Sprache ausdrücken, er beginnt zu sprechen. Sprache wird jetzt zu einem kreativen Akt. Paradoxerweise ermöglicht der Hass gegen das Nein, dass etwas zur Sprache kommen kann, was bisher wegen des Hasses nicht möglich war und zur Sprachlosigkeit verdammte.

Der Mord am Vater, der identisch ist mit dem Wunsch nach Allmacht (ich erinnere an den Sieg des Prinzen und den zuerst gemeldeten Tod des Kurfürsten in der Schlacht) wird durch die Anerkennung des Mangels, der Sterblichkeit des Vaters, ersetzt; damit verbunden ist das Aufgeben des Wunsches nach Allmacht und die Erkenntnis der eigenen Sterblichkeit. Ricoeur (1974 [1969], S. 50) spricht von einem Läuterungsprozess, der vom Fantasiebild zum Symbol führt, von einem Prozess der Bedeutungsverleihung.

Wenn es gut geht – und es geht gut, wenn beide die Angst vor der Einsamkeit aushalten können –, kann der Patient sich dem Gesetz unterstellen und es anerkennen, da nicht nur er allein war, sondern er im Alleinsein des Analytikers die Kraft des Gesetzes sehen und spüren konnte, das sich als ein tragender Hintergrund erwies. Als Prinz Homburg das Gesetz annimmt und auf alle Ausflüchte verzichtet, da hat etwas Bedeutung gewonnen, was über die ursprüngliche Beziehung (zur Mutter) hinausgeht. Die Verankerung des Phallus in der symbolischen Ordnung, in der Sprache, hat eine Restitution des ursprünglichen Narzissmus zur Folge. So lässt Kleist Prinz Friedrich von Homburg sprechen:

> »Nun, o Unsterblichkeit, bist du ganz mein!
> Du strahlst mir durch die Binde meiner Augen
> Mit Glanz der tausendfachen Sonne zu!
> Es wachsen Flügel mir an beiden Schultern,
> Durch stille Ätherräume schwingt mein Geist;
> Und wie ein Schiff, vom Hauch des Winds entführt,
> Die muntre Hafenstadt versinken sieht,
> So geht mir dämmernd alles Leben unter:
> Jetzt unterscheid ich Farben noch und Formen,
> Und jetzt liegt Nebel alles unter mir« (5;10).

Der Prinz begreift sein Sterben nicht mehr als totale Vernichtung und Auslöschung, vielmehr weiß er sich jetzt von einem ozeanischen Narzissmus getragen, da das Gesetz ihn vor der Überwältigung geschützt und seine Identität bewahrt hat. Wie das Gesetz nicht identisch mit dem Vater ist, so hat jetzt der primäre Narzissmus und die primäre Realität der Umweltmutter eine Repräsentanz gefunden, die nicht mehr identisch mit dem konkreten, d.h. objektiven Objekt – der realen und außen stehenden Mutter – ist. Der Rahmen als Gesetz, als »Institution«, wie Bleger formuliert, hat sich erwiesen als ein »Empfänger [receiver] für den psychotischen Teil der Persönlichkeit, d.h. für den undifferenzierten und nicht gelösten Teil der primitiv-symbiotischen Verknüpfungen« (1967, S. 518).

Der Streit der Eltern und der Trennungsschmerz

Das Kind kann sich erst von der Mutter trennen, und die Mutter kann das Kind erst lassen, wenn der Vater um die Einsamkeit des Kindes weiß und wenn er die Aggressionen der Mutter kennt, die aus den

Verlustängsten und dem Trennungsschmerz resultieren; mit anderen Worten: Der Analytiker als Vaterfigur muss die depressive Position erreicht haben. Weil er um den Trennungsschmerz weiß, vermag er den heftigen Aggressionen der Mutter bzw. der Öffentlichkeit standzuhalten, wenn er sich in die Zweierbeziehung einmischt, von der er immer wieder ausgeschlossen zu werden droht. Der Vater darf nicht draußen bleiben. Viele Väter und Therapeuten schützen sich vor den sie bedrohenden Angriffen, indem sie entweder draußen bleiben oder sich mit dem Kind bzw. dem Patienten gegen die Mutter verbinden. Dann aber werden sie von den frühen Konflikten der Dualunion kontaminiert und können keinen Ausweg weisen.

Der Separationskonflikt des Kindes ist nicht nur erschwert oder unmöglich gemacht, wenn die Eltern sich zerstreiten. »Insofern die Eltern über das Kind streiten, können wir den Schmerz des Objektverlustes nicht aushalten und damit verlieren wir die Sprache, die Fähigkeit zur Symbolisation« (Loch, 1981, S. 70). Tritt aber der Vater in der Rapprochementphase nicht in Erscheinung, weil es keinen gibt, oder weil die Mutter ihn in ihrer Symbioselust ausschließt, oder aber weil er sich ausschließen lässt, da er sich den Konflikten durch Abwesenheit oder durch komplizenhafte Wohlgefälligkeit entzieht, dann müssen sich die Ängste um Abhängigkeit und Identität zu einem unlösbaren Konflikt verstärken (s.a. Lidz et al. 1959a, 1959b). Aber auch Mütter, die ewig auf Harmonie aus sind, fixieren das Kind auf einen positiv oder negativ idealisierten Vater. Sie binden das Kind an sich, weil keine Integration der Aggressivität, der analsadistischen Triebe und der damit verbundenen Konflikte und Schuldgefühle geleistet werden kann. Ein Vater, der von der Mutter nicht anerkannt wird, wird zu einem sadistischen Verfolger oder einem Anhängsel. Und auch Väter, die die bessere und somit allmächtige Mutter sein wollen, vermeiden die Bewältigung der Depression. D.h., es geht auch nicht ohne Auseinandersetzung zwischen Vater und Mutter, zwischen den Therapeuten und der Gruppe, dem Kurfürsten und der Öffentlichkeit. Wenn, wie Mannoni schreibt (1972 [1964], S. 46),

> »die Auseinandersetzung zwischen der väterlichen Signifikanz und dem mütterlichen Unbewußten nicht stattfindet, ist dem Subjekt der Sinn seines eigenen Lebens geraubt, und es besteht die Gefahr, daß er sich nicht stark genug fühlt, seine Triebe zu beherrschen«.

Albträume und ödipaler Konflikt

Trennungen unter Verweis auf das Gesetz schaffen eine Distanz, die nicht leer ist. Hier ist der Ort, wo das Symbol angesiedelt ist. Jetzt erst kann die Trennung vom primären Objekt ausgehalten werden, weil die Repräsentanzen in einem Raum außerhalb der Objekte bzw. zwischen den Objekten angesiedelt sind. Jetzt erst kann und darf die Mutter das Kind allein lassen, denn es gibt einen Moment, in dem das Kind sehr allein ist. Es ist eine Ahnung von Tod und Sterben, und die Mutter weiß darum. Im Drama war der Fürstin schon der Tod ihres Mannes gemeldet worden.

Und doch hat die Mutter das Kind nicht alleingelassen, denn sie hat sich nicht – wie er auch – mit dem Kind verbündet und es ausgeschlossen. Vielmehr hat die Mutter das Kind der väterlichen Ortung, dem Gesetz überlassen und es »im Namen des Vaters« freigegeben. Indem der Vater auf das Symbol verweist, schützt er die gute, haltende Umweltmutter (Winnicott) und siedelt sie in dem Übergangsraum an, d. h. in der Distanz zwischen dem frühen Dreieck. Ohne die feste Permanenz und Präsenz des Symbols im Übergangsraum werden die Objektzerstörung des subjektiven Objekts und die Aufgabe der eigenen Allmacht zu einer Vernichtung des Subjekts.

Für mich taucht hier die Vermutung auf, dass erst dieser Abschluss den Weg vom Übergangsobjekt zur Sprache vollendet. Scheitert dieser Schritt, so wird das Übergangsobjekt zum Fetisch, der verwendet wird, weil die Wahnvorstellung von einem Phallus in der Mutter bestehen bleibt (Winnicott 1953, S. 310).

Kleist hat die pseudoödipalen Konflikte bzw. das Vermeiden der ödipalen Situation in den Anfangsszenen dargestellt. Er lässt den Prinzen traumwandelnd seinen eigenen Siegeskranz flechten, womit der Wunsch nach Allmacht, Vollkommenheit und die von gehobener Stimmung getragene narzisstische Selbstbewunderung uns szenisch vorgeführt wird. Der Kurfürst lässt den traumwandlerischen Prinzen die Hand seiner Nichte Nathalie fassen, aber Fürst Friedrich weiß, dass dieser magische Weg halluzinatorischer Erfüllung nicht weiterführt. Er weiß um den ödipalen Konflikt, der nicht umgangen werden darf, wenn er spricht:

> »Ins Nichts mit dir zurück, Herr Prinz von Homburg,
> Ins Nichts, ins Nichts! In dem Gefild der Schlacht
> Sehn wir, wenn's dir gefällig ist, uns wieder!
> Im Traum erringt man solche Dinge nicht!« (1;1)

Der Prinz bleibt verwirrt mit dem Handschuh der Prinzessin zurück. Kleist lässt uns erkennen, dass allein die Enthüllungen (Deutungen) der Vorgänge um den Handschuh nicht ausreichen, den Konflikt um Omnipotenz und Unversehrtheit zu lösen. Diese Enthüllung führt vielmehr dazu, dass der Prinz sich passiv unterwerfen will, indem er den Verzicht auf Nathalie anbietet, um dem Tod und der Anerkennung des Mangels, der Sterblichkeit zu entgehen, da er unter dem Druck des Todesurteils glaubt, durch seinen Antrag an Nathalie sein Leben verwirkt zu haben. Der Handschuh, der hier wohl ein Symbol der narzisstischen Vollkommenheit darstellt, droht zu einem Fetisch zu werden. Kleist lässt uns in seinem Drama das »Erwachen« (Lewin 1955) des Prinzen aus seinen magischen und halluzinatorischen Träumen miterleben, die zu einer Vermischung seiner inneren und äußeren Welt geführt haben, sodass ihm eine Verwirrung und eine psychotische Verkennung drohen. Prinz Homburg hat zu einer Identität gefunden, und die Welt der Objektbeziehungen steht ihm jetzt offen. Kurfürst Friedrich bezeichnet entsprechend der letzten Bitte des Prinzen Nathalie als dessen Frau.

So findet sich auch bei Kleist der Hinweis, dass durch die Identifikation mit dem »ersten Aggressor«, wie auch durch die Auseinandersetzung des väterlichen Signifikanten mit dem Unbewussten der Mutter, eine Konstituierung der geschlechtlichen Identität beim Kind stattfindet, die eine Beziehung zu einer anderen Frau, die nicht seine Mutter ist, erst möglich macht.

Auf dem von mir nachgezeichneten Weg scheint vor allem die Scham integriert werden zu können, die einerseits aus der narzisstischen Unvollkommenheit stammt, d.h. aus der Erkenntnis, nicht allmächtig zu sein, andererseits aus der Schuld, die aus der Intensität der Impulse und Affekte resultiert. Die Heftigkeit der Aggression kann erst im Nachhinein als die eigene erkannt und anerkannt werden.

Jetzt ist die Zeit gekommen, wo der Patient sich im Spiegel erkennen kann, wo er seine Wünsche, Ängste, seine Verletzlichkeit und seine Destruktivität von denen der anderen zu unterscheiden vermag. Daraus resultiert der Wunsch nach Wiedergutmachung, der angenommen werden muss, wie ja auch der Kurfürst im Drama die letzte Bitte des Prinzen annimmt. So gewinnt der kreative Moment des »Ich kann« seine besondere Bedeutung (Loch 1981, S. 66), da eine narzisstische Besetzung der Triebe und eine Integration der Triebe in der analen Auseinandersetzung stattgefunden haben.

Der analytische Raum

Der analytische Raum, gehalten durch den Rahmen, stellt uns einen Ort zur Verfügung, der ein Erwachen möglich machen und zulassen kann, ohne dass die damit verbundene Desillusionierung in einer Zerstörung des Individuums endet. Khan (1977 [1971], S. 313) sieht in dem analytischen Setting die einzigartige Errungenschaft Freuds für die klinische Praxis, d.h. »den therapeutischen Rahmen und die Distanz zwischen Patient und Analytiker, die Freud gedacht und verwirklicht hat«. Wenn uns mit diesem Rahmen ein Raum zur Verfügung gestellt wird, in dem »bei der Zerstörung des Ödipus die eigentlich tödliche Identifizierung mit dem Vater – tödlich im doppelten Sinn, weil sie über den Mord den Tod des Vaters anstrebt und weil sie vermittels der Gewissensbisse den Sohn martert – durch die gegenseitige Anerkennung abgelöst wird, in der sich die Differenz mit der Ähnlichkeit verbindet« (Ricoeur 1974 [1969], S. 30), dann glaube ich, dass diesem Ort der Charakter eines »heiligen« Ortes zukommt.

Zusammenfassung

Die parallele Betrachtung des Dramas *Prinz Friedrich von Homburg* von Kleist und einer Fallgeschichte hat gezeigt, dass der Schritt aus der narzisstischen Regression heraus nur gelingen kann, wenn der Analytiker ein Nein (den Rahmen, das Gesetz) nicht nur gegenüber den Patienten, sondern über die analytische Beziehung hinaus, also vor der Öffentlichkeit, die der Patient mit ins Spiel bringt, vertreten kann. Doch erst der Hinweis auf den Mangel des Analytikers vor der Öffentlichkeit kennzeichnet ihn als Dritten, sofern er seinen Mangel nicht verleugnet. Weil so die Individuation über eine Katastrophe hinausweist, kann der Patient die narzisstische Regression und den symbiotischen Traum aufgeben, wenn das gesprochene Nein vor bzw. von der Öffentlichkeit anerkannt wird. Damit gewinnt Sprache ihren eigenen Raum und wird zum Symbol von Trennung und Einheit.

Literatur

Abelin, E. (1971): Role of the father in the separation-individuation process. In: McDevitt, J. B. & Settlage, C. F. (Hg.) (1971): Separation-Individuation, Essays in Honor of Margeret S. Mahler. New York (Int. Univ. Press).

Adorno, T. W. (1984 [1951]): Minima Moralia. Frankfurt a. M. (Suhrkamp).

Balint, M. (1973 [1968]): Therapeutische Aspekte der Regression. Reinbek bei Hamburg (Rowohlt).

Bigras, J. (1975 [1971]): Gute Mutter – Böse Mutter. München (Kindler).

Bion, W. R. (1971 [1961]): Erfahrungen in Gruppen und andere Schriften. Stuttgart (Klett).

Bion, W. R. (2006 [1970]): Attention and Interpretation. London (Tavistock Publications). Deutsch: Aufmerksamkeit und Deutung. Tübingen (edition diskord).

Bion, W. R. (1977: Seven Servants. New York (Jason Aronson).

Bleger, J. (1967): Psycho-analysis of the psychoa-analytic frame. I. J. Psycho-Anal. 48, 511–519.

Diatkine, R. & Simon, J. (1972): La psychoanalyse précoce. Paris (Presses Universitaires de France).

Eigen, M. (1981): The area of faith in Winnicott, Lacan and Bion. I. J. Psycho-Anal. 62, 413–433.

Eigen, M. (1985): Towards Bions' starting point; between catastrophe and faith. I. J. Psycho-Anal. 66, 321–330.

Erikson, E. H. (1965 [1950]): Kindheit und Gesellschaft. Stuttgart (Klett).

Ferenczi, S. (1970 [1913]): Entwicklungsstufen des Wirklichkeitssinnes. In: Ders.: Schriften zur Psychoanalyse. Bd. I. Frankfurt a. M. (Fischer).

Ferenczi, S. (1972 [1926]): Das Problem der Unlustbejahung. In: Ders.: Schriften zur Psychoanalyse. Bd. II. Frankfurt a. M. (Fischer).

Freud, S. (1914c): Zur Einführung des Narzißmus. GW X, S. 137–170.

Freud, S. (1921c): Massenpsychologie und Ich-Analyse. GW XIII, S. 71–161.

Freud, S. (1923b): Das Ich und das Es. GW XIII, S. 235–289.

Freud, S. (1925h): Die Verneinung. GW XIV, S. 11–15.

Freud, S. (1939a): Der Mann Moses und die monotheistische Religion. GW XVI, S. 101–246.

Freud, S. (1940a): Abriss der Psychoanalyse. GW XVII, S. 63–138.

Green, A. (1975): Analytiker, Symbolisierung und Abwesenheit im Rahmen der psychoanalytischen Situation. Psyche – Z Psychoanal 29, 503–541.

Green, A. (1978): Potential space in psychoanalysis. In: Grolnick, S.A. & Barkin, L. (1978): Between Reality and Fantasy. Transitional Objects and Phenomena. New York/London (J. Aronson).

Grunberger, B. (1958): Über-Ich und Narzißmus in der analytischen Situation. Psyche – Z Psychoanal 12, 270–290.

Grunberger, B. (1976 [1971]): Vom Narzißmus zum Objekt. Frankfurt a. M. (Suhrkamp).

Grunberger, B. (1982 [1980]): Von der Analyse des Ödipus zu Ödipus des Analytikers. Psyche – Z Psychoanal 36, 515–540.

Khan, M. M. R. (1977 [1971]): Die Rolle der Illusion im analytischen Raum und im analytischen Prozeß. In: Ders. (1977): Selbsterfahrung in der Therapie. München (Kindler).

Klein, M. (1972 [1930]: Die Bedeutung der Symbolbildung für die Ichentwicklung. In: Ders. (1962): Das Seelenleben des Kleinkindes. Stuttgart (Klett); (1972) Reinbek bei Hamburg (Rowohlt).

Klein, M. (1934): Zur Psychogenese der manisch-depressiven Zustände. In: Ders. (1962): Das Seelenleben des Kleinkindes. Stuttgart (Klett); (1972) Reinbek bei Hamburg (Rowohlt).

Kohut, H. (1973 [1971]): Narzißmus. Frankfurt a. M. (Suhrkamp).
Lacan, J. (1973 [1966]): Schriften 1. Olten (Walter).
Lebovici, S. & Crémieux, R. (1970): Zur Rolle und zum Bild des Vaters. In: Stork, J. (Hg.) (1974): Fragen nach dem Vater. Freiburg (Alber).
Leclaire, S. (1976 [1971]): Das Reale entlarven. Das Objekt der Psychoanalyse. Olten (Walter).
Lewin, B. D. (1955): Dream psychology and the analytic situation. Psa. Quart 24, 169–199.
Lidz, T.; Cornelison, A.; Fleck, S. & Terry, D. (1959a): Die intrafamiliäre Umwelt des Schizophrenen: Der Vater. Psyche – Z Psychoanal 13(5–6), 268–286.
Lidz, T. (1959b): Spaltung und Strukturverschiebung in der Ehe. Psyche – Z Psychoanal 13(5–6), 287–300.
Loch, W. (1972): Zur Theorie, Technik und Therapie der Psychoanalyse. Frankfurt a. M. (Fischer).
Loch, W. (1979): Depression und Melancholie – oder depressive Position und Vatermord. In: Englert, E. H. (Hg.) (1979): Die Verarmung der Psyche. Igor A. Caruso zum 65. Geburtstag. Frankfurt a. M./New York (Campus).
Loch, W. (1981): Triebe und Objekte – Bemerkungen zu den Ursprüngen der emotionalen Objektwelt. In: Jb. d. Psa. XII. Bern/Stuttgart/Wien (Huber), S. 54–81.
Loch, W. (1983): Die Frage nach dem Sinn – das Subjekt in die Freiheit, ein psychoanalytischer Beitrag. In: Jb. d. Psa. XV. Stuttgart/Bad Cannstatt (fromann-holzboog), S. 68–99.
Loch, W. & Jappe, G. (1974): Die Konstruktion der Wirklichkeitsfantasien. Psyche – Z Psychoanal 28(1), 1–31.
Loewald, H. W. (1982 [1951]): Das Ich und die Realität. Psyche – Z Psychoanal 36, 769–787.
Mannoni, M. (1972 [1964]): Das zurückgebliebene Kind und seine Mutter. Olten (Walter).
Meerwein, F. (1978): Zur Technik der so genannten Aggressionsdeutungen. In: Jb. d. Psa. X. Bern/Stuttgart/Wien (Huber), S. 63–76.
Mahler, M. S.; Pine, F. & Bergman, A. (1978 [1975]): Die psychische Geburt des Menschen. Symbiose und Individuation. Frankfurt a. M. (Fischer).
Mitscherlich, A. (1973): Auf dem Weg zur vaterlosen Gesellschaft. München (Piper).
Pedder, J. R. (1977): The role of space location in psychotherapy play and theatre. Int. Rev. Psycho-Anal. 4, 215–223.
Pines, M. (1984): Reflections on mirroring. Int. Rev. Psycho-Anal. 11, 27–42.
Ricouer, P. (1974 [1969]): Die Vatergestalt. Vom Phantasiebild zum Symbol. In: Stork, J. (Hg.) (1974): Fragen nach dem Vater. Freiburg/München (Karl Alber).
Rosenfeld, H. (1971): Beitrag zur psychoanalytischen Theorie des Lebens- und Todestriebes aus klinischer Sicht: Eine Untersuchung der aggressiven Aspekte des Narzißmus. Psyche – Z Psychoanal. 25(6/7), 446–493.
Rosenfeld, H. (1981 [1964]): Über das Bedürfnis neurotischer und psychotischer Patienten, während der Analyse zu agieren. In: Ders. (1981): Zur Psychoanalyse psychotischer Zustände. Frankfurt a. M. (Suhrkamp).
Rotmann, M. (1978): Über die Bedeutung des Vaters in der »Wiederannäherungsphase«. Psyche – Z Psychoanal. 32, 1105–1147.
Rycroft, C. (1946): Symbolism and his relationship to primary and secondary processes. I. J. Psycho-Anal. 37, 135–140.
Schacht, L. (1973): Subjekt gebraucht Subjekt. Psyche – Z Psychoanal. 27(2), 151–168.
Spitz, R. (1970 [1957]): Nein und Ja. Die Ursprünge der menschlichen Kommunikation. Stuttgart (Klett).

Spitz, R. (1973 [1954]): Die Entstehung der ersten Objektbeziehungen. Stuttgart (Klett).
Spitz, R. (1976 [1965]): Vom Säugling zum Kleinkind. Stuttgart (Klett).
Trimborn, W. (1983): Die Zerstörung des therapeutischen Raumes. Das Dilemma stationärer Psychotherapie bei Borderline-Patienten. Psyche – Z Psychoanal 37(3), 204–236.
Winnicott, D. W. (1949): Haß in der Gegenübertragung. In ders. (1976), S. 75–88.
Winnicott, D. W. (1953): Übergangsobjekte und Übergangsphänomene. In ders. (1976), S. 293–312.
Winnicott, D. W. (1955): Metapsychologische und klinische Aspekte der Regression im Rahmen der Psychoanalyse. In ders. (1976), S. 179–202.
Winnicott, D. W. (1956): Primäre Mütterlichkeit. In ders. (1976), S. 153–160.
Winnicott, D. W. (1958): Die Beziehung zwischen Aggression und Gefühlsentwicklung. In ders. (1976), S. 89–109.
Winnicott, D. W. (1960): Gegenübertragung. In ders. (1974), S. 207–216.
Winnicott, D. W. (1961): Der Einfluß psychotischer Eltern auf die emotionale Entwicklung des Kindes. In ders. (1978), S. 103–115.
Winnicott, D. W. (1965): Die Frage des Mitteilens und des Nicht-Mitteilens führt zu einer Untersuchung gewisse Gegensätze. In ders. (1974), S. 234–252.
Winnicott, D. W. (1971): Vom Spiel zur Kreativität. Stuttgart (Klett Cotta), 1979.
Winnicott, D. W. (1974): Reifungsprozesse und fördernde Umwelt. München (Kindler).
Winnicott, D. W. (1976): Von der Kinderheilkunde zur Psychoanalyse. München (Kindler).
Winnicott, D. W. (1978): Familie und individuelle Entwicklung. München (Kindler), 1978.

8. Leidenschaft und Melancholie als psychoanalytisches Thema in *Das Jagdgewehr* von Yasushi Inoue[1]

In der Depression wird das Leben selbst zur Quelle des Unbehagens. Diese befremdliche Aussage macht Grunberger (1976, S. 245). Und ich füge hinzu: weil der Depressive offene Aktivität, Aggressivität und Sexualität, also Lebendigkeit als einen zerstörerischen Akt erlebt und mit einem tödlichen Verlust verknüpft. Auch für den Analytiker ist diese Aussage keineswegs selbstverständlich. Meist wird bei der Depression auf eine verleugnete Ambivalenz, auf den abgewehrten bzw. nicht integrierten Hass gegenüber dem Primärobjekt hingewiesen. Mit dieser Arbeit möchte ich jedoch den Blick auf die für den Depressiven lähmende Ambivalenz gegenüber der Lebendigkeit lenken, aber auch auf den Zusammenhang von narzisstischer Abwehr gegen einen drohenden depressiven Zusammenbruch. Sowohl der Suizid als auch der narzisstische Rückzug sind dann nicht als eine gegen sich gewendete Aggression zu verstehen, sondern als letzte Zuflucht vor einer als tödlich erlebten Lebendigkeit.

Die faszinierende und dichte Erzählung des japanischen Schriftstellers Inoue ist die tiefgründige Darstellung einer Liebesgeschichte innerhalb einer Dreiecksbeziehung. Wer das Buch gelesen hat, dem mag aufgefallen sein, dass die Frauen von der Trauer im Blick Josukes fasziniert und angezogen waren. Hinter der dramatischen Beziehungsdynamik klingt immer wieder die bedrohliche Depression an. Inoues Erzählung soll als »Material« dienen, das allen gleichermaßen zur Verfügung steht, mit dem ich die oben gemachte Aussage auf dem Hintergrund der Arbeiten von

1 Erstveröffentlichung in Jb. d. Psa. Stuttgart/Bad Cannstadt (fromann holzboog), 1993, Bd. 30, S. 211–232.

Green (2004 [1993]) *Die tote Mutter* und von Maria Torok (1983 [1968]) *Trauerkrankheit und Phantasma des ›Cadavre exquis‹* beleuchten will. Andererseits dient mir gerade die Erzählung als Beleg für die angewandten psychoanalytischen Erklärungsmodelle. So sollen die Erzählung und die psychoanalytische Interpretation sich gegenseitig erhellen.

Zusammenfassung der Erzählung

Ein Schriftsteller hat in einer Jägerzeitung ein Gedicht veröffentlicht. Er erhält daraufhin einen Brief von einem ihm unbekannten Mann – namens Josuke –, der sich in dem Gedicht wiedererkannt hat. Da er sich in seinem Wesen angesprochen fühlte, möchte er sich aussprechen und schickt dem Schriftsteller drei Briefe, die dieser nach der Lektüre verbrennen soll. Der Schriftsteller ist überrascht von dem Ansinnen Josukes. Er liest die drei Briefe, wobei diese in der Erzählung an den Leser weitergegeben werden, der somit die Position des Adressaten – nämlich Josukes, aber auch des Schriftstellers – zugewiesen bekommt.

Den ersten hat seine Nichte Shoko geschrieben, der zweite stammt von seiner Frau Midori und der letzte von Shaiko, seiner Geliebten und der Mutter Shokos. In ihren Briefen klagen die Frauen Josuke an. Es geht um die heimliche Liebe zwischen Josuke und Saiko, um die Aufdeckung dieser Beziehung und um den Selbstmord Saikos. Saiko lebte schon lange von ihrem ersten Mann Kadota, dem Vater Shokos, getrennt. Shoko und Midori bekunden in ihren Briefen, sich endgültig von Josuke zurückzuziehen bzw. sich zu trennen, Saiko hatte ihren Brief vor ihrem Suizid geschrieben.

Shoko berichtet, dass ihre Mutter Saiko ihr ein Tagebuch mit der Aufforderung übergeben hatte, es zu verbrennen. Doch Shoko spürte die Spannung ihrer Mutter und las das Tagebuch. Dort bestätigte sich ihre Ahnung von einer heimlichen Beziehung ihrer Mutter Saiko. Erst durch das Tagebuch erfuhr sie, dass es eine Liebe zwischen ihrer Mutter und ihrem Onkel Josuke war. Shoko sucht nun den tödlichen Kampf ihrer Mutter um diese Liebe zu verstehen und spürt deren nahendes Ende. Sie trennt sich von ihrem Onkel, von dem sie sich betrogen fühlt und der ihre Mutter im Stich gelassen habe. Im Tagebuch sucht sie aber auch nach Spuren ihres Vaters Kadota und nach Spuren einer Beziehung zwischen ihren Eltern.

Midori klagt in ihrem Brief ihren Mann Josuke an, denn sie wusste immer um dessen Beziehung zu ihrer Cousine Shaiko. Sie bekennt, wie sie ihn verfolgt hatte. Zugleich wird in ihrem Schreiben deutlich, wie sehr ihre schöne Cousine Shaiko für sie ein ideales Alter Ego war. Zugleich erlebte sie sich aber vor allem durch Josukes Kälte zurückgewiesen und entwertet, doch diente ihr das Wissen um die Beziehung ihres Manns als Rechtfertigung, sich in eigene Abenteuer zu stürzen und ihn ebenso zu betrügen. Sie greift ihn dann an und beschuldigt ihn, dass er sie habe töten wollen. So habe sie ihn in der Glasverandatür beim Gewehrputzen beobachtet, wie er hinter ihr stehend auf sie gezielt habe. Schließlich kommt sie auf den Tod Shaikos zu sprechen. Sie hatte diese in einer Vorahnung aufgesucht. Als Saiko ihr wieder in dem schönen Haorigewand gegenübertrat – dieses festliche Kleid hatte sie getragen, als sie sich mit Josuke heimlich getroffen hatte und von Midori beobachtet worden war –, eröffnet Midori Shaiko – dieser zuvorkommend – ihr Wissen um deren heimliche Beziehung. Sie habe dann gespürt, dass dies das Ende von Saiko war.

Shaiko hatte ihren Brief vor ihrem Suizid geschrieben, in dem sie über ihre gemeinsame Liebe spricht. Diese Liebe hatte sie als eine Entdeckung ihrer Lebendigkeit, als einen Rausch und als Besessenheit, zugleich aber als Verbrechen erlebt. Sie erinnert Josuke an ihre erste Liebesnacht und beschreibt, wie sie während ihrer ersten Liebesnacht beobachtet hatte, dass in der Zwischenzeit auf dem Meer draußen ein Schiff in Flammen aufgegangen und versunken war. Zugleich erinnerte sie sich damals an ihren ersten Mann Kadota, den Vater ihrer Tochter Shoko, den sie verlassen hatte, weil dieser kurz nach der Geburt ihrer Tochter eine Beziehung zu einer anderen Frau hatte. Während sie sich durch die Liebe Josukes entflammt und wie in einer Hörigkeit ergriffen fühlte, wurde sie plötzlich von einer Sehnsucht nach ihrem früheren Mann Kadota überrascht, die sie aber sofort verleugnete. Als sie nach vielen Jahren von der erneuten Heirat ihres Mannes Kadota hört, ist sie zutiefst erschüttert, da sie ihre ambivalente Bindung an ihn zutiefst verdrängt hatte. In diesem Augenblick trifft sie auf Midori, von der sie sich wegen ihrer Beziehung zu Josuke angeklagt fühlt. Sie begeht schließlich Selbstmord. Da taucht in ihr noch einmal das Bild des brennenden Schiffes auf, das sie jetzt als ihr wahres Ich erkennt. – Mit einem kurzen Sinnen des Schriftstellers über das Motiv Josukes, ihm diesen Brief zu schicken, endet diese kurze und so unheimliche Erzählung.

Die wörtlichen Zitate in der Arbeit mögen etwas von dem dichten Inhalt und poetischen Klang der Erzählung wiedergeben und die dargestellten Überlegungen bildhaft belegen.

Die narzisstische Abwehr: Kälte, Leere und Entwertung

Mit dem Gedicht findet Josuke zu einer phallisch-narzisstischen Wiederherstellung. Er interessiert sich nicht für den Dichter, er will ihm und sich selbst nicht begegnen. Im Gedicht sehen wir nur seinen Rücken, nicht sein Gesicht. Es gibt kein Gegenüber. Er hat sich in dem Gedicht an der Churchill-Flinte – einem glänzenden, phallischen Symbol – erkannt.

Er idealisiert seinen narzisstischen Rückzug, seine Einsamkeit und Verlassenheit, wobei er sich durch das Gedicht bestätigt fühlt. Das verlassene Flussbett, in dem er den Berg hinaufsteigt, ist ein Hinweis auf eine archaisch-narzisstische Regression und Aggression, die mit Chassueget-Smirgel (1988) als Zerstörung und Entleerung der frühen Mutter interpretiert werden kann. Green spricht von einer weißen, blanden Depression (2004, S. 165ff.), deren Ursache ein Besetzungsentzug des Ichs von seinen inneren Vorstellungen ist. Alle drei Frauen hatten sich von ihm zurückgezogen. Dieser Besetzungsentzug führt nach Green zu einer Überbesetzung des auf der narzisstischen Ebene erlittenen Verlustes. Zugleich klingt in dem Gedicht schon ein Thema an, auf das ich später zurückkomme: das der Urszene. Denn Josuke wandelt im verlassenen Flussbett – ein Hinweis auf die verlorene Mutter, die er zugleich sucht.

Seine abgewehrte Depression, die in den Briefen der Frauen sichtbar wird, hinterlässt er mit einer lakonischen Entschuldigung dem Dichter-Analytiker: *Es täte mir leid, wenn ich die Ruhe Ihres Herzens störte; […]. Sie sollen doch wissen, wie das weiße Flußbett aussieht, in das ein Mann Namens Josuke Misugi einmal geblickt hat. […] als ich sah, daß sie an einem Menschen wie mir doch irgendwie interessiert sind, war ich auf der Stelle entschlossen, Ihnen alles zu zeigen. Bitte, verbrennen sie die drei Briefe nachher* (17).

Der Dichter entdeckt in der Schrift Josukes eine ausdrucklose Kälte und Gleichgültigkeit (13), eine seltsame Leere (12). Auch die Frauen wussten immer um seine Depression. Sie waren von der Traurigkeit in seinen Augen angezogen. Aber sie waren zugleich fasziniert von seiner narzisstischen Abwehr, die auch sie vor der Begegnung mit der eigenen Depression schützen sollte. Jacobson betont, wie Manisch-Depressive »sich der Außenwelt zur Lösung seiner depressiven Konflikte und zur Abwendung eines weiteren depressiven Zusammenbruchs bedienen« (1972, S. 63), insbesondere »ihr Bedürfnis nach narzißtischer Befriedigung durch die Außenwelt« (S. 65).

Als seine Frau Midori ihm in einem eigenen Gedicht die Frage stellt: *Ob, wenn ich näher träte, die hohe Stille plötzlich zusammenbricht?*, gibt sie sich selbst die Antwort: *Dieses Gedicht handelt von den Empfindungen einer bemitleidenswerten Ehefrau, die sich scheut, die Stille zu zerstören, in der Sie [Josuke; W. T.] die weiße Porzellanvase aus der Zeit der Li-Dynastie betrachten, – eine Stille, bei der sie freilich gar nicht weiß, wie sie sie stören könnte! (Oh, was sind Sie doch für eine wohlbeschirmte, mächtige, unerträgliche Festung!)* (46f.).

Midori benennt den Zusammenhang von Narzissmus und abgewehrter Depression: *Ihre Augen besaßen seinerzeit einen seltsamen kummervollen Glanz, der nach Mitleid aussah. Aber es gab da wirklich nichts, weshalb sie mich hätten bemitleiden können! […] Warum sahen Sie mich mit ihnen nicht schon viel früher an, wenn Sie doch so herrliche Augen haben? Kraft ist nicht der einzige Vorzug, den ein Mann besitzen muss. Waren ihre Augen, falls sie mich einmal anschauten, nicht stets nur die eines Mannes, der die Kunst des Porzellans studiert? So war ich also verpflichtet, kalt und hart zu sein und dazusitzen, als sei ich ein Stück alter Kutani-Ware. Der Erfolg war, daß ich Matsushiros Atelier aufsuchte und ihm Modell stand. Aber lassen wir das. Ich bewundere immerhin seine Kunst, alte verfallene Häuser zu malen. […] es gibt nur wenige Maler, die etwas so fragilem wie der modernen Melancholie so gut Ausdruck geben können* (50f.).

Aber Midori distanziert sich wieder von ihrer Einsicht, indem sie sogleich den Maler als schmuddelig und zweitklassig entwertet und triumphierend Josuke ihre Flucht in ein ausschweifendes Leben beschreibt. Das Doppelleben ihres Mannes, wie auch die in seinem Blick wahrgenommene Entwertung geben ihr dafür die Rationalisierung, *[…] Ihre Augen hatten so einen maliziösen Schein, der mehr nach kalter Verachtung aussah* (51).

Midori – wie auch Shaiko – äußern keine Angst vor Verlust oder Trennung, sie nehmen vielmehr die Depression war und klagen seinen narzisstischen Rückzug an. So geht es um die Depression eines anwesenden Objektes und den von ihm ausgehenden Besetzungsentzug. Dies wirft Midori ihrem Mann vor. Das Gedicht des Schriftstellers hat die durch den Besetzungsentzug entstandene Leere, wie sie von Josuke idealisiert wird, präzise eingefangen.

Geheimnis, Verbrechen und Schuld

Im Gegensatz zu der beschriebenen narzisstischen Abwehr Josukes greift der Brief Shokos, der Tochter Saikos, vor allem die klassischen depressiven Themen auf: Verbrechen und Schuld.

Sie werden sich vielleicht fragen, wieso ich das Geheimnis[2] zu den klassischen Themen rechne. Doch in »Trauer und Melancholie« schreibt Freud (1917), dass der Triumph der Manie dem Ich verdeckt bleibt. Sofern wir zwischen den Frauen Saiko und Midori eine Spaltung sehen und ihre Beziehung zu Josuke als eine kollusive, interpersonelle Abwehr (Kinston/Cohen 1987) betrachten, lässt sich die geheime Beziehung als ein manisches Geschehen verstehen. Darüber hinaus sind es die lauten Klagen der Frauen, die uns in den Briefen so ins Auge fallen. Es ist ein System, das lange stabilisiert hat. Es ist eine Abwehr gegen eine tödliche Trennung und Verwirrung, gegen eine primäre Depression, und damit ein Restitutionsversuch.

---

2 Wenn ich hier von Geheimnis spreche, so müsste ich in diesem Zusammenhang diesen Begriff in Anführungszeichen setzen. Denn die geheime Beziehung ist weder für Saiko selbst ein Geheimnis, noch für Shoko und Midori. Die geheime Beziehung ist als ein Ergebnis einer Spaltung zu betrachten, bei der ein Teil den anderen – personifiziert in Midori und Saiko – nach außen verlagern muss. Diese Art von Geheimnis zwingt aber zum projektiven Zirkel von Kontrolle und Verfolgung. Jacobson (1983) hat die Spaltung als einen wesentlichen Mechanismus der melancholischen Depression beschrieben.

Meinem Text vorausgreifend meine ich, dass dieses »Geheimnis« auf eine Störung im Bereich der depressiven Position verweist. Mit dem Geheimnis verdeckt und sucht Saiko nach etwas Verlorenem, nach etwas, was sie noch nicht »weiß«: Ihre Abhängigkeit von Kadota, das damit verbundene Trauma und die mit dem Trauma vergrabene Lebendigkeit.

Zugleich verweist das Geheimnis auf die Unfähigkeit hin, Trennung auszuhalten, d.h., das Geheimnis des anderen, die Nichteinholbarkeit des anderen anzuerkennen und zu ertragen, denn – mit den Worten des Philosophen Levinas (1979, S. 48) – »das Verhältnis zum anderen ist ein Verhältnis zu einem Geheimnis. Das ist sein Außerhalbsein, oder vielmehr seine Anderheit, […].«

Typisch für diesen Lösungsversuch ist das Geheimnis, das jeder kennt, das aber nicht wahrgenommen und nicht angesprochen wird. Shoko und Midori hatten ein ahnungsvolles Wissen (35). Daraus resultiert eine paranoide Situation, die jedoch als ein Halt vor dem Sturz in eine Leere dient. Das Geheimnis stellt aber auch eine narzisstische Aura her, die nicht durch ein Außen gestört und zerstört werden darf.

Nicht nur die Beziehung Saikos zu Josuke, sondern überhaupt ihre Sexualität musste geheim bleiben, ja ausgelöscht werden. Wenn ihre Tochter ihre Beziehung zu Josuke entdecken würde, wollte sie sich töten (32). So entfernte Saiko aus dem Fotoalbum das Bild ihres Mannes – des Vaters ihrer Tochter –, das, wie Shoko bemerkt hatte, mit dem ihrer Mutter beim Zuklappen aufeinanderzuliegen kam. Auch hier deutet sich das geheime und zu verleugnende Wissen der Urszene, d. h. der sexuellen Beziehung der Eltern an. Sexualität steht hier einerseits für sündhafte und verbotene Triebhaftigkeit, andererseits für Lebendigkeit, die nicht gelebt werden darf. Nur die nichtöffentliche Beziehung kann gelebt werden. Und die Sexualität wird von Saiko als böse und gefährlich bezeichnet: *[...] erzählte mir Mama die Geschichte vom Wolf, der von den Dämonen besessen war und einen kleinen Hasen ins Verderben lockte* (24). *[...] Vielleicht ist Mama in Fragen der Reinheit allzu empfindlich gewesen [...]* (30).

Sexualität bzw. die sexuelle Beziehung gibt es nur im Verborgenen, zugleich wird sie angedeutet und vorgetäuscht. Die Schuld muss weitergereicht werden, in Form der Tagebücher an die Tochter und der Briefe an den Dichter(-Analytiker). Damit soll der narzisstisch reine Zustand aufrechterhalten, zugleich die Depression abgewehrt und weitergegeben werden.

Immer wieder taucht in dem Tagebuch das Wort Verbrechen auf. Versteht Saiko darunter ihre geheime Beziehung zu Josuke? Oder geht es um die Verwerfung des Vaters, des Dritten? Shoko suchte vergeblich im Tagebuch ihrer Mutter nach Zeilen über ihre Eltern und warum sie auseinandergegangen waren. *Mama pflegte zu sagen, wir beide seien Mutter und Tochter, die man ganz allein auf Erden zurückgelassen hat* (23). *Man hat mich im Glauben erzogen, er [ihr Vater Kadota] sei tot, und noch jetzt werde ich dieses Gefühl nicht los* (31).

Die vorgeführte Sexualität ist keine ödipale, die die Geschlechterdifferenz anerkennt, sondern ist der Versuch der Rückkehr zum Primärobjekt mit einer notdürftigen Abgrenzung gegen Entgrenzung. Shokos Worte lassen dies deutlich werden: *Aus dieser Affäre zwischen Dir und Mama habe ich gelernt, daß es eine Liebe geben kann, die niemand segnet und die auch von niemandem gesegnet werden kann* (22). *Wie hätte ich mir eine Liebe vorstellen können, die von der Sonne nicht beschienen wird? Eine Liebe, die irgendwoher, irgendwohin fließt, tief in der Erde wie ein unterirdischer Strom?* (23)

Für Shoko bedeutet die Verleugnung ihres Vaters Kadota eine Verwerfung, d. h. die Verleugnung ihrer Herkunft, der Urszene, des Dritten und ihrer Geschichte. Doch für Saiko geht es um die ungelöste Trennung vom Primärobjekt. Mit Betrug und Spaltung täuscht sie sich.

Saiko schreibt an Josuke: *Du hattest Dich in jener Nacht entschlossen, alle Welt zu betrügen. Aber ich nehme nicht an, daß Du nicht etwa beabsichtigtest, auch mich zu betrügen. Doch ich – ich nahm Dich bei meinem Gelübde nicht aus! »So lange ich lebe, will ich Midori-san, die ganze Welt, und auch dich und mich selber betrügen – das ist mein Schicksal!« Dieser Gedanke flackerte wie ein Irrlicht tief auf dem Grund meines einsamen Herzens.*

Ich hätte die Bande zu Kadota, von denen ich nicht weiß, ob sie auf Liebe oder Haß beruhte, unbedingt abschneiden müssen. Mochte seine Untreue auch nur eine unbedeutende Verfehlung dargestellt haben, es überstieg meine Kraft, sie ihm zu verzeihen (92).

Oberflächlich lässt sich der Betrug Midoris als ein ödipales Konfliktmuster begreifen. Doch Saikos Bemerkungen über ihre längst vergangene Beziehung zu Kadota machen deutlich, dass ein vergessen geglaubtes Objekt vor einer archaischen Ambivalenz beschützt und bewahrt werden muss – und zwar das Primärobjekt repräsentiert in Kadota.

Die Spiegelidentifikation mit der »toten Mutter«

Nach dem klassischen Thema von Schuld begegnen wir auch in dem Brief von Midori – der Frau Josukes – einer typischen Dreierkonstellation. Doch hinter dem pseudoödipalen Konflikt und dem Beziehungsdrama tritt das zentrale Thema, das der Melancholie und Leidenschaft, zutage; ich könnte auch sagen: getötet werden oder verbrennen.

Ich greife hier auf die Arbeiten von Green und Torok zurück, deren Thesen ich vereinfacht darstelle. Unter dem Konzept der »toten Mutter« versteht Green (2004, S. 233ff.) die nach einem Verlustereignis depressiv gewordene Mutter[3], die für das Kind fern, starr, abwesend und nicht mehr zugänglich ist, die sozusagen psychisch tot ist. (Zum besseren Verständnis schreibe ich weiterhin von der »toten« Mutter.) Durch den Verlust ist dem Kind die lebendige Mutter verloren gegangen. Um diesen Verlust auszugleichen, identifiziert sich das Kind mit der depressiven Mutter und versucht sich dadurch am Leben zu erhalten. In der Regel antwortet der Vater nicht auf die Verzweiflung des Kindes. So bleibt es gefangen zwischen einer toten Mutter und einem unerreichbaren Vater. Es folgt – wie Green darlegt – eine Bewegung nach zwei Seiten: Der Besetzungsabzug von der verloren gegangenen, physisch lebendigen Mutter bewirkt einen psychischen Mord am Objekt, der sich ohne Hass vollzieht. Das Resultat ist ein Loch im Gewebe. Dies ist das primäre Trauma. (Später werde ich auf Torok zurückkommen, die an der Stelle des Verlustes auf eine spezifische psychische Reaktion aufmerksam macht.) Auf der anderen Seite des Verlustes steht die Identifikation mit der toten, depressiven Mutter, eine Spiegelidentifikation, die das Kind fortan vollkommen in Beschlag nimmt. Fortan weiht es seine Anstrengungen dem Voraussagen und Vorwegnehmen. Das Subjekt bleibt – wie Green meint – sein Leben lang verletzbar an einem besonderen Punkt: dem seines Liebeslebens (S. 248).

Wenn Freud in »Trauer und Melancholie« (1917, S. 436) schreibt, dass bei einem Objektverlust die narzisstische Identifizierung mit dem Objekt zum Ersatz der Liebesbesetzung wird, so beschreibt Green nichts anderes. Doch der Unterschied liegt darin, dass bei Green die narzisstische Identifizierung nicht mit dem verlorenen lebendigen Objekt, sondern mit anwesenden, aber psychisch toten – depressiven – Objekten stattfindet.

Wenn wir in der Erzählung nach dem primären bzw. frühen Trauma

3 Maxim Gorki zeichnet in dem ersten Kapitel seiner autobiografischen Romane unnachahmlich den Schmerz und die psychische Abwesenheit seiner Mutter beim Tod seines Vaters und seines neugeborenen Bruders nach. Es ist ein beeindruckendes Zeugnis. Dabei fällt auf, dass Gorki nicht von seiner Trauer, seiner unendlichen Einsamkeit und Verlassenheit spricht, sondern nur das Verhalten der Erwachsenen beschreibt. Doch wenigstens von seiner Großmutter wird er gehalten. Von dem Maler Jaques-Louis David gibt es ein Bild »La Douleur d'Adromaque« – in Paris, Ecole nationale supérieure des Beaux-Arts –, das ebenfalls diese Szene darstellt: Die Mutter weint und trauert um den vor ihr tot daniederliegenden Mann. Das Kind steht vor seiner Mutter und greift nach ihr ins Leere. Sowohl Gorkis Beschreibung als auch Davids Bild stellen die Mutter in einer leidenschaftlichen Erregung und Entrückung dar, die – wie ich meine – auf Toroks Überlegungen einer libidinösen Inkorporation hinweisen. Im Verlauf der Arbeit gehe ich darauf noch ausführlich ein.

suchen, das in Greens Konzept von der toten Mutter passt, so meine ich, dass sich dieses Trauma in der Beziehung Saikos zu Kadota wiederholt hatte. Ihre Tochter Shoko schreibt, dass ihre Großmutter vor langer Zeit angedeutet hatte, dass einst eine junge Frau ihre Mutter Saiko sprechen wollte und ihr in einem geistesgestörten Zustand ein Baby hinterlassen hatte. Das Baby verstarb kurz darauf, während die Frau wohl gesundete. Daraufhin verließ Saiko ihr Elternhaus und trennte sich von ihrem Mann. – So scheint mir die Erinnerung der Großmutter auf ein frühes Trauma Saikos mit ihr, also der Großmutter hinzuweisen. Z. B. ließe sich an eine postpartale Depression der Großmutter denken. In der gestörten Frau begegnete Saiko der toten, abwesenden, nicht zugänglichen Mutter und sie verliert erneut die lebendige: sie verlässt ihr Zuhause, ihre Mutter und Kadota, der von ihrer Familie adoptiert worden war. Das Kind, das stirbt, und die Trennung von ihrem Mann sind auch als Auslöschung der Sexualität, der kreativen Urszene zu verstehen.

Ich komme nochmals auf Greens Gedanken zurück. Er meint, dass die tote Mutter nur über das Urszenen-Phantasma, das sich – wie er betont – in der Abwesenheit des Subjekts abspielt, wiederbelebt werden kann, weil sie in dem Phantasma der Urszene mit einem Dritten in eine lebendige Verbindung eintritt. Doch der Rivale ist jetzt nicht jenes Objekt, das die Mutter wie einst in die Trauer hineinzieht (z. B. ein gestorbenes Kind, ein Abort oder ein verstorbener Angehöriger), sondern vielmehr jenes (neu auftauchende) »dritte Objekt, das sich als fähig erweist, die tote Mutter, entgegen aller Erwartungen, zu beleben, ihr Lust und Genuß zu verschaffen« (a. a. O., S. 251). Soweit Green und zurück zu dem Brief von Midori.

Josuke und seine Frau Midori suchen und konservieren spiegelbildlich im Gegenüber die tote Mutter. Das Bild des Mordanschlages – d. h. die Szene, die Midori beschreibt, als sie ihren Mann in der Glastür beobachtet hatte, wie er beim Reinigen des Gewehres auf sie zielte – erscheint auf den ersten Blick als eine ödipale Inszenierung. Da Josuke aber nicht auf einen väterlichen bzw. männlichen Rivalen zielte, müssen wir vermuten, dass die Szene anders verstanden werden muss.

Ich möchte die These wagen, dass die Szene auch den unbewussten Wunsch nach einer lebendigen, potenten Urszene ausdrückt, die die tote Mutter beseitigen bzw. wiederbeleben soll. *Aber es fesselte mich, schreibt Midori, Ihnen zuzusehen, um herauszufinden, ob sie mich zu töten wünschten* (63). Unterschwellig wirft sie ihm Feigheit, ja Impotenz vor. Keiner wagte wirklich zuzupacken. Die Szene ist eine in der Glastür gespiegelte. Heißt das nicht auch, dass Josuke auf sein Spiegelbild zielt, auf die im Partner untergebrachte tote Mutter? Josuke muss zugleich mit der Beziehung zu Saiko seine Potenz, seine Phallizität vortäuschen, um der toten Mutter – repräsentiert in seiner Frau Midori – das Versprechen zu geben, sie am Leben zu erhalten, aber auch zugleich das Versprechen, sie nicht zu verlassen. Er muss seine Impotenz verbergen, denn sonst befürchtet er den Angriff bzw. das Verlassenwerden. Das Geheimnis, die Täuschung müssen bestehen bleiben.

Inwieweit schützt Midori die idealisierte Mutterimago in Saiko, der großen schönen Frau mit dem Haori-Überwurf mit dem Distelblumenmuster, indem sie sich mithilfe von Spaltungsmechanismen und projektiver Identifikation zum verachteten Wesen, zur toten Mutter macht, die in ihr gefangen ist und bewahrt werden muss. Zugleich sind da der Wunsch und die Angst, Josuke könnte sie töten (62). Die projektive Identifikation wird zur Verwirrung; sie sieht in der Glasschiebetür, wie er auf sie zielt. Lebendige Sexualität würde die Identifikation mit der toten Mutter gefährden. Deswegen hätte auch Midori nur gespielt, sie wusste ja, dass das Gewehr nicht geladen war: *Ich hätte beschlossen, mich, falls ich dieses Klicken vernahm, wie in einem Ohnmachtsanfall auf den Boden fallen zu lassen. Ich war in meinem Inneren darauf vorbereitet, als sei dies seit Jahren das heiß ersehnte Ziel meines Lebens gewesen* (64). So lässt sich diese Szene des Mordversuchs als der Versuch und das Scheitern der Beseitigung oder der Wiederbelebung der toten Mutter interpretieren.

Ohne Hilfe eines Dritten muss dieses Unterfangen scheitern. Denn durch die Wiederbelebung droht erneut das primäre Objekt verloren zu gehen – und das ist nach dem frühen Verlust des lebendigen Primärobjekts jetzt die tote Mutter –, weil die narzisstische Identifikation mit ihr zerstört wird. Die Erzählung beschreibt den Versuch, durch Spaltung und Externalisierung sich von dieser einengenden und fesselnden Identifikation zu befreien. Wenn aber die tote Mutter oder die Depression in ein äußeres Objekt, z. B. in einen Partner, verlagert wird, muss dieses Objekt mit den daraus resultierenden Verfolgungsängsten kontrolliert werden. Wird diese Spiegelbeziehung und Bindung an die tote Mutter aufgegeben – z. B. auch durch Trennung von dem Partner, was Midori und Josuke ja vermeiden –, bricht die Verlassenheit, eine nicht integrierte primäre Depression hervor. Diese Verlassenheit ist eine andere als die geborgte, die von der Mutter übernommene Einsamkeit und Depression.[4] Die letztere verdeckt die erstere.

Midori sucht auf einem anderen Weg, diesem drohenden Verlust zu entgehen: nämlich den der ausschließlichen Passivität. Wenn Midori selbst nicht aktiv an einer lebendigen Beziehung beteiligt ist, vermag sie der Schuld zu entgehen, das tote Objekt in sich zu beseitigen. Doch würde diese totale Passivität die Auslöschung ihrer Individualität und Lebendigkeit bedeuten. Deswegen lässt sich die Szene des Mordversuchs nicht einfach umdrehen und als ein unbewusster und abgewehrter Wunsch nach Sexualität oder Vergewaltigung deuten. Vielmehr verweist die Szene darauf, dass für den melancholischen Menschen jeder lebendige, d. h. aktive Akt, aber auch dessen Umkehrung in eine absolute Passivität mit einem Mord oder einem Getötetwerden gleichgesetzt wird. Das Sich-tot-Stellen oder die Frigidität und Impotenz sind dann Notfallreflexe im Sinne der unbewussten Vermeidung einer als mörderisch erlebten Aktivität und der Vortäuschung einer sonst tödlichen Passivität.

Die Urszene als Katastrophe und als Ausweg

Ich habe schon darauf hingewiesen, dass erst die Einführung eines Dritten einen Ausweg anbieten kann. Die durch einen Dritten ausgelöste Libidinisierung initiiert auf allen Ebenen – oral, anal und genital –, eine Wiederbelebung und damit eine Bedrohung des internalisierten Bildes der toten Mutter. Die als Urszene wiedergewonnene Lebendigkeit ist aus drei Gründen mörderisch. Erstens: Die tote Mutter verliert ihre Macht. Zweitens: Das Subjekt wird aus der symbiotisch-narzisstischen

4 Cournut (1988, S. 98) beschreibt in seinem Aufsatz »Das unbewußte Schuldgefühl, das entlehnte betreffend«, wie der Depressive – und ich würde sagen: der melancholisch Depressive – sich nicht in erster Linie mit der nach einem Verlustereignis sichtbaren Depression des Primärobjekts identifiziert hat, sondern vor allem mit der prämorbiden unbewussten Depression des Objekts. Gerade darin besteht die verhängnisvolle Bindung an das Primärobjekt, weil es dieses mitsamt seinen Geheimnissen schützen muss, von denen es nicht weiß, ob sie dem Gewissen oder der Lust oder beiden gehorchen. Cournut meint, dass es sich dabei um ein bisher – über mehrere Generationen hinweg – nicht mitgeteiltes Geheimnis handelt. Das Phantom ist das Ergebnis des im Unbewussten nicht eingestehbaren Geheimnisses eines anderen. So ist der Depressive besessen durch das Unbewusste eines anderen. »Das unbewußte Schuldgefühl ist oft nur noch der einzige Rest einer vergangenen und untergegangenen Liebesbeziehung.«

Identifizierung mit ihr verstoßen und mit seiner primären Depression konfrontiert. Der dritte Grund liegt in einer längst vergangenen libidinösen Aneignung des verlorenen lebendigen Objekts, wie es Torok nach Beobachtungen Ferenzcis in ihrer Arbeit beschreibt. Mittels einer libidinösen Aneignung sucht das Subjekt das verlorene Objekt für sich zu bewahren, zugleich erlebt es diese libidinöse Überschwemmung als Ursache für den Verlust des Objekts. Torok meint, dass ein Verlustereignis zu einer libidinösen Überschwemmung führt, um das Objekt doch noch festzuhalten, die aber vom Ich als zerstörerisch erlebt wird. Die Folge ist: Das verlorene lebendige Objekt und die erlebte Lust werden zusammen begraben. Jeder neue Versuch, durch eine Libidinisierung die Identifizierung mit dem toten Objekt aufzugeben, enthält die Drohung, das alte Trauma des Objektverlustes zu wiederholen.

In die Überlegungen Toroks fügen sich einige Bemerkungen Freuds ein. In Trauer und Melancholie schreibt er, dass durch das Sträuben, das Objekt aufzugeben, »eine Abwendung von der Realität und ein Festhalten des Objekts durch eine halluzinatorische Wunschpsychose zustande kommt« (1917, S. 429), und spricht von einer narzisstischen Identifizierung. Darüber hinaus meint er, dass »die Melancholie irgendwie auf einen dem Bewußtsein entzogenen Objektverlust zu beziehen« sei (1917, S. 431).

Ich meine auch, dass diese libidinöse Überschwemmung als eine nicht integrierbare Erregung und Verführung erlebt wird und zu einer pathologischen Ausformung und zur agierenden Konkretisierung des Urszenen-Phantasmas führt: auf der oralen Ebene als Angst zu verschlingen oder verschlungen, gefressen zu werden, auf der analen zu töten oder getötet bzw. vergewaltigt zu werden.

Torok (1983, S. 500) schreibt: Der Kern der Trauerkrankheit

> »ist nicht […] die Betrübnis aufgrund des Objektverlusts selber, sondern das Gefühl einer unverzeihlichen Versündigung: sündhaft von Begierde überflutet, von einem Übermaß an Libido überrascht worden sein [ich erinnere an das Bild des brennenden Schiffes bei der ersten Begegnung zwischen Josuke und Saiko; W.T.] und dies zu einem Zeitpunkt, der am wenigsten schicklich schien, zu einem Zeitpunkt, da man sich der Betrübnis und Verzweiflung hätte überlassen sollen.«

Der Verlust wirkt als Verbot, weil das verbotene Objekt mittels Inkorporation angeeignet wurde. Es ist eine magische Aneignung, die das helle Tageslicht scheut und das Verbot umgeht, ohne es wirklich zu übertreten (a.a.O., S. 504). Der so nicht assimilierte Libidoanteil verfestigt sich in Gestalt einer Imago, das auf ein äußeres Objekt projiziert wird – wie von Midori und Josuke auf Saiko.

Das Begräbnis der nicht assimilierten Libido zusammen mit den lebendigen Objekten symbolisiert sich in dem Blick Saikos aus dem Fenster auf das brennende Boot draußen auf der hohen See. Josuke und Saiko sind beide so fasziniert von dem Anblick wie von ihrer sexuellen Begegnung. Das Boot aber – als sie nach ihrem Zusammensein wieder nach ihm schaut – war mit all den Menschen verbrannt, verschwunden, gesunken: *Ich entdeckte keine Spur mehr von ihm auf den Wellen, es breitete sich eine ungeheure, trübe Ruhe auf der dunklen Wasserfläche* (75). Hier wurde Saiko von einem zutiefst depressiven Bild überwältigt.

Deswegen muss jede Andeutung einer libidinösen Wiederbelebung und Besetzung vermieden und vor der toten Mutter geheim gehalten werden. Jede libidinöse oder lebendige Verbindung außerhalb der Beziehung zur toten Mutter ist ein Verbrechen. Es manifestiert sich nach Green (2004, S. 256) eine paradoxe und zutiefst ängstigende Situation:

> »Wenn die Mutter in Trauer ist, tot, ist sie für das Subjekt zwar verloren, aber so mitgenommen sie auch ist, so ist sie doch wenigstens da. Anwesend als Tote, aber immerhin anwesend. Das Subjekt kann sich um sie sorgen, kann versuchen, sie zu erwecken, zu beleben, sie zu heilen. Wenn sie dagegen – gesund geworden – wach und lebendig ist und lebt, verliert das Subjekt sie noch ein weiteres Mal: Sie läßt es im Stich, um ihren Angelegenheiten nachzugehen und andere Objekte zu besetzen. Man hat es also mit einem Subjekt zu tun, das zwischen zwei Verlusten gefangen ist: dem Tod in der Anwesenheit oder der Abwesenheit im Leben [Saiko erinnert sich an Kadota bei der ersten leidenschaftlichen Begegnung mit Josuke; W.T.]. Daher die extreme Ambivalenz gegenüber dem Wunsch, die Mutter lebendig werden zu lassen [bzw.selbst lebendig zu werden].«

Ich habe versucht, die Thesen von Green und Torok zu skizzieren, um die Dynamik, das psychische Geschehen zwischen den Frauen und Josuke verständlicher werden zu lassen. Vor allem geht es mir darum aufzuzeigen, dass das depressive Subjekt vor allem vor seiner Lebendigkeit zurückschreckt. Torok gibt dafür eine intrapsychische Erklärung, Green eine entwicklungspsychologische auf der Objektbeziehungsebene.

Ich komme nun auf den letzten Brief – den Saikos – zu sprechen. Die

Ausführungen Toroks lassen uns die Szene – soweit sie sich in dem Bild des brennenden Schiffes darstellt – als faszinierendes, erregendes und tödliches Ereignis begreifen.

Saiko fühlt sich an Josuke gebunden, als sie sich von ihm angerührt erlebte; er hatte ihr den Rausch einer besessenen Liebe versprochen. Doch, wie schon Midori, spürt sie im gleichen Augenblick den Blick der toten Mutter, der sie erstarren lässt: *»Nur du und ich haben die Schönheit des Berges hier erlebt! Jetzt können wir nicht mehr zurück!« Das hörte sich wie die Drohung eines eigensinnigen Kindes an.* Dann aber fügt sie hinzu: *Die vage irre Traurigkeit, die aus Deinen Worten drohte, ließ in meinem Körper das Glück einer Frau, die sich geliebt fühlt, zu einer Blüte kristallisieren* (74). In der verbotenen Liebe – in der Umgehung des Gesetzes – wurde die vergrabene, rauschhafte Libido berührt. Diese band Saiko in einer Art Hörigkeit.

Die Liebe, die Josuke in ihr entfacht hat – das brennende Fischerboot –, begreift sie als ein Verbrechen. Die abgespaltene tote Mutter-Midori darf davon nichts wissen: *Allein, als ich jenes brennende Boot sah, gab ich den Kampf auf und fügte mich dem Schicksal. »Wir wollen Verbrecher sein«, sagtest Du, und »Willst du mir nicht helfen, Midori zu betrügen, solange wir leben?«* (75) *Verbrechen, Verbrechen, Verbrechen – ja immerzu quälte mich das Bewußtsein, ein Verbrechen zu begehen, und ich sah Tag für Tag dem Phantom des Todes ins Gesicht, denn ich war entschlossen, in dem gleichen Augenblick, da Midori davon erführe, zu sterben […]. Aber mein Glück war nur um so unvergleichlicher groß* (76f.).

So hatte Saiko in sich etwas Neues entdeckt. *Wer hätte es denn ahnen können, daß es außer meinem Ich noch ein anderes gibt?* (77)

Immer wieder wecken die Bilder einer faszinierenden, aber auch verzehrenden und zerstörerischen Erregung in uns die Idee der Darstellung einer überwältigenden Urszene. Doch Saiko steht nicht der Urszene gegenüber, sondern sie erlebt sich als deren Teil, was Folge der narzisstischen Identifikation ist. Dieser psychische Vorgang muss von dem Phantasma der Urszene, das eines in der Abwesenheit der Eltern ist, unterschieden werden.

Bei der ersten sexuellen Begegnung hatte Saiko ein brennendes Boot wahrgenommen. Später spricht sie von dem Meer voller Flammen, in das die Bomben das Wohnviertel verwandelt hatten, als Saiko ins Freie getappt war und Josuke da stehen sah:

Überall war der Himmel zu einem tiefen Rot entzündet. […] wir standen beide am Eingang unseres Luftschutzgrabens. Schließlich begaben wir uns zusammen hinein, aber kaum war ich dort, fing ich laut zu weinen an. Du und Shoko, ihr dachtet wohl, ich sei vor lauter Angst hysterisch. Ich war zwar von Deiner Liebe zärtlich umfangen, von einer Liebe, die viel größer war, als ich verdiente, aber ich wünschte mir damals sehnlichst […] den Unterstand von Kadota aufzusuchen. […] Zitternd vor unwiderstehlichem Verlangen, unterdrückte ich dieses, haltlos schluchzend, nur mit allergrößter Mühe (89).

Diese Stelle lässt die Verbindung zwischen der Erregung und der Erinnerung an die frühe Mutter – die in Kadota repräsentiert ist – ahnen, die Saiko verbergen muss, weil die Verbindung zwischen nicht integrierter Erregung und Erinnerung als inzestuöse Wunscherfüllung erlebt wird und zugleich mit einem frühen Verlust verknüpft ist. Jede Erregung droht die Katastrophe zu wiederholen.[5] Denn die Leidenschaft wird zugleich als Ursache der Erinnerung an das Primärobjekt und als Ursache seines Verlustes erlebt, darüber hinaus als Bedrohung der toten Mutter. Josuke ist kein Dritter, der dieser Leidenschaft Distanz, Struktur und symbolischen Ausdruck in der Sprache hätte verleihen können.

Saiko fährt fort: *Und doch war ich damals meines anderen Ichs zum ersten Mal gewahr geworden. Als Du mir vor einigen Jahren […] sagtest, ich trage eine kleine Schlange in mir, war ich bestürzt und fühlte mich wie versteinert* (89). Heißt das, dass, als er zum ersten Mal ihre Lebendigkeit entdeckte, zuerst sie, jetzt er davor zurückschreckte? *Ich habe mich vor Deinen Augen nie zuvor so gefürchtet, wie damals* – schreibt Saiko. *Vielleicht sprachst Du ohne Absicht, aber ich hatte das Gefühl, daß du mir tief ins Herz blicktest, […]. Das zornige Unbehagen, das mir die Nähe wirklicher Schlangen bereitet hatte, verflüchtigte sich auf der Stelle. Und als ich furchtsam zu Dir aufsah, standest Du aus irgendeinem Grunde völlig geistesabwesend da […]. So etwas hatte ich bei Dir noch nie erlebt: einen so ausdrucklosen Blick habe ich bei Dir noch nie gesehen!* (90) Hatte er ihre Sexualität, ihre Lebendigkeit geweckt und entdeckt, dann aber seine eigene zugleich eingefroren, sich entleert, um wieder die tote Mutter zu bewahren?

5 Auch Jacobson verweist auf diesen Zusammenhang von Verlust und Lusterleben (1983, S. 110): »Insbesondere jene Fantasien und Erwartungen, die an verlorene Objekte oder verlorene Lust geknüpft sind, scheinen zu einer heimwehähnlichen Suche nach dem verlorenen Glück aufzufordern« (a. a. O., S. 114). – »Wir sollten uns daran erinnern, daß der Lustgewinn immer ein ›Zurückgewinnen‹ ist, das unvermeidliche Erinnerungen an frühere Verluste, Entbehrungen oder ganz allgemein Leiden heraufbeschwört, und zwar umso mehr, je intensiver und unerwarteter die Wunscherfüllung eintritt.«

Der Suizid

Zuletzt stellt sich die Frage nach dem Suizid Saikos. Shoko schreibt über ihre Mutter Saiko: *Aber auf jeder Seite [des Tagebuches] stand sie dem Tod gegenüber* (33). *Nein, Mama starb, um ihr Geheimnis zu behalten! Ich bin fest davon überzeugt* (36). – Was war nun ihr Geheimnis? Ich denke, es war, wie Torok meint, die mit dem primären Objekt begrabene Libido – repräsentiert in Kadota –, deren sichtbares Zeichen ihre Tochter Shoko ist.

Als Saiko stirbt, tritt nicht ihr Geliebter – Josuke – auf, sondern seine Frau Midori. In dieser Begegnung tritt die tiefe Ambivalenz gegenüber der gesuchten und gefürchteten Beziehung zur Mutter an die Oberfläche. Es ist keine homosexuelle Szene, sondern wieder geht es um die Frage nach der Lebendigkeit und deren Verleugnung. Shaiko jedoch sucht einem letzten verzweifelten phallischen Auftritt – sie hatte ihr feierliches Kleid, ein Haori angelegt – durch die Spiegelung in ihrer Cousine die Beziehung zu einem idealen, reinen Selbstbild und das Phantasma einer harmonischen Einheit aufrechtzuerhalten, um die befürchtete Katastrophe doch noch abzuwenden. Aber Midori dreht den Spieß um und deckt das Geheimnis ihrer Beziehung auf. Scheinbar wendet sich Midori gegen die ödipale Rivalin und greift sie an, aber nicht – wie ich meine –, weil Saiko ihr ihren Mann geraubt hat, sondern weil sie ahnt, dass ihr die ideale Mutterfigur bzw. der idealisierte Selbstanteil verloren geht. Midori deckt das Geheimnis – die versteckte Lebendigkeit oder Sexualität – auf, legt es – wie sie schreibt – auf die violetten Disteln des Haorigewandes. Damit zerstört sie das ideale Objekt, weil sie die Spaltung aufhebt. Zugleich scheint sich Midori auf diese Weise von ihrer Identifikation mit der toten Mutter befreien zu wollen, während Shaiko nun selbst diese Identifikation wieder übernehmen soll. Midori schreibt: *Wie ich nicht anders erwartet habe, begann aus ihrem* [d.h. Saikos] *Gesicht […] alle Farbe zu weichen* (65). Kurz lebt Midori auf – wie gereinigt von dem bösen Introjekt – und plötzlich wusste Midori, *daß ihr* [Saikos] *Leben sehr, sehr bald zu Ende war.* Doch schon fällt der Schatten des verlorenen Objekts auf Midori: Auch aus ihrem Gesicht war alles Blut gewichen. So kommt der scheinbare Mord dem befürchteten Verlust bzw. der Trennung vom idealen Primärobjekt zuvor und wird erneut zur Grundlage der Melancholie. Auch Shoko hat die erschreckende Verlassenheit ihrer Mutter Saiko hinter deren Schönheit im Haori-Gewand wahrgenommen und wird selbst von der Depression der toten Mutter gefangen. Sie schreibt: *Es war mir, als hätte mir jemand eine kalte Bleistange ins Herz gerammt* (27).

Als Midori das Geheimnis gelüftet hatte, reagierte Saiko jedoch anders als erwartet: *[…], aber ich spürte nicht die leiseste Angst in mir. Ein Geräusch so sanft wie das der Wellen am Strande füllte den Raum zwischen uns beiden aus. Der Schleier […] war grausam zerrissen worden, aber was ich jetzt vorfand, war nicht der Tod, der mich in Gedanken immer verfolgt hatte* (80). Hat Saiko die abgespaltene frühe oder tote Mutter wiedergefunden, die sie durch die geheime Beziehung verloren hatte?

So stehen wir immer noch vor der Frage, warum Saiko Selbstmord begeht. Der Grund liegt nicht in der Aufdeckung der Beziehung zu Josuke, wie Midori meint. Es ist die Nachricht von der Heirat ihres ersten Mannes Kadota, mit dem sie schon lange keinen Kontakt mehr hatte, die Saiko in eine Katastrophe stürzt, weil er nicht mehr als Hintergrund zur Verfügung steht. Jetzt droht die Psychose oder der Tod. Der Suizid ist ein Versuch, die frühe Mutter zu retten und es ist die Sehnsucht nach der Umweltmutter, dem ewigen Hintergrund.

Ihre Antwort auf die Nachricht der Heirat Kadotas war: *Die Schriftzeichen Verbrechen, Tod und Liebe, die ich dreizehn Jahre lang hatte Gestalt werden lassen, hatten ihre strahlende, lebendige Farbe völlig eingebüßt. […] Kadota war, nachdem wir uns getrennt hatten, allein geblieben […]. Erst jetzt sah ich ein, daß diese Tatsache für mich als Frau ein unsichtbare, gewaltige Hilfe bedeutet hatte* (85).

Der Zusammenbruch des Hintergrundes führt zu einer radikalen Desillusionierung, zum Verlust der Farben. Spaltung oder Trennung ohne diesen Hintergrund bedeutet tödliche Leere oder Vernichtung. Die Heirat Kadotas hat den Spielraum zerstört, da Kadota damit für Saiko als abgetrenntes Objekt die Szene betreten hat und sie ihn als einen unsichtbaren, aber sicheren Hintergrund[6] verloren hat. Er ist Saiko zuvorgekommen. Sie kann das Phantasma der Urszene nicht mehr in den symbolischen Raum einführen, womit allein die imaginäre Spiegelung und die tödliche Trennung überwunden werden könnten. Doch überraschend lässt dieser Verlust in ihr die vergrabene Lust wieder aufleben. Im Gegensatz zur augenblickhaften und halluzinatorischen Wiederaneignung in der Be-

6 Neben Winnicott (1974) war es Balint (1973), der die Form einer solchen Übertragung beschrieben und auf deren Notwendigkeit und Wichtigkeit für einen Neubeginn in therapeutischen Prozess hingewiesen hat.

gegnung mit Josuke erkennt sie jetzt in dem auf dem Meer in Flammen stehenden Boot sich selbst. *Endlich sei es ihr gelungen, ihm ihr wahres Ich zu zeigen* (96). Aber da ist kein Objekt mehr, das ihr zu einer Integration (Introjektion nach Torok) der Triebe verhelfen könnte.

So verweist die unerwartete Heirat Kadotas – auch wieder ein Urszenen-Bild – auf den primären Verlust und hat für einen Augenblick die mit dem verlorenen Objekt begrabene Libido aufleben lassen. Torok beschreibt den Vorgang so (1983, S. 518f.): »Paradoxerweise läßt das Objekt, gestorben an einem tatsächlichen Tod, für einen Augenblick den ›cadavre exquis‹ wieder aufleben, den beide, der Tote und der Überlebende gemeinsam, vor langer Zeit, in die düstere Gruft der Verdrängung verwiesen hatten.«

Freud schreibt in seiner Arbeit *Das Unbehagen in der Kultur* (1930, S. 441): »Niemals sind wir ungeschützter gegen das Leiden, als wenn wir lieben, niemals hilfloser unglücklich, als wenn wir das geliebte Objekt oder seine Liebe verloren haben.« Für den Depressiven scheint Freuds Aussage insbesondere zu gelten. Ich habe versucht, dieser so schwierigen Frage nachzugehen. Als Saiko vor ihrem Selbstmord steht, erkennt sie sich und ihre Lebendigkeit in dem Bild des brennenden Bootes. Shoko sollte das Tagebuch verbrennen, der Dichter die Briefe vernichten. Alle hoffen, sich so einer unbewussten Schuld entledigen zu können, zerstören aber damit die Beziehung zu ihren Objekten, also ihre innere Welt und somit ihre Liebesfähigkeit. Damit legen sie den Keim der Melancholie für die nächste Generation.

Shoko hat aber nicht einfach das Tagebuch ihrer Mutter vernichtet, vielmehr entdeckt sie die Leidenschaft und Lebendigkeit ihrer Mutter. Sie setzt sich damit auseinander und schreibt an Josuke. Auch Josuke verbrennt die Briefe nicht, er schickt sie dem Dichter-Analytiker, der sie zur Sprache bringt. So wird die Leidenschaft nicht beseitigt, sonst wäre Lebendigkeit unmöglich geworden.

Zusammenfassung

Für den Depressiven stellt in erster Linie nicht der abgewehrte Hass, sondern die Lebendigkeit die zentrale Quelle der Beunruhigung dar. In der Erzählung des japanischen Schriftstellers Inoue – einer dramatischen Liebesgeschichte – wird dem Hintergrund der Arbeiten von

Green und Torok zur Dynamik der Depression der Zusammenhang von narzisstischer Abwehr, depressiven Entwicklungen und der Bedrohung durch eine lebendige, libidinöse Objektbeziehung erkennbar. Denn jede Libidinisierung, jedes Erwachen von Lebendigkeit rührt an das frühe, nichtintegrierte Trauma eines als Katastrophe empfundenen Verlustes und droht die pathologischen, aber zum psychischen Überleben entwickelten narzisstischen und depressiven Abwehr- und Kompensationsstrukturen zum Einsturz zu bringen.

Literatur

Balint, M. (1973 [1968]): Therapeutische Aspekte der Regression. Reinbek bei Hamburg (Rowohlt).

Chasseguet-Smirgel, J. (1988 [1986]): Zwei Bäume im Garten. München/Wien (Verl. Int. Psychoanalyse).

Cournut, J. (1988): Das unbewußte Schuldgefühl, das entlehnte betreffend. In: Jb. d. Psa. Bd. 22. Stuttgart (frommann-holzboog).

Freud, S. (1917): Trauer und Melancholie. GW 10, S. 428–446.

Freud, S. (1930): Das Unbehagen in der Kultur. GW 14, S. 419–506.

Green, A. (1986 [1983]): Die geheime Verrücktheit. Gießen (Psychosozial-Verlag).

Green, A. (2004): Die tote Mutter. Psychoanalytische Studien zu Lebensnarzissmus und Todesnarzissmus. Gießen (Psychosozial-Verlag). Und in: Psyche – Z Psychoanal 47(3), 1993, 205–240.

Grunberger, B. (1976 [1971]): Vom Narzißmus zum Objekt. Frankfurt a. M. (Suhrkamp).

Inoue, Y. (1983 [1950]): Das Jagdgewehr. Frankfurt a. M. (Suhrkamp).

Jacobson, E. (1972 [1967]): Psychotischer Konflikt und Realität. Frankfurt a. M. (Fischer).

Jacobson, E. (1983 [1971]): Depression. Frankfurt a. M. (Suhrkamp).

Kierkegaard, S. (1962 [1849]): Die Krankheit zum Tode. Reinbek bei Hamburg (Rowohlt).

Kinston, W. & Cohen, J. (1987): Urverdrängung und andere seelische Bereiche. Vortrag auf der DPV-Arbeitstagung.

Levinas, E. (1984 [1979]): Die Zeit und der Andere. Hamburg (Meiner).

Torok, M. (1983 [1968]): Trauerkrankheit und Phantasma des »cadavre exquis«. Psyche – Z Psychoanal 37(6), 97–51.

Winnicott, D. W. (1974 [1958]): Die Fähigkeit zum Alleinsein. In: Ders. (1974): Reifungsprozesse und fördernde Umwelt. München (Kindler), S. 36–46.

9. Narzissmus versus Anerkennung – Gedanken zur analytischen Beziehung nach Iwan Turgenjews Erzählung *Faust* und dem Film *Das Piano* von Jane Campion[1]

Die Absicht dieser Arbeit ist es, Turgenjews Erzählung wie auch den Film Jane Campions gleichsam als klinisches Material zu benutzen. Daher geht es mir weniger um die Interpretation eines Textes oder Filmes, obwohl ich diese wie einen Behandlungsverlauf theoretisch zu begreifen und zu interpretieren suche. Vielmehr gebrauche ich dieses »Material«, um die Problematik einer spezifisch interpersonellen bzw. intersubjektiven Psychodynamik zu verdeutlichen und meine Überlegungen dazu anschaulich und plausibel zu machen. Schließlich hat Freud schon bemerkt, dass Dichter einen eigenen Zugang zum Unbewussten haben.

Einige theoretische Vorbemerkungen müssen genügen, auf den Hintergrund meiner Überlegungen einzustimmen, denn letztlich sind das Thema wie auch die Psychodynamik der »Fallgeschichten« – wie immer – zu komplex. Green (2000) hat in seinem Buch *Die geheime Verrücktheit* dem Kapitel »Passionen und Passionsschicksale. Zu den Beziehungen zwischen Verrücktheit und Psychose« eine bedeutsame Aussage Freuds aus dessen Arbeit *Über die weibliche Sexualität* vorangestellt:

> »Alles auf dem Gebiet dieser ersten Mutterbindung erschien mir so schwerlich analytisch zu erfassen, so altersgrau, schattenhaft, kaum wiederbelebbar, als ob es einer besonders unerbittlichen Verdrängung erlegen wäre. Vielleicht kam dieser Eindruck aber davon, dass die Frauen in der Analyse bei mir an der nämlichen Vaterbindung festhalten konnten, zu der sie sich aus der in Rede stehenden Vorzeit geflüchtet hatten« (Freud 1931b, S. 519).

1 Überarbeitete Fassung des Vortrags zum 80. Geburtstag von Frau Dr. Ina Weigeldt – Ehrenvorsitzende der DGPT – 2004 in Bremen. Erstveröffentlichung in Zs. Psa. Theorie u. Praxis 2006 (21), 381–403.

Und etwas später lesen wir bei Freud (a.a.O., S. 524): »Die kindliche Liebe ist maßlos, verlangt Ausschließlichkeit, gibt sich mit Anteilen nicht zufrieden.«

Zweifellos spricht Freud hier von der frühen Beziehung des Kindes zur Mutter, die wegen der inneren Unabgegrenztheit auch als primäre Identifikation bezeichnet wird. Wegen dieser Unabgegrenztheit haben wir es mit dem Bereich des Narzissmus zu tun. Der Narzissmus ist ebenso ubiquitär wie die Angst und er ist ein Teil jeder Persönlichkeit und jeder psychischen Störung. So begreifen wir heute Trennungskonflikte, sadomasochistische Strukturen, Entwicklungsfixierungen, Arbeitsstörungen, Borderline-Persönlichkeiten, Perversionen, alle diese Phänomene, als komplexe pathologische Organisationen, denen neben den oder hinter den ödipalen, also objektalen Konflikten eine narzisstische Problematik zugrunde liegt, die auf der gestörten und fixierten Beziehung zum primären Objekt fußt, also auf der Mutterbindung, von der Freud sprach.

Ich wende mich jetzt der analytischen Situation zu, die sich durch eine eigene Spezifität auszeichnet. »Wenn zwei Menschen wiederholt allein zusammen sind, dann wird sich eine Art emotionale Bindung zwischen beiden entwickeln«, so Greenacre (1954, S. 672, zit. nach De Jonghe 1991, S. 693; Übers. W.T.). Und Stone hat darauf aufmerksam gemacht, dass allein »durch die Intensität der analytischen Situation (d.h. durch die Häufigkeit und die Dauer der Sitzungen) die primordiale Phantasie eines einzigen ursprünglichen Objekts als Alternative zur übrigen Welt« aktiviert wird (1973, S. 111). Dabei sei der Kampf gegen Trennung eines der grundsätzlichen Probleme der menschlichen Entwicklung.

Doch die Trennung vom primären Objekt, also die Freisetzung von Libido und Begehren aus einer primären Identifikation, lässt allzu oft die tiefere depressive Bedrohung und traumatische Verunsicherung übersehen. Denn eine ungenügende Separation und Individuation geht mit einer unsicheren Repräsentanz der Selbst- und Objektrepräsentanz und damit mit einer unsicheren Repräsentanz des Primärobjekts – also der Mutter – einher. Dann bedeutet jede Wahrnehmung von Getrenntheit eine psychische Katastrophe. Daher muss für die Therapie bedacht werden, »daß das Freimachen von Besetzungen einen Objektverlust auslösen kann« (Loch 1991, S. 21). Aufgrund einer mangelhaften Selbst-Objekt-Abgrenzung bedeutet auf dieser psychischen Ebene ein Objektverlust zugleich einen Selbstverlust, weswegen ich an anderer Stelle entsprechend der Formulierung Freuds von der »Gefahr der Heilung« (Trimborn 1995; s. Kap. 1) gesprochen habe.

Meine These hinsichtlich solcher Prozesse, denen ich hier nachgehen und die ich veranschaulichen möchte, lautet: Wenn der Analytiker den Patienten aus der pathologischen und pathogenen primären Identifizierung[2] befreien oder retten will, wird er zwangsläufig in eine besondere Beziehung verwickelt. Green spricht von Passionen und Leidenschaften, von Beziehungen zwischen Verrücktheit und Psychosen. Nur die gegenseitige Anerkennung bietet einen Ausweg. Doch ist der Prozess hin zur Anerkennung kein einfacher, weil konstitutiv mit Trennung und Verzicht verbunden. Denn der drohende Verlust eines omnipotenten Phantasmas und die damit verbundene Depression verführen den Analytiker zu einer besonderen Beziehung, die eine scheinbar sichere und damit narzisstische Position verspricht. In bzw. mit dieser Position nimmt der Analytiker unbewusst den Platz des Primärobjekts ein.

Bei Jessica Benjamin (1999, S. 16) heißt es zum Thema der Anerkennung: Das Bedürfnis nach Anerkennung lasse »ein Paradoxon erkennen, denn Anerkennung ist jene Reaktion der anderen, die die Gefühle, Intentionen und Aktionen des Selbst überhaupt erst sinnvoll machen«. Mit der Formulierung »überhaupt erst sinnvoll machen« verweist Benjamin auf die primäre Beziehung, also Mutter-Kind-Bindung. Wenn sie weiter schreibt: »Solche Anerkennung kann uns aber nur von einer oder einem Anderen zuteil werden, die oder den wir wiederum als eine eigenständige Person anerkennen«, dann ist schon eine reifere, also die objektale Ebene angesprochen. Die Vermischung der frühen mit der reiferen Beziehungsebene wird auch in den folgenden Formulierungen erkennbar: »Der Andere muß vom Selbst als ein Subjekt anerkannt werden, damit es die

2 Bei Laplanche und Pontalis (1973, S. 226) wird die primäre Identifizierung wie folgt beschrieben: »Diese Bindung des Kindes an einer andere Person wurde hauptsächlich als die erste Beziehung zur *Mutter* beschrieben, bevor die Differenzierung von Ego und Alterego eine dauerhafte ist. Diese Beziehung wäre in erster Linie gekennzeichnet durch den Vorgang der Einverleibung.« Soweit diese frühe Bindung gemeint ist, spreche ich von der primären Identifikation. Darüber hinaus wird die pathologische primäre Identifizierung als ein regressiver Modus verstanden, mit dessen Hilfe das Subjekt versucht, eine traumatische Differenzierung wieder umzukehren und ungeschehen zu machen, um scheinbar eine innere Ungetrenntheit von der Mutter bzw. der Mutter-Repräsentanz oder von einem entsprechenden Ersatzobjekt bewahren zu können. Das Ergebnis der Neigung hin zur primären Identifikation wird auch als narzisstische (Freud), als exzessive (Fenichel) oder totale und magische Identifikation (Jacobson) oder als Fusion (Glasser et al.) beschrieben. Zur Unterscheidung von der primären Identifikation als frühe Beziehungsform zur Mutter spreche ich dann von primärer Identifizierung.

eigene Subjektivität in Anwesenheit des Anderen ganz erfahren kann« (1993, S. 42). Und: Es gehe »nicht mehr einzig darum, wie wir uns aus diesem Einssein herauslösen, sondern auch darum, wie wir Bindungen mit anderen Menschen eingehen und diese anerkennen« (1999, S. 22). Ohne dem weiter nachgehen zu können, meine ich, dass Benjamin den Anerkennungsprozess genau auf dieser Schnittstelle ansiedelt.

Iwan Turgenjews Erzählung *Faust*[3]

In neun Briefen berichtet Pawel seinem Freund Semjon von seiner überraschenden Wiederbegegnung mit einer jungen Frau – namens Wera –, die er vor Jahren als 16-jährige Tochter bei ihrer Mutter Jelzowa kennengelernt hatte. Sie ist jetzt mit seinem Onkel Priimkow verheiratet.

Im ersten Brief beschreibt Pawel distanziert die Geschichte ihrer Mutter, die voller traumatischer Ereignisse ist. Als Wera noch ein Kind war, wurde ihr Vater, Jelzowas Mann, auf einer Jagd erschossen. Jelzowa trug bis zu ihrem Tode immer nur schwarze Gewänder. Jelzowas Mutter, die Großmutter Weras, war am Tag ihrer Niederkunft von ihrem Bräutigam erschossen worden, weil ein anderer ihm diese als Braut gestohlen hatte. Pawel beschreibt Jelzowa als eine sonderbare Frau, die mehrere Sprachen beherrschte. Sie habe nach dem tragischen Tod ihres Mannes ihr ganzes Leben ihrer einzigen Tochter gewidmet. Kurz nach der späteren Heirat Weras war ihre Mutter verstorben.

Wera liebte ihre Mutter *und vertraute ihr blindlings. Wenn Frau Jelzowa ihr ein Buch gab und sagte: die Seite hier darfst du nicht lesen – dann ließ sie eher die vorhergehende Seite aus, als in die verbotene auch nur hineinzuschauen. Pawel beschreibt Jelzowa sodann als ein erstaunliches Geschöpf und stolz, nicht ohne Fanatismus und ohne Aberglauben in ihrer Art und gibt als Beleg frühere Äußerungen Jelzowas wieder: Ich meine dagegen, man muss frühzeitig im Leben eine Wahl treffen:* entweder *das Nützliche* oder *das Angenehme, und zwar muß man sich dann ein für allemal entscheiden. Auch ich wünschte es ehemals, das*

3 Der wiedergegebene Text ist eine deutlich gekürzte Fassung der Erzählung aus dem Band »Turgenjew Meistererzählungen« (1983 [1856]). Soweit der Text wörtlich übernommen wurde, ist er kursiv gesetzt. Um der Lesbarkeit willen sind Kürzungen nicht überall exakt angedeutet.

eine mit dem anderen zu verbinden. … Das ist unmöglich und führt zur Verderben oder zur Flachheit. […] »Ich fürchte mich vor dem Leben«, hat sie mir einmal gesagt (126f.).

Pawel: *Ich habe nie gesehen, daß sie je gelächelt hätte. Es hat den Anschein, als habe sie sich selber zugeschlossen und den Schlüssel ins Wasser geworfen. […] Sie hielt sich selber in sich verborgen. Sie hatte sich so sehr geschult, ihren Gefühlen keinen freien Lauf zu lassen, daß sie sich sogar davor schämte, ihre leidenschaftliche Liebe zu ihrer Tochter zu bekunden. […] Ich sagte ihr einmal, daß wir alle, wir Menschen der Gegenwart, einen Sprung weghätten … »Sich einen solchen Sprung zuzuziehen, das taugt nicht«, sagte sie, »man muß sich selbst völlig umdrehen oder überhaupt nicht daran rühren …«* (127).

Pawel besuchte Jelzowa häufig und er stellte insgeheim fest, dass sie ihm geneigt war. Darüber hinaus gefiel ihm Wera sehr. – Eines Morgens wurde ihm schließlich alles klar. *Wäre es nicht gescheiter, hier zu bleiben und zu heiraten? […] Noch am gleichen Tag enthüllte ich meine Absicht zwar nicht Wera Nikolajewna, wie man das hätte erwarten mögen, sondern der Jelzowa selber. Die alte Frau schaute mich an.*

»Nein«, versetzte sie, »mein Lieber, fahren sie nur nach Berlin und vergrößern sie den Sprung in sich. Sie sind gut; doch Wera braucht nicht einen Mann dieser Art« (128).

Darauf reiste Pawel ab und hatte über zehn Jahre weder Jelzowa noch Wera wiedergesehen. – So weit die Vorgeschichte aus den ersten beiden Briefen.

Im dritten Brief kommt Pawel auf das aktuelle Geschehen zu sprechen. Inzwischen war er wieder mit der nun 28-jährigen Wera in Kontakt gekommen und fand sie völlig unverändert vor: Sie habe ihm keineswegs gefallen. – Wera war *wie ein junges Mädchen angezogen, ganz in Weiß.*

Ihr Töchterchen erinnert – wie Pawel schreibt – an die Großmutter. Von dem überraschend guten, jedoch düsteren Porträt dieser sonderbaren Frau über dem Diwan erlebte Pawel sich *streng und aufmerksam* angeschaut. Direkt danach stellt er überrascht fest: *[…] bis zum heutigen Tag hat Wera weder einen Roman noch ein einziges Gedicht gelesen – mit einem Wort, kein einziges erdachtes Werk* – worüber er ungehalten sich äußert: *Mich ärgerte diese unfaßbare Gleichgültigkeit vor den erhabensten Genüssen des Geistes. Bei einer so gescheiten und […] so fein empfindenden Frau ist das einfach unverzeihlich* (131).

Ungläubig fragt Pawel, ob ihre Mutter ihr für die ganze Lebenszeit die Bekanntschaft mit der schönen Literatur verboten habe. *»Nein«*, antwortet Wera, *»als ich heiratete, hat Mütterchen ohnehin jedes Verbot aufgehoben; mir selber ist jedoch nie der Gedanke gekommen, diese ... wie sagten sie doch? ... mit einem Wort, Romane zu lesen«* (132).

Pawel schlägt ihr vor, Goethes *Faust* vorzulesen. – In diesem Moment schrie Natascha, Weras Töchterchen, *plötzlich auf und sprang blaß geworden zurück [...]. »Schau nur, welch eine schreckliche Spinne!« [...] »Was ist denn da zu fürchten?«, meinte Wera, »Sie beißt doch gar nicht, schau mal [...]« – »Wie tapfer sie sind!« rief ich. [...] »Da war nichts zu fürchten [...]«, wiederholte Wera* (134f.). Am Ende dieses Briefes äußert Pawel gegenüber seinen Freund eine Vermutung: *Du meinst sicher, ich sei im Begriff, mich in sie zu verlieben, und so weiter?«*, was er mit der Bemerkung zurückweist: *Außerdem gefielen mir auch schon vormals Frauen dieser Art nicht* (135).

Gleich zu Beginn des vierten Briefes spricht Pawel von einem unerwarteten Erfolg. Nach einem Abendessen kam es zu einem ersten gemeinsamen Spaziergang, wo er Wera auf eine Wolke am Himmel hinwies. *»Ja«*, sagte sie, *»das ist wunderschön; doch schauen sie mal hierher.«*

Ich blickte mich um. Die untergehende Sonne verhüllend, schob sich eine riesige dunkelblaue Wolke nach oben; ihre Gestalt erinnerte an einen feuerspeienden Berg; ihre Spitze stieß wie eine speiende Garbe über den Himmel; ein drohendes Purpurlicht umgab sie wie ein greller Saum, an einer Stelle gerade in der Mitte aber brach es mitten durch die schwere Masse, als reiße es sich aus einem entzündeten Kraterschlund ... – »Das gibt ein Gewitter«, bemerkte Priimkow (137).

Aber ich entferne mich so von der Hauptsache, fährt Pawel im Brief an seinen Freund fort. *Ich vergaß, Dir zu schreiben, daß ich bedauerte, daß ich ausgerechnet den »Faust« gewählt hatte: Schiller hätte sich viel besser für das erstemal geeignet, [...]. Besonders ängstigten mich die Szenen bis zu der Bekanntschaft mit Gretchen; auch hinsichtlich des Mephistopheles war ich nicht ganz sicher. [...] Als es schon ganz dunkel geworden war, begaben wir uns zum chinesischen Häuschen. [...] Ich sprach von der Bedeutung des Mephistopheles und von Goethe selbst [...] und bemerkte, daß Priimkow sich langweilte. [...] Wera rührte sich nicht; zweimal blickte ich flüchtig zu ihr hin; aufmerksam und grad waren ihre Augen auf mich gerichtet. Ihr Gesicht schien mir blaß* (137f.).

Nach der ersten Begegnung Fausts mit Gretchen löste Wera sich von der Rückenlehne des Sessels, legte die Hände zusammen und blieb in der Stellung regungslos bis zum Schluß: Ich spürte, daß Priimkow sich nicht wohlfühlte, was mich zunächst recht abkühlte, […] doch nach und nach vergaß ich ihn, ich geriet in Hitze und las voller Glut und Hingerissenheit. […] als ich endete und als das letzte »Heinrich!« verklungen war, versetzte der Deutsche – ein anwesender Freund – *voller Rührung: »Mein Gott, wie schön!« […] ich blickte nur auf Wera … Ich wollte nur hören, was sie zu sagen habe. Sie erhob sich […] und ging ganz leise in den Garten hinaus. Ich stürzte ihr nach. […]*

»Könnten sie mir das Buch dalassen?« erklang ihre Stimme. »Ich will es ihnen schenken, Wera […].«

»Erstaunlich warm!« bemerkte Priimkow, »sogar schwül. Wohin ist meine Frau gegangen?« »Anscheinend ins Haus«, erwiderte ich (139). […]

»Schaun sie mal Werotschka an«, sagte mir Priimkow. […] »nun bemerken sie nichts?«

Ich sah in der Tat eine Veränderung in ihrem Antlitz, doch da ich nicht wußte, worum es ging, entgegnete ich: »Nein, nichts.«

»Ihre Augen sind gerötet«, fuhr Priimkow fort. – Ich schwieg.

»Stellen sie sich vor, ich kam zu ihr nach oben und ertappte sie: sie weinte: Das ist ihr lange nicht mehr zugestoßen. Ich kann ihnen sagen, wann es war, daß sie zum letzten Mal geweint hat: als unser Sascha starb. Da sehen sie mal, was sie mit Ihrem ›Faust‹ angestellt haben!« fügte er lächelnd hinzu (140f.). – Wera verstummte.

[…] Tags darauf blieb ich vor dem Porträt der Jelzowa stehen. Wir haben's geschafft, überlegte ich mit dem geheimen Gefühl spöttischen Triumphes, nun habe ich deiner Tochter doch ein verbotenes Buch vorgelesen! […] diesmal war mir wirklich, als wenn die Alte mich vorwurfsvoll anschaute.

Ich […] trat ans Fenster und gewahrte Wera. […] »Ich habe die ganze Nacht nicht geschlafen«, sagte sie mir. »[…] In diesem Buch stehen Dinge, von denen ich mich auf keine Weise losmachen kann. […] Gott weiß! Mir will eher scheinen, daß, wer einmal diesen Weg betreten, nimmermehr zurück kann. […] Kommen Sie, setzen wir uns in die Laube«, fuhr sie fort […]. »Und bitte schön, bis ich nicht selber davon zu sprechen beginnen sollte, erwähnen sie mir nicht mehr … dieses Buch.« (Es war, als fürchte sie, den Namen »Faust« auszusprechen) (143).

[…] Plötzlich hörte ich Kinderschritte. Natascha lief in die Laube.

Wera richtete sich auf, erhob sich und umarmte zu meinem Erstaunen ihre Tochter mit leidenschaftlicher Zärtlichkeit. ... Das lag so gar nicht in ihrer Natur. Hierauf erschien auch Priimkow (144).

Wiederum schließt der Brief mit einer Bemerkung an seinen Freund, die Reflektion und manischer Triumph zugleich ist: *Jetzt versteh ich gut, warum ich sie damals heiraten wollte. [...] Ja, Semjon Nikolajitssch, Dein Freund befindet sich in einem eigenartigen Geisteszustand. Ich weiß zwar, all das wird vorübergehen [...]; zum andern aber, wer kann mich wohl, wenn ich die Seele aufgeweckt habe, dessen anklagen? Die alte Jelzowa ist an die Wand geheftet und muß schweigen. Diese Alte! [...] Und da wollte sie ihre Tochter gegen alles versichern ... Doch wollen wir sehen* (144f.).

Fünfter Brief. Pawel: *Ich ersehe aus Deinem letzten Brief an mich, daß Du Dich über meine Person in Voraussetzungen ergehst, die ungerecht sind, d.h., die nicht absolut gerecht sind. Du glaubst, daß ich in Wera [...] verliebt sei: Du irrst* (145) ... *und wem könnte sie nicht gefallen? Ich wollte Dich mal an meiner Stelle sehen. Ein erstaunliches Geschöpf! Eine fast blitzschnelle Einsicht neben der Unerfahrenheit eines Kindes, klarer gesunder Verstand und ein angeborenes Gefühl für Schönheit, unablässige Bestrebung zum Wahren und zum Hohen und gleichzeitig Verständnis für alles, sogar für das Sündige, sogar für das Lächerliche – und über all diesem, gleichsam wie die weißen Flügel eines Engels, der stille weibliche Zauber ... [...] Seit ihrer frühen Kindheit hat Wera nicht gewußt, was das ist: Lüge, sie ist an die Wahrheit gewöhnt, sie atmet die Wahrheit [...]*

Dafür allein schon muß man ihrer Mutter freundlich gedenken. [...] ja Goethe hat recht! »Ein guter Mensch in seinem dunklen Drange ist sich des rechten Weges wohl bewußt«. Eins ist nur verdrießlich: ihr Mann ist immer dabei. (Bitte lach mir jetzt ja nicht dumm und beschmutze nicht in Gedanken unsre reine Freundschaft) (146).

[...] Über den »Faust« haben wir schon mehrfach geredet: indes – wie sonderbar! Von Gretchen spricht sie niemals selber, sondern da hört sie nur zu, was ich ihr zu sagen habe. Mephistopheles schreckt sie nicht als Teufel, sondern als »etwas, was in jedem Menschen sein könnte«. [...] darf ich schon sagen, daß ich einen großen Einfluß auf sie ausübe und sie gewissermaßen erziehe; sie jedoch macht, ohne es selber zu bemerken, mich in vielem anders und besser [...].

Was aus all dem entstehen soll? wirst Du fragen. Nun wahrhaftig, ich meine – nichts. […] Ich weiß gut, wie gefährlich jede wie immer geartete Verbindung zwischen einem Mann und einer jungen Frau ist. […] Es ist wahr, einmal trug sich zwischen uns etwas Sonderbares zu. Ich weiß nicht mehr wie, […] kurz küßte ich ihr die Hand. Sie schob den Stuhl leicht zurück, sah mich fest an (außer bei ihr, bin ich bei niemanden einem solchen Blick begegnet: Versonnenheit liegt darin und Aufmerksamkeit und eine besondere Strenge) […] und mit eins errötete sie, erhob sich […] (148).

[…] Plötzlich raunte sie mir leise zu […]: »Ich bitte Sie, in Zukunft das nicht mehr zu tun!« (149)

Im 6. Brief – ich kürze sehr ab – stellt Pawel bei einem Spaziergang Wera die Frage, *warum sie, wenn sie zu Hause sei, stets unter dem Porträt der Frau Jelzowa sitze, wie ein noch nicht flügger Vogel unter dem Flügel der Mutter? »Ihr Vergleich ist sehr getreu«, entgegnete Wera, »ich hätte niemals das Obdach ihrer Flügel verlassen wollen«* (152).

Wie schon bei den vorausgegangenen Briefen folgt dem Bericht eine interpretierende Bemerkung an seinen Freund Semjon: *Übrigens noch was! Die Jelzowa hatte vor der Hochzeit ihrer Tochter dieses ihr ganzes Leben geschildert, den Tod ihrer Mutter und so weiter, wahrscheinlich aus pädagogischen Gründen. Auf Wera hat besonders das Eindruck gemacht, von diesem geheimnisvollen Ladanow, ihrem Großvater. Ob sie wohl deswegen an Erscheinungen glaubt? Wie rätselhaft! Sie selber ist so rein und so licht und fürchtet alles Dunkle und Unterirdische, und doch glaubt sie daran …* (156).

Im 7. und 8. Brief bekennt Pawel seine Liebe, er kann sich nicht mehr verstellen. *So habe ich nie zuvor geliebt, nein, nie und nimmer* (157). […] Unerwartet habe ihn der Schlag getroffen. Doch stellt sich ihm die Frage: *Womit soll das bloß enden?* (158)

Der letzte Brief folgt erst drei Jahre später. Pawel will alles erzählen, weiß aber nicht, *ob diese Beichte ihm Erleichterung bringen wird.* – Er schreibt: *Man könnte dies alles mit zwei Worten wiedergeben. Das, was zwischen uns vorging, was in einem Nu wie ein Blitz vorüberfegte und wie ein Blitz Tod und Verderben mit sich brachte …*

Seit der Zeit, da sie geschieden, seit der Zeit, da ich mich in dieser Einsamkeit niedergelassen, die ich bis zum Ende meiner Tage nicht mehr zu verlassen gedenke, sind mehr denn zwei Jahre vergangen […] (160).

Daß ich erfuhr, daß Wera mich liebe, geschah so. Zuvor freilich muß ich Dir sagen (und Du wirst mir glauben), daß ich bis zu dem Tage absolut nichts dergleichen auch nur ahnte. […] Du weißt, wie sehr ich sie liebte und wie schwer mir zumute war. Ich geisterte wie ein Schatten umher […]. Ich traf sie allein in ihrem Kabinett […] auf ihren Knien lag ein Buch: es war mein »Faust«. Ihr Antlitz verriet Müdigkeit. […] Sie bat mich, ihr jene Szene zwischen Faust und Gretchen vorzulesen, worin diese ihn fragt, ob er an Gott glaube (161f.).

»Was haben sie mit mir angestellt«, sagte sie langsam.

»Wie?« äußerte ich ganz verwirrt. […]

»Ich liebe Sie«, sagte sie, »das ist es, was sie mir angetan haben« […] (162).

»Ich muß mit ihnen sprechen«, sagte sie dann. »Kommen sie heute Abend nach dem Tee in unser Häuschen … Wissen Sie, wo Sie den ›Faust‹ vorgetragen haben.«

[…] Wera schaute sich manchmal mit einer Miene um, als fragte sie sich selber, ob nicht alles ein Traum sei? Und dennoch stand gleichzeitig Entschlossenheit auf ihrem Antlitz (163f.).

[…] ich konnte an ein so unerwartetes, an ein derart erschütterndes Glück gar nicht glauben. […] Wera erklärte plötzlich, sie wolle spazieren gehen. […] Schweigend legten wir den Weg zurück, […] dort aber – ich weiß bis jetzt nicht, ich kann nicht verstehen, wie das geschehen sein kann – dort aber lagen wir einander unversehens in den Armen. Eine unsichtbare Kraft stieß mich ihr zu und sie zu mir […] und da verschmolzen unsere Lippen zu einem Kuß …

Dieser Kuß war unser erster und unser letzter.

Wera riß sich jäh aus meinen Armen und taumelte mit dem Ausdruck des Entsetzens in den weitaufgerissenen Augen zurück.

»Schauen sie sich um«, sagte sie mit zitternder Stimme, »können sie was sehen?«

Ich drehte mich schnell um.

»Da ist nichts. Haben sie denn etwas gesehen?« (164)

[…] »Meine Mutter«, sprach sie langsam, und es durchfuhr sie. Auch ich erbebte, als wenn Frost mich durchschauerte. Plötzlich fühlte ich Angst, als sei ich ein Verbrecher. Und war ich denn in diesem Augenblick nicht wirklich ein Verbrecher?

»Aber, aber!«, begann ich. »Was soll das nur? Sagen sie mir lieber …«

»Nein, um Gottes willen, nein!« unterbrach sie mich und faßte sich an den Kopf. »Das ist Wahnsinn … Ich werde verrückt … Damit darf man nicht spaßen! – Das ist der Tod … Leben sie wohl …« (165).

[...] Wie ich die Nacht und den nächsten Tag verbracht, ist unmöglich wiederzugeben. Ich weiß nur, daß ich mit dem Gesicht nach unten dalag, mein Antlitz in meinen Händen versteckt, und daß ich nur noch an ihr Lächeln vor dem Kuß dachte und mir selber zuraunte: »Da hat sie also endlich ...

Doch ich erinnerte mich auch an die Worte der Jelzowa, die Wera mir einmal berichtet hatte. Jene hatte ihr einst gesagt: »Du bist wie Eis: solange du nicht schmilzt, bist du hart wie Stein, wenn du aber schmilzt – wird keine Spur mehr von dir übrig bleiben.«

[...] Wera und ich [...] hatten einmal darüber geplaudert, was Können und Talent zu bedeuten habe.

»Ich kann nur das eine«, hatte sie da zu mir gesagt, »bis zum letzten Augenblick schweigen.«

Ich hatte das damals nicht verstehen können (166).

[...] Noch einmal verabredet wartete Pawel am nächsten Abend am See auf Wera. »Ich muß zu meiner Schande gestehen: Angst, die allerverzagteste Angst lag in mir, ich schauderte unablässig zusammen [...] jedoch ich empfand keinerlei Reue. [...] Schließlich wurde es völlig dunkel [...]. Pawel gab alle Hoffnung auf, Wera noch zu sehen und ging schließlich nach Hause *[...] beruhigt, glückselig und fast heiter [...]* (167).

[...] bald aber bemerkte ich aber eine sonderbare Veränderung. Eine geheime nagende Schwermut war in mir, eine tief innere Unruhe. [...] Ich dachte an Wera, und sogleich begann Schmerz in meiner Seele zu wühlen; [...] mir war plötzlich, als ob jemand mit flehender Stimme riefe [...] und fuhr zusammen: Wahrhaftig ich hatte mich nicht getäuscht: ein jammervoller Schrei drang von fern [...]. Deutlich vernehmbares Stöhnen schwang ins Zimmer [...]. Ganz kalt vor Entsetzen lauschte ich seinen letzten ersterbenden Modulationen. Es war fast, als würde jemand in der Ferne ermordet und als flehe der Unglückliche vergebens um Gnade (168).

[...] Tags darauf begab ich mich [...] zu Priimkow. »Meine Frau ist krank«, begann er, »sie liegt zu Bett, ich habe nach dem Arzt gesandt.« [...]

Gestern Abend wollte sie in den Garten und kehrte plötzlich ganz außer sich zurück, völlig verschreckt. [...] Nachts fing sie an zu phantasieren. Im Phantasieren sprach sie Gott weiß was, im Übrigen auch von Ihnen. Die Zofe berichtete mir etwas ganz Erstaunliches: als ob Werotschka im

Garten ihre verstorbene Mutter gesehen hätte, es sei ihr vorgekommen, wie wenn diese ihr mit offenen Armen entgegengeschritten wäre« (169).

[…] Wera starb an dieser Krankheit. […] Ich sah sie noch einmal vor ihrem Hinscheiden. Ein entsetzlicherer Anblick ist mir nie zuteil geworden. […] Versteinert blickte ich sie an. Plötzlich schlug sie die Augen auf, heftete sie auf mich, schaute genauer hin und reckte die abgemagerte Hand.

»Was will er an dem heiligen Ort,
Der da … der dort …«[4]

sprach sie mit so schrecklicher Stimme, daß ich die Flucht ergriff. Während der ganzen Zeit […] phantasierte sie fast immer nur von »Faust« und von ihrer Mutter, die sie bald Martha nannte, bald die Mutter Gretchens (170).

[…] Wie das geschehen konnte, wie diese unbegreifliche Einmischung einer Verstorbenen in die Angelegenheiten der Lebenden zu erklären ist, weiß ich nicht und werde es niemals wissen; […]. Ich bin nicht mehr jener, als den Du mich kanntest […].

Ja, Wera ist zugrunde gegangen und ich bin verschont worden. Ich kann mich erinnern, als ich noch ein Kind war, hatten wir bei uns zu Hause eine wunderschöne Vase aus durchsichtigem Alabaster. Kein Fleckchen schändete ihr jungfräuliches Weiß. Als ich einmal allein geblieben war, begann ich den Sockel zu schaukeln, auf dem sie stand – da fiel die Vase plötzlich hinunter und zersprang in kleine Stücke. Ich erstarrte vor Schreck und stand regungslos vor den Splittern. Mein Vater trat ein […] und sagte: »Da schau, was Du angerichtet hast: nun haben wir unsere wunderschöne Vase nicht mehr; jetzt ist sie auf keine Weise mehr zu reparieren.« Ich brach in Schluchzen aus. Mir schien, daß ich ein Verbrechen begangen hatte.

Und nun bin ich groß geworden – und habe ebenso leichtsinnig ein Gefäß zertrümmert, das fast tausendmal kostbarer war … (171f.).

[…] Aus den Erfahrungen der letzten Jahre habe ich die Überzeugung davongetragen: das Leben ist kein Spaß; das Leben ist nicht einmal ein Genuß … das Leben ist eine schwere Mühe. Entsagung, beständige Entsagung – […].

[…] bewahre in Deiner Seele Weras Bild in seiner ganzen unantastbaren Reinheit …

Noch einmal, leb wohl! Dein P. B. (172f.)

---

4 In einer Fußnote verweist Turgenjew auf die letzte Szene in Faust 1.

Das Piano – Ein Film von Jane Campion

In dem ersten grandiosen Bild sehen wir die stumme Ada mit ihrer neunjährigen Tochter und ihrem über alles geliebten Klavier – einem Flügel – nach einer arrangierten Heirat mit ihrem zukünftigen Mann, Stewart, nach der Anlandung am Meeresstrand einer Insel von Neuseeland. Stewart weigert sich, das schwere Ungetüm vom Meeresstrand durch den Dschungel in das Hochland zu transportieren. So bleibt das Piano als einziges ihrer Besitztümer am Strand zurück. Ada kann aber den Verlust nicht verwinden und den Gedanken an die sichere Zerstörung des Pianos nicht ertragen. So geht sie auf einen Handel mit dem Nachbarn George Baines, einem allein lebenden Analphabeten, ein. Auf dem Cover des Video heißt es weiter: »Diese Abmachung verwickelt die drei – Ada, ihren Mann Stewart, den sie nicht liebt und lieben kann, und Baines – tiefer und tiefer in eine komplexe sexuelle Beziehung, die sich in beängstigender Weise um keine Grenzen kümmert.«

Doch lässt sich die komplexe Beziehung sowohl zu dem Flügel wie zu Stewart und Baines als eine Geschichte einer Entwicklung aus einem narzisstischen Rückzug in eine libidinöse Objektbeziehung begreifen. Stewart – ihr Mann – fühlt sich durch Adas stummen Rückzug auf das Piano zurückgewiesen und ausgeschlossen. Er will das Piano vergessen machen, um Ada endlich für sich zu gewinnen. Daraus entwickelt sich ein stummer sadomasochistischer Kampf von Macht und Ohnmacht. Doch der eingeborene Nachbar und Analphabet Baines begreift unbewusst die Bedeutung dieses Objekts für Ada und verwickelt sie in einen Handel. Während Stewart das Piano als Rivale erlebt und dieses mit aller Gewalt auszuschalten sucht, um sich an dessen Stelle zu setzen, gelingt es Baines, dieses Objekt in ein verbindendes Tauschobjekt zu verwandeln. Für den mühseligen Transport des Pianos vom Strand ins Innere der Insel tauscht Baines Klaviertaste für Klaviertaste in Klavierstunden ein: Ada soll ihm vorspielen. Es kann nicht ausbleiben, dass Baines Ada als ein Liebesobjekt für sich entdeckt. Beim Klavierspiel wird Baines Aufmerksamkeit von einem kleinen Loch in dem dichten Geflecht von Strümpfen und Röcken Adas angezogen – es ist wie das Lindenblatt bei Siegfried die Achillesferse des narzisstischen Panzers – und fasziniert davon findet er einen ersten Zugang zu ihrer Lebendigkeit. Diese erotische Urszene kündigt das weitere Geschehen von Sexualität, Zerstörung und Geburt an.

In einem geduldigen wie auch zähen Ringen gelingt es ihm, dass Ada sich von ihm verführen lässt. So tritt Baines langsam an die Stelle des Piano, was Ada sowohl als Verführung wie auch als Bedrohung erlebt, weil Baines ihr – anders als das Piano – nicht total verfügbar ist und weil die in ihr erwachenden libidinösen Wünsche ihre narzisstisch-omnipotente Autarkie aufbrechen. Es kommt, wie es kommen musste. Das geheime Geschehen der wiederholten Abwesenheit weckt die Neugier ihrer kleinen Tochter, die das Rendezvous der erwachten Liebe Stewart, ihrem Mann, verrät. Stewart, der sich von seiner Frau Ada weiterhin zurückgewiesen erlebt, hackt voller Hass seiner Frau Ada zur Bestrafung und als Rache einen Finger ab. Damit hat Stewart Ada nicht nur für ihren sexuellen Kontakt mit Baines bestraft, sondern in einem zerstörerischen Akt Ada auch von ihrem Piano getrennt. Denn es war gerade das von Stewart abgelehnte Piano, über das Baines Zugang zu Ada fand. Doch schon mit dem Erwachen ihrer libidinösen Beziehung zu Baines – so will ich diesen Abschnitt deutend begreifen – endete die duale und ausschließliche Beziehung zu ihrem Kind und mit der »Kastration« ihre narzisstische Unschuld.

Zuvor war in einem Bauerntheater dieser Akt der Kastration in einem Schattenspiel dargestellt worden. Doch entsprechend einer symbolischen Gleichsetzung reagierten die Eingeborenen der Insel konkretistisch auf diese Szene mit der Stürmung der Bühne, um das Opfer zu retten. Alles endete im Chaos. Unbewusst und in einer wissenden Ahnung hatten die Eingeborenen das drohende Geschehen vorweggenommen und zu verhindern gesucht.

Sam setzt nun alles daran, seine Frau durch Einsperren gefügig zu machen, und Ada wendet sich ihm in einer Haltung von stillem und stolzem Mitleid zu. Doch diese Unterwerfung kann Stewart nicht ertragen, zumal damit der Reiz von Beherrschung und Macht in sich zusammengefallen ist. Mit ihrer masochistischen Unterwerfung hat Ada die sadistische Macht Stewarts endgültig depotenziert. Stewart, der auch zu ihr vordringen wollte, muss erkennen, dass eine liebende Zugewandtheit Adas ihm gegenüber nicht mehr zu gewinnen ist. Er verzichtet auf eine weitere Vergewaltigung, womit Ada ihre »narzisstische Unschuld« hätte bewahren können. Stewart aber lässt Ada ziehen, um den Albtraum zu beenden.

Ada verlässt die Insel, so wie sie gekommen war, auf einem Schiff mit ihrem Piano zusammen mit Baines und ihrer Tochter die Insel.

Da geschieht für alle etwas Unerwartetes. Die immer noch stumme Ada fordert in ihrer Zeichensprache Baines auf, das Piano ins Meer zu kippen. Baines reagiert zögernd, ungläubig erschrocken, ja er ist zutiefst getroffen. Er weiß und wusste ja immer um den besonderen Wert des Pianos für Ada und das Piano war Ursprung und Garant ihrer Beziehung. Doch als Ada darauf besteht, bemerkt Baines ihren unerbittlichen Ernst und zusammen mit den Eingeborenen lässt er das Piano – dieses einmalige Objekt – ins Meer kippen. Das Unverständnis für das Geschehen steigert sich in ein Entsetzen. Ada stellt ihren Fuß in ein vor ihr liegendes aufgerolltes Seil und wird von ihrem Piano mit in die Tiefe gerissen. Im letzten Augenblick – schon unter Wasser – befreit sie ihren Fuß aus der Schlinge und wir hören eine Stimme:

> »Was für ein Tod,
> Was für eine Möglichkeit.
> Was für eine Überraschung!
> Mein Wille hat sich für das Leben entschieden.«

Im Gegensatz zu den opulenten und grandiosen Bildern des bisherigen Geschehens endet der Film mit einer prosaischen Szene. Wir sehen Ada, die ihre Sprache wieder gefunden hat und zu sprechen übt, in einem Reihenhaus und einem durchschnittlichen Familienleben nicht an ihrem Flügel, sondern an einem Klavier sitzen, wobei das Klappern der Fingerprothese an den Verlust erinnert.

Ada hat wohl gespürt, dass eine Trennung von Stewart und von der Tropenwelt nicht ausreicht, um mit Baines eine reife oder, wie die Analytiker sagen würden, genitale Beziehung leben zu können, solange das Piano weiterhin den ersten Platz einnimmt. Erst die Zerstörung oder die Aufgabe des Pianos vollendet mit einer nicht mehr rückgängig zu machenden Zäsur die Transformation. Es war die Durchtrennung einer unsichtbaren Nabelschnur. Diese Transformation führt zur Beendigung eines rein imaginären Erlebens – weg von den tropischen, paradiesischen Insel mit seinen Ureinwohnern, die keine Unterscheidung zwischen Traum und Wirklichkeit kennen – zu einem Leben zusammen mit einem Partner.

Nach Fertigstellung des Textes hatte ich den Film nochmals angeschaut und war überrascht, weil mir manche Szenen und Textstellen hinter den großen Bildern verloren gegangen waren. So hören wir im Vorspann die innere Stimme Adas: Keiner wisse, warum sie mit sechs Jahren plötzlich verstummt war. Ihr Vater habe in ihrer Stummheit eine finstere Gabe gesehen und habe sogar gemeint, dass der Tag, an dem sie sich in den Kopf setze, nicht mehr zu atmen, ihr letzter sein werde.

Vor der Abreise auf die Insel zu dem ihr angetragenen Mann spielt Ada Klavier. Als hinter ihr eine ältere Frau in der Tür erscheint, unterbricht sie abrupt ihr Spiel. Vermutlich handelte es sich um Adas Mutter.

Im Verlauf des Geschichte wird der Vater von Adas Tochter zweimal erwähnt, wobei gleich eine Verwischung zwischen Tochter und Mutter deutlich wird, wenn das Kind erzählt, dass ihr Vater ein deutscher Komponist gewesen sei und dann fortfährt: »Wir haben uns kennen gelernt, als meine Mutter Sängerin in Luxemburg war.« – Während das gestellte Hochzeitsfoto von Stewart und Ada aufgenommen wird, erzählt das Mädchen eine unglaubliche Geschichte: Ihre Eltern hätten sich in den Wäldern der Pyrenäen leidenschaftlich, das nahende Gewitter vollkommen überhörend, geliebt und dabei sei ihr Vater vom Blitz getroffen worden und als Fackel verbrannt. Daraufhin sei ihre Mutter verstummt. – Diese Erzählung lässt uns an eine fantastische Urszene mit der Auslöschung des Vaters denken. – Später fragt die Tochter ihre Mutter: »War er dein Lehrer? Wie habt ihr euch kennengelernt?«, und Ada antwortet: »Ich brauchte nicht zu reden. Ich konnte Gedanken in seinem Geist ausbreiten wie Betttücher.« Und auf die Frage der Tochter: »Was ist passiert. Wieso habt ihr nicht geheiratet?« antwortet Ada: »Er bekam Angst, er hat nicht mehr zugehört.«

Theoretischer Kommentar

Lässt sich die Verzweiflungslogik, der sadomasochistische Clinch – wie zwischen Ada und Stewart –, die negative therapeutische Reaktion und die Logik des Rückzugs – wie bei Wera, aber auch bei Ada – überhaupt unterbrechen?

Primäre Identifizierung und symbiotisch-inzestuöse Dualunion

Mithilfe der »Fallberichte« will ich die die Verflechtung von präödipaler und ödipaler Störung, narzisstischer und objektaler Dynamik aufzeigen, in der infolge einer traumatischen Bindung und Fixierung an das Primärobjekt eine Individuation mit einem eigenen Begehren verhindert wird und die Separationsentwicklung zu einem kritischen Unternehmen von Leben und Tod macht.

Grunberger stellte die These auf, dass der Narzissmus objektalisiert oder die Objektbeziehung narzissisiert werden muss. Und Haynal hat darauf verwiesen, dass es immer um die Verschränkung von narzisstischer und ödipaler Thematik geht und nicht um ein Entweder-oder. In seiner Arbeit *Die tote Mutter* sieht Green in der Ödipalisierung allein einen Ausweg aus der primären Identifizierung.

Doch der Rückzug auf den Modus primärer Identifizierung, d.h. auf einen Zustand von Ungetrenntheit, zielt auf das Ungeschehenmachen eines traumatischen Verlustes und die Pseudoödipalität dient der Fixierung und zugleich der Abwehr eines überwältigenden Primärobjekts. Die Auflösung dieser narzisstischen Fixierung geht immer mit einer Gefährdung sowohl des Patienten wie auch des Analytikers einher, weil damit das Subjekt eher mit Vernichtung denn mit einem Verlust bedroht ist. Um diese Gefährdung müssen wir wissen, sie wahrnehmen und verstehen, um den Patienten zu einer Entwicklung zu verhelfen, die ihn nicht erneut überfordert.

Wera und Ada zeichnen sich beide durch eine sexuelle Hemmung und durch eine Fixierung an ein Objekt aus. Beide haben ein Kind, eine Tochter. Den anderen Kindern Weras kommt keine Bedeutung zu. Obwohl verheiratet, bleiben die Männer bzw. Väter aus diesen Mutter-Kind-Beziehungen ausgeschlossen und spielen emotional keine bedeutsame Rolle. Die Väter sind von den Frauen nicht als reife Partner besetzt. Priimkow ist ein schwacher Mann. Der Vater von Adas Kind ist unbekannt, der Stiefvater Stewart ist ein ohnmächtig-sadistischer Mann. Ada ist stumm, Wera hat sich in ihre familiäre Welt eingeschlossen. Die früher von ihrer Mutter verbotene Welt der Romane und der Literatur hat sie weiterhin strikt gemieden, sie ist das Kind ihrer Mutter geblieben. Ada ist zutiefst an das Piano gebunden, das sowohl für ein Primärobjekt, die frühe Mutter, wie auch für das davon ungetrennte Selbst steht. Diese Bindung an das Piano erweist sich gerade bei Ada als eine »geheime Verrücktheit«, als eine »besessene Leidenschaft« (Green 2000), von der sich Stewart ausgeschlossen und als Mann ignoriert und depotenziert erlebt. Eine reife sexuelle Beziehung zu einem Mann, ein eigenes Begehren würde die Trennung vom Primärobjekt bedeuten. In der Beziehung zu ihren Töchtern haben Ada und Wera in der Vertauschung der Positionen die »unschuldige« Mutter-Kind-Beziehung konserviert und in den Töchtern ihr kindliches Selbst untergebracht, das so ausschließlich auf sie bezogen bleibt. Auf diese Weise wiederholen und bestätigen Ada und Wera ihre primäre Identifizierung mit der frühen Mutter, die so nicht verloren gehen kann. Darüber hinaus bewahrt Wera in ihrem narzisstisch-unschuldigen Rückzug – ich erinnere an die Frau, die in Pawels erster Beschreibung immer noch wie ein Mädchen erscheint und in Weiß bekleidet ist – die geheime Symbiose mit ihrer Mutter und Ada verteidigt ihre Unschuld in einem sadomasochistischen Kampf mit Stewart. Jede innere Berührung muss vermieden werden.

Es sind aber gerade diese Unschuld, diese narzisstische Stummheit, das geheime und verborgene Begehren, welche den Neid von Pawel und Stewart wecken. Dieser Narzissmus stachelt deren Begehren an. Doch auch das sexuelle Begehren dieser Männer ist ein narzisstisch-inzestuöses, weil sie Trennung erzwingen und sich an die Stelle der geheimen Verbindung setzen wollen. Der Triumph kann aber nur in einer Ausstoßung oder Katastrophe enden, als eine letzte und notdürftige Verleugnung, Abwehr und Folge einer drohenden melancholischen Depression.

Narzisstisches Begehren versus anerkennendes Begehren

Im Weiteren soll der Unterschied zwischen dem narzisstischen Begehren Pawels und dem anerkennenden Begehren von Baines herausgearbeitet werden. Pawel ist in eigenartiger Weise an Weras Mutter, an Frau Jelzowa interessiert. Seinen frühen Heiratswunsch äußert er nicht gegenüber Wera, sondern zuerst gegenüber Jelzowa. Dabei ist der Text doppeldeutig, insofern die Formulierung offen lässt, ob sein Antrag Wera gilt oder vielmehr Jelzowa. Seine Rede vom »Sprung« deutet zwar die Gespaltenheit des Subjekts an, aber er will Wera von ihrer Mutter trennen und zu sich herüberziehen. Insofern ist der Einspruch von Weras Mutter nachvollziehbar, auch wenn sie ihre Tochter ausschließlich für sich bewahren möchte.

Erst kurz vor ihrer Heirat hat Jelzowa Wera freigegeben, alle Verbote aufgehoben. Damit hat Jelzowa aber ihrer Tochter die Entwicklung zu einer eigenen Individuation endgültig versperrt, weil Jelzowa mit diesem Schritt eine Separation im Sinne eines »Nein« unmöglich gemacht hat. Wera äußert kein eigenes Begehren.

Pawel aber sucht sich mit Goethes *Faust* in narzisstischer Weise Wera zu nähern. Er tritt als der wissende Aufklärer auf und verführt sie mit den »verbotenen Früchten«. Selbstverliebt ist er mit Faust identifiziert, beobachtet heimlich Weras Erwachen und verleugnet ihre Gefährdung, die sich schon in dem Gewitter am Himmel, dem Bild einer unheimlichen Urszene, andeutet. Denn in Gretchens Tod ist der Tod Weras vorweggenommen, ja in seiner Wahl der Faustdichtung steckt ein unbewusster Todeswunsch. Sein ödipaler Sieg zielt weniger auf Priimkow, Weras Mann, dem er sich überlegen fühlt, vielmehr gilt sein Triumph der Jelzowa: »Jetzt hab ich's geschafft.« Es ist ein manischer Triumph, aber keine Anerkennung Weras als ein Subjekt mit eigenem Begehren, vielmehr hat er Wera das Primärobjekt geraubt.

Meine Interpretation des Geschehens möchte ich zusammenfassen: Pawel hat Wera nicht geholfen, sich von ihrer Mutter zu trennen – oder mit Winnicotts Formulierung: die Mutter menschlicher zu machen, d.h., die frühe Mutter-Kind-Beziehung zu transformieren –, vielmehr hat er deren Platz eingenommen. Als Beleg dafür gilt mir die unerwartete Reaktion Nataschas, Weras Kindes, auf die Annäherung Pawels. Aufgeschreckt schreit das Kind auf, weil es glaubt, eine große Spinne gesehen zu haben.

Pawel agiert die ausschließende Zweierbeziehung, den ödipal anmutenden Ausschluss Priimkows, wie er auch sein Überich in seinen Freund externalisiert hat. Es ist eine pseudoödipale Geschichte. Pawel hat Wera eine Trennung zugemutet, die er selbst nicht geleistet hat, und er hat Wera an sich gebunden. Er erweckte ihr Begehren und verleugnet zugleich seines. »Ich liebe sie, das ist das, was sie mir angetan haben«, sagt Wera. Er hat, wie schon Jelzowa, Wera nicht zur eigenen Subjektivität verholfen.

So ist es nicht verwunderlich, dass er selbst auf ihren Tod mit einer schweren, unendlichen Depression[5] reagiert, die er bei sich verleugnet (siehe die Gretchenszene) und nicht integriert hat. Zu einer solchen Integration hat ihm sein Vater nicht verholfen, als er glaubte, mit der Alabastervase alles zerstört zu haben. Vielmehr wird jedes Begehren und die Urszene zu einem tödlichen Ereignis. Ich erinnere an die Szene

5 Zum Zusammenhang zwischen Narzissmus und der Abwehr schwerer Depression siehe die Arbeit »Leidenschaft und Melancholie als psychoanalytisches Thema in ›Das Jagdgewehr‹ von Y. Inoue« (Trimborn 1993); s. Kap. 8.

mit dem Gewitter und an das Stöhnen, das von Ferne in sein Zimmer schwang. »Ganz kalt vor Entsetzen lauschte ich seinen letzten ersterbenden Modulationen. Es war fast, als würde jemand in der Ferne ermordet und als flehe die Unglückliche vergebens um Gnade.«

Wie lässt sich dagegen Baines Begehren verstehen? – Aufgrund seiner eigenen Einsamkeit und Bedürftigkeit nimmt Baines Adas Verzweiflung wahr und erahnt die unbewusste Bedeutung, die das Piano für Ada hat. Wie ein Süchtiger an seiner Droge, so hängt Ada an dem Piano. Mit dem von ihm angebotenen Handel, das Klavier gegen Klavierstunden einzutauschen, in denen sie Baines vorspielt, kommt ein intersubjektives Geschehen in Gang. Auf diese Weise bestätigt Baines Adas narzisstische Unversehrtheit – also mit Liebe. Der Handel ermöglicht beiden ein »Sich-aufeinander-Beziehen [relating]« (Khan 1990, S. 191), ein Erwecken und Erwachen aus einem schizoiden Rückzug, ein beginnendes Miteinander-Spielen, also der Handel eröffnet den Prozess gegenseitiger Anerkennung. Sich auf Winnicott beziehend macht Ogden (1985, S. 138f) die prägnante Aussage: »Nur im Spielen ist Kommunikation möglich [...].«

Wenn ich den Film auf die analytische Situation beziehe, stellt sich die schwierige Frage nach einem Verständnis der sexuellen Vereinigung von Ada und Baines. Mit Grunberger begreife ich diese Vereinigung als eine narzisstische Fusion (1976, S. 225), die präambivalent ist, als eine narzisstische Spiegelung in einer »erhebenden Erhabenheit« (S. 56, 112), die »vor dem ›Sündenfall‹« (S. 117) stattfindet und nicht mit einer Objektbeziehung zu verwechseln ist, auch wenn der reale Inhalt ödipaler Natur ist.

In einer Umkehrung ließe sich auch sagen, Baines sucht wie ein Kind mit dem Finger einen Kontakt zur toten, depressiven Mutter, zu deren verborgenen Lebendigkeit. Dieser Zustand einer narzisstischen Fusion offenbart sich als »primum movens« des Prozesses (Grunberger 1976, S. 57), er ist eine wichtige Bedingung für die »zuverlässige Entstehung und den Erfolg der Behandlung« (S. 59), so Grunberger, der eine bedeutsame, mutige, ja verwegene Aussage macht: »Nur die Analyse kann – unter allen sonstigen medizinischen Methoden – die Bedeutung eine *Einweihung*, einer *Verwandlung*, einer *Erlösung* oder einer *ersten Liebe* annehmen« (S. 61; Hervorhebungen bei B. G.). Ich denke hier auch an die primäre Liebe und den Neubeginn von Balint, an die gutartige Regression auf einen unorganisierten Zustand bei Winnicott. Aber die Analyse scheitert, wenn sie bzw. der Prozess dem Analysanden aufgezwungen wird – wie Wera von Pawel. Ada aber könnte durch diese narzisstische Spiegelung oder Trunkenheit zu der gleichen Aussage gekommen sein wie die Kranke Grunbergers, die sagte: »Es scheint so, daß ich Sie immer mehr liebe. Und dennoch weiß ich nichts von Ihnen, ich liebe Sie schließlich nur in Bezug auf mich (Sie sind nett, verständnisvoll usw.), *also liebe ich mich durch Sie*« (a.a.O., S. 58; Hervorhebung bei B.G.). Aus dieser narzisstischen Regression schöpft der Kranke, wie auch Ada, die Energie, um diese schließlich zu überwinden und eine Objektbeziehung herzustellen.

> »Der Narzißt liebt sich selbst, weil er sich selbst Lust bereitet und dadurch allmächtig und einzigartig ist. Er findet all diese Gefühle durch die Vermittlung des Analytikers wieder, nicht weil er sich mit ihm identifiziert – die Identifikation gehört zu einem anderen Prozeß, nämlich zu dem der Objektbeziehung –, sondern *weil er auf seinen Analytiker sein Ich-Ideal projiziert*« (a.a.O., S. 62, Hervorhebung bei B.G.).

Doch die Synthese der narzisstischen mit der libidinösen Komponente scheint verboten – ich verweise auf den Paradiesmythos – und sie ist eine explosive Mischung – siehe Weras Sterben –, denn die narzisstische Regression »streift den Abgrund des ursprünglichen Traumas selbst« (a.a.O., S. 279).

So bleibt auch zwischen Ada und Baines das Geschehen nicht frei von einem Kampf um Kontrolle und Unterwerfung, von geheimer Verrücktheit und Leidenschaft. Mit den Konflikten kommen die Triebe ins Spiel. Baines leugnet nicht seine Bedürftigkeit, er bekennt sein Begehren. Aber er würde eher auf einen weiteren Kontakt mit Ada verzichten, als sich ihrer Kontrolle zu unterwerfen, womit Ada ihre Bedürftigkeit und ihr Begehren wieder verleugnen könnte, um an dem narzisstischen Triumph, an der Allmacht und einer Unverletzlichkeit festzuhalten. Erst durch diesen Verzicht wird Baines für sie zu einem »neuen Objekt«, wobei es – nach Loewald (1980; S. 213) genauer formuliert – um eine »neue Entdeckung von Objekten und nicht um die Entdeckung neuer Objekte« geht. Baines braucht Ada, doch auch sie muss ihre Bedürftigkeit zeigen. In diesen Szenen findet der »Tanz um Anerkennung« – eine Formulierung von Jessica Benjamin – seinen Ausdruck. Denn, so Benjamin (1999, S. 124),

> »der Wunsch nach Selbstverlust und Ganzheit (oder Einssein) mit dem anderen, so häufig als Höhepunkt der erotischen Vereinigung beschrieben,

> ist in Wahrheit ein Wunsch nach Anerkennung. Indem wir Lust mit dem anderen empfinden und Lust an dem anderen haben, finden wir uns selbst in gegenseitiger Anerkennung.«

Psychoanalytisch betrachtet ist der weitere Gang der Geschichte konsequent, insofern das Thema der Anerkennung konstitutiv mit dem Thema der Trennung, also einer Negativität, verbunden ist. Die Schritte der Trennung, der Negativität und gegenseitiger Anerkennung wurden von Ada umgangen, um die symbiotische Dualunion, die primäre Identifizierung zu bewahren und zu konservieren. Hinsichtlich des Vaters ihrer Tochter ist ihre Aussage bemerkenswert: »Ich brauchte nicht zu reden. Ich konnte Gedanken in seinem Geist ausbreiten wie Betttücher.« Und auf die Frage der Tochter »Wieso habt ihr nicht geheiratet?« sagt Ada: »Er bekam Angst, er hat nicht mehr zugehört.« Hier wird ihre Fähigkeit zur Intrusion und Verschmelzung zu einer Bedrohung für ihr Gegenüber, für den Anderen. Ada möchte etwas geheim halten, um ihre verrückte Liebe wie auch das Klavierspiel für sich bewahren zu können. Ich erinnere an den Beginn des Films, wie Ada vor der Abreise sofort ihr Klavierspiel stoppt, als die Mutter in der Tür erscheint. Die Mutter darf von der geheimen Verrücktheit einer narzisstisch-inzestuösen Masturbation nichts wissen.

Die Schritte der Individuation und Separation sind jedoch auf die Öffentlichkeit eines Dritten angewiesen, wodurch die primäre Beziehung über die »not-wendige« Kastration zur Trennung vom allmächtigen Primärobjekt und zur Symbolisierung des frühen Verlustes führt. Die blutige Verstümmelung Adas lässt sich auch als eine Wiederholung einer nicht symbolisierten, einer traumatischen Abnabelung verstehen. Es ist jedoch die nicht verfolgende Anwesenheit von Baines, die Ada zu einer Integration dieses narzisstischen Traumas verhilft. Bemerkenswert ist, dass die Wende durch den Verrat der Tochter Adas eingeleitet wurde. Deren Verhalten ist zwiespältig. Zum einen sieht das Mädchen ihre ausschließliche Beziehung zur Mutter bedroht. Doch zugleich sehe ich in der Tochter einen neugierigen, kindlichen Selbstanteil Adas, der auch Teil des »wahren Selbst« ist. Mit der Einführung der Öffentlichkeit muss Ada ihre immer noch fortbestehende inzestuöse Beziehung und Identifizierung mit einem narzisstisch-autarken Objekt ohne eigenes Begehren aufgeben. Jetzt muss Ada zu ihrem eigenen Begehren stehen. Auf den inneren sich gegenseitig bedingenden Zusammenhang von Freiheit, Geist, Sexualität und Sünde – bzw. Schuld – hat schon Kierkegaard (1959, 1962) aufmerksam gemacht.[6] Im Film wird diese Transformation wie im Mythos der Vertreibung aus dem Paradies durch das Verlassen der tropischen Insel symbolisiert.

Zusammenfassend lässt sich das Geschehen so interpretieren: Das Piano wurde zum Medium der Begegnung, Berührung und der Möglichkeit von Anerkennung. Das Piano, das im Unbewussten an der Stelle des Primärobjekts steht, wurde für Baines nicht zum Rivalen oder Gegner, der besiegt werden muss. Doch erst die Trennung vom Piano, der Verzicht auf Allmacht, Sicherheit und Kontrolle – konkretistisch repräsentiert in dem immer verfügbaren Objekt –, also die Aufgabe der inzestuösen Beziehung, diese katastrophische Zäsur mit der Übernahme von Schuld und Verantwortung durch beide, Ada und Bains, ermöglichte die Öffnung zu einem menschlichen Leben in menschlicher Gesellschaft. Damit hat Baines Ada zu einer Transformation ihrer Fixierung an das Primärobjekt verholfen.

Die Position und Funktion des Analytikers

Zu Beginn habe ich angedeutet, dass der psychoanalytische Prozess auf der primären Übertragung gründet und um diese kreist. Bei narzisstischen Störungen geht Loch von einer ungesicherten Repräsentanz des primären Objekts aus und Balint sprach von einer »Grundstörung«. Diese Störungen führen zu einer Entwicklungsblockade der Individuation und Separation. Daraus ergeben sich spezifische Probleme in der analytischen Beziehung und Gegenübertragung.

Viele Analytiker haben sich mit der Frage beschäftigt, wie der Wunsch, Analytiker zu werden, verstanden werden kann und worin die spezifische Befriedigung für den Analytiker besteht. Für Grunberger gibt es im Analytiker einen unbewussten Wunsch, in das grenzenlose Unbewusste

6 Dazu schreibt der Philosoph Schulz (1970, S. 354, 356): Nach Kierkegaard ist der Sündenfall »nichts anderes ist als die ausdrückliche Setzung des In-der-Welt-Seins. Vor dem Sündenfall im Paradies gibt es noch kein wirkliches Weltbewußtsein [...]. Zum Weltbewußtsein gehört das Bewußtsein der Freiheit. Angst vor den Sündenfall ist also Angst vor der Freiheit, durch die ich allein Welt habe.« Und: »Erst nach dem Sündenfall gibt es überhaupt den Menschen als einzig verstehendes Wesen. Im Sündenfall geschieht der Sprung in den Zustand des Wissens, und das erste und ursprünglichste Wissen ist das Wissen um die Differenz von Geist und Leib und damit um Sexualität.«

einzutauchen, verbunden mit dessen narzisstischer Befriedigung, die direkt an die Erforschung des Unbewussten gebunden sei (1976, S. 222). Darin sieht er die spezifische Begabung des Analytikers, sofern diese archaische Fusion auf der Ebene intellektueller Sublimierung vollzogen werde. Und Grunberger sieht in der »Verwirklichung dieser phallisch-narzißtischen Fusion letzten Endes das Ziel der Analyse« (S. 226).

Hier möchte ich innehalten. Letztlich – so meine ich – muss diese Fusion eine innerhalb der Psyche des Patienten sein. Doch mit Pontalis möchte ich darauf verweisen, dass erst die Trennung das Primärobjekt erschafft, damit also eine sichere Repräsentanz des Primärobjekts, und so die Beziehung zum Unbewussten ermöglicht. D.h.: Es geht immer um die spannungsreiche Balance zwischen Fusion und Trennung, zwischen Einheit und Differenz, zwischen Abhängigkeit und Autonomie, zwischen Anerkennung und Selbstbehauptung.

Auf diesem Wege mag auch der Analytiker eine primäre, verschmelzende Beziehung suchen, um sein eigenes Trauma zu leugnen. Wenn der Analytiker – wie Pawel – in dieser narzisstischen Position verharrt, dann muss der Patient in der Position des Kindes verbleiben, das dem Analytiker die Position einer allmächtigen und idealisierten Mutter bestätigt. Nicht er ist bedürftig, sondern der Patient; nicht er muss sich trennen, vielmehr der Patient. Aber wie kann der Patient sich trennen und ein eigenes Begehren wagen, wenn der Narzissmus des Analytikers auf dem Spiel steht?

Wie aber kann der Analytiker dem Patienten verhelfen, selbst zum Subjekt eines eigenen Begehrens zu werden und die Mutter menschlicher zu machen, also – mit den Worten von Winnicotts (1978, S. 108) – »etwas in der Mutter ›human‹ mach[en] und das Element von ihr abzieh[en], das sonst magisch und potent wird und die Mütterlichkeit der Mutter verdirbt«?

Mithilfe der beiden »Fallgeschichten« habe ich versucht, diese Frage zu beantworten und auf die Gefährdungen hinzuweisen. Der Analytiker kann dem Patienten nur helfen, wenn er Schuld und Depression zulassen kann, das bedeutet, dass er die Verantwortung übernimmt[7], das Trauma des frühen Verlustes und der Trennung nicht ungeschehen machen zu können. Nur dann kann der Patient auch die Schuld aushalten, dass er das Primärobjekt

7 Zur Frage der Verantwortung des Analytikers s.a. »Der analytische Prozess und die Fähigkeit zur Destruktion« (Trimborn 1999; s. Kap. 5), in der ich mich ebenfalls auf dem Film *Das Piano* bezogen habe.

nicht retten und bewahren konnte, d. h., für eine geheime narzisstische Restitution einstehen. Wera blieb an dieses Phantasma gebunden.

Nicht selten wird die Rettung in einer Ausstoßung oder aber in der Aufgabe der Begrenzungen gesucht, um das narzisstische Phantasma doch noch bewahren zu können. Weil es um Tod und Zerstörung geht, sind wir alle gefährdet. Denn die narzisstische Beziehung basiert auf der Idee von Allmacht und ist eine Abwehr gegen Trennung mithilfe projektiver Identifizierungen. Dabei handelt es sich in erster Linie um eine Umkehrung der projektiven Identifizierung. Es ist die Mutter und nicht das Kind, die in das Baby und das Kind etwas Unerträgliches projiziert, und das sind die Ängste um Trennung und Getrenntsein. Und es ist die Abwesenheit oder die verfolgend-inzestuöse Gewalttätigkeit der Väter. So handelt es sich bei diesen narzisstischen Störungen um traumatische und traumatisierende Fixierungen über Generationen hinweg. Denken sie an die Daten zur frühen Lebensgeschichte Jelzowas. Deshalb wäre für eine Prognose die schwierige und ethische Frage zu diskutieren, ob die unbewusste Bindung Weras an ihre Mutter auf einer noch unreiferen, also strukturell psychotischen Stufe angesiedelt ist, sodass eine Trennung vom Primärobjekt einer Selbstvernichtung gleichkommt. Dagegen kann Adas Bindung an das Piano schon als ein symbolischer Ersatz im Sinne eines Übergangsobjektes begriffen werden.

In dem Sammelband *Narzisstische Wunden* von Judith Cooper und Maxwell schreibt Flanders über das Ende einer Analyse:

> »Die Begrenzung der institutionalisierten Therapie, welche auf verschiedenen Ebenen den väterlichen Einspruch gegen die mütterliche Omnipotenz repräsentiert, wird, wenn das Ende der Therapie ansteht, ganz aktuell zu einem Angriff auf ihre eigene narzißtische Omnipotenz, an der sie so fest hing, also gerade unter dem Druck der Beendigung. Das Ende der Therapie aktualisierte und wiederholte dann das undenkbare Trauma, belebte die narzißtische Abwehr erneut, und dies trotz aller Interpretationen hinsichtlich der Angst und Wut bezüglich des Endes« (1995, S. 49; Übersetzung W. T.).

Dieser Prozess scheint mir in dem Film eindrucksvoll und grandios zugleich in Szene gesetzt zu sein, als Ada Baines auffordert, das Piano ins Meer zu kippen.

Wann kann ein Patient wagen, diesen Schritt zu gehen? – Versuchen Sie sich vorzustellen, was im Analytiker vorgehen mag, wenn diese Schritte von ihm gefordert sind, welche in dem Prozess zwischen Ada und Baines dargestellt wurden: Den Schritt des Sich-verwickeln-Lassens – nicht allein in die Projektionen, vielmehr auch in eine narzisstische Symbiose –, die bedrohlichen und schmerzlichen Schritte des sich Abgrenzens, des Behauptens der eigenen Subjektivität – d. h. der eigenen Angst, der eigenen Bedürftigkeit, wie auch des eigenen Hasses (Winnicott 1976) – und den Schritt eines endgültigen Loslassens?

Pawel konnte in seinem unintegrierten und pathologischen Narzissmus diese Schritte von Anerkennung und Trennung nicht leisten, vielmehr beutete er die Liebe und die kindliche Bedürftigkeit Weras aus: »Ich liebe sie, das ist das, was sie mir angetan haben.« Dagegen hat Baines Ada aus ihrem Rückzug hin zur Fähigkeit einer reifen Objektbeziehung verholfen.

Doch der Film endet mit einem Nachklingen der narzisstischen Sehnsucht Adas nach dem Primärobjekt, eine Sehnsucht nach Auflösung im ozeanischen Nirwana. – Hören wir da den Todestrieb?

> »In der Nacht denke ich an mein Piano in dem Grab im Meer,
> Und manchmal auch an mich selbst, wie ich darüber schwebe.
> Da unten ist alles so still und lautlos, dass es mich in den Schlaf lullt,
> Es ist ein merkwürdiges Schlummerlied.
> Und warum auch nicht, es ist ja meins.
> Es herrscht Schweigen, wo nie ein Laut war, wo nie ein Laut sein darf
> Im kalten Grund
> Im tiefen, tiefen Meer.«

»Alles auf dem Gebiet dieser ersten Mutterbindung erschien mir so schwerlich analytisch zu erfassen, so altersgrau, schattenhaft, kaum wiederbelebbar, als ob es einer besonders unerbittlichen Verdrängung erlegen wäre«, schrieb Freud (1931b, S. 519). Ich habe versucht, einige Aspekte dieser so schwer zu fassenden und für das Überleben der Patienten wie auch der Psychoanalyse – ich möchte auf diesen philosophischen Begriff zurückgreifen – *existenziellen* Problematik aufzuzeigen.

Zusammenfassung

Die Erzählung *Faust* von Iwan Turgenjew und der Film *Das Piano* von Jane Campion werden als quasi klinisches Material benutzt, um die Schwierigkeiten und Gefährdung bei der Auflösung eines narzisstisch-autistischen und narzisstisch-symbiotischen Rückzugs anschaulich werden zu lassen. Diese Rückzüge werden als eine geheime Fusion bzw. Identifizierung mit einem zu früh verlorenen Primärobjekt interpretiert, um dieses Trauma ungeschehen zu machen. Wie in einer Analyse kann sich das Subjekt aus seinem Rückzug nur über den äußert sensiblen und kritischen Prozess einer Beziehung zu einem neuen Objekt hin öffnen. Doch die Auflösung dieser inneren präödipalen Fixierung zu einer reifen, ödipalen Beziehung gefährdet das Subjekt aufgrund der mangelhaften inneren Differenzierung vom Primärobjekt zutiefst mit einer melancholischen Depression, die in Turgenjews Erzählung tödlich endet. Der progressive Ausgang im Film wird als ein gegenseitiger Anerkennungsprozess begriffen. Zuletzt wird auf die spezifische Gefährdung dieses Geschehens in der Analyse hingewiesen, die einerseits in einer spezifisch narzisstischen Faszination und sadomasochistischen Fixierung, andererseits in der Bedrohung der Wiederholung eines nicht integrierten Traumas gründet.

Literatur

Benjamin, J. (1993): Phantasie und Geschlecht. Frankfurt a. M. (Stroemfeld).

Benjamin, J. (1999 [1988]): Die Fesseln der Liebe. Franfurt a. M. (Fischer).

Cooper, J. & Maxwell, N. (Hg.) (1995): Narcissistic Wounds. London (Whurr).

Dantlegraber, J. & Herold, C. (1995): Einige Überlegungen zu unterschiedlichen Sichtweisen des psychoanalytischen und psychotherapeutischen Prozesses. In: Haas, J.-P. & Jappe, G. (Hg.): Deutungs-Optionen. Tübingen (edition diskord).

De Jonghe, F.; Rijnierse, P. & Janssen, R. (1991): Aspects of the analytic relationship. I. J. Psycho-Anal. 72, 693–707.

Freud, S. (1931): Über die weibliche Sexualität. GW XIV, S. 517–537.

Green, A. (2000 [1990]): Geheime Verrücktheit. Gießen (Psychosozial-Verlag), 2000.

Greenacre, P. (1954): The role of transference: practical considerations in relation to psychoanalytic therapy. JAPA 2, 671–684.

Grunberger, B. (1976 [1971]): Vom Narzißmus zur Heilung. Frankfurt a. M. (Suhrkamp), 1976.

Khan, M. M. R. (1990 [1983]): Erfahrungen im Möglichkeitstraum. Frankfurt a. M. (Suhrkamp).

Kierkegaard, S. (1959 [1844]): Die Angst. Reinbek bei Hamburg (Rowohlt).

Kierkegaard, S. (1962 [1949]): Die Krankheit zum Tode. Reinbek bei Hamburg (Rowohlt).

Laplanche, J. & Pontalis, J.-B. (1973): Das Vokabular der Psychoanalyse. Frankfurt a. M. (Suhrkamp).

Loewald, H. W. (1986 [1980]): Aufsätze aus den Jahren 1951–1979. Stuttgart (Klett-Cotta).

Ogden, T. H. (1985): On potential space. I. J. Psycho-Anal. 66, 129–141.

Schhulz, W. (1979): Die Dialektik von Geist und Leib bei Kierkegaard. Bemerkungen zum »Begriff Angst«. In: Theunissen, M & Greve, W. (Hg.) (1979): Materialien zur Philosophie Soeren Kierkegaards. Frankfurt a. M. (Suhrkamp), S. 347–368.

Stone, L. (1973 [1961]): Die psychoanalytische Situation. Frankfurt a. M. (Fischer).
Trimborn, W. (1993): Leidenschaft und Melancholie als psychoanalytisches Thema in »Das Jagdgewehr« von Y. Inoue. Jb. d. Psa. Bd. 30. Stuttgart/Bad Cannstatt (frommann holzboog), S. 211–232.
Trimborn, W. (1995): Die Gefahr der Heilung. Pathologische Identifizierungs- und Mentalisierungsprozesse als Grenzen therapeutischer Möglichkeiten. In: Schneider, G. & Seidler, G.H. (Hg.): Internalisierung und Strukturbildung. Oplade (Westdeutscher Verlag).
Trimborn, W. (1999): Der analytische Prozess und die Fähigkeit zur Destruktion. Zs. Psa. Theorie u. Praxis 14, 17–30.
Turgenjew, I. (1983 [1856]): Meistererzählungen. Zürich (Diogenes).
Winnicott, D.W. (1976 [1947]): Haß in der Gegenübertragung. München (Kindler).
Winnicott, D.W. (1978 [1965]): Familie und individuelle Entwicklung. München (Kindler).

10. »Ich hatte mir einen Bruder geschaffen« – Narzissmus, Körper und Geheimnisse in Grimberts autobiografischer Erzählung *Ein Geheimnis*[1]

Eine Autobiografie ist keine Fantasiegeschichte, aber auch kein Dokumentarroman, vielmehr immer eine Rekonstruktion. Grimbert beschreibt seine Kindheit mit seinen Eltern ganz aus der Perspektive als Kind und Jugendlicher. Entsprechend eines Kommentars von Susan Sonntag (2006, S. 17) zu einem Roman über Dostojewski lässt sich auch über diesen Text sagen: »Nichts ist erfunden, alles ist erfunden.«

Die Absicht meiner psychoanalytischen Interpretation zielt ausschließlich auf ein Verstehen der psychischen Entwicklung des Kindes und Jungen Philippe in diesem Roman. So werde ich mich, wie in einer klinischen Behandlung, allein auf das psychische Erleben, wie es Philippe in seiner Erinnerung darstellt, beziehen, um die darin angedeutete psychische Organisation als Folge traumatischer Umstände und die Psychodynamik der angesprochenen inneren Wendepunkte theoretisch verständlich zu machen.[2]

Familiengeheimnisse sind ein immerwährendes Thema in der Geschichte der Menschheit wie auch im Leben eines jeden Menschen. Für die Psychoanalyse ist die Geschichte von Ödipus paradigmatisch. Meist geht es nicht nur um ein Geheimnis eines traumatischen Ereignisses,

1 Überarbeitete Fassung des öffentlichen Vortrages bei der Frühjahrstagung der DPV 2008 in Hamburg. Erstveröffentlichung in: Zs. Psa. Theorie u. Praxis 25(3), 2010.

2 Grundlage meiner Interpretation ist mein klinisch-theoretisches Wissen wie auch die eigene analytische Erfahrung. Insofern kann diese Interpretation auch als eine Selbstanalyse des Referenten angesehen werden. Ausdrücklich möchte ich festhalten, dass ich nicht den Motiven Grimberts als dem »realen« Erwachsenen oder als dem Autor dieser Autobiografie nachforsche. Ebenso geht es mir nicht um eine Verifizierung lebensgeschichtlicher oder historischer Fakten.

sondern um Geheimnisse der Abstammung, um die Beziehung des elterlichen Paares und der Sexualität, um die Toten, ja diese Geheimnisse haben ihre Folgen über Generationen hinweg.

Eine Gruppe von Analytikern (Barron et al. 1991, S. 157) hat in ihrer Arbeit »Sigmund Freud: The secrets of nature and the nature of secrets« auf eine Eigentümlichkeit der Entwicklung der Psychoanalyse bei Freud aufmerksam gemacht. Zuerst suchte Freud Geheimnisse aufzudecken, wie verdrängte Ereignisse, verleugnete Wünsche und unbewusste Bedeutungen. Doch zunehmend bewegte sich sein Interesse weg von den Inhalten hin zur Erfassung des tief greifenden Einflusses der Geheimnisse auf das psychische Leben im Ganzen. Was zuvor noch ein Geheimnis oder Geheimnisse waren, wurde jetzt zu einer umfassenden, ganz eigenen Kategorie des mentalen Prozesses: nämlich dem Unbewussten, das aktiv und dynamisch ist und als Teil der Psyche topografisch zu verorten ist. Was verborgen ist, sind nun Teile der Psyche selbst, nicht länger diskrete Stücke der Geschichte, gleich ob sie äußere oder innere Ereignisse waren. Die Geheimnisse waren nun die wechselnden unbewussten Identifikationen. Diesem Gedanke werde ich bei meinen Überlegungen zu Philippes Entwicklung nachgehen.

Aus unterschiedlichen Gründen fasziniert dieses Buch und berührt einen zutiefst. Der Text lässt den Leser an einer menschlichen und historischen Tragödie unmittelbar teilhaben. Wie Ödipus ist das Kind Philippe in die dunkle Vergangenheit seiner Eltern verstrickt. Wie Ödipus begeht auch Philippe beinahe einen Mord. Doch dieser Ausbruch befreit ihn aus einem inneren Gefängnis, erst danach kann er sich den Familiengeheimnissen stellen. So geht es in Grimberts Roman nicht allein um das Aufdecken eines Geheimnisses und um einen Nachweis mittels historischer Fakten, vielmehr beschreibt er einen inneren Prozess der Aufklärung von elementarer Ungewissheit und Beschämung hin zu Wahrhaftigkeit gegenüber sich selbst als Subjekt, also um psychische Wahrheit und Identität. Die im Außen und Innen liegenden Geheimnisse sind untereinander verstrickt, wobei ein Geheimnis als Versteck für ein anderes dienen kann. Dies ist der zweite Gedanke, dem ich nachgehen möchte.

Zusammenfassung des Romans

Eines Tages begleitete das Kind Philippe seine Mutter Tania auf den Dachboden und entdeckte dort einen Spielzeughund. Er schnappte sich diesen, legte ihn aber sogleich zurück, als er ein Zusammenzucken seiner Mutter wahrnahm. In der folgenden Nacht erfand sich das Einzelkind Philippe einen Bruder, der älter, schöner und stärker war. Dagegen war Philippe mager und blass.

In den Familien seiner Eltern stieß Philippe ständig gegen eine Mauer. Es gab eigentümliche Essgewohnheiten, merkwürdige Riten, das unauslöschliche Zeichen an seinem Geschlechtsorgan, sogar am Familiennamen hatte sein Vater zwei Buchstaben amtlich auswechseln lassen. Aus Liebe zu den Eltern war Philippe entschlossen, nichts zu erfahren. Doch eines Tages nahm er den kleinen Hund mit, den er fortan Sim nannte und der sein neuer Freund wurde. Wenn er mit seinem fantasierten Bruder Streit hatte, flüchtete er sich zu Sim. Am Ende des ersten Abschnitts wird Louise erwähnt, eine Nachbarin mit einer physiotherapeutischen Praxis. Bei ihr fühlte sich Philippe aufgehoben.

Im zweiten Abschnitt beschreibt das Kind Philippe seinen Vater Maxime und seine Mutter Tania als ideales Paar und begeisterte Sportler. Maxime war Tanias Schönheit aufgefallen. Tania ist ihrerseits von dem jungen Mann bezaubert. Nach dem Krieg wünscht sich Tania ein Kind. Im Gegensatz zu dem, was sie sich erträumt haben, ist und bleibt das Kind, also Philippe, ein Kümmerling.

Im dritten Abschnitt hört der jetzt jugendliche Philippe von Louise einiges über den Krieg und die Verfolgungen und er sieht im Fernsehen schockierende Bilder aus den Konzentrationslagern; zugleich ist er von dem Anblick der nackten Frauen erregt. Dann kommt es, so Grimbert, *zum Wendepunkt in seinem Leben* (56)[3]. Als in der Schule in einem Dokumentarfilm die nackten ermordeten Leichen zu sehen sind, bringt ein Mitschüler die Klasse mit unanständigen Kommentaren und dem Ausspruch: *»Ach! Judenschweine!«* (58) zum Lachen. Zuerst lacht Philippe laut mit, dann aber stürzt er sich ohne Nachzudenken auf seinen Mitschüler und droht diesen umzubringen.

Philippe erzählte Louise, was geschehen war. Das war das Zeichen, worauf Louise gewartet hatte. Sie betrachtete es nun als ihre Pflicht, das Schweigen zu brechen. Am 15. Geburtstag erfuhr Philippe von ihr, was er immer gewusst hatte. Wie Louise war er, obwohl getauft, Jude. Und aus dem Dunkel tauchten drei Tote auf, deren Namen er zum ersten Mal

3 Wörtliche Textstellen aus Grimberts Roman (2005) sind kursiv wiedergegeben, mit der Seitenzahl aus der deutschen Originalausgabe.

hörte: Robert, Hannah und Simon. Seine Eltern waren schon einmal verheiratet, ja sie waren verschwägert gewesen. Hannah war die erste Frau seines Vaters Maxime; sie hatten einen Sohn, der Simon hieß. Seine Mutter Tania war zuerst mit Hannahs Bruder Robert verheiratet.

So weit die erste Hälfte des Buches, in der es allein um das Erleben und die Sichtweise Philippes als Kind und Jugendlichen geht. In meinen Überlegungen werde ich mich vorwiegend auf diesen Teil beziehen.

Im Weiteren rekonstruiert Philippe nach den Berichten von Louise die Geschichte seines Elternpaares. Schon am Tag seiner Hochzeit mit Hannah ist Maxime von der Schönheit seiner Schwägerin Tania gebannt. Bald nach der Hochzeit und der Geburt Simons wird Frankreich von Deutschland überfallen. Im letzten Augenblick organisieren sie die Flucht aus Paris. Die Männer überqueren mithilfe eines Fluchthelfers zuerst die Demarkationslinie. Für Hannah aber, die mit Louise und den Schwägerinnen folgen soll, bricht zuvor die Welt zusammen. Nachdem bei einer Razzia ihre Eltern abtransportiert waren, erfährt sie, dass Tania zu den Männern gestoßen war. Ihre Überzeugung, damit Maxime an Tania verloren zu haben, ist überwältigend. Nur mit letzter Kraft können die anderen Frauen Hannah zum Mitkommen bewegen. Als unerwartet Offiziere ihre Ausweise prüfen, sehen Louise und Esther, wie Hannah in ihrer Tasche kramt, ihre Papiere betrachtet, einen Ausweis gut sichtbar auf den Tisch legt, bevor sie einen anderen aus der Tasche holt, mit dem sie ihre wahre Identität preisgibt. Sie wird zusammen mit ihrem Sohn abgeführt. Gegenüber Maxime verschweigen die Frauen, was wirklich geschehen war, und sprechen von einer Unbedachtheit Hannahs.

Danach folgt die ausführliche Schilderung über den Fortgang der schweren, weil so schuldbeladenen Liebe seiner Eltern, zumal nach dem Krieg die Ungewissheit über das Schicksal von Hannah und Simon fortbesteht. Im letzten Abschnitt erfahren wir, dass Philippe als Erwachsener in den Archiven zum Holocaust die Namen von Hannah und Simon findet und sein Wissen um deren Tod seinen Eltern mitteilt.

Einleitende Bemerkungen

Bevor ich zu meinen Überlegungen komme, will ich einige Punkte benennen, die mir beim ersten Lesen und Nachdenken aufgefallen waren:

Die Abschnitte, in denen Philippe seine Eltern beschreibt, sind zeitlos im Präsens gehalten und wirken daher, gleich einem Traum, als unmittelbare Gegenwart. Es sind Bilder, die den Leser, wie in einem Film, an die Stelle des beobachtenden Ichs des Jungen Philippe positionieren. Auf diese Weise tauchen wir als Leser nahe in das imaginäre Geschehen ein. Der Autor und Analytiker Grimbert nimmt an keiner Stelle eine Metaebene ein, er verwendet keine psychoanalytischen Konstrukte. Das ist eine Stärke des Buches.

Mit dem dritten Kapitel erfolgt durch das Reden mit Louise ein Perspektivenwechsel weg von der Wiedergabe eines inneren, fantastischen und leidenschaftlichen Erlebens hin zur rekonstruktiven Erzählung. Und gegen Ende des Buches geht es dem nun erwachsenen Philippe, der jetzt der Autor und Analytiker Grimbert ist, um die Verifizierung der Geschehnisse mittels der Archive über den Holocaust. Daraus resultiert im Text ein Bruch, der in seiner Nüchternheit gegenüber den Bildern erschreckend ist. Aus einem traumähnlichen Erleben wird plötzlich ein objektiver Befund.

Im ganzen Roman finden sich keine Dialoge. Nur zweimal findet sich im Text die Wiedergabe einer wörtlichen Rede, zuerst der rassistische Kommentar seines Mitschülers: *»Ach! Judenschweine!«* (58) und später Hannahs Aussage gegenüber den deutschen Offizieren: *»Das ist mein Sohn«* (109). Am Ende des Buches befreit der inzwischen erwachsene Philippe seinen Vater von der quälenden Ungewissheit über das Schicksal seiner ersten Frau Hannah und seines Sohnes Simon. Kurz davor entlastet er seinen Vater wegen dessen Selbstvorwürfen über den Tod seines Hundes Echo in indirekter Rede: *»Ich hörte mich sagen, daß er recht habe, daß er dafür verantwortlich sei, aber nur dafür«* (141).

Es ist nicht zu bestreiten: Philippes Bruder-Phantasma hat einen historisch realen Kern. Die Aufdeckung des Dramas seiner Eltern hin zu einer kohärenten Erzählung durch den intersubjektiven Austausch mit Louise gab dem Jungen Philippe eine Identität von Bindung und Differenz zu seinem Vater. Doch greift die Vorstellung zu kurz, es gehe in erster Linie um die Aufdeckung eines Geheimnisses. Vielmehr beschreibt der Text in der ersten Hälfte des Buches die Verwicklung und innere Fixierung Philippes an seine Elternimagines und die Befreiung aus seiner Isolation und inneren Spaltung. So lautet meine These, die ich im Weiteren begründen werde: Erst der emotionale Ausbruch nach dem Anblick der Bilder und die damit verbundene strukturelle Änderung in der Ökonomie seiner Psyche gaben Louise das Zeichen, das Familiengeheimnis gegenüber Philippe zu lüften.

Sicherlich, die Geschehnisse um Hannah und Simon sind zutiefst erschreckend. Beim Lesen des Textes erfahren wir selbst eine emotionale Überwältigung. Traumata üben eine verstörende Macht aus und brechen intrusiv in den inneren Lebenskontext ein, ohne vermittelt werden zu können. Doch zu diesem Trauma führte eine komplexe Vorgeschichte. Dass Hannah mit ihrem Sohn in einem KZ ermordet wurde, war die Folge einer zufälligen Kreuzung zweier Stränge – der Geschichte der mörderischen Verfolgung jüdischer Mitbürger durch das Hitler-Deutschland und der narzisstischen wie auch autodestruktiven Geschichte von Maxime, Hannah und Tania. Aufgrund dieser historischen Verschränkung fand eine Verschiebung des inneren Dramas der beteiligten Personen auf eine Tragödie des 20. Jahrhunderts statt, was zu einer Verwechslung von Ursache und Wirkung hinsichtlich der Psychodynamik dieser Geschichte führen kann. Denn die dramatische Verwicklung zwischen Maxime, Hannah und Tania hätte ebenso mit einem tödlichen Autounfall Hannahs enden können. Daher ist als Zentrum der Psychodynamik des jungen Philippe der Narzissmus seiner Eltern anzusehen, der zu dem, wie es im Text heißt, *selbstmörderischen Verhalten* (115, 141) Hannahs führte.

Ich komme nun zu meinen Überlegungen zur Psychodynamik des Geschehens. Zuerst werde ich das Phantasma des Bruders als innere Spaltung hin zu einer statischen Urszene darstellen. Zweitens werde ich dem Narzissmus des idealen Elternpaares nachspüren. Danach werde ich ausführlich die Psychodynamik des inneren Wendepunktes in der Entwicklung Philippes betrachten. Abschließend folgt ein kurzer Blick auf die Frauen im Roman.

Das Phantasma eines Bruders und die Spaltung in eine innere Urszene

Am Ende des dritten Kapitels, also nach dem aggressiven Ausbruch gegen seinen Mitschüler, und nachdem Philippe durch Louise von Hannah und Simon gehört hatte, macht Philippe eine Aussage, die in seiner unbewussten Vieldeutigkeit von signifikanter Bedeutung ist. Dort heißt es: *Zweifellos hätte ich weiter mein Bett mit dem geteilt, der mir seine Stärke bewies, ohne zu ahnen, daß ich in Wirklichkeit mit Simon rang, meine Beine um seine schlang, meinen Atem in seinen mischte und immer als Verlierer endete. Woher hätte ich auch wissen sollen, daß man gegen einen Toten nie gewinnen kann* (69).

Dieser Satz zeichnet das Bild einer Urszene, eines geschlechtlichen Akts. Philippe hat in seinem phantasmatischen Erleben das Bett mit einem starken Anderen geteilt, seine Beine um ihn geschlungen, beider Atem hat sich vermischt. Der Andere ist stark, er ist der Schwache. So stellt sich die Frage nach den darin unbenannten, aber implizit anwesenden Personen bzw. unbewussten Identifikationen. Steht der starke Bruder nicht vor allem für seinen starken Vater? Die Beschreibungen des idealen Bruders sind geradezu identisch mit dem Bild des idealen Vaters: *Ich hatte mir einen siegreichen Bruder ausgesucht. Niemand konnte ihn übertreffen, er gewann in allen Disziplinen, während ich meinem Vater meine Schwäche zeigte […]* (16). Sein Vater ist *ein As im Ringen, er legt […] seine Gegner auf die Matte* (32).

Mit wem teilt Philippe das Bett: Mit seinem Vater? Dem fantasierten Bruder? Wer sind die Toten? Ist es Phillippe, der gegen Simon nicht gewinnen kann? Oder ist es nicht auch Tania vereint mit Phillippe, die gegen die tote Hannah vereint mit Simon und Robert, ihren toten ersten Mann, nicht gewinnen kann? Oder aber ist Maxime hinter all seiner Stärke und Omnipotenz der Tote? Schließlich hat er nie das Grab seiner früh verstorbenen Mutter Caroline auf dem jüdischen Friedhof besucht. *Er hatte seine Toten immer bei sich* (136), schreibt Grimbert gegen Ende des Buches.

So stehen wir vor einem Rätsel: Das Rätsel ist das Paar dieser Urszene und die Urszene selbst. Das Rätsel ist auch und vor allem das Unbewusste der Eltern, mit dem Philippe identifiziert ist. Es sind die rätselhaften Botschaften des Anderen, die Blicke Maximes, die eindringlich, betörend, voll irrsinnigem Begehren Tania durchdrungen haben, während der bittere Blick Maximes auf seinem Sohn Philippe stumm lastete. Ihr Unbewusstes und damit das Unbewusste Philippes waren von Anderen, von einem Phantom beherrscht. Nach Nicolas Abraham (1991, S. 696) »ist es nämlich so, daß das wiederkehrende Phantom der Existenzbeweis für etwas ist, das in einem anderen begraben liegt. »Wir wissen«, schreibt Freud in Totem und Tabu (1912–13, S. 66), »daß die Toten mächtige Herrscher sind«. Für Tania und Maxime war der Hund auf dem Dachboden eine Reliquie in einer Krypta. Eine Reliquie ist auch »das, was von dem Toten aufbewahrt wird, damit es im Namen der Realität dafür garantiere, daß er nicht wiederkehrt« (Fédida, 1972, S. 371).

Als ersten Wendepunkt im Leben Philippes lässt sich die Szene der Entdeckung des Plüschhundes verstehen, eine Szene, die in verdichteter Form die Beziehung zwischen Philippe und seiner Mutter beleuchtet. Zuerst war da der zusammenzuckende Blick seiner Mutter, bevor er nach dem Hund schnappte. Doch das Unbehagen seiner Mutter spürend, legte er ihn wieder zurück und Philippe zeigte, was bedeutsam ist, keinerlei Reaktion von Enttäuschung, keinen wütenden Protest. Aber dann lesen wir: *In der darauffolgenden Nacht preßte ich zum ersten Mal meine nasse Wange an die Brust eines Bruders. So war er in mein Leben getreten, und ich würde ihn nie mehr allein lassen* (11). *[...] Ich hatte mir einen Bruder geschaffen, hinter dem ich mich verstecken konnte, einen Bruder, dessen Last ich mit ihrem ganzen Gewicht trug* (12). Philippes Reaktion ist also von einem Rückzug ins Innere und einer inneren Spaltung mit Wendung gegen die eigene Person und hin zur Passivität gekennzeichnet (Freud 1915). Demnach darf die Erfindung eines Bruders nicht allein als der erste und unbewusste Hinweis auf seinen Halbbruder Simon verstanden werden. Philippe hat in dieser Szene nicht nur den Plüschhund entdeckt. Das Zusammenzucken und das Unbehagen im Blick seiner Mutter, als er sich ihrer im Blick zurückzuversichern suchte, müssen als eine tief greifende narzisstische Zurückweisung gesehen werden, wodurch sich Philippe aus der dyadischen Einheit verstoßen erlebte. In seinem Begehren abgelehnt, wie auch jeden Protest unterdrückend, musste er sich abrupt einem Abgrund und einem Rätsel ausgesetzt erlebt haben, einem Rätsel, das sich nicht allein auf den Hund bezog, vielmehr vor allem das rätselhafte Begehren seiner Mutter betraf. Diese Reaktion seiner Mutter wie auch deren stummes Schweigen erzeugten in Philippe eine erschreckende Beschämung und ratlose Distanz. Deswegen erfand er sich mittels einer inneren Spaltung einen starken Bruder, dem er sich zuwenden konnte und bei dem er sich ausweinte. Diese mächtige Bruderimago glich ganz seinem Sportler-Vater. Mit diesem Phantasma rettete er sein verlorenes Ideal, er aber identifizierte sich in seinem zurückgewiesenen Begehren mit der schwachen, erniedrigten, passiven Seite. Da das narzisstische Ideal jetzt identisch war mit dieser Bruder-Vater-Imago, erlebte sich Philippe in dem Wunsch nach Anerkennung diesem starken Bruder völlig ausgeliefert, ja dieses Ideal wurde für ihn zu einer verachtenden und verfolgenden Instanz. Der Rückzug ins Innere sollte die verlorene narzisstische Allmacht retten und wurde zum Gefängnis.

Sein neues Bewusstsein mit der Hinwendung zu einer Bruder-Vater-Imago konfrontierte Philippe jetzt mit einem anderen Hindernis, mit untrüglichen Zeichen: Die merkwürdigen Essensriten, das unauslöschliche Zeichen an seinem Geschlechtsorgan und die Änderungen des Familiennamens waren Hinweise einer tief greifenden Diskrepanz im sozialen Feld der weiteren Familie.[4] Denn die Verleugnung der Bedeutung dieser Zeichen, bedingt durch die stumme Verschlossenheit seines Vaters, versperrte Philippe eine ambivalenzfreie, positive Identifizierung mit diesem. Philippe stieß ständig gegen diese schmerzhafte Mauer, hinter der seine Eltern sich verschanzt hatten, aber er liebte sie zu sehr, um das Wagnis einzugehen, die Grenzen zu überschreiten: *Ich war entschlossen, nichts zu erfahren* (15). Mittels innerer Spaltung und unbewusster Identifizierungen, die sich in Philippe zu einer phantasmatischen Urszene ausgestalteten, suchte er einerseits eine Antwort auf die Rätsel nach Begehren und Lust, auf die Rätsel seines Ursprung und der Beziehung zwischen den Körpern, andererseits äußerte sich in der phantasmatischen Urszene sein narzisstisches Bestreben nach omnipotenter Kontrolle und Bemächtigung. Zugleich konnte Philippe seine basale Verunsicherung und Bedrohung auf die Bruder-Vater-Imago verschieben[5], wodurch die frühe ideale Mutterimago wiederhergestellt wurde. Daher musste er sich diesem Doppelgänger, dieser

---

4 Nach Kaës (2007, S. 475), der sich hier explizit auf Piera Aulagnier bezieht, geht es hier um einen narzisstischen Vertrag, dessen Unterzeichner die Gruppe und das Kind sind; dieser ist der Rahmen für den Identifizierungsprozess. Mit diesem narzisstischen Vertrag bekommt das Kind durch eine wechselseitige Besetzung »Gewissheit über seinen Ursprung und seinen Zugang zur Geschichtlichkeit«. Doch gerade dieser Vertrag wurde durch die verleugnenden Aktionen Maximes zerstört.

5 Jaffe (1983, S. 981) geht dem Zusammenhang zwischen negativem Ödipuskomplex und Aggressivität bei männlichen Patienten nach und bezieht sich eingehend auf die entsprechende Literatur. So wird auch die Verschiebung von Feindseligkeit und Eifersucht gegen die präödipale Mutter in den negativen Ödipuskomplex diskutiert. Dabei gehe es nach Loewald um einen Kampf zwischen Symbiose und Individuation.

Nach Bach (1971, S. 166) und anderen repräsentiert der »imaginary companion« den väterlichen Phallus, der als Unterstützung dient, sich im Kampf mit der phallischen Mutter zu konfrontieren und sich von dieser zu trennen. Weil, wie Bach schreibt, sein Patient niemals seine Trennungs- und Aktivitätskonflikte mit der Mutter gelöst habe, habe er viele diesen Konflikten innewohnenden Aggressionen auf den Vater verschoben.

starken Bruder-Vater-Gestalt, in seinen nächtlichen Onaniefantasien masochistisch unterwerfen und sich auf diese Weise dessen Macht versichern.

Familiengeheimnisse verstärken (Jacobs 1980, S. 32, sich auf Kestenberg beziehend) die libidinösen und aggressiven Fantasien und Impulse, und unvermeidlich stellt das Kind Familiengeheimnisse in einen Zusammenhang mit eigenen Geheimnissen, welche sexuelle Wünsche und masturbatorische Praktiken einschließen. So baute Philippe seine Onaniefantasien als Urszene aus, worin sich der Kampf zwischen einem schwachen Ich und einem verfolgenden Überich ausdrückte. *Je älter ich wurde, umso gespannter wurde das Verhältnis zu meinem Bruder. Ich erfand Streitigkeiten zwischen uns, ich lehnte mich gegen seine Autorität auf. […] Aus dem Beschützer war ein schrecklicher, manchmal verächtlicher Tyrann geworden. […] sein Blick ließ mich zu einem Nichts schrumpfen, er musterte meine Schwächen, hob die Bettdecke an, verkniff sich ein Lachen. Da packte mich die Wut […]. Ich streckte meine Finger in seine Augen und drückte mit aller Kraft gegen sein Gesicht, um es im Treibsand des Kopfkissens zu versenken. Er lachte, und wir wälzten uns unter der Bettdecke […]* (19f.). Und später: *Den Bauch auf die Matratze gedrückt, seinen Fuß im Nacken kapitulierte ich vor meinem Bruder. – Mich verstörte die Lust, die ich beim Gedanken an diese Niederlage empfand, und ich zog eine morbide Befriedigung daraus* (68).

Die schlagende, bestrafende Person repräsentiert in der Fantasie den ersehnten idealen Vater, eine starke männliche Gestalt, die der Erfüllung omnipotenter libidinöser und zerstörerischer Wünsche Grenzen setzen soll (Novick/Novick 2004, S. 52). Doch diese unbewusste Identifikation mit einer sadomasochistischen Urszene eignet sich nach Fairbairn (2000, S. 268f.) besonders gut für die Herstellung einer statischen inneren Situation. So blockierte die innere Fixierung an diese Spaltung und Imagines die psychische Entwicklung Philippes.

Eine abschließende Beobachtung hinsichtlich der psychischen Entwicklung ist von Bedeutung. Philippe hat später nichts davon abhalten können, den kleinen Hund mitzunehmen, den er Sim nannte; dieser wurde sein ständiger Begleiter. Wenn er mit seinem inneren »Bruder-Vater« Streit hatte, flüchtete er sich zu seinem neuen Freund: *Ich ging mit meinem Hund in der Wohnung spazieren und weigerte mich, die Verwirrung meiner Eltern zur Kenntnis zu nehmen, wenn ich ihn beim Namen rief* (19).

Solch fantasierte Begleiter – imaginary companion[6] – ermöglichen dem Kind eine erste Autonomie und das Zulassen aggressiver Impulse gegenüber mächtigen Elternfiguren. Insofern ist die Erfindung eines solchen Begleiters als eine progressive psychische Leistung anzusehen. Auch wird in der Literatur auf die Kreativität dieser Kinder hingewiesen.

Die narzisstische Spiegelung und das Einzelkind eines idealen Paares

»Um die Seele eines Dichters zu durchschauen, muß man in seinem Werk diejenigen Worte aufsuchen, die am häufigsten vorkommen. Das Wort verrät, wovon er besessen ist«, so Baudelaire (zit. nach Ludwig Marcuse 1984, S. 287). In diesem Text ist es das Wort »Blick«, dann auch der Anblick, die Augen und der Blick auf den bzw. die Körper.

Als Maxime Tania entdeckt, fegt der erste Anblick alles hinweg. Herausgefordert und verführt von ihrer Schönheit muss er sie nun verführen[7], muss sie verführt werden. So wird Tania von seiner Gestalt betört und sie erstarrt unter seinem eindringlichen Blick. Das Kind Philippe blickt geradezu gebannt auf das elterliche Paar. Es ist die Überbesetzung ihrer

6 Das Phänomen des »imaginary companion« wird in der Literatur eingehend behandelt: Bach 1971, Burlingham 1945, A. Freud 2000 [1936], Myers 1976, 1979, Nagera 1969, Sperling 1954 u. a. Nach Nagera (1969, S. 168f.) findet das Kind einen »imaginary companion« auch in Spielzeugen wie in einem Tiger, Krokodil oder einem Superman. Diese gefährlichen Tiere würden in der Therapie regelmäig auftreten, wenn das Kind seine Furcht, die seine Beziehung zu seinem Vater betrifft, auf den Therapeuten verschiebt; z. B. wenn es seine eigenen feindlichen und aggressiven Neigungen gegen den Vater auf den Therapeuten projiziere. Anna Freud (1980, S. 261f.) beschreibt, wie ihr Junge – gleich dem kleinen Hans – seine feindseligen Gefühle gegen den väterlichen Rivalen auf einen Löwen verschiebt und diesen nun in das Gegenteil, in seinen Freund verwandelt, dessen Stärke nicht mehr die Quelle von Angst war, vielmehr von Unterstützung. »Das Angsttier wird zum Freund ernannt; seine Stärke dient jetzt dem Knaben, anstatt ihn zu erschrecken.«

7 Baudrillard (1992, S. 137) verweist in seinem Buch *Von der Verführung* auf Kierkegaards »Verführer«, der besessen war von der Anmut, der natürlichen Schönheit des jungen Mädchens: »Dadurch« – so Baudrillard – »wird sie zum grausamen Spieleinsatz einer Herausforderung: sie muß verführt werden, sie muß zerstört werden, da sie es ist, die *von Natur aus mit aller Verführung begabt ist*« (Hervorhebung beim Autor). Baudrillard beschreibt hier einen narzisstischen Mechanismus, der wohl auch für Maxime zutrifft. *Tania ist die schönste Frau, die Maxime je gesehen hat* (76). Und:. *Einige Sekunden lang fixiert Maxime die Frau, deren Anblick alles hinweggefegt hat* (77). Später nimmt Hannah *das irrsinnige Begehren in seinem Blick* (89) auf Tania wahr.

durchtrainierten Körper durch den bewundernden Blick ihres Kindes, der gleichsam ihr Spiegel ist. Er verschlingt ihre glänzenden Körper mit seinen Augen. Mit den Augen Maximes sieht Philippe den vollendeten Sprung Tanias. Sein Blick wird durch den Blick seines Vaters auf die perfekte Bewegung ihres idealen Körpers gelenkt. Im Sprung vom Turm ins Wasser ist Tania ganz Körper ohne Schwerkraft. Abgelöst vom Sprungbrett ist sie nur bei sich, fern von allen anderen, sie wird niemanden erblicken, aber sie wird gesehen. Alles an ihrem Körper entspricht Maximes Wunschbild. Identität und Selbstwert gibt es für beide allein durch die körperliche Attraktivität, die sie sich in einer fusionierenden Bewunderung permanent bestätigen. So haben wir es mit einer totalen Identifikation des psychischen Ichs mit dem Körper zu tun. Der Körper wird zum narzisstischen Phallus. Die Suche nach Vollkommenheit soll alle Mängel tilgen, die Kastration auslöschen.

Philippe beobachtet seine Eltern und fühlt sich zugleich von seinem Vater verachtend wahrgenommen, wobei er die Enttäuschung in dessen Blick zugleich ignorierte. *Ich haßte meinen Körper, und meine Bewunderung für ihre Körper war grenzenlos. [...] Meine kränkliche Erscheinung geriet noch mehr in Gegensatz zur strahlenden Gesundheit meiner Eltern* (17). Philippe genoss es, im Spiegelbild seine körperlichen Mängel aufzulisten. Nach Küchenhoff (2007) ist Beachtungs- oder Beobachtungswahn das Ergebnis einer imaginären Verfangenheit, eines Übermächtigwerdens des Blicks des Anderen. »Alle Menschen mit einer Dysmorphophobie leiden unter einem ohnmächtig kleinen Selbstwertgefühl, die anderen werden als dominant erlebt, das eigene Selbst als Zielscheibe von Entwertungen und Übergriffen« (a. a. O., S. 455). Bei Sartre findet sich in seinem Werk *Das Sein und das Nichts* ein eindrucksvolles Kapitel zum Blick[8] und über das Verhältnis zum eigenen Körper, worauf ich einige Male zurückkommen werde. Wenn Sartre schreibt:

> »Ich bin vom Anderen besessen; der Blick des Anderen formt meinen Leib in seiner Nacktheit, läßt ihn entstehen, modelliert ihn, bringt ihn hervor, wie er ist, sieht ihn, wie ich ihn nie sehen werde. Der Andere besitzt ein Geheimnis: das Geheimnis dessen, was ich bin« (1976, S. 467),

8 Verweyst (2000, S. 133–196), der sich auch auf Waltz (1993) bezieht, hat dazu kritisch bemerkt, dass Sartre hier eine neurotische Konfiguration fixierend darstelle, weil dieser um des reinen Blicks willen das Sprechen ausklammere.

dann trifft Sartre genau den Blick, der ohne Ansprache, ohne symbolische Vermittlung auf Philippe lastet.

Schon früh im Roman finden sich fast nebenbei biografische Angaben zu den Eltern, die im weiteren Verlauf hinter der Dramatik des Geschehens verloren gehen. *Er* [Maxime] *war der Liebling seiner Mutter Caroline, sie starb, als er noch ein Kind war, und er gefällt sich darin ein Verführer zu sein* (32). Dieser traumatische Verlust hat wohl zu seiner machohaften Haltung beigetragen, immer auf einer rastlosen Suche nach anderen Frauen. Die Heirat mit Hannah sollte dem Einhalt gebieten. Tania war allein mit ihrer Mutter aufgewachsen, nachdem ihr Vater, ein Geiger, sie abrupt verlassen hatte. Seinem Ideal hätte sie nie entsprechen können, weswegen sie trotz ihrer Schönheit, von der sie wusste, von einem tiefen Selbstzweifel durchdrungen war.

Auf diesen frühen Verlusten, die Maxime und Tania als Kinder erlitten haben, basieren wohl tiefe narzisstische Verwundungen. Damit geht eine Blockierung ihrer psychischen Entwicklung einher. Die notwendige Trauerarbeit wurde bzw. konnte von Maxime und Tania nicht geleistet werden, vielmehr wurde die drohende Melancholie mittels eines exzessiv betriebenen Sports narzisstisch und manisch verleugnet. In ihrer gegenseitigen imaginären Spiegelung – einer omnipotenten narzisstischen Abwehr – suchten beide sich eines perfekten Körperbildes zu vergewissern. Maxime musste seine fragile Männlichkeit durch Abenteuer mit Frauen festigen, er war auf der ewigen Jagd nach der idealen Frau. Aus psychoanalytischer Sicht leugnete er mit seinem phallisch-omnipotenten Auftreten seine unbewusste Identifikation mit seiner frühen Mutter Caroline und damit deren Tod. Daher empfand er sich auch immun gegenüber den Gefahren jeglicher Diskrimierung und Verfolgung durch die Besatzer: *Nichts verrate ihn den Blicken des Feindes* (91). Maxime ignorierte die Ängste seines Vaters, zumal er sich von der jüdischen Tradition distanziert hatte.

Tania dagegen war in ihrer Weiblichkeit aufgrund ihrer ungelösten Bindung an ihre Mutter und dem Verlust eines sadistischen, wohl auch idealisierten Vaters zutiefst verunsichert. Deswegen erlebte sie sich durch den Blick Maximes betört und gebannt, sie konnte sich ihm nicht mehr entziehen, obwohl sie ihn nicht liebte. Der neue Mann mit seinem phallischen Körper verschaffte ihr eine Aufwertung.

So trugen Maxime und Tania schon jenseits des tragischen Geschehens um Hannah und Simon ihre narzisstischen Verletzungen tief eingegraben und abgekapselt in ihrer Persönlichkeit. Könnte es nicht sein, dass diese frühen Verluste und deren Abwehr den Kern der Geheimnisse dieses Paares bildeten? Laplanche sieht in dieser Konstellation eine »frühzeitige Verführung« (1988, S. 216), weil »Verdrängung und das Unbewußte beim Anderen [den Erwachsenen; W.T.] sind, bevor sie beim Kind sind« (1992, S. 489). Gerade mit dieser totalen Abwehr jedes Mangels durch die glänzenden Körper externalisierten Maxime und Tania ihr fragiles Selbstbild, ihren abgewehrten Leib – so Ettl (2006) – in Philippe, in dessen Körper, der mit der entsprechenden psychosomatischen und hypochondrischen Symptomatik reagierte. *Jede Woche ging meine Mutter mit mir zu einem dieser ihr schon vertrauten Untersuchungen […] und ich wartete auf das Urteil* (17). Was ist das für ein Zugriff der Mutter auf den Körper des Kindes. *Im Gegensatz zu dem, was sie sich erträumt haben, ist das Kind ein Kümmerling, fast wäre das Baby bei der Geburt gestorben* (45).

Die Aussage, dass Philippe bei der Geburt gerade noch überlebt hat und seine Mutter jede Woche mit ihm zum Arzt ging, verweist auf eine tiefe Verunsicherung Tanias auf der psychosomatischen Ebene. Philippe musste unbewusst den fragilen Narzissmus seiner Mutter schützen und sich diese als vollkommenes Ideal bewahren, indem er zum *Entwurf voller Mängel* (67) wurde und die Enttäuschung über seine körperliche Schmächtigkeit allein seinem Vater zuwies. So steht zu lesen: *Dank der guten Behandlung durch die Ärzte und der Liebe meiner Mutter habe ich überlebt […]. Doch sein erster Blick hat Spuren in mir hinterlassen, und den Schimmer von Bitterkeit habe ich in seinen Augen immer wieder entdeckt* (46).

Auf dem Hintergrund der narzisstischen Fusion des Elternpaares gab es für Philippe keinen eigenen Platz. Um nicht völlig ausgeschlossen zu sein, musste Philippe sich mit dem abgewehrten Unbewussten der Eltern identifizieren. Philippe wurde zum negativen Gegenbild und blieb so zutiefst mit seinen Eltern verbunden. Schon wegen des Schweigens erlebte sich das Kind Philippe von seinem durchtrainierten Vater nicht wahrgenommen, abschätzig gemustert, ja, als mickrig verachtet. Darüber hinaus war ihm eine phallische Identifizierung mit dem Vater wie auch die ödipale Rivalität versperrt. Unbewusst war Philippe eher mit einem weiblich-phallischen Bild identifiziert. Heimlich tauchte er in die Sporttrikots aus dem Geschäft seiner Eltern ein, *um nach Belieben, die Gestalt einer Turnerin, einer Basketballspielerin oder eines Langstreckenläufers vor meinen Augen entstehen zu lassen* (23). Und früher suchte er in der Schulpause *Zuflucht am Rand des Karrees, das den Mädchen vorbehalten war* (21), d.h., er lebte auf der Grenze ohne eigene sexuelle Identität.

Der negative Ödipus und der aggressive Durchbruch als Wendepunkt

Das eigentliche Geheimnis des Jungen war die psychische Fixierung seiner unbewussten Identifikationen, eine innere Spaltung in eine passiv-libidinöse Unterwerfung unter einen mächtigen Begleiter wie auch die Abwehr von Aktivität wegen der damit verbundenen archaischen Gewalt. In der Behauptung seiner passiven Position konnte Philippe die Ungetrenntheit mit dem primären Objekt, also die Einheit mit der frühen Mutter bewahren. Zwar suchte er sich mithilfe seines mächtigen Bruder-Vater-Doppelgängers davon zu befreien, doch verteidigte er zugleich mit aller Macht seine frühe Identifikation. Diesen Kampf und seine Fixierung wiederholte Phillippe in seinen nächtlichen Onaniepraktiken: *Die Tage vergingen alle unterschiedslos, und Nacht für Nacht führte ich mein Schattentheater auf. Bis zu dem Ereignis, das zum Wendepunkt in meinem Leben werden sollte* (56).

Das Ereignis war der Kampf mit seinem Mitschüler, nachdem die erschreckenden Bilder über das Geschehen in den Konzentrationslagern bei den Schülern unkontrollierte Affekte von Abwehr ausgelöst hatten. Aus einem imaginären nächtlichen Kampf wurde ein realer Kampf mit seinem Mitschüler: *Ich war nicht mehr in der Schule, sondern kämpfte mit derselben Erregung, mit der ich für gewöhnlich jede Nacht mit meinem Bruder rang, doch in Gegensatz zu ihm behielt mein Gegner nicht die Oberhand. Ich wußte, daß ich ihn umbringen würde, daß ich ihn wirklich mit dem Gesicht in den Sand drücken würde* (58f.).

Mit diesem Kampf war eine weitreichende innere psychische Umstrukturierung verbunden, die sich wie folgt beschreiben lässt:

- als Integration des dissoziierten aktiven Anteils und seines Begehrens;
- als Lösung von der Urszene, deren Teil er war;
- als Mord an einem primärnarzisstischen Phantasma.

Der Prozess der Pubertät und Adoleszenz ist als eine sekundäre Individuation (Blos 1967) zu verstehen, die auf der unbewussten Ebene immer auch die Fixierungen der frühen Kindheit berührt und transformiert. Philippe hat sich mit dem Kampf nicht allein von seinem Bruder oder der übermächtigen Vaterimago befreit. Befreit hat er sich auch aus einer geheimen, symbiotisch-omnipotenten, passiv-masochistischen Identifikation. Entscheidend waren die Heftigkeit, das Laufenlassen, das Weggetretensein, die Aufgabe jeder Kontrolle. Mit der mörderischen Attacke hatte Philippe die Urszene als Kampf um Macht und Ohnmacht agiert und diese zugleich aufgegeben. Er ist zu einem sexuellen Wesen, zu einem Mann, zu einem aktiven Subjekt geworden. Dabei hat er mit diesem aggressiven Ausbruch alle Schranken seines bisherigen dissoziierten[9] und fixierten Ichs durchbrochen. Weil Philippe mit seiner Aggression seine innere Abgeschlossenheit aufgebrochen hat, lässt sich diese Überschreitung[10] als Geburt Philippes als Subjekt im Sinne einer Trennung von seinen unbewussten Identifikationen begreifen.

Nach Bion ist diese Geburt ohne einen emotionalen Sturm, gleich einer katastrophischen Veränderung[11], nicht zu haben. Deshalb will ich aus der psychoanalytischen Perspektive nochmals der Frage nachgehen, wodurch dieser Ausbruch ausgelöst wurde und wie die damit einhergehende Veränderung verstanden werden kann. Zuerst sah Philippe im Fernsehen die nackten weiblichen Körper, die er wieder für seine nächtlichen Praktiken benutzte. Sein Vater Maxime hatte sich schnell in seinen Turnraum verzogen und ihn mit seiner Mutter allein vor dem Fernseher zurückgelassen: ein abwesender Vater. Dann wurde er in der Schule mit dem grauenhaften Anblick der Leichen im KZ konfrontiert. Der Blick des jugendlichen Philippe fiel auf eine tote Frau, die nur noch eine Puppe mit ausgerenk-

---

9 Nach der heutigen Gehirnforschung scheint der affektive Sturm für eine neurobiologische Veränderung notwendig zu sein. So kommt es durch diese Impulshandlung auch zu einer »Schaltung« (Wurmser, zit. nach Ettle, 2001, S. 144) zwischen dissoziierten Selbstzuständen, die möglicherweise mit Veränderungen der neurobiologischen Strukturen, der Verschaltung im Gehirn einhergehen, z.B. als eine Veränderung der Synapsenstruktur (Kandel) und der neuronalen Gruppen (Edelmann), als eine funktionale Verschiebung zwischen den Gehirnhemisphären (Schorre) und dem limbischen System. Der Neurobiologe Roth (2001, S. 96) meint, dass spätere Erfahrungen die Persönlichkeit – außer in der Adoleszenz – nur in geringem Maße verändern, wenn dann meist durch »emotionalen Aufruhr«. Wenn auch ein solcher neurobiologischer Nachweis mehr als interessant ist, erklärt das nicht, was psychologisch geschieht und geschehen muss, zumal es sich dabei nicht allein um ein intrapsychisches, vielmehr um ein interpersonelles Geschehen handelt.

10 Den Begriff der Überschreitung habe ich bei Bataille (1997) gefunden. Für Bataille konstituiert sich in der inneren Erfahrung der Grenzüberschreitung, einer gewaltsamen Erfahrung des Selbstverlustes – so z.B. in Initiationsriten –, gerade das »Selbstbewusstsein« in einem empathischen Sinne, wie Wiechens (1995, S. 76) in seiner guten Einführung schreibt.

11 Zur katastrophischen Veränderung bei Bion siehe dazu Grinberg et al. (1993) und Eigen (1985).

ten Gliedern war, deren obszöner Körper bei einem Stoß seine Schenkel über einem dunklen Dreieck öffneten. Diese Bilder – sie können, mit Lacans Worten, nicht mehr dem imaginären und symbolischen Register zugeordnet werden – lösten einen entsetzlichen Einbruch in seine innere Welt aus. Eben noch waren die Bilder nackter Frauen verbunden mit der geheimen Erregung seiner sadomasochistischen Urszenenfantasie. Zwar hatte Philippe mit seiner Passivität seine Begierde verleugnet und diese allein seinem mächtigen Doppelgänger zugeschrieben. Sartre hat in dem von mir schon erwähnten Text Überlegungen zur Sexualität formuliert, die uns verstehen lassen, warum Philippe möglicherweise in den Bildern seine passive Position in seinen Onaniefantasien erkannt hat und darüber zutiefst beschämt war. Sartre macht darauf aufmerksam, dass die Entblößung eines anderen Körpers gerade dann obszön ist, wenn er sich einem entdeckt, der nicht imstande ist zu begehren. Dann ist der Leib des anderen »ganz und gar zuckendes und obszönes Fleisch« (1976, S. 517). Das gemeinsame Lachen offenbarte die triebhafte Erregung Philippes, seine verleugnete Begierde wie auch seine Abscheu. Durch das Lachen entstand eine Öffentlichkeit, und Philippe wurde selbst Zeuge seines heimlichen und unheimlichen Tuns. Von Schrecken und Scham überwältigt, suchte Philippe diesen emotionalen Ausbruch und seinen Kontrollverlust ungeschehen machen, was zur Attacke gegen seinen Mitschüler führte, wohl mit dem Ziel, den früheren Zustand einer schuldfreien, einer narzisstisch-asexuellen Welt wiederherzustellen. Doch der entsetzliche Anblick der weiblichen Leiche hatte ihn mit dem radikalen Schrecken der Kastration und des Todes konfrontiert. Bis dahin beinhalteten die Bilder nackter Frauen einen sadistischen Triumph, insofern der weibliche Körper das internalisierte, aber tote Objekt repräsentierte, weil Erregung und Hass in einer statischen Urszene stillgestellt waren. Totgestellt waren die Bilder durch seine Eltern, durch deren unmögliche Trauer. Die Eltern waren durch die fixierenden Blicke *Statuen* (17), sie haben nicht gesprochen.

Die quälende Lust des sadomasochistischen Zirkels war also der unmögliche Versuch, ein geschlossenes inneres System aufzubrechen und zugleich aufrechtzuerhalten. Die mörderische Aggression richtete sich gegen die Öffnung des geschlossenen Systems. Die Erregung wie auch ein archaischer Hass sollten verborgen bleiben, wurden aber gerade in diesem überwältigenden Ausbruch spürbar, sichtbar und öffentlich. Fairbairn (2000, S. 263) betrachtet als die wichtigste sämtlicher Widerstandsquellen »die Aufrechterhaltung der inneren Welt des Patienten als geschlossenes System«, und das Ziel der psychoanalytischen Behandlung bestehe darin, »das durch die innere Welt des Patienten konstituierte geschlossene System aufzubrechen, um die Welt dem Einfluss der äußeren Realität zu öffnen«.

Auch das Paar Maxime und Tania lässt sich als ein geschlossenes narzisstisches System betrachten. Philippe hatte das Tabu und den Narzissmus seiner Eltern verinnerlicht, um auch den Hass gegen die Eltern einzudämmen, so die Wut, die aufgekommen war, als ihm der Blick Tanias verbot, nach dem Hund, der für Philippe unbewusst auch ein Symbol für seine Aggression, Oralität und Sexualität war, zu greifen und diesen an sich zu nehmen, eine Wut und Aggression, die allein dem mächtigen Bruder zukommen durfte.

War nicht diese archaische Ambivalenz auch Ursache seiner körperlichen Beschwerden? Philippe war mit dem Abgewehrten und Verdrängten, also dem Unbewussten seiner Eltern identifiziert, um deren Beziehung vor dem Zerfall in einer wechselseitigen Explosion von Erregung und Hass zu retten, vor allem aber vor Schmerz, Schuld und Trauer zu bewahren. Eine solche Externalisierung beeinträchtigt das Gefühl für den Besitz des eigenen Körpers und behindert die Integration von Körper und Selbst (Novick/Novick 2004, S. 159), ja, wird in dem Übergriff zutiefst als Missbrauch erfahren. Durch die Stummheit seiner Eltern, durch die Abwesenheit seines Vaters wurde Philippes unbewusste und inzestuöse Bindung an seine Eltern verstärkt.

In der Schule wurde dieses Schweigen durch den obszön-höhnischen Kommentar seines Nachbarn durchbrochen: *»Ach! Judenschweine!«* (58). Es war jedoch nicht der manifeste Antisemitismus, von dem sich Philippe bedroht und verletzt erlebte. Vielmehr wurde hier für Philippe ein unerträgliches Wissen ausgesprochen. Mit diesen Worten – so paradox und verrückt das scheint – wurde das Tabu des Schweigens gebrochen und seine geheime und verleugnete jüdische Identität benannt. Diese Worte waren für Philippe quasi eine Deutung und markierten einen Einbruch des Symbolischen[12] in eine imaginäre Geschlossenheit.

---

12 Das Ausruf »Judenschwein« war nicht gleich der Beginn einer Übernahme symbolischer Identifikationen und der Integration des Imaginären in eine symbolische Geschichte. Dieser Einbruch des Symbolischen benannte den Einbruch des Realen, d.h. der Bilder von Tod, Kastration und Geschlecht, und erzeugte zugleich eine Distanz zum geheimen Genießen Philippes. Waltz hat in seiner Arbeit Ethik der Welt – Ethik des Realen (2001) diesen komplexen Zusammenhang bei Lacan herausgearbeitet. Er schreibt: »Geboten ist, wie bei Lacan, der Konfrontation mit

Darüber hinaus hatte der Mitschüler unbewusst Philippes geheime Lust offengelegt: Nicht allein Jude, auch Schwein. Unerhört, was dieser Mitschüler ausgesprochen hatte. Und mit der mörderischen Attacke Philippes sollte das Schweigen wiederhergestellt werden: Töten, um sein Geheimnis, seine unmögliche inzestuöse Liebe, ungeteilt bewahren zu können? Aber mit einem Mord hätte er gerade seinen verleugneten Selbstanteil umgebracht. Doch die Attacke führte zu einer Befreiung aus seiner negativ-ödipalen Fixierung. Dieser Akt befreite ihn aus der passiv-masochistischen Unterwerfung unter einen mächtigen Bruder-Vater. Während der positive Ödipus schon in der Kindheit zu einem Abschluss komme, brauche der Jugendliche in der Pubertät – wie Blos (1984) in seiner Arbeit *Sohn und Vater* darlegt – den idealisierten Vater noch als Schutz gegen den regressiven Sog hin zur Mutter, weswegen der negative Ödipus noch lange virulent bleibe.

Jetzt ertappte Philippe seinen Vater bei einem erstaunten Blick mit einem Hauch von Genugtuung, da er sich bei einem angeblichen Streit zur Wehr gesetzt hatte. Mit diesem aggressiven Durchbruch hat Philippe sein eigenes Begehren offenbart und seinen Körper in Besitz genommen. Mit der Aneignung der Sexualität wird der Jugendliche in der Pubertät – nach Laufer und Laufer (1984) – zum Eigentümer seines eigenen Körpers. Dazu nochmals mit Sartre: »[…] die Begierde ist Zustimmung zur Begierde […]. In diesem Sinne ist die Begierde nicht nur die Entdeckung des fremden Leibes, sondern auch die Enthüllung meines eigenen Leibes« (1976, S. 497f.).

Ein weiterer, entscheidender Aspekt dieses Wendepunktes muss benannt werden: Philippe hatte in Louise einen Ort, ein Gegenüber gefunden, wo er weinen und das Geschehen zur Sprache bringen konnte. Über das Geschehen in der Schule mit seinem Durchbruch von Hass und Scham öffnete sich ihm der Weg zum Sprechen. Ihr allein konnte er alles sagen. *Ich berichtete ihr von der Filmvorführung […], von der Gliederpuppe, und schilderte ihr, wie ich sie von der Schändung reinwusch,*

dem Realen nicht auszuweichen« (S. 124). Auch Loch weist daraufhin, »daß wir die psychische Welt, die innere, private Welt über die Wahrnehmung der externen Welt aufbauen. Die externe Realität gibt uns über die Sprache mittels der Grammatik den Leitfaden an die Hand. […] Dabei ist insbesondere noch hervorzuheben, daßs ›private Erlebnisse‹ wie Schmerzen, Unlust, Widerwillen, Haß usw. sich im ›Rahmen‹ ›spontanen Ausdrucksverhaltens‹ ereignen, das öffentlichen Charakter hat« (1995, S. 122; Hervorhebung bei W.L.).

die ihr angetan worden war. Aber ich verschwieg mein Lachen (60). Damit hat Philippe indirekt auch seine Scham über seine Onaniefantasien benannt. Erst die Scham, die er Louise offenbarte, befreite Philippe aus seinem inneren, perversen Gefängnis. Die Schamsituation[13] ist eben auch ein Geständnis und eine Anerkennung, »daß ich wirklich das bin, wozu der Blick mich macht« (Waltz 1993, S. 70), zumal »der Blick des Anderen immer schon in mir ist« (Verweyst 2000, S. 183). Jetzt redete er. Dazu ein letztes Mal Sartre:

> »Das Auftauchen des Anderen als Blick mir gegenüber läßt die Sprache als Bedingung meines Seins auftauchen. [...] Der Andere ist immer da, gegenwärtig und erfahren als das, was der Sprache den Sinn verleiht. Deshalb ist dieser erste Aspekt der Sprache – insofern ich es bin, der sie um des Anderen willen benutzt – heilig« (a.a.O., S. 479f.).

Mit dem Bekenntnis hat Philippe Louise das Zeichen gegeben, über die unheimliche und geheime Geschichte seines Elternpaares sprechen zu können, sprechen zu dürfen, ja, zu sollen. Er hörte, was er immer gewusst hatte. Wie Louise war er, wie auch seine Eltern, Jude. Jetzt offenbarte ihm Louise die Wahrheit seiner Eltern, die zuerst verschwägert waren, und die grauenhafte und tragische Wahrheit um Hannah, Robert und Simon. In diesem intersubjektiven Prozess zwischen Louise und Philippe konnte dieser sich in einer symbolischen Ordnung situieren. Jetzt war es möglich geworden, die Logik seines Begehrens in die Logik des Begehrens seiner Eltern wie auch in die Logik der ihn umgebenden familiären Gruppe einzuordnen.

Das Reden mit Louise war für Philippe lebensrettend, sonst hätte dieser unheimliche Durchbruch beschämender Empfindungen und unkontrollierter Aggression angesichts erschreckender Bilder seine Psyche überfordert, denn sein eigenes psychisches Leben stand auf dem Spiel. Bisher gab es keinen Ausweg aus dem Kampf der Blicke. Die Folge wäre

13 Seidler spricht dem Schamaffekt die Bedeutung eines »Organisators« zu. Gerade weil der Schamaffekt eine Reaktion auf einen Bruch der Ganzheit ist, begreift Seidler die Scham als einen »Schnittstellen-Affekt« (1995, S. 43) zwischen »vertraut« und »fremd«, zwischen innerer Welt und äußerer Welt. Mit der Scham drücke sich ein »Vorgang der Verinnerlichung« aus, die Umwandlung des Blickes des Gegenübers zur eigenen Funktion der Selbstwahrnehmung, -bebachtung und -beurteilung im Subjekt« (S. 3). Dazu brauchte Philippe Louise.

ein umfassender Zusammenbruch in Form einer Psychose, einer psychosomatischen Erkrankung oder eines Suizids gewesen. Wie Grimbert schreibt, hat das heilende Zuhören und Reden von und mit Louise ihm den Weg zu dem Beruf als Psychoanalytiker eröffnet.

Philippe war in einer dissoziierten Weise das Negativ des Ideals der Eltern und das Negativ des idealisierten Bruders. In dem mörderischen Akt tötet er quasi sowohl die idealisierte Vater-Bruder-Imago als auch seine negativ-narzisstische und passive Imago. Es ist ein Paradox: Erst die maximale Aggression schuf eine neue innere Realität. Im Sinne der Arbeit des französischen Analytikers Leclaire (2004), *Ein Kind wird getötet*, lässt sich Philippes Attacke auch als Mord an der gemeinsamen narzisstischen Kindsimago interpretieren, die von dem Geheimnis des Bruders verdeckt und mit dem Geheimnis des Bruders zugleich aufrechterhalten und bewahrt wurde.

Das Ersatzkind – »replacement child« (Sperling 1954; Anisfeld/Richards 2000) – soll einen Verlust ungeschehen machen und das Ersatzkind fühlt sich schuldig, ja minderwertig, weil es nie dem Ideal des verlorenen Geschwisters gerecht werden kann. Ein Einzelkind kann sich unbewusst am Tod von vermeintlichen Geschwistern schuldig fühlen (Arlow 1972). So sind diese Kinder mit einem unbewussten Konflikt der Eltern befrachtet, ohne diesen Auftrag je lösen zu können, noch deren Geheimnis aufdecken zu dürfen. Zugleich erzeugt das undurchdringliche Schweigen der Eltern im Kind eine archaische Ambivalenz, die abgekapselt bleiben muss. Daraus folgt eine tiefe Einsamkeit und ein Schulderleben: eine Blockade, die in sich gärt und keinen Ausweg findet.

Insofern ist es wieder ein Paradox: Die Rede Louises, die die Existenz und den wahrscheinlichen Tod seines Halbbruders Simon und dessen Mutter aufdeckte, bestätigte nicht Philippes unbewusste Schuld, vielmehr befreite sie ihn von seiner negativen Kindsimago: *Er oder ich, diese Alternative war vergleichbar mit den nächtlichen Kämpfen Mann gegen Mann* (122), schreibt Grimbert nach den Enthüllungen. *Mein Aussehen bedeutete kein Leiden mehr für mich, ich war kräftiger geworden [...]. Dank Louise war meine Brust breiter und das Loch unter dem Solarplexus kleiner geworden, als hätte sich bisher die Wahrheit dort als Hohlraum eingegraben. Ich wußte nun, was mein Vater suchte, wenn er seine Augen starr auf den Horizont richtete, ich begriff, was meine Mutter verstummen ließ. Deswegen erdrückte mich die Last des Schweigens nicht länger, ich trug sie, sie stärkte meine Schultern«* (131).

Jetzt konnte der inzwischen erwachsene Philippe seinen Halbbruder Simon endgültig sterben lassen, indem er den Tod Simons und Hannahs über die Archive verifizierte und sein Wissen gegenüber seinem Vater aussprach.

Tania und Louise – Die Ästhetik des Imaginären und die symbolische Kastration

Für die Geschichte und die Entwicklung Philippes waren zwei Frauen von zentraler Bedeutung. Tania, seine Mutter, ist ein Geheimnis, sie ist und bleibt die unnahbarste und unheimlichste Figur. Tania war von Maxime, von seinem Körper, angezogen, aber sie empfand für Maxime *weder Achtung noch zärtliche Gefühle* (96). In einer Spiegelung und Identifikation mit seinem idealen, phallischen Körper – gleich den *Statuen* im *Louvre* (17) – suchte sie ihr narzisstisches Defizit zu tilgen. Im Gegensatz zu Maxime erlebte sie ihren ersten Mann Robert als einen von seinen Eltern abhängigen Schwächling. Doch auch sie blieb als Tochter eng an ihre Mutter gebunden.

In einer Rückblende schilderte Philippe, wie Maximes Blick am Tag seiner Hochzeit mit Hannah, gleich einem Blitz, auf Tania fiel. Immer wieder sehen wir den idealen und makellosen Körper Tanias vor uns, doch ihr Innen, das Innere der Mutter Philippes, bleibt verschlossen. Wer ist sie? Was will sie? Diese Fragen werden nicht gestellt. Stehen wir mit der Schönheit Tanias einem bzw. dem »ästhetischen Konflikt« gegenüber, der nach Meltzer (2006, S. 47) hervorgeht aus der ästhetischen Wirkung des Äußeren der »schönen« Mutter, das den Sinnen zugänglich ist, und der Rätselhaftigkeit ihres Inneren? Die Schönheit Tanias ist blendend, betörend und tödlich. Hannah *fügte sich Tanias triumphaler Schönheit* (90). Und Thérèse, die 50-jährige Tochter des Oberst, wohin alle fliehen wollten, und die auch von Maximes männlicher Kraft fasziniert war, reagierte bei der Ankunft Tanias mit neidvoller Überraschung: *Thérèse spürt einen Stich in ihrem Herzen, diese strahlende Erscheinung kündigt Unglück an, dessen ist sie sich gewiß* (112). Und: Als sie *die Blicke entdeckt, versteht sie alles. Eine Wolke, die vorüberzieht, hat soeben die Nachmittagssonne verdeckt* (113). War es diese Wolke, diese schwarze Sonne hinter dem gleißenden Bild von idealer Schönheit, die das Kind Philippe schon früh infiziert hatte? *Mit der Ankündigung meiner Existenz erlebt Tania voller Glück, wie sich ihr*

Bauch rundet, aber mit der Entbindung werden die Dinge schwieriger. Es ist von Zangengeburt, von Kaiserschnitt die Rede [...]. Im Gegensatz zu dem, was sie sich erträumt haben, ist das Kind ein Kümmerling, fast wäre es bei der Geburt gestorben (45f.). Hier ergibt sich für mich der Verdacht auf eine frühe, vielleicht postpartale Depression Tanias, die Spuren hinterlassen hat, und nicht allein der erste Blick seines Vaters mit dem Schimmer von Bitterkeit. Welches Introjekt, welcher Fremdkörper verbirgt sich in der Dysmorphophobie des Jungen Philippe, wenn seine Mutter jede Woche mit ihm zu ärztlichen Untersuchungen ging? Denn, obwohl Tania weiß, dass sie schön ist, *können weder Komplimente noch die vielsagenden Blicke der Passanten ihr genügend Sicherheit gebe«* (36). Es ist dann kaum vorstellbar, dass Tania als Mutter eine gute narzisstische Besetzung und Spiegelung zur Verfügung stellen konnte. Im Text findet sich keine einzige Stelle, wo spürbar wird, dass Tania innerlich mit Philippe in einem lebendigen, emotionalen Austausch gewesen sein könnte.

Dagegen findet sich zu Hannah eine einfühlsame Bemerkung. Später, ein Foto von ihr betrachtend, denkt Philippe: *Arme Hanna, klarer Blick und Augen absoluten Vertrauens* (102). Solch warme Worte habe ich in dem Text gegenüber Tania, seiner Mutter, nicht gefunden. Vollkommenheit schließt emotionale Regungen aus.

Louise jedoch ist eine lebendige Person, die den Schmerz und Mangel kennt. Sie hat einen Klumpfuß und als sie Philippe von einem verkrüppelten Mädchen erzählte, das verspottet wurde, konnte er sich darin erkennen. Philippe verstand, dass Louise ihr Aussehen hasste. Während die Beschreibung der Eltern als ideales Paar immer im Präsens gehalten ist und Tania als ein gegenwärtiges und wunderschönes, aber unveränderliches Bild erscheint – ein imaginärer Zauber –, geht es im Kontakt mit Louise um ein Hören, ein Sprechen und Reflektieren. Louise, die ihre Vergangenheit und jüdische Herkunft nie verleugnete, sie, die elende, hinkende Jüdin, kann nicht manisch agieren. Louise spricht. Die Textstellen mit Louise sind konsequenterweise in der Vergangenheit geschrieben. Der symbolische Diskurs schafft eine Distanz zu der imaginären Verzauberung und Besessenheit, in die Philippe mit seinen Eltern verfangen war. Doch durch das Sprechen mit Louise konnte er die Gespenster benennen: *Ich wurde ein Mann* (132).

Louise war für Philippe ein guter Container. Das Bild seiner Mutter Tania jedoch bleibt bei Philippe Grimbert unberührt, es wird nicht hinterfragt. Tania ist und bleibt die Frau, die vom Blick Maximes gebannt war und die bei ihrem Sprung ins Wasser vollkommene Figuren in die Luft zeichnet, *bevor sie gestreckt ins Wasser eintaucht, das sich ohne einen Spritzer über sie schließt* (37). Die Bilder beider Frauen erfuhren keine Veränderung. Da die triumphale und unnahbare Schönheit, dort die immer zuhörende, allein lebende und hinkende Nachbarin.

Abschliessende Bemerkungen

Einen Gedanken von Kristeva aufgreifend will ich die Vermutung äußern, dass Grimbert die geheimnisvolle Schönheit Tanias in der Ästhetik seiner Autobiografie aufgefangen und bewahrt hat. Kristeva begreift das ästhetische Schreiben, auch als »Vergebung« (2007, S. 222), sofern dies eine Erfahrung ist, »die sich mit der Verworfenheit identifiziert, um sie zu durchqueren, sie zu benennen, zu verzehren«, dann ist diese Erfahrung »ein Element der seelischen Wiedergeburt« (a. a. O., S. 198).[14] – Vielleicht ist das eine zu positive Wendung.

In meinen Überlegungen war es mir allein um die Entwicklung Philippes als Kind und Jugendlicher gegangen. Immer bleiben Fragen offen, so der Hinweis Grimberts auf den Tod seiner Eltern – Maxime hat sich mit der durch eine Hirnblutung gelähmten Tania vom Balkon gestürzt – oder die Namensänderung, die er nicht, wie beabsichtigt, rückgängig gemacht hat. Zwar hat Grimbert gegenüber seinem Vater sein Wissen um Hannah und Simon und deren Tod offenbart, doch sein Wissen von dem selbstzerstörerischen Verhalten Hannahs hat er für sich behalten: wieder ein Geheimnis.

Eine Schweizer Kollegin, die mich dankenswerterweise auf das Buch aufmerksam gemacht hat, hat mir Grimberts Äußerung mitgeteilt, wonach Louise die einzig fiktive Figur in seinem Roman sei. So lässt sich vermuten, dass er in Louise verschiedene gute Objekte verdichtet dargestellt hat, die ihn im Laufe seines Lebens begleitet haben und damit für ihn von Bedeutung waren. Dazu zählt wohl auch seine Analyse, vielleicht seine Analytikerin. Zuletzt bedanke ich mich bei Grimbert für dieses eindrucksvolle Buch.

---

14 »Literarisches Schaffen ist jenes Abenteuer von Körper und Zeichen, das Zeugnis ablegt vom Affekt: von der Traurigkeit als Zeichen der Trennung und Beginn der Dimension des Symbols; von der Freude als Zeichen des Triumphes, der mich in die Welt des Artefakts und des Symbols eingeführt, die ich so weit wie möglich mit meinen Erfahrungen der Wirklichkeit in Übereinstimmung zu bringen versuchte« (Kristeva 2007, S. 30).

Zusammenfassung

Grimbert beschreibt in seinem Buch, wie er sich – als das Kind und der Junge Philippe – in seiner psychischen Not und Einsamkeit einen Bruder erfunden hat. Im Verlauf einer dramatischen inneren Entwicklung stößt Philippe dabei auf das Geheimnis der Existenz seines jüdischen Halbbruders Simon, der mit seiner Mutter in einem KZ umgebracht worden war.

Hier wurde die innere Entwicklung des Jungen psychoanalytisch batrachtet und der Vielschichtigkeit der bewussten und unbewussten Geheimnisse des sich narzisstisch spiegelnden Elternpaares nachgegangen. Die Erfindung eines Bruders kann als eine identifikatorische Spaltung Philippes interpretiert werden, wodurch der Junge sich in ein unbewusstes Urszenen-Phantasma verwickelt. Ein mörderischer Kampf Philippes mit einem Mitschüler bildet einen dramatischen Wendepunkt, in dessen Folge sich die Spaltung löst und Philippe bereit ist, sich mit der Hilfe einer benachbarten Freundin der Familie dem Immer-schon-Gewussten zu stellen.

Literatur

Abraham, N. (1991 [1978]): Aufzeichnungen über das Phantom. Psyche – Z Psychoanal 45(8), 691–698.

Anisfeld, L. & Richards, D.R. (2000): The replacemant child. Psychoanal. Study Child 55, 301–316.

Arlow, J.A. (1972): The only child. Psa. Q. 41, 507–523.

Bach, S. (1971): Notes on Some imaginary Companions. Psychoanal. Study Child 26, 159–171.

Barron, J.W.; Beaumont, R.; Goldsmith, G.N.; Good, M.I.; Pyles, R.L.; Rizutto, A. & Smith, H.F. (1991): Sigmund Freud: the secrets of nature and the nature of secrets. Int. R. Psychoanal 18, 143–163.

Bataille, G. (1997 [1970]). Die psychologische Struktur des Faschismus. Die Souveränität. München (Matthes & Seitz), S. 45–86.

Baudrillard, J. (1992 [1979]): Von der Verführung. München (Matthes & Seitz).

Blos, P. (1967): The second individuation process of adolescence. Psychoanal. Study Child 22, 145–164.

Blos, P. (1984): Son and father. J Am Psychoanal Ass 32, 301–324.

Burlingham, D. (1945): The fantasy of having a twin. Psychoanal. Study Child 1, 205–210.

Eigen, M. (1985): Toward Bion's starting point: between catastrophe and faith. Int J Psychoanal 66, 321–330.

Ettl, T. (2001): Das bulimische Syndrom. Tübingen (edition diskord).

Fairbairn, W. R. D. (2000 [1992]): Das Selbst und die inneren Objektbeziehungen. Gießen (Psychosozial-Verlag).

Fédida, P. (1972 [1970]): Die Reliquie und die Trauerarbeit. In: Pontalis, J.-B. (Hg.): Objekte des Fetischismus. Frankfurt a. M. (Suhrkamp), S. 371–379.

Freud, A. (1980 [1936]): Das Ich und die Abwehrmechnismen. In: Schriften. Bd. I/B. München (Kindler).

Freud, S. (1915c): Triebe und Triebschicksale. GW X, S. 210–232.

Freud, S. (1912–13a): Totem und Tabu. GW IX.

Grimbert, P. (2005 [2004]): Ein Geheimnis. Frankfurt a. M. (Suhrkamp).

Grinberg, L.; Sor, D. & Tabak DeBianchedi, E. (1993 [1973]): W. R. Bion: Eine Einführung. Jb. d. Psa. Beiheft 17. Stuttgart (frommann-holzboog).

Jacobs, T. J. (1980): Secrets, alliances and family fictions: some psychoanalytic oberservations. JAPA 28, 21–42.

Jaffe, D. S. (1983). Some relations between the negative oedipus complex and aggression in the male. JAPA 31, 957–984.

Kaës, R. (2007): Intersubjektivität: eine Basis des psychischen Lebens. Fundstellen im Denken von Piera Aulagnier. Zs. psa. Theorie und Praxis 22, 462–493.

Kristeva, J. (2007 [1987]): Schwarze Sonne. Depression und Melancholie. Frankfurt a. M. (Brandes & Apsel).

Küchenhoff, J. (2007): Sehen und Gesehenwerden: Identität und Beziehung im Blick. Z Psychoanal 61(5), 445–462.

Leclaire, S. (2004 [1975]): Ein Kind wird getötet. Wien (Turia + Kant).

Laplanche, J. (1988): Die allgemeine Verführungstheorie und andere Aufsätze. Tübingen (edition diskord).

Laplanche, J. (1992): Deutung zwischen Determinismus und Hermeneutik. Psyche – Z Psychoanal 46(6), 467–498.

Laufer, M. & Laufer, M. E. (1984): Adolescence and developmental Breakdown. New Haven/London (Yale University Press).

Loch, W. (1995): Psychische Realität – Materielle Realität. Genese – Differenzierung – Synthese. Jb. d. Psa. Bd. 34. Stuttgart (frommann-holzboog), S. 103–141.

Marcuse, L. (1984 [1962]): Obszön. Zürich (Diogenes).

Meltzer, D. & Williams, M. H. (2006 [1988]) Die Wahrnehmung der Schönheit. Der ästhetische Konflikt in Entwicklung und Kunst. Tübingen (edition diskord).

Myers, W. A. (1976). Imaginary companions, fantasy twins, mirror dreams and depersonalisation. Psa. Quart 45, 503–524.

Myers, W. A. (1979): Imaginary companions in childhood and adult creativitiy. Psa. Q. 48, 292–307.

Nagera, H. (1969): The imaginary companion – Its significance for ego development and conflict solution. Psychoanal. Study Child 24, 165–196.

Novick, J. & Novick, K. K. (2004 [1996]): Symmetrie der Angst. Gießen (Psychosozial-Verlag), 2004.

Roth, G. (2001): Es, Ich und Über-Ich aus der Sicht der Neurowissenschaften. In: Kupsch, W. (Hg.): Was ist aus dem Überich geworden? Tagungsband der Deutschen Psychoanalytischen Vereinigung in Freiburg, S. 83–98.

Sartre, J.-P. (1976 [1943]): Das Sein und das Nichts. Hamburg (Rowohlt).

Seidler, G. H. (1995): Der Blick des Anderen. Eine Analyse der Scham. Stuttgart (Verlag Internationale Psychoanalyse).

Sonntag, S. (2006): Vorwort zu Zypkin, L.: Ein Sommer in Baden Baden. Ulm (Berlin Verlag).

Sperling, O.E. (1954): An imaginary companion, representing a prestage of superego. Psychoanal. Study Child 9, 2523–258.

Verweyst, M. (2000): Das Begehren der Anerkennung. Subjekttheoretische Positionen bei Heidegger, Sartre, Freud und Lacan. Frankfurt a. M. (Campus).

Waltz, M. (1995): Ordnung der Namen. Die Entstehung der Moderne: Rousseau, Proust, Sartre. Frankfurt a. M. (Fischer).

Waltz, M. (2001): Ethik der Welt – Ethik des Realen. In: Gondek, H.-D.; Hofmann, R. & Lohmann, H.-M. (Hg.): Jacques Lacan – Wege zu seinem Werk. Stuttgart (Klett-Cotta), S. 97–129.

Wiechens, P. (1995): Bataille zur Einführung. Hamburg (Junius).

III Klinische Behandlungen und Fragestellungen

11. »Ich bin nicht da« – Die Psychoanalyse einer Patientin mit Morbus Crohn[1]

»Denn ein Selbst ist das, wonach in der Welt am wenigsten gefragt wird, und ist das, was das Allergefährlichste ist, wenn man sich merken läßt, daß man es hat. Die größte Gefahr, die, sich zu verlieren, kann in der Welt so ruhig vor sich gehen, als wäre es nichts.

So ist es in den Augen der Welt gefährlich zu wagen, und warum? Weil man dann verlieren kann. Aber dies, nicht zu wagen, ist klug. Und doch, indem man nicht wagt, kann man gerade so entsetzlich leicht verlieren, was man doch, durch das Wagen, wie viel man auch verloren hätte, schwerlich verlöre ... sich selbst.«

S. Kierkegaard: Die Krankheit zum Tode

»Als der Arzt mir sagte, dass ich eine chronische Erkrankung habe, wusste ich: Das ist die Summe meines Lebens. Als er mir die Diagnose Morbus Crohn[2] mitteilte, war ich zum ersten Mal ich.«

Diese aufrüttelnden Sätze entstammen dem Erstgespräch mit einer 26-jährigen Frau, in dem sie um eine psychoanalytische Behandlung nachsuchte. Sie war dem Tod gerade entronnen. Jetzt wollte und musste sie es wagen, selbst zu leben. Sie ließ mich ahnen, dass ihr Wunsch nach

1 Die Arbeit wurde 1996 an der Nervenklinik der Universität Tübingen und 1999 an der Universität Hamburg Eppendorf anlässlich der Forschungskonferenz zu analytischen Langzeittherapien vorgetragen.

2 Morbus Crohn oder Ileitis terminalis ist eine entzündliche Erkrankung unbekannter Ursache, die vor allem das untere Ileum – den unteren Dünndarm – befällt, meist mit chronischem oder rezidivierendem Verlauf. Neben den durch die körperlichen Veränderungen bedingten Beschwerden (krampfartige Bauchschmerzen, häufige Stühle, Schwäche) sind von Anfang an viele »psychiatrische Nebenerscheinungen« bei den Patienten mit dieser Erkrankung aufgefallen.

einer Analyse nicht allein ihrem Leiden, sondern auch einem überraschend tiefen Selbstverständnis und einer leidenschaftlichen und mutigen Suche entsprang.

Während Frau L. an einem Referat über den Faschismus arbeitete, wurde sie wegen einer unklaren Baucherkrankung als Notfall in einem Krankenhaus aufgenommen und sofort operiert. Ein Darmverschluss bedrohte sie tödlich und 40 cm Darm mussten reseziert werden. Die Abwehr und Abspaltung ihres Leidens ging so weit, dass Frau L. wegen ihrer Schmerzen und ihres anhaltenden Durchfalls zuvor nie einen Arzt aufgesucht hatte. Zwei Jahre später starb ihr Vater bei einem Arbeitsunfall. Frau L. stellte einen Zusammenhang zwischen seinem Tod und ihrer Krankheit her, weil ihre Erkrankung das System des Vaters zum Einsturz gebracht habe. Nachdem sie immer wieder wegen exazerbierender Darmsymptomatik stationär behandelt werden musste und sich in den letzten drei Jahren nur noch mit Astronautenkost ernähren konnte, wurde sie an eine psychosomatische Klinik überwiesen. Dort war ihr schließlich zu einer psychoanalytischen Behandlung geraten worden.

Mit der Darstellung des Behandlungsverlaufes soll die enge Verflechtung der psychischen Problematik mit der körperlichen Erkrankung aufzeigt werden. Darüber hinaus wird in diesem Bericht dargestellt, wie die Patientin in dieser spezifischen Behandlung, d.h. in einer hochfrequenten, also 4-stündigen Langzeitanalyse mit insgesamt 920 Stunden und einer Dauer von 5 1/2 Jahren, Zugang zu ihrer abgewehrten inneren psychischen Welt bekam. Insbesondere wird der Zusammenhang zwischen dem Selbsterleben der Patientin im psychoanalytischen Prozess und den Veränderungen der psychischen, somatischen und psychosozialen Symptomatik aufgezeigt werden.

In den folgenden ersten drei Kapiteln wird neben der Anamnese den medizinischen Befunden, die mir die Internistin, die die Patientin medizinisch betreute, nach Abschluss der Analyse hat zukommen lassen und der Vorgeschichte samt der Begründung für eine hochfrequente Behandlung im Rahmen der Krankenkassenrichtlinien auch die Auseinandersetzung mit dem Gutachter wiedergegeben. Diese gebe ich hier wieder, weil die Auseinandersetzung um die Eigenfinanzierung mit der Patientin ein entscheidender Wendepunkt in der Analyse war.

Erstgespräche und biografische Daten

Als Grund ihres Kommens nannte Frau L. ihre zunehmende Einsamkeit – seit vier Jahren war es ihr unmöglich, die Universität zu betreten und zuletzt hatte sie nur noch Kontakt zu wenigen Mitpatienten – und die Angst vor einem erneuten Crohnschub. »Ich habe immer schon unter Essstörungen gelitten«, sagte sie. Dazu waren zunehmend Durchfälle und Schmerzen aufgetreten. Außerdem klagte Frau L. über eine extreme Zerstreutheit und Schusseligkeit. Inzwischen sei sie sechzehnmal umgezogen.

> »Mit 18 Jahren war es mir so schlecht gegangen, dass ich fest überzeugt war zu sterben. Ich hatte eine sehr problematische Beziehung, die ich abrupt beendete, als ich spürte, dass ich mich selbst ruiniere. Mein Freund wollte mich dazu bringen, ihn zu erschießen, und er hat mich fast so weit gebracht. Von seinen früheren Freundinnen hat sich eine umgebracht, eine andere hat einen Selbstmordversuch hinter sich.«[3]

Wie schon erwähnt, musste Frau L.wegen eines bis dahin nicht bekannten M. Crohn notfallmäßig operiert werden. Da sei sie am tiefsten Punkt gewesen, sie habe nicht mehr leben wollen. Nach vier weiteren stationären Behandlungen, einer einjährigen Gesprächstherapie und dem tödlichen Unfall des Vaters kam sie für einige Monate in eine psychosomatische Klinik. Diesen Aufenthalt bezeichnete Frau L. als Wende in ihrem Leben.

> »Zum ersten Mal habe ich erlebt, dass ich auch Gefühle haben darf. Ich funktioniere nur als Marionette. Ständig fühle ich mich unter Zwang, wohin ich auch schaue. Wo meine Eltern sind, kann ich nicht existieren. Entweder leben die oder ich, da gibt es keine friedliche Koexistenz. Ich kann gut als Automat funktionieren; ich habe mich zurückgezogen und tot gestellt.«

3 Der Bericht ist anonymisiert. Die wiedergegebenen Zitate der Patientin sind meinen ausführlichen Stundenprotokollen entnommen. Insofern sind die Zitate keine wortwörtliche Wiedergabe ihrer Rede. Ich habe aber die wörtliche Rede gewählt, um den Text lesbarer zu gestalten.

Die hier angedeutete Problematik und Symptomatik wurden erst nach dem Beginn der Behandlung in ihrem wahren Ausmaß erkennbar.

Ihren Vater, ein leitender Angestellter, beschrieb Frau L. ausführlich als sadistischen Verfolger, für den kein Gesetz gegolten habe. Den Unfall ihres Vaters begriff sie als einen Suizid. Schon in den ersten Gesprächen war ich beeindruckt von ihrer psychologischen Sichtweise und Argumentation.

> »Mein Vater war ein ausgesprochener Kirchen- und Kommunistenhasser. Nach dem Ausbruch meiner Erkrankung war er einmal in die Kirche gegangen und hat ganz überraschend die – damalige – UDSSR bereist. Jede eigene Schwäche hat er aufs Äußerste verleugnet. Andere jedoch verfolgte er gnadenlos, wenn er Schwächen bei ihnen wahrnahm. Kurz vor seinem Tod hat er aber gegenüber einem Mitarbeiter von seiner Sorge über meine Erkrankung gesprochen.«

Frau L. begriff diese unerwarteten Verhaltensänderungen ihres Vaters als Ausdruck einer tiefen Erschütterung und des Zusammenbruchs seines Systems. Hier fügte sie hinzu, dass ihre Eltern sie erst Wochen nach der Operation im Krankenhaus besucht hätten.

Über ihre Mutter sprach Frau L. nur kurz und in den ersten Jahren der Analyse so gut wie gar nicht. Frau L. erlebte sie als eine Person ohne jede Struktur.

> »Meine Mutter ist nie da, sie ist ein Schatten und vergiftet alles. Ich habe von meiner Mutter nichts bekommen und ihr nichts geben können. Meine Mutter hat mich auf Rat eines Kinderarztes zweimal beinahe verhungern lassen, weil ich als Baby keine feste Nahrung zu mir genommen haben soll. – Meine Mutter kann nicht die kleinste Differenz zulassen. Zwischen mir und meiner der Mutter besteht eine Unverträglichkeit. Ich bin nur noch Reflex auf meine Mutter.«

Die Eltern waren aus einem Ostblockland in die BRD gekommen. Zuvor hatte Frau L. mit ihren Eltern während des ersten Lebensjahres bei ihrer Oma gelebt, zu der sie auch noch später einen guten Kontakt hatte. Frau L. meinte: »Meine Eltern haben einen Babyschock erlitten. Deshalb wollten die kein weiteres Kind. – Mein Vater hat seinen Bruder nachkommen lassen, um ihn jedoch dann nur zu schikanieren, zu entmenschlichen und auszustoßen.« Die schizophrene Erkrankung des Onkels begriff Frau L. als hilflose Antwort gegenüber dem dominierenden und gängelnden Verhalten ihres Vaters. – Der letzte Umzug ihrer Eltern zu Beginn ihrer Pubertät wurde und blieb für Frau L. ein katastrophaler Bruch in ihrem Leben.

Medizinische Befunde

Die Diagnose des erstbehandelnden Krankenhauses lautete: »Schwerste Ileitis terminalis (M. Crohn); drohender Ileuszustand.« Therapie: »Ileocoecalresektion mit terminolateraler Ileocoecotomie.« Dauer: drei Wochen.

Wiederaufnahme vier Tage nach der Entlassung in der Universitätsklinik. Anamnese und Aufnahmebefund: »[...] Die histologische Aufarbeitung des Resektates aus Dünn- und Dickdarm ergab eine schwere Ileitis terminalis, wobei im Gesunden reseziert worden war. [...] Die erneute stationäre Aufnahme erfolgte, da die Patientin seit der Entlassung wieder über wässrige breiige Stühle verbunden mit Tenesmen klagte.« – Verlauf: »Zwar zeigte der Aktivitätsindex nach Best mit einer Punktzahl von 170 einen grenzwertigen pathologischen Befund für einen akuten Schub einer Ileitis terminalis. [...] Vielmehr konnten die Durchfälle auch als chologene Diarrhoe bei Ileumresektion aufgefasst werden.« Dauer: vier Wochen.

Wiederaufnahme 14 Tage nach der Entlassung: »Akuter Schub eines M. Crohn [...]. Verdacht auf medikamenten-toxische Hepatitis.« – Zusammenfassung: »[...] Jetzt kam sie unter dem deutlichen Bild eines akuten Schubs eines M. Crohn mit deutlich tastbaren Konglumerattumor im re. Unterbauch und 2 bis 4 wässrigen Durchfällen/Tag. [...] Wir haben uns zu einer Schubbehandlung mit Cortison entschlossen, weil unverändert ein Aktivitätsindex des M. Crohn von 278 bestand.« Dauer: zwei Monate. Entlassung unter Dauer-Steroid-Medikation.

Wiederaufnahme sechs Monate nach der Entlassung: »Ein erneuter Schub ließ sich [...] nicht verifizieren. [...] der Aktivitätsindex war zwar mit 226 Punkten signifikant erhöht, jedoch war diese Erhöhung lediglich auf die Angabe von abdominellen Beschwerden zurückzuführen [...]. Bei der auffälligen psychischen Struktur der Patientin sowie den übrigen unauffälligen Untersuchungsbefunden lag der Verdacht auf ein zusätzliches Colon irritabile nahe. Daraufhin wurde zusätzlich Spasmolytika eingesetzt. Hierunter kam es zu einer vollständigen Beschwerdefreiheit in den letzten beiden Tagen vor der Entlassung.« Therapie: »Urbason 1x8 mg, Buscopan Supp. 3x1; Maalox 3x2 Beutel. 4 Flaschen Fresubin tägl.« Dauer: zwei Wochen.

Ein Jahr später Wiederaufnahme und Behandlung in einer Psychosomatischen Klinik. Diagnose: »Morbus Crohn bei Zustand nach Dünndarmresektion und anschließender, fast vollständiger, Fresubin-Ernährung. Neurotische Entwicklung bei Borderline-Persönlichkeit.« Aus dem Entlassungsschreiben: »Zusammenfassend entsteht der Eindruck einer unter massivem Druck sich befindlichen, zu einer zwischenmenschlichen Beziehung kaum fähigen jungen Frau, die abgeschottet in einer gespenstig-roboterhaften Welt lebt, von der Leere und Suizidalität gut spürbar wird. Hier kann man die Aussage der Patientin für sich stehen lassen: ›In meiner Familie hassen alle alle, ich bin das letzte Glied, ich kann den Hass nicht mehr weiter auf ein Kind abwälzen.‹ – […] Abschließend möchten wir noch zur weiteren Behandlung der Patientin Stellung nehmen. Eine Wiederholungsbehandlung in unserer oder einer vergleichbaren Klinik erscheint uns auch in absehbarer Zeit, nach einem Minimalintervall von ca. 10–24 Monaten denkbar und durchaus sinnvoll zu sein, da bei der doch auch im Psychischen schwerstkranken Patientin eine Dauerinvalidisierung bevorzustehen scheint.« Dauer: vier Monate.

Aus einem Schreiben der Frau L. behandelnden Internistin zwei Jahre nach Analysebeginn an die Unfallversicherung: »Wie Ihnen vielleicht bekannt ist, wollen und können die behandelnden Psychotherapeuten sich zu solchen Fragestellungen (Prognose und Dauer) nicht festlegen, da dadurch das therapeutische Konzept gestört wird. Für mich als nicht psychiatrisch tätige Ärztin der Patientin gelten diese Einschränkungen nicht. Ich darf Ihnen mitteilen, dass sich die bisher durchgeführte Psychotherapie auf den Gesundheitszustand der Patientin und vor allem ihre Leistungsfähigkeit günstig auszuwirken beginnt. Frau L. ist mittlerweile in der Lage, stundenweise zu arbeiten, wodurch sich – falls diese Situation anhält – auch ihre finanzielle Situation etwas entschärfen wird. Es scheint absehbar, dass sie selbst in zunehmendem Maße die Behandlungskosten anteilig erbringen kann.« Drei Jahre nach Analysebeginn schrieb die Ärztin: »Diese sehr erfreuliche persönliche Entwicklung meiner Patientin kann aus ärztlicher Sicht ohne Zweifel als Erfolg der bisher durchgeführten Psychoanalyse gewertet werden.«

Antrag an die Krankenkasse und Stellungnahmen des Gutachters

Die schriftliche Begründung zur Indikation einer Behandlung mit vier Stunden pro Woche im Liegen, die zu Beginn der Behandlung im Rahmen des Antragsverfahrens zur Kostenübernahme durch die Krankenkasse an den Gutachter gegangen war, wird an dieser Stelle dargestellt. Weil es darüber zu einer Kontroverse mit dem Gutachter der Krankenkasse kam und weil inzwischen die hochfrequente Langzeitanalyse von vielen Seiten als obsolet angesehen wird, ist es notwendig und unumgänglich, dass diese Auseinandersetzung – wenn auch gekürzt und mit geringen stilistischen Änderungen – wiedergegeben wird.

Unter dem Punkt »Psychischer Befund« heißt es in der Begründung zum Antrag durch den Referenten: »Die Patientin weiß um den Ernst ihrer Lage und um ihre Konflikte bzw. Störung. Sie weiß auch, dass sie bis zur Operation jede Hilfe abgelehnt hatte. Die Diagnose ›Chronische Erkrankung‹ war für sie beinahe eine Erlösung, da etwas Unbestimmtes benannt worden war, wodurch ihr so etwas wie eine Identität gegeben worden war. ›Ich wusste: das ist die Summe meines Lebens.‹ – [...] Erstaunlich war auch im Erstgespräch, wie schnell sie die somatische Symptomebene verließ und auf ihre Ängste [...], ihre pathologischen Beziehungen, ihre Eltern und ihr Selbsterleben zu sprechen kam. Sie wusste um ihre weitreichende Störung: doch sie könne nicht mehr verdrängen; das koste zuviel Kraft. Dann bliebe ihr aber nur noch der Rückzug. In der Isolierung ist sie jedoch ganz ihren inneren Ängsten ausgeliefert; da bleibt dann nur noch die Regression auf die somatische Ebene. – Dazu sagt sie, dass sie jetzt, im Gegensatz zu der Zeit vor der Operation, leben wolle; doch brauche sie Hilfe, eine Beziehung und feste Termine.«

Zur Psychodynamik: »Die jetzige Symptomatik begann während der ersten Studiensemester, wo sie schnell eine hochpathologische Beziehung eingegangen war. Während des Examens kam es zu einer akuten Exazerbation. Sowohl das Abitur als auch das Examen scheinen Auslösersituationen gewesen zu sein. Hier ergibt sich schon der Hinweis auf eine Störung im Bereich der Separations- und Individuationsentwicklung. Im Rahmen einer Krisenintervention bei einer Kollegin wagte sie es zum ersten Mal, eine Fahrt nach Hause zu ihrer Mutter abzulehnen, und erlebte diesen Schritt als Befreiung. Doch nun drohte ihr das innere Problem der Leere und der Verfolgung.

Offensichtlich war da auch kein Vater, der es ihr als ein nicht kontaminierter Dritter erlaubt hätte, den gesunden Narzissmus auf ihn zu projizieren und es ihr so ermöglicht hätte, zu einer Abgrenzung vom Primärobjekt (Integration der analen Phase), zu einer Triangulierung und Bewältigung der ödipalen Konflikte zu gelangen.

Damit ist sie unlösbaren depressiven Ängsten ausgeliefert, die sie nur durch Anpassung (›Marionette sein‹) bewältigen kann. Mit diesem pathologischen Lösungsversuch geht eine narzisstische Identitätsstörung einher: Sie erlebe sich als schlecht und zu klein, wenn sie sich im Spiegel betrachte. Sie müsse anders sein, um existieren zu können; doch dann sei sie nicht zu ertragen, die anderen würden sie nicht aushalten.«

Diagnose: »Psychosomatose auf dem Boden einer narzisstisch-depressiven Störung.«

Behandlungsplan: »Bei der Patientin ist eine langfristige psychoanalytische Behandlung vorgesehen. Nur in einem sicheren Raum, in dem die Objekte nicht zu früh als abgegrenzte erscheinen, wird es der Patientin möglich sein, selbst zu existieren. Nur mithilfe dieses gesicherten Raumes kann es ihr gelingen, Abhängigkeit zuzulassen und damit die Isolierung und den Rückzug zu überwinden. Erst in diesem gesicherten Raum und durch die Etablierung eines nicht kontaminierten Dritten wird sie sich vom Primärobjekt trennen können. Erst auf diesem Boden wird sie die Integration ihrer emotional-triebhaften Seite vollziehen können, ohne dies als narzisstische Katastrophe (Pat.: ›Nur einer von uns kann leben‹) erleben zu müssen.« Auf dem Formular war die Behandlungsfrequenz mit vier Stunden pro Woche angegeben.

Zum Erstantrag schrieb der Gutachter: »Es handelt sich um eine Erkrankung nach 2.1.2 der Richtlinien. Somit liegt Leistungspflicht der Kasse vor. Die Prognose ist nicht sicher zu stellen, die Therapie aber ärztlich indiziert. In diesem Therapieabschnitt sollte u.a. die Frage geklärt werde, wie der weitere Therapieplan aussehen soll im Hinblick auf die Kassenrichtlinien, damit es nicht im Laufe des Gutachterverfahrens zu unvorhergesehenen Schwierigkeiten kommt.«

Zum Zweitantrag nach 80 Stunden schickte der Gutachter zusätzlich einen Brief an den Referenten, worin es heißt: »Ich verkenne keineswegs, dass dies ein schwerer Fall ist – und dass sich bereits viel getan hat. Dennoch bin ich der Meinung, wir sollten uns über das Prozedere jetzt einigen, damit es nicht – wie so oft – dann im Verlauf Ärger gibt. Ich bat an sich schon in der ersten Stellungnahme darum, verbindlich zu klären, wie sie innerhalb der Kassengrenzen behandeln wollen. Ich nehme ja an, dass sie hier eine lange rite Analyse planen, die über 300 Sitzungen hinausgeht. Sie werden wissen, dass solche Therapien nicht [›nicht‹ ist im Brief unterstrichen] im Leistungskatalog der Kasse enthalten sind. Es ist ein Irrtum, wenn manche Kollegen denken, in solchen Fällen habe die Kasse bis zur 300-Stundengrenze zu bezahlen. Dies ist aber nicht der Fall. Könnten sie sich – nachdem die Therapie doch sehr gut läuft – ein Therapieziel denken, das innerhalb von 240 Sitzungen zu erreichen sein könnte?«

Antwort des Referenten: »Erstens: Durch eine klare Strukturierung der therapeutischen Beziehung und durch die kontinuierliche Bearbeitung ihres Umganges mit der Zeit, mit Unterbrechungen innerhalb der Therapie, aber auch innerhalb ihres Umfeldes, soll ihre primitive Abwehr gegen das Erleben von Abhängigkeit und Trennung durch Regression aufgehalten werden, zumal diese regressive Flucht einer Verschärfung ihrer Konfliktthematik durch die Mobilisierung einer frühen, nicht mehr integrierbaren Ambivalenz mit sich bringt [...] Zweitens: In diesem Zusammenhang wird sie auch ihre finanzielle Situation klären müssen. Sie lebt im Wesentlichen von einer Rente, die ihr von der Versicherung [...] infolge eines Unfalls ihres Vaters gezahlt wird. Gerade die Begrenzung der Kassenleistung[4] halte ich hier für einen wichtigen Faktor, um diesen Bereich einer therapeutischen Arbeit zugänglich zu machen, da sonst infantile verleugnete Abhängigkeiten eher perpetuiert werden könnten. Drittens: [...] So wird das wichtigste Ziel der Therapie sein, dass die Pat. fähig wird, ihre Ambivalenz anzunehmen und zu integrieren, dass ein Kontakt zur Mutter, d. h. vor allem mit der inneren Repräsentanz wieder möglich ist, ohne sich überwältigt zu fühlen bzw. sich durch regressive Flucht den Konflikten zu entziehen. [...] Ich möchte nochmals feststellen, dass mir eine hochfrequente psychoanalytische Psychotherapie bei der vorliegenden Problematik und bei den Fähigkeiten dieser Patientin sinnvoll und gerechtfertigt erscheint. Zu Beginn habe ich mit ihr über

4 Bei einer hochfrequenten Langzeitbehandlung (Psychoanalyse) würde ich eine Selbstbeteiligung der Patienten ab einem bestimmten Zeitpunkt bevorzugen, da ich aus grundsätzlichen psychoanalytischen Erwägungen, aber auch aus therapeutischen Gründen eine Begrenzung für notwendig und sinnvoll erachte. Diese meine Haltung hat den Prozess eindeutig positiv beeinflusst, was sich im Verlauf der Behandlung bestätigte. Doch von einem anderen Gutachter wurde dieses Vorgehen als den Richtlinien zuwiderlaufend kritisiert, da dem Patienten aus medizinischen und therapeutischen Gründen eine Übernahme der Kosten durch die Kasse auch über die 300 Stunden zustehen würde.

die Begrenzung der Kassenleistung gesprochen, die ich selbst nicht nur respektiere, sondern auch grundsätzlich für gerechtfertigt halte.

Ich bin erstaunt, ja befremdet, wenn sie eine ›verbindliche‹ Erklärung verlangen, innerhalb der Kassengrenze zu behandeln und entsprechende Ziele verbindlich zu definieren, die innerhalb des Umfangs von 240 Stunden zu erlangen seien, zumal die Richtlinien eben auch in Einzelfällen eine Überschreitung der Grenze zulassen. Ich selbst gehe nicht davon aus, dass die Überschreitung der Kassenleistung von 240 Stunden von vornherein gerechtfertigt ist, wie sie aber auch nicht völlig ausgeschlossen werden kann. [...] Aber Therapie-Ziele verbindlich zu erklären, halte ich nicht nur für unmöglich, sondern auch unserem Anliegen und dem Anliegen des Patienten gegenüber nicht für gerechtfertigt und nicht für angemessen.«

Antwort des Gutachters: »Offenbar habe ich mich ungeschickt und für sie missverständlich ausgedrückt, denn so [›so‹ im Brief unterstrichen] war das wirklich nicht gemeint. Sie können natürlich nicht wissen, welche Probleme sich für einen Gutachter in der Regel [›in der Regel‹ im Brief unterstrichen] zu entwickeln pflegen, wenn nicht vorab verbindlich geklärt wird (darauf bezog sich mein Wort verbindlich) also, wenn nicht vorab geklärt wird, ob dem Therapeuten ein Behandlungsziel vorschwebt, das er hofft [›hofft‹ unterstrichen] innerhalb der Kassengrenzen erreichen zu können. Dass dies auch einmal heißt, es muss selbst für das enger gefasste Ziel ein Zusatzantrag gestellt werden für insgesamt 300 Sitzungen, weil sich unvorhergesehene Fakten ergeben haben, versteht sich m.M. nach von selbst. Kein Therapeut ist ein Hellseher.

Was wir aber leider immer wieder erleben – und das halte ich besonders im Hinblick auf die Pat. für sehr ungut – ist, dass zu den Kassenrichtlinien nicht Stellung genommen wird, sondern dass versucht wird, für von vorneherein als Langstreckenanalysen geplante Therapien aus der Kasse auf alle Fälle 300 Stunden herauszuholen. [...] Vielleicht verstehen Sie jetzt besser, dass ich solche Verläufe von Gutachterverfahren zu verhindern suche. Ich fürchtete, auch Sie hätten Ähnliches vor, da Sie auf meinen Hinweis [...] nicht eingegangen waren. Keineswegs erwarte ich eine so dezidierte lange Ausführung. [...].« Schließlich schreibt der Gutachter zum Antrag nach 80 Stunden: »Ein dem Fall entsprechender Therapieverlauf. Noch liegt Leistungspflicht der Kasse vor. In einem Briefwechsel konnte geklärt werden, dass seitens des Therapeuten ein Therapieziel angesteuert wird, bei dem die Hoffnung besteht, dass es innerhalb der Kassengrenzen erreicht werden kann.«

Die Stellungnahme des Gutachters zum Antrag nach 160 Stunden lautete: »Es ist ausführlich und gut begründet, weshalb in diesem besonderen Fall eine Beendigung der Therapie nach 160 Stunden nicht möglich ist. Daher liegt für einen 3. Therapieabschnitt noch eine Leistungspflicht der Kasse vor – allerdings letztmalig.« Und die Stellungnahme nach 240 Stunden: »In der Bewilligung vom [...] wurde gutachterlicherseits betont, dass die Bewilligung eines 3. Therapieabschnittes eine letztmalige [›letztmalige‹ unterstrichen] Bewilligung wäre. Die wurde von dem behandelnden Kollegen auch thematisiert. Durch äußere Ereignisse, die noch sehr fruchtbare psychodynamische Prozesse in Gang gesetzt haben, ist es zu einer Verzögerung gekommen, sodass die Leistungspflicht der Kasse bis zur Maximalgrenze von 300 Stunden vorliegt.«

Soweit die damalige Kontroverse. Unübersehbar ist und war der normative Druck in den Beurteilungen des Gutachters. Und nicht nachvollziehbar ist und war seine Haltung und Einstellung, die jede krankheits- und patientenbezogene Sichtweise vermissen ließ, obwohl er eine schwere Erkrankung und einen guten Therapieverlauf attestiert hatte.

Verlauf der Analyse

Die zentralen Themen: Hass und Nichtexistenz

In den ersten Monaten wurde ein Ausmaß der psychischen Störung von Frau L. und ihrer primitiven Abwehrmechanismen offenbar, das mich erschreckte und beunruhigte.

Sie lebte in einem Haus, das von hochpathologischen und ausgesprochen kriminellen Menschen bewohnt wurde, aber sie konnte sich von den bedrohlichen Geschehnissen im Haus innerlich nicht abgrenzen und blieb lange Zeit davon gebannt. Darüber hinaus war ihr Zimmer stark verschimmelt. Doch sie war unfähig, daran etwas zu ändern. Sie konnte ihr Geschirr nicht abwaschen, die Schränke nicht benutzen und benutzte deshalb Einmalgeschirr. Der Müll durfte nur heimlich nachts aus der Wohnung geschafft werden, da sie sich von allen Seiten beobachtet fühlte. In den letzten drei Jahren hatte sie sich nur von Kunstnahrung (Fresubin flüssig) ernährt. »Ich hänge an diesen Flaschen wie ein Alkoholiker.«

Frau L. hatte Ängste, zu zerbrechen, auszulaufen und auszubluten, wenn da überhaupt Gefühle spürbar zu werden drohten. Durch ein Prusten und Lachen musste sie immer wieder ihre Rede unterbrechen und jeder Empfindung zuvorkommen. Dieses Prusten verstärkte sich immer mehr und hielt oft als Lachkrampf über die ganze Stunde an. Diese »Lachwand« wurde zunehmend undurchdringlicher. Manchmal ließ das Prusten und niesartige Ausstoßen von Luft ein unterdrücktes Weinen erahnen, wobei sie sich mit ihrem Körper krampfartig dagegen aufbäumte. Doch plötzlich löste sich alles wieder in einem scheinbar harmlosen Lachen auf.

In ihren zahllosen Träumen ging es um Krieg und Verfolgung. Immer wieder erlebte sie sich vom Atomkrieg, von Flugzeugen und Bomben bedroht und sah sich selbst im Traum als verstrahlte Frau, die alles zu verstrahlen drohte und sich deshalb in einem Bunker einsperren musste. Sie selbst schoss mit Gewehren auf alles, was sich nur bewegte.

Thematisch stand der verfolgende und sadistische Vater im Vordergrund. Mit ihren Berichten über ihre sadomasochistischen Beziehungen füllte sie die Stunden auf. Gefühllos und empfindlungslos hatte sie die letzten Jahre in Randgruppen agierend verbracht, wobei sie sich und andere auch bewusst in Gefahr gebracht, diese aber zugleich verleugnet hatte. Zutiefst erschrocken war sie, als einer ihrer letzten Freunde in Briefen schilderte, wie er ihren geliebten Hasen langsam zu Tode gequält habe, den sie ihm während ihrer Krankenhausaufenthalte in Pflege gegeben hatte.

Zunehmend kristallisierten sich zwei Themen heraus, die für das Selbsterleben der Patientin und den Prozess der Analyse zentral waren:

Zum Ersten erlebte sie sich voller Hass. Es war ein alles umfassender Selbsthass und der Hass auf alle Menschen und damit verknüpft eine tiefe Beschämung. Gegen Ende der Analyse verglich sie sich mit der Romanfigur *Anton Reiser* von K.P. Moritz (1991 [1785–90]) und erkannte sich in ihrem früheren Selbsterleben in der Figur des Anton Reiser wieder. Deswegen möchte ich eine Stelle aus diesem Roman zitieren, die wörtlich von Frau L. stammen könnte:

> »Durch tausend unverdiente Demütigungen kann jemand am Ende so weit gebracht werden, daß er sich selbst als einen Gegenstand der allgemeinen Verachtung ansieht, und es nicht mehr wagt, die Augen vor jemanden aufzuschlagen, […]« (S. 128).

> »Es war die unverantwortliche Seelenlähmung durch das zurücksetzende Betragen seiner eigenen Eltern gegen ihn, die er von seiner Kindheit an noch nicht wieder hatte vermindern können. – Es war ihm unmöglich geworden, jemanden außer sich wie *seinesgleichen* zu betrachten [...] – daher deuchten ihm Freundschaftsbezeigungen von anderen gegen ihn immer eine Art von *Herablassung* – weil er nun *glaubte, verachtet werden zu können*, so wurde er wirklich verachtet – und ihm schien oft das schon Verachtung, was ein andrer, mit mehr Selbstgefühl, nie würde davon genommen haben. [...] Das stärkere Selbstgefühl verschlingt das schwächere unaufhaltsam in sich – *durch den Spott, durch die Verachtung, durch die Brandmarkung des Gegenstandes zum Lächerlichen.* – *Das Lächerlichwerden* ist eine Art von Vernichtung, und das *Lächerlichmachen* eine Art von Mord des Selbstgefühls, die nicht ihresgleichen hat. – Von allen außer sich *gehaßt zu werden*, ist dagegen wünschens- und begehrenswert. – Dieser allgemeine Haß würde das Selbstgefühl nicht töten, sondern es mit Trotz beseelen, wovon es auf Jahrtausende leben, und gegen diese hassende Welt Wut knirschen könnte. – Aber keinen Freund, *und nicht einmal einen Feind zu haben* – das ist die wahre Hölle, die alle Qualen der *fühlbaren Vernichtung* eines denkenden Wesens in sich faßt. – Und diese Höllenqual war es, welche Reiser empfand, sooft er sich aus Mangel am Selbstgefühl, für einen würdigen Gegenstand des Spottes und der Verachtung hielt – seine einzige Wonne war dann, wenn er für sich allein war, in lautes Hohngelächter über sich selbst auszubrechen, und das nun selber gleichsam an sich zu vollenden, was die Wesen außer ihm angefangen hatten« (S. 278; Hervorhebungen bei K.P. Moritz).

Im weiteren Verlauf wurde der enge Zusammenhang dieses Hasses gegen sich und gegen die ganze Welt sowie des Gefühls des Lächerlichgemacht-Werdens mit dem Bild des sadistischen Vaters immer deutlicher. Ihr Vater brauche einen Feind, um sich am Leben zu erhalten. So charakterisierte Frau L. ihn im weiteren Verlauf der Analyse. Mit dem Vater verband sich die lärmende Symptomatik. Doch die Verfolgung durch den Vater erlebte Frau L. auch als eine Struktur und Ansprache, wodurch sie sich ebenfalls in ihrer Leblosigkeit und dem Totsein am Leben gehalten fühlte.

Das zweite zentrale Thema der Analyse war ihre sich über Jahre wiederholende Aussage: »Ich bin nicht da.« Immer wieder betonte Frau L., dass sie nur in ihren vier Wänden existieren könne.

»Natürlich weiß ich, dass ich hier bin und funktioniere. Aber das ist es nicht. Ich bin nicht da.« Als ich ihr die Frage stellte, was das wohl bedeuten könne, dass sie sich immer einen Arm über den Kopf halte, war ihre Antwort: »Das ist ein Schutz; denn, wenn Sie mich sehen, bin ich vernichtet. Es ist eine Frage des Seins, weil ich keine Hülle, keine Haut habe. Real ist allein, dass Sie oder ich nicht da sind.«

Diese Thematik ihrer Selbstunsicherheit und Selbstverachtung war aufs Engste mit der Mutter verbunden. Die Mutter war blass, nichtexistent, eine »ferne, starre, gleichsam unbeseelte Figur«, wie Green (2004 [1983], S. 233ff.) diese Mutterimago in seiner Arbeit *Die tote Mutter* kennzeichnet. Über Jahre hinweg blieb dieses Selbsterleben in der Analyse unverändert, wie auch die Mutter durch den Vater verdeckt und geschützt blieb. Green beschreibt die »tote Mutter« als eine depressive Mutter, die für das Kind nicht mehr erreichbar war, also nicht da war. Um diesen traumatischen Zustand zu kontrollieren, muss sich das Kind mit dieser toten Mutter identifizieren und darf nicht mehr von ihr lassen. Der Zusammenhang zwischen dem Nicht-da-Sein von Frau L. und einer überwältigenden Verzweiflung wurde erst im vorletzten Jahr der Analyse in einer regressiven und äußerst schmerzlichen Behandlungsphase zugänglich.

Beide Themen ließen mich früh ahnen, dass es in der Analyse für Frau L. nicht allein um die Bearbeitung von Konflikten und um Erkenntnis oder um begrenzte Therapieziele, wie der Gutachter angemahnt hatte, gehen konnte, sondern um eine Frage ihres Seins und ihrer Existenz. Ich war überzeugt, dass der Patientin nur zu helfen sei, wenn die Analyse ihr einen Zugang zu diesen beiden zentralen Bereichen ihres Erlebens eröffnen würde, auf die insbesondere Balint und Winnicott in ihren Arbeiten hingewiesen haben.

Die Etablierung eines sicheren Rahmens

Nach Anzieu (1991, S. 23) sind wir heute »mit einer Pathologie konfrontiert, der größtenteils eine Störung zwischen Behälter und Inhalt zugrunde liegt«. Nicht mehr die Analyse des Inhalts sei vorrangig, sondern die Berücksichtigung der Hülle, die, wenn sie zerstört oder verletzt sei, vom Therapeuten erst einmal wieder aufgebaut werden müsse. Deshalb muss der Analytiker zuerst einen sicheren Rahmen anbieten. Nur dann kann der Patient seine omnipotente Abwehr aufgeben und einen Zustand echter Abhängigkeit zulassen, schreibt Winnicott (1958a,

S. 179ff.). Doch vor jedem neuen Schritt, den der Patient wagt, wird er aufs Neue den Rahmen testen und prüfen müssen, inwieweit der Analytiker für den Rahmen eintritt. Aus diesem Grunde will ich den Umgang mit Rahmenbedingungen zu Beginn der Analyse darstellen.

Auf meine Empfehlung einer analytischen Behandlung mit vier Wochenstunden im Liegen reagierte Frau L. mit paranoiden Ängsten. Als ich jedoch dabei blieb, nahm sie schnell das Angebot an und war zugleich entlastet, denn sie war erst vor wenigen Wochen wegen der Suche nach einer Analyse hierher umgezogen. Trotz der bestehenden Ängste legte sie sich schon in der folgenden Stunde auf die Couch. Aber sie hielt die Zeit ganz im Blick und beendete die Stunden um einige Minuten früher. Auf meine Interventionen, darüber nachzudenken und zu sprechen, ging sie nicht ein. Als ich jedoch einmal sagte, dass wir noch zwei Minuten Zeit hätten, kam sie am nächsten Tag mit dem neuen Gefühl, dass zwischen ihr und den anderen Menschen in der Straßenbahn noch ein Raum gewesen wäre. Bisher hatte sie sich als völlig unabgegrenzt erlebt. Es gab keine Distanz zwischen ihr und der Umgebung. Überall drohe sie anzustoßen und wie ein Blatt Papier hin- und hergeschoben zu werden. Damit stellte sich eine erste Veränderung in ihren Träumen ein. Wieder war ein Flugzeug aufgetaucht und sie sah sich vom Bombenkrieg bedroht. Doch das Flugzeug flog langsam und blieb in der Ferne.

Zunehmend erlebte sie die therapeutische Situation als kontinuierlich und stabil. Aus terminlichen Gründen konnte ich ihr erst nach einigen Monaten die vierte Stunde anbieten. Zu dem neu vereinbarten Termin erschien sie eine Stunde zu früh. Obwohl ich zufällig diese Stunde frei hatte, verwies ich sie auf die vereinbarte Zeit. Dies fiel mir jedoch ausgesprochen schwer, da ich sie wie ein verlorenes und verwirrtes Kind vor mir stehen sah, der ich damit den Boden unter den Füßen wegziehen würde. Als sie dann nach einer Stunde wieder kam, war sie völlig von dem emotionalen Aufruhr gefangen, den dieses Ereignis in ihr ausgelöst hatte. Trotz des kalten Winters war sie in ihrer Erregung auf den anliegenden Berg geflüchtet, um auf diese Weise meine Praxis so weit wie möglich wegzuschieben, sich klein zu machen und in dem winterlichen Eis einzufrieren. Auf dem Weg zurück geriet sie erneut in Panik. Sie hatte befürchtet, auf dem steilen Weg nach unten auf dem Eis auszurutschen und nicht mehr rechtzeitig zurück zu sein, weil sie sich so weit entfernt habe.

Doch diese Eingrenzung, dieser feste zeitliche Rahmen erwies sich als eine Struktur, die es ihr erlaubte, überhaupt Emotionen zuzulassen und sich den damit verbundenen inneren Ängsten zu stellen. Insbesondere ließ der Traum aus der folgenden Nacht die Bedeutung des Geschehens für den analytischen Prozess erkennen. Frau L.:

> »Ich fahre in einem Auto über einen Platz voll tiefer Schlaglöcher, der aber durch einen Zaun eingegrenzt ist. Das Auto überschlägt sich und ich fahre mit dem Auto die Wände hoch, kopfüber rauf und runter. Mir wird kotzübel, aber es passiert zu meiner Überraschung nichts Schlimmes. Selbst der Polizist bleibt ruhig und reagiert nicht mit Ekel und Rückzug, obwohl ich aus dem Autofenster auf seine Hand erbreche.«

Frau L. bezog den Traum auf die vergangene Stunde und äußerte entspannte Erleichterung über die in dem Traum sich andeutenden Möglichkeiten, Chaos und emotionalen Aufruhr zu überstehen. Den Polizisten hatte sie spontan mit mir in Verbindung gebracht.

Bis zu diesem Zeitpunkt hatte jedes sich andeutende Erleben von Gefühlen stärkste Bauchschmerzen in ihr ausgelöst und musste sofort unterdrückt werden. Doch die Angst vor einem erneuten Crohnschub blieb bestehen, ja stieg umso mehr an, je wichtiger für sie die Analyse wurde und je weniger sie dem Erleben ausweichen konnte, das in der Analyse ausgelöst worden und mit der Analyse verbunden war.

Auch an anderen Stellen des Rahmens kam es zu kritischen Zuspitzungen, die progressive Schritte freisetzten. Bei einem Vortrag hatte ich sie zu meiner Überraschung völlig übersehen, ja geradezu durch sie »hindurchgeschaut«, als sie, direkt vor mir sitzend, sich wohl mehrmals umgeschaut hatte. Als Frau L. in der Stunde zögernd und voller Zweifel davon sprach, löste dies in mir eine tiefe Beunruhigung aus. Aber auch Frau L. war verwirrt, zumal sie mich – ihren Analytiker – idealiserend wahrgenommen hatte, als ich den Saal verspätet betreten hatte. Nach dieser Freitagsstunde rief sie mich voller Verzweiflung an und bat um eine Extrastunde. Trotz meiner Unsicherheit und meiner Schuldgefühle verwies ich sie auf die nächste Stunde und sagte: »Ich sehe ihre Ungewissheit und ihre Unruhe. Ich kann ihren Wunsch nach einer Stunde verstehen. Wir müssen aber sehen, dass wir darüber in den vereinbarten Stunden sprechen und so zurecht kommen.« Meine Intervention – vor allem meine Formulierung »Wir müssen sehen …« erlebte sie wie eine Befreiung. Zuvor habe sie sich nicht vorstellen können, wie sie das überstehen würde, wenn ich ihr keine Extrastunde zur Verfügung stellen würde. Es war dann sogar möglich geworden, ihren Hass mir gegenüber zuzulassen und über diesen Hass zu sprechen, als sie mir eine Woche später erneut bei einem Vortrag begegnet war.

Der Gebrauch der Decke als Hülle

Frau L. konnte nach einem guten Jahr das Wagnis eingehen, eine über drei Monate andauernde Regression zuzulassen. In einer Stunde sprach sie voller Anspannung und Panik davon, dass die Wände über ihr einzustürzen drohten, weil sie keine Decke habe und weil es keine Decke gebe. Auf meine Intervention »Da ist aber eine Decke« reagierte sie mit Überraschung und zuerst voller Abwehr. Die Decke, die von Beginn der Analyse an zusammengefaltet neben ihr auf der Couch lag, konnte sie nicht nur nicht anfassen, sondern nicht einmal anschauen. Aber in den folgenden Stunden vermochte sie nicht mehr, sich von den Gedanken an die Decke zu lösen, von der sie sich jetzt verfolgt fühlte. Doch in einer der nächsten Stunden nahm sie die Decke und deckte sich damit zu, was sie nun über Wochen hinweg in jeder Stunde wiederholte. Schließlich hüllte sie sich bis über den Kopf ein, sodass sie ganz dahinter verschwunden war. Nach anfänglichem Prusten, das aber schnell wieder verschwand, konnte sie nun abgeschirmt von der Decke andeutungsweise andere Gefühle zulassen, ja sogar zum ersten Mal still weinen. Es war ihr möglich geworden, zum ersten Mal »da zu sein«, weil ich ja weg sei bzw. sie nicht sehe. Denn sonst würde ich sie, wie ihr Vater, vernichten. Deutlich wurde, dass sie die Decke als schützende Membran und »Haut« benutzte. Die Decke, aber auch ich waren für sie zu einer »Mutter« geworden.

Diese regressive Phase war der hoffnungsvolle Beginn eines radikalen Wandels im Selbsterleben von Frau L. Nie mehr musste sie in der Analyse aufsteigende Emotionen durch ein prustendes Lachen abwehren. Der Hass auf sich und die Welt war nicht mehr allumfassend und absolut, vielmehr konnte Frau L. zulassen, andere Menschen anzuschauen und angeschaut zu werden. Die Stunden beendete sie nie mehr vorzeitig und sie konnte es ertragen, dass nun ich das Stundenende anzeigte. Jetzt konnte sie den für sie ungeheuren Schritt wagen, nach vier Jahren ausschließlicher Ernährung mit Astronautenkost normale Kost – wenn auch selten und in kleinsten Portionen – zu sich zu nehmen und in der Anwesenheit von anderen zu essen. Bisher hatte sie sich immer wieder von einem erneuten Ausbruch eines Crohnschubs existenziell bedroht erlebt, weswegen sie bis dahin jede emotionale Regung sofort wieder auslöschen musste.

Es waren Winnicotts Schriften zur Frage der für manche Patienten notwendigen Regression, die mir hier weitergeholfen hatten, nicht zuletzt seine Bemerkung: In solchen Phasen der Regression »*ist* die Couch der Analytiker, die Kissen *sind* Brüste, der Analytiker *ist* die Mutter [...]« (1958a, S. 193, 1958b; Hervorhebung bei D.W.). Volkan (1990) spricht von einer »fokalisierten psychotischen Übertragung«, die relativ früh in einem analytischen Prozess auftauchen und unter Schwankungen Monate dauern kann. Nach Greenacre (1969, S. 144–164) wird die natürliche Fortentwicklung der Behandlung daran sichtbar, dass der Patient ein Übergangsphänomen oder eine Brücke zwischen der Mutter/dem Analytiker und der Außenwelt entwickelt, eine neue Brücke für eine gesunde Entwicklung Es entwickelt sich an diesem Punkt – so Volkan (1990, S. 102) – »ein ›neues‹ Übertragungsobjekt – eines, das mit der Übertragung zusammenhängt, potentiell eine neue Brücke zur Realität werden kann und das eine neue Realitätsprüfung und strukturelle Veränderung herbeiführen wird«.

Inzwischen waren die 300 Stunden, die von der Kasse übernommen worden waren, aufgebraucht. Mithilfe der die Patientin betreuenden Internistin übernahm für die nächste Zeit die betriebliche Unfallversicherung die Kosten. Hinsichtlich der Auseinandersetzung mit dem Gutachter um das Therapieziel muss ich an dieser Stelle eine Bemerkung einfügen. Da die Patientin inzwischen erste Kontakte mit ihrer Umwelt aufgenommen hatte und nun seit über zehn krankheitsbedingt beurlaubten Semestern begonnen hatte, die ersten Seminare und Vorlesungen an der Universität aufzusuchen, aber ohne sich an der hiesigen Universität eingeschrieben zu haben, schließlich auch eine erfolgreiche Prüfung abgelegt hatte, waren neben den oben beschriebenen Veränderungen auch deutliche Verbesserungen im psychosozialen Feld nachzuweisen. Doch Frau L. wies mich ausdrücklich darauf hin, dass diese äußeren Veränderungen nicht das Wesentliche seien, und warnte mich, ahnend, dass noch ein schwieriger Weg vor uns stand. Ein Abbruch bzw. eine Beendigung der Analyse zu diesem Zeitpunkt wäre weder der zugrunde liegenden Störung noch dem Anliegen der Patientin gerecht geworden. Erst weit jenseits der 300-Stunden-Grenze wurden die entscheidenden Problembereiche zugänglich und damit der Weg zu grundlegenden Veränderungen eröffnet.

»Ich muss meinen Vater umbringen« – Onaniefantasien gegen das Wahrnehmen von Trauer und Sexualität

Die äußeren »Pistolengeschichten« – so bezeichnete sie einmal ihre dramatischen Beziehungsgeschichten, über die sie so lange gesprochen hatte – hatten dazu gedient, mich zu erschrecken und sich aus der Analyse herauszuhalten. Nun änderten sich die Inhalte und die Übertragungssituation. Sie erlebte sich von mir wie von ihrem Vater verwirrt und bedroht; andererseits suchte sie mich immer wieder in eine Konfusion zu treiben. Zugleich war ich aber auch ein neues Objekt – also anders als ihr Vater –, das ihr erlaubte, einen Zugang zu den gefährlichen und als tödlich erlebten Gefühlen zu bekommen. Die projektive Identifikation wurde lange Zeit und immer wieder ausbeuterisch als Abwehr gegen genuine Gefühle benutzt. Sie provozierte Zustände von Verwirrung und Konfusion als Abwehr gegen das Wahrnehmen von Abhängigkeit und Trennung, einer unerträglichen kindlichen Identität. Wegen dieser Neigung zur Konfusion lässt sich dieser schwierige Abschnitt nur bruchstückhaft wiedergeben. Ein Eindruck über das Klima und die auftauchende Thematik während dieses langen Abschnittes lässt sich am besten mit den Worten der Patienten vermitteln:

> »Gestern habe ich mich nicht verabschiedet, weil ich wütend gewesen war, weil alles, was ich glaube, dass es richtig ist, falsch ist. – Sie meinen wohl, dass ich nichts tue und mich anstelle, dass ich Angst habe, was zu tun; das ist schon richtig; doch nicht. – Ich habe nur Hass auf sie, auf mich. Ich könnte schon was tun. Aber alles, was ich sage, ist falsch. Ich muss etwas nicht richtig sagen; alles, was ich tue und sage, muss falsch sein, damit ich ich sein kann, damit ich zu einem Gefühl, zu mir selbst kommen kann und Hass haben kann.«

Als sie nach der Urlaubspause meinen leicht veränderten Bart als einen weißen Bart wahrnahm, geriet sie in einen Zustand von Panik. Immer wieder wollte sie von mir eine Bestätigung, wie nun mein Bart aussehe, weil sie nicht mehr hinschauen könne. Alles drohte sich aufzulösen. Vor den Ferien habe sie geträumt, dass ein Kind im Auto allein zurückgelassen werde und in der Hitze verdurste. Und sie fährt fort:

> »Gefühle sind Gift, wenn ich darüber rede, werden Sie zu meinem Todfeind. Ich werde verrückt, wenn ich was sage. Da ist ein Zensor. Aber

wenn ich nichts sage, wird der Druck immer größer. Ich habe das Gefühl verrückt zu sein wie mein schizophrener Onkel. – Ich habe Angst, dass die Beziehung hier ähnlich wird wie die mit meinem Vater und dass ich mich ruinieren möchte, damit Sie sich freuen. Ich muss alles Negative übernehmen, damit es Ihnen gut geht, nur so geht es mir gut. Ich muss mit Ihrem Unbewussten identisch werden und eins sein, nur so kann ich existieren. – Ich und Sie müssen hier mein Vater werden. Doch ich habe Angst, dann dem System nicht mehr entrinnen zu können. Ich habe Angst verrückt zu werden, Sie verrückt zu machen. Mir ist es verboten, zu sein.«

Diese Ausschnitte zeigen deutlich, wie sehr die Patientin das Bild des verfolgenden Vaters brauchte, um sich daran festzuhalten. Der Traum von dem verdurstenden Kind lässt das Ausmaß der Bedrohung der durch die Ferien spürbar werdenden Abhängigkeit und Trennung erkennen. Solche schmerzlichen Gefühle mussten unter allen Umständen abgetötet werden. Doch resultieren daraus psychische Löcher, die immer mit etwas aufgefüllt werden müssen, was dann zum Verfolger wird. Dazu bemerkt Green (2004, S. 243):

»Diese Position, die das Kind – aus der Unmöglichkeit heraus, die destruktive Aggressivität aufgrund der Verwundbarkeit der mütterlichen Imago nach außen zu leiten – dazu treiben könnte, sich aufzugeben und zu sterben, zwingt es schließlich einen Verantwortlichen – und sei es einen Sündenbock – für die ›schwarze‹ Stimmung der Mutter zu finden. Dazu ist der Vater ausersehen.«

Ich möchte die Patientin nochmals selbst sprechen lassen:

»Warum kann ich nicht da sein, wo der Schrank doch einfach da ist. Gefühle wie Lust und Freude machen mir Angst, weil diese ein Todesurteil sind und mich vernichten. – Hier verschwindet alles in einem schwarzen Loch: dann sind Sie, das Haus weg, alles ist weg. – Zu Hause liege ich stundenlang im Bett, zupfe mir die Haare aus und onaniere.«

Sie deutete Fantasien an, über die sie aber lange Zeit nicht sprechen konnte. »Ich habe Angst, wenn ich rede, dass die Fantasien zerstört werden. Oder ich muss mich zerstören, umbringen.« Wieder ist da

> »die Angst, verrückt zu werden, mich verrückt zu machen. – Alles andere sind Randphänomene. – Alles Negative ist auf mich gerichtet. Mein Vater hat alles Negative auf die anderen projiziert, auch meine Mutter. – Sie sind nicht da. Ich bin Himmler und Goebbels. – Hier bin ich eine Salzsäule, nur aus Stein. Ich habe Angst vor dem Leben, denn das ist die Katastrophe. Ich bin Täter und Opfer, immer beides.«

Immer wieder suchte sie mich in ihre Konfusion hineinzuziehen. So fragte sie mich insistierend: »Waren Sie gestern in der Bibliothek? Ich habe nicht an dem Tisch vorbeigehen können, an dem Sie gesessen haben.« Mehrere Stunden hält sie sich damit auf:

> »Ich weiß nicht, ob Sie da an dem Tisch waren oder nicht. Ich kann nicht weitermachen, wenn Sie mir das nicht sagen. Ich kann nicht in der Bibliothek sein, wenn Sie das waren. Ich kann auch nicht hinschauen, das geht nicht, weil es gefährlich ist: Das wäre mein Tod. Ich sehe nichts.«

Sie bedrängt mich, ihr zu sagen, ob ich nun der Mann in der Bibliothek gewesen sei. Ich frage sie: »Geht es nicht darum, ob sie es wagen können, ihrer eigenen Wahrnehmung zu trauen?« Frau L. kommt in der nächsten Stunde auf meine Intervention zurück und sagt: »Es war wichtig, dass Sie gesagt haben, warum ich nicht meiner Wahrnehmung vertraue. Ich sehe sonst immer alles mit den Augen der anderen.« In einer folgenden Stunde spricht sie mich mit meinem Namen an, womit sie eine Mauer durchbricht und weint: »Mein Vater hat eine Aura gehabt, weswegen ich ihn nicht ansprechen konnte; das hätte ihm Angst gemacht.«

Sie wünscht sich in dieser Zeit eine fünfte Analysestunde in der Woche. Denn dann müsse sie aus dem Bett raus. Sonst liege sie stundenlang tagsüber im Bett, onaniere bis zur Erschöpfung. Dann brauche sie auch nichts zu essen. Das Fresubin – ihre Kunstnahrung – und die Fantasien, gedemütigt und geschlagen zu werden, seien der Ersatz für das Leben gewesen.

Sie kam nun wieder auf die Zeit ihres Zusammenbruchs zu sprechen, als sie an ihrer Seminararbeit mit dem Thema »Das Menschenbild im Faschismus« arbeitete. Sie habe sich für die Manipulationstechniken der Nazis interessiert, wie diese die Wirklichkeit verdreht hätten. Zutiefst betroffen entdeckte sie einen Zusammenhang zwischen dem Sadismus, dem totalen Machtanspruch und dem Menschenbild ihres Vaters mit dem der Nazis; ja, dass sie selbst solche Züge in sich trage. Goebbels Ausspruch, er sei das scharfe Instrument Hitlers gewesen, übertrug sie auf sich: »Ich sollte das scharfe Instrument meines Vaters sein.« Mit ihrer Arbeit habe sie ein Tabu zu Hause angerührt, habe ihre Eltern widerlegen wollen, sich rächen und sie provozieren wollen.

Hier entdeckte sie, wie sehr ihr Vater, wie die Nazis, jede Schwäche bei sich und ihr ablehnt habe.

> »Mein Vater hat wohl Angst gehabt, wahnsinnig zu werden; er hat diese Angst auf andere projiziert. Er muss große Angst gehabt haben und hat deswegen immer Krieg geführt. Ich durfte nie weinen, weil ihn dies nur zu weiteren Ausbrüchen provoziert hat. Er hat mich auf den blanken Hintern geschlagen.«

Frau L. konnte sehen, wie sehr ihr Vater sie damit erregt hatte, so wie sie sich jetzt mit den Fantasien erregte. Da war nur Demütigung. Es war der gleiche Vater, der dick und fett zu Hause nur in der Unterhose herumlief, sich immer in die Hose griff, während die Mutter alles übersah.

Frau L. war voller Rache und stand vor der unlösbaren Frage, ob sie sich je von dieser Schande und diesen Demütigungen befreien könne. Deshalb müsse und werde sie die Täter umbringen, ihren Vater und den analen Vergewaltiger eines Jungens, der sich von einer rechtsradikalen Gruppe lösen wollte und sich nach der Vergewaltigung nur noch umbringen konnte. Sie müsse und werde diesen Mann durch die ganze Welt verfolgen und umbringen. Voll ohnmächtiger Wut und verzweifelter Erschöpfung kam sie zu dem resignierenden Schluss: »Auch das nützt nichts, denn das ist nie so schlimm wie die Demütigungen, die Eltern Kindern antun und angetan haben.«

Ein Traum lässt den signifikanten Einschnitt im Prozess deutlich werden:

> »Da ist eine Kellertür. Ich frage mich, ob ich diese Tür meiner Mutter zeigen soll. Eine Frau soll in einen Steinsarg zurück, doch sie geht nicht mehr zurück. Hinter der neutralen Tür geschieht etwas Schreckliches. Ich denke an Menschenversuche. Im Traum bekomme ich zwei Kinder.«

In der Analyse waren in den letzten Wochen die Erlebensbereiche Sexualität und Traurigkeit aufgetaucht. Diese beiden Gefühle seien die Kinder im Traum. Es waren aber noch die Gefühle ihrer Eltern, die sie übernommen hatte. Doch sie musste diese wie ihre Eltern verdrängen, da die Eltern sonst durch ihre Gefühle bedroht gewesen wären. Sie habe den so entstandenen leeren Platz mit den Fantasien ausgefüllt, damit aber die Traurigkeit verdrängt.

Frau L.: »Ich kann keine Geräusche machen. Das Grundgefühl ist: Ein Säugling drückt sich schreiend aus. Aber ich darf das nicht. Weil das gefährlich ist, muss ich immer vortäuschen, mich daneben benehmen, anders sein.«

> »Wenn ich mich ärgere, geht die Trauer weg. Das ist unser Familienrezept. Deshalb versuche ich immer wieder, Sie dahin zu bringen, dass Sie sich über mich ärgern. – Doch gestern hatte ich die Idee, dass es gut sein muss, auf jemanden zuzugehen und zu weinen.«

Für kurze Zeit fing sie an zu lachen und prusten. Dann fuhr sie fort:

> »Wenn man weint, dann ist das, als wenn man einen Abgrund öffnet, eine Luke, und der andere fällt hinein; dann ändert sich die Ebene der Kommunikation und das ist unanständig. Doch zum Weinen gehören zwei: einer, der weint und ein anderer, der zuhört. Das eine Kind im Traum ist Traurigkeit; das andere Sexualität; es ist tot, erstickt; ich habe was rausgezerrt, doch es ist tot, entwischt, wie ein Fisch.«

Im Traum wird auch die Konfusion zwischen sadistischen Vorstellungen und der sich andeutenden Fantasie einer Urszene sichtbar. Hinter der Tür geht es um Menschenversuche. Die Kinder – Sexualität und Traurigkeit – stellen das reifere Elternpaar dar, das jedoch von ihren Eltern bekämpft wurde.

Als es ihr schließlich gelang, sich als Frau zu erleben – zum ersten Mal erschien sie in einem Rock, nachdem ihre letzte Hose wegen ihrer Periode voller Blut war –, und sie sich erlaubt hatte, sich mit meiner Person intensiv zu beschäftigen, wagte sie von nun an, ihre Schuhe anzulassen, die sie bisher drei Jahre lang immer ausgezogen hatte, bevor sie sich auf die Couch legte. Sie hatte sich inzwischen an der Universität meine Promotionsarbeit ausgeliehen, um dort meinen Lebenslauf lesen zu können. Als sie darüber sprach, war ich zutiefst berührt, da ich bisher niemanden erlebt habe, der aus zwei Sätzen meines Lebenslaufes und ihrer Stellung zueinander einen so tiefen Einblick in meine Psyche genommen hat.

»Ich muss meine Mutter umbringen« – Die Eigenfinanzierung und ihre Metamorphose

Als Frau L. nach ca. 450 Stunden meinte, dass sie der Versicherung erneut eine ärztliche Bestätigung einreichen müsse, erinnerte ich sie daran, dass die Analyse nicht in ihrer vollen Länge von einer Versicherung übernommen werden kann und sollte, ja, dass eine psychoanalytische Behandlung auch eine persönliche Angelegenheit sei. Sicherlich hätte ihre Ärztin nochmals die Behandlungsnotwendigkeit attestiert. Doch ich wollte nicht abwarten, bis ihre Ärztin bei mir nachfragen würde, noch wollte ich diese Angelegenheit über diese regeln lassen. Frau L. reagierte ausgesprochen betroffen, weil sie nicht wusste, wie sie die Analyse bezahlen könne:

> »Ich kann nicht arbeiten, sonst wäre ich ja nicht hier. Die Analyse ist doch die Voraussetzung dafür und dient dazu, dass ich werde arbeiten können. Aber es geht doch nicht umgekehrt. Und meine Mutter kann ich unmöglich um Geld angehen, weil ich von ihr abhängig bin. Sie sind wohl der Meinung, dass äußerer Druck und Autonomie weiterführen würden; aber das stimmt nicht. Es ist ein inneres Problem, ein Problem der Gebundenheit.«

Ich verwies jedoch erneut auf unsere Absprache. Daraus entwickelte sich ein Konflikt, der sich über knapp ein Jahr hinzog. Als Teilerbin ihres Vaters gehörten ihr eigentlich ein Viertel des Hauses und andere Vermögensteile, doch alles hatte sie ihrer Mutter überlassen. Sie konnte sich nicht vorstellen, dies in Anspruch zu nehmen, weil sie damit doch ihre Mutter aus dem Haus treiben würde. Aber bald konnte sie den Gedanken zulassen, dass ihre Befürchtungen eher dazu dienten, den Ansprüchen gegenüber ihrer Mutter aus dem Wege zu gehen. Schließlich – nach anhaltendem Zögern und großen Ängsten – bat sie ihre Mutter um einen Kredit bzw. um die Auszahlung ihres Erbteiles. Ihre Mutter brachte nun immer neue Entschuldigungen vor und verzögerte jede Antwort über Wochen und Monate. Es gelang Frau L. nicht, sie zu einer verbindlichen Antwort zu bewegen. Deshalb übergab sie die Angelegenheit einem Rechtsanwalt. So kam es nun zu einem fast halbjährigen Streit, der sich zuspitzte, weil ihre Mutter die Höhe ihres Anteils auf ein Sechstel des von ihr berechneten Anteils zu drücken suchte.

Der Konflikt entwickelte sich nach zwei Seiten. Die eine Seite betraf mich und meine Haltung, die andere ihre Haltung gegenüber ihrer Mutter. Mich brachte sie immer wieder in Gegenübertragungsschwierigkeiten, weil sie mir in langen Darlegungen deutlich zu machen suchte, dass, wenn sie nur einen Teil selbst verdiene – z.B. Nachhilfeunterricht gebe –, die Versicherung den Unterhalt streichen würde:

> »Damit tue ich kund, dass ich arbeite, was ich aber eigentlich noch nicht kann. Ich weiß nicht, wie ich das der Versicherung verständlich machen kann. Darüber hinaus erklärt mich der Rechtsanwalt für verrückt, wenn ich freiwillig auf die Zahlungen verzichte. Das versteht doch keiner auf der Welt. Ich kann dem Rechtsanwalt ihre Haltung nicht verständlich machen. Solange ich ihn nicht davon überzeugen kann, weiß ich nicht, was ich tun soll. Mein Rechtsanwalt fragt mich, was für ein weltfremder Mensch Sie sind und was das hier alles soll.«

Sie suchte mich immer wieder dazu zu bringen, Argumente und Begründungen beizusteuern, die ihr helfen sollten, den Rechtsanwalt zu überzeugen. Ich selbst fühlte mich erheblich unter Druck. Denn ich war mir nicht sicher, ob meine Haltung nicht doch zu rigide, ja unanalytisch, weil erzieherisch, sei und auch den Lebensverhältnissen und Möglichkeiten der Patientin nicht gerecht würde. Und doch war ich für mich zu der Entscheidung gekommen, an den getroffenen Vereinbarungen festzuhalten, ja, ich kam in meiner Gegenübertragungsanalyse zu der Überzeugung, daran festhalten zu müssen. Zu meiner Überraschung sagte Frau L. plötzlich, nachdem sie mich immer wieder heftigst attackiert hatte: »Ich verstehe Sie, denn ich werde nie gesund, wenn ich immer von anderen abhängig bleibe. Deswegen muss ich etwas unternehmen. Ich werde meinen Standpunkt auch dem Rechtsanwalt gegenüber vertreten, egal, was der dazu meint.«

Das Geld der Versicherung war in ihrem Bewusstsein das Geld ihres Vaters, das ihr zufloss, ohne die Mutter einschalten zu müssen. Aber der Vater hätte sicherlich nie die Analyse bezahlt. Frau L. suchte die Finanzierung durch die Versicherung zu rechtfertigen und meinte: »Ich brauche das verkorkste Verhältnis zu meinem Vater ja nicht auf die Versicherung zu übertragen.« Wenn Frau L. aber ihr Erbe für sich und die Analyse benutzen wollte, dann konnte sie es nicht mehr vermeiden, das Erbe zu beanspruchen und einzufordern. Sie hatte jedoch die Empfindung, ihre Mutter zu berauben und reagierte mit Schuldgefühlen. Die Finanzierung mithilfe der Versicherung erlaubte ihr andererseits ein heimliches und abgespaltenes Bündnis mit ihrem Vater aufrechtzuerhalten, das sie von ihrer Mutter unabhängig erscheinen ließ. Mit diesem unbewussten Arrangement war es Frau L. möglich, sowohl jede wirkliche Abgrenzung von ihrer Mutter als auch jeden direkten Kontakt mit ihr zu umgehen.

Auf der einen Seite stand also ich bzw. die Analyse, auf der anderen Seite ihre Mutter. Jetzt musste sie ihre Einstellung zur Analyse neu überdenken und klären. Sie war den damit verbundenen Fragen bisher geschickt aus dem Weg gegangen. Darüber hinaus wurde ihr deutlich, wie sehr sie sich ihrer Mutter ausgeliefert und sich aufgegeben hatte. Alle Vermögensanteile und alle Ansprüche hatte sie der Mutter durch Unterschriften ohne Widerstand überlassen. An bisher für Frau L. unklaren finanziellen Transaktionen seitens der Mutter entdeckte sie mit großer Betroffenheit, dass ihre Mutter und ihre Oma sich vor deren Tod offensichtlich völlig zerstritten hatten, was die Mutter vor ihr geheim gehalten und verleugnet hatte.

Als der Rechtsanwalt der Mutter in einem moralisch verurteilenden und von Vorwürfen strotzenden Brief die geglaubte Vereinbarung zum wiederholten Male über den Haufen warf, erlebte sich die Patientin ohnmächtig ausgeliefert. Jetzt hätte es die Lage erfordert, zu ihrer Mutter nach Hause zu fahren und mit einem Schätzungsgutachter im Haus alles aufzulisten. Das erschien ihr absolut unmöglich. In ihrer Ohnmacht und Verzweiflung schlug sie eine Stunde voller Hass und Wut auf das Kissen ein und schrie bis zur Erschöpfung, dass sie ihre Mutter umbringen müsse, dass sie ihre Mutter umbringen werde. Jetzt erst konnten wir in der Analyse sehen und verstehen, wie sehr Frau L. mit ihrer Mutter identifiziert war und diese als unüberwindbar darstellen musste. Immer wieder suchte sie mich davon zu überzeugen, dass sie unmöglich imstande sei, ihre Mutter dazu zu zwingen, ja, dass dies keiner könne. Andererseits erwartete sie eine freiwillige Unterwerfung der Mutter, ohne selbst unmissverständlich ihren Anspruch anzumelden und zu benennen. Da es ihr aber nicht gelang, ihre Mutter zu einem Einlenken zu bewegen, reagierte Frau L. mit ohnmächtigem Zorn.

Wir begannen zu verstehen, dass ein Teil der sich perpetuierenden Problematik darin bestand, dass Frau L. an ihrer Mutter ebenso festhielt wie diese an ihr; wie auch, dass die ganze Geldfrage dazu diente, nicht loszulassen bzw. dieses symbiotisch-parasitäre Bündnis zu verteidigen. Deshalb musste Frau L. auch unter allen Umständen vermeiden, einen

Dritten – z.B. ein Gericht – über die Vermögensfrage entscheiden zu lassen. Denn, so argumentierte sie, keiner auf der Welt komme gegen ihre Mutter an. Als wir zu der Erkenntnis vorgedrungen waren, dass sie wie auch ihre Mutter jede Entscheidung bzw. jeden klaren Anspruch zu umgehen suchten, konnte Frau L. dem Rechtsanwalt der Mutter eindeutig gegenübertreten und sie bekam ihren vollen Anteil ausbezahlt, was letztlich für die Mutter finanziell kein allzu großes Problem war.

Später äußerte Frau L. wiederholt ihre Überzeugung, dass dieser finanzielle Streit mit ihrer Mutter – dass sie das durchgestanden habe – mit der wichtigste Teil der Analyse gewesen sei.

> »Sonst wäre ich nie gesund geworden. Ich wäre nie aus dem Sumpf herausgekommen. Aber ich war am Rande des Wahnsinns, ja, ich war wahnsinnig. Das lässt sich auch nicht allein in der Analyse oder allein durch Sprechen lösen; das war kein Konflikt. Doch die Analyse war ein Rahmen, der mir Halt gegeben hat. Hier konnte ich reden. Nur so bin ich mit der ungeheuren Angst fertig geworden. Mit dem Geld, da habe ich gemerkt, wie sehr ich meine Mutter bin, wie verbunden ich mit ihr bin und für sie rede. Das Geld war aber nur ein Auslöser. Es war gut, dass Sie da so fest geblieben sind, dass ich die Analyse selbst zahlen soll. Sonst hätte ich den Schritt nie gemacht und nie machen können.«

Was den Verlauf der Analyse, ihr Verhalten, ihr Selbstwerterleben und ihre Symptomatik betraf, kam es zu dramatischen Veränderungen. Der Hass und der Selbsthass lösten sich weitestgehend auf. Jetzt wagte Frau L., über ihre Onaniefantasien zu sprechen, mit und in denen sie sich in Unterwerfungs-, Gefangenen-, Gehorsams- und Hörigkeitsverhältnissen in wechselseitiger Macht und Ohnmacht lebenslang an ein imaginäres Gegenüber gebunden hatte. Nachdem sie über ihre Fantasien mit großer Beschämung gesprochen hatte, verschwanden diese zu ihrer Überraschung. Sie hatte sich mit diesen Fantasien erregt und hatte zugleich Angst, mich damit zu erregen, wenn ich mich einzufühlen versuchte. Dann müsste ich, wie ihr Vater, alles in ihr abtöten. Deswegen habe sie sich abgetötet und sei eine Leiche gewesen. Sie war voller Empörung, wie sehr ihr Vater sie erregt hatte, indem er sie schlug, um auf diese Weise seine Gefühle abzutöten; wie sehr sie dadurch gedemütigt worden war. Mit bitterem Ernst sagte Frau L.: »Ich muss meine Eltern umbringen, sonst wird alles wieder auf andere gelenkt, wie von Hitler auf die Juden.«

»Mit dem Onanieren habe ich mich nicht entspannt; es war vergeblich und ich war ohne Hoffnung, es wegkriegen, es loswerden zu können. Ich habe es aber auch nicht geschafft, aus dem Bett zu kommen.« Sie sprach von Schuld, Tröstung und Strafe, von der Schuld, Bedürfnisse zu haben. Ich fragte: »Und diese wollten sie mit dem Onanieren weghaben?« »Ja, das stimmt. Aber wenn das Onanieren weggewesen wäre, wäre ich tot gewesen. Oft habe ich mich hinterher gefühlt wie aus einem Grab kommend, die Arme steif und total benommen; ich habe nichts mehr gewusst.«

Niemand durfte davon wissen. Die Fantasien waren die Ursache für ihren Selbsthass, ihre Beschämung und ihre Absonderung von der Welt. Und Frau L. stellte fest: »Diese Fantasien haben mich krank gemacht, sie waren immer Auslöser für die Crohnschübe, auch wenn ich mich damit am Leben gehalten habe.« Gleiches sagte sie von ihrer Beziehung zu ihrem Vater wie auch von ihrer hochpathologischen Beziehung mit ihrem früheren Freund.

Für mich ergab sich daraus die Frage, inwieweit dieser Kampf um die Finanzierung auch eine heimliche Bindung in der Analyse aufgedeckt und beendet hat. Denn mit diesen Fantasien hätte sie mich in einem unendlichen Prozess als ideale Patientin ernähren können. Green beschreibt dieses Übertragungsverhältnis in seiner schon zitierten Arbeit:

> »Hinter dem Komplex der toten Mutter, hinter der weißen Trauer der Mutter, lässt sich die ungeheure Leidenschaft erraten […]: Die tote Mutter nähren, um sie in einer lebenslangen Einbalsamierung zu erhalten. Und das genau macht der Analysand mit dem Analytiker: Er nährt ihn mit der Analyse, nicht, um sich selber zu helfen, einmal außerhalb der Analyse leben zu können, sondern um sie in einem unendlichen Prozess zu verlängern« (2004, S. 254f.).

Jetzt beschäftigte sich Frau L. mit der Herkunft das Vaters, die völlig im Dunkeln lag. Nie hatte er über seine Kindheit und Jugend gesprochen. Nicht einmal der Geburtsort war ihr bekannt. Sie kam immer wieder auf die Frage zurück, ob der Vater als Hitlerjunge in einem russischen Gefangenenlager war.

Die Veränderungen ihres Selbstwertgefühls wurden nun auch nach außen hin sichtbar. Sie legte sich einen Garten an und darüber hinaus begann sie, ihr verwahrlostes und völlig verschimmeltes Zimmer in einer

Aktion von mehreren Monaten total umzubauen und zu renovieren. Den größten Teil ihrer verkommenen Möbel warf sie weg. Bücher und Akten lagerte sie bei einem Möbelunternehmen aus. Sie riss die Tapeten ab, trocknete die Wände aus, strich sie mehrmals mit irgendwelchen Säuren und Chlor, um den Schimmel und den alles überlagernden Geruch zu beseitigen, und versuchte die Wände mit speziellen Farben abzudichten. Auch das Bad und der Fußboden wurden von ihr mithilfe von Handwerkern auf ihre Kosten von Grund auf renoviert. Später kopierte sie ihre verschimmelten Arbeitsunterlagen und Notizen.

Während dieser Zeit reagierte sie wiederholt mit Anfällen maßloser Wut, wenn etwas nicht klappte. Dann zertrümmerte sie nachts Stühle oder eine Plastikschüssel »bis zur völligen Formlosigkeit«, wobei sie auch Kacheln und die Badewanne beschädigte. Nichts mehr durfte an eine »Eigenständigkeit dieser Dinge« erinnern. Damit inszenierte und agierte sie den Kampf der Eltern gegen ihre sich entwickelnde Eigenständigkeit bzw. sie suchte in der Identifizierung mit deren Verhalten sich der alten, so mächtigen Imagines – hier insbesondere des Vaters – zu vergewissern. Diese Anfälle drohten ihre Renovierungsbemühungen immer wieder zunichte zu machen. Mehrmals musste sie Teile neu kaufen, weil sie, wenn etwas nicht so klappte, wie sie wollte, dreinschlagen und »den Widerstand der Dinge brechen« musste. Schimpfend berichtete Frau L.:

> »Als ich das Kunststoffteil kleben wollte, stand da doch auf der Schachtel ›Polyäthylen lässt sich nicht kleben‹. Voller Empörung dachte ich: Dieser Satz steht einfach so da. Mit Menschen aber kann man alles machen. Da sagte ich: Wir wollen mal sehen, ob das nicht geht, wo bei Menschen doch alles geht, und wenn ich es in tausend Stücke zerreiße und es zu Brei mache.«

Doch diese Inszenierungen verloren ihren tödlichen Ernst und wurden jetzt humoriger und spielerischer, wenn sie z. B. von »Frau Trampeltrotz« sprach, die gegen »Herrn Wichtigwichtig« anging; denn sie könne erst leben, wenn da auch Gegenkräfte seien. Nachdem sie endlich ihre Wohnung hergerichtet hatte, konnte sie sich zum ersten Mal vorstellen, jemanden zu sich einzuladen. Auch konnte sie in einer Gaststätte sitzen bleiben, als sie am benachbarten Tisch einen Mann wahrnahm, der mir ähnlich gewesen sei. Nur mit ihm reden, das hätte sie nicht gekonnt. Sie habe sitzen und essen können, weil sie getrennt gewesen sei, weil da »eine Haut war, aber nicht eine Wand. Ich konnte da sein.« Frau L. wusste selbstverständlich, dass diese Veränderungen und die Erneuerung ihres Zimmers ein Reflex ihrer inneren Metamorphose waren.

In diesem Zusammenhang beschäftigte sie sich immer wieder mit der Frage, was mit ihr und ihrer Mutter war, als sie als Baby in einer gemieteten Wohnung nicht schreien und weinen durfte, ja versteckt gehalten wurde, weil ihre Eltern die Wohnung nur unter der Bedingung bekommen hätten, keine Kinder zu haben. Es wiederholte sich in der Analyse ein für sie zutiefst bedrohliches und grauenhaftes Erleben aus ihrer Kindheit, bei dem sie nicht wusste, ob sie träumt oder wach durch die Wohnung läuft: Sie ruft in der Nacht um Hilfe und versucht zu schreien, aber sie bringt keinen Ton heraus, ihr Schreien ist absolut tonlos.

»Ich brauche eine Mama« – Die Verzweiflung als Zugang zur Lebendigkeit

Ein auffälliges Verhalten in der Analyse war zurückgeblieben. Frau L. hielt immer noch ihren Kopf mit einem Arm bedeckt, denn ich durfte sie auf keinen Fall sehen:

> »Es ist das schlimmste Tabu, den Arm neben den Kopf zu legen. Wenn ich mit Jungen gekämpft habe, habe ich immer gewonnen. Selbst als drei Männer mich einmal entführt hatten – wohl um mich zu vergewaltigen –, ließen die mich laufen, nicht weil ich stärker war, einfach weil ich keine Angst hatte und mich mit allen Kräften gewehrt habe. Doch einmal war ich als Mädchen gegen einen Jungen nicht angekommen. Der hat mich an den Armen neben dem Kopf festgehalten und mich gezwungen, mich zu ergeben. Ich weiß nicht: Da ist auf alle Fälle etwas kaputt gegangen, damit ist in mir die ganze Welt zerbrochen. Als jemand mir zum ersten Mal wegen des Morbus Crohn zu einer Therapie geraten hat, da habe ich gedacht, dass jemand mir meine Arme niederdrücken wird, aber immer nur ein Stückchen weit, bis ich genügend Kraft habe – also nicht gewaltsam oder als Vergewaltigung –; dass ich so gesund werde.«

Einige Wochen später sagte sie:

> »Es ist ein Kind in mir, aber das kann nicht reden. Ich kann den Arm schon nach unten nehmen, doch das wäre dann nur gewollt. Wenn ich den Arm

> herunter nehme, dann ist da – ich sehe es gerade aus den Augenwinkeln – ein großer, leerer, heller Raum. Ich habe Angst, gesehen zu werden. Das ist der Blick meiner Mutter.«

Diese Worte gingen dem Abschnitt in der Analyse voraus, der zu einer Aufgabe dieser Schutz- und Abwehrmaßnahme führte.

Frau L. sagte im sechsten Jahr der Analyse, dass sie, wie einer ihrer Nachhilfeschüler, eine Mama brauche. Sie meinte nicht ihre Mutter, die sie als falsch und wie ein bedürftiges Kind erlebt hatte. Nur wenn man eine Mama habe, könne man existieren. Ohne Mama gebe es keine Basis. Sie habe nie eine Mama gehabt. Ich müsse ihre Mama sein – und sie rief wie ein Kind: »Mama, Mama.« Zuerst war ich auf das Spiel eingegangen und hatte sie auch mit ihrem Vornamen angesprochen. Dann versuchte ich, die Übertragungssituation zu verstehen und zu interpretieren. Frau L. ging jedoch nicht darauf ein, sondern rief immer wieder »Mama«. Voller Enttäuschung machte sie mir den bitteren Vorwurf, dass ich nicht ihre Mama sein wolle und nicht zu ihr als einem Kind rede, dem Kind nicht antworte, sondern nur dem Erwachsenen in ihr. Sie brauche aber eine Mama, denn ohne eine Mama könne niemand leben; und wieder rief sie »Mama«. Dies wiederholte sich drei Wochen lang. Ich sah mich selbst am Ende all meiner Möglichkeiten und hatte das Erleben, dass der Faden irreparabel gerissen war und die Analyse letztlich doch an einem äußerst wichtigen, aber für mich nicht mehr verstehbaren Punkt gescheitert war. Und wieder war da ihre Klage: Ich wolle nicht ihre Mama sein. Sie möchte den Vorhang herunterreißen. Sie schaute in den Überzug des Kissens auf der Couch und wollte die Innereien rausreißen. Ich muss gestehen, dass ich mir völlig insuffizient vorkam. Mir gelang es nicht mehr, mit der Patientin den therapeutischen Dialog aufzunehmen. Ich versuchte nur noch, der Situation standzuhalten, meine Anwesenheit spürbar werden zu lassen. Doch ich blieb dabei, nicht mehr direkt in das Spiel einzutreten.

Frau L. begann bitterlich zu weinen, und als ich die Stunde beendete, ohne zu wissen, wie es überhaupt noch weitergehen könnte, blieb sie noch für einen Moment schluchzend vor mir stehen. Wir standen uns ohne jeden Schutz einen Moment Angesicht zu Angesicht gegenüber. Ich hatte den Gedanken und die Frage: Fällt sie mir in die Arme oder nehme ich sie in den Arm, indem ich die Stunde durch eine Bemerkung verlängere? Dann ging sie.

Ich fühlte mich ohnmächtig, hilflos, abgestorben, aber auch voller Besorgnis um sie, und ich hatte die Befürchtung, dass die ganze Arbeit nun endgültig zunichte sei. In der folgenden Stunde erschien sie wieder angepasst und überging mit einer lakonischen Bemerkung das Geschehen vom Vortage. Ich war zwar erleichtert, dass sie überhaupt gekommen war, aber ich war von dem Geschehen der letzten Stunde noch zutiefst berührt und erschüttert. Deshalb unterbrach ich sie und sagte zu Frau L.: »Sie waren doch gestern so verzweifelt.« Frau L. schwieg eine kurze Zeit und sagte dann voller Überraschung: »Dass Sie das gesagt haben, das erleichtert mich jetzt«, und sie gestand ihre ernsthaften Suizidimpulse. »Gestern habe ich wie in der Kindheit nichts mehr essen wollen. Doch jetzt, da Sie von meiner Verzweiflung gesprochen haben, bin ich lebendig und wirklich da.«

Sie legte das Kissen, das sie auf ihrem Bauch gehalten hatte, seitlich an die Wand und sagte: »Ich und meine Mutter sind wohl wahnsinnig. Dass das Kissen meine Mutter ist? Ich hätte auch gerne ein Kind.« Ich: »Wie ihre Mutter, um nicht alleine zu sein.« Frau L.: »Ja, aber dann hätte ich das auch nur weitergegeben und so das Kind zerstört.«

Am nächsten Tag kam sie auf die gestrige Stunde zurück. »Gestern waren Sie meine Mutter, die gesagt hat, dass ich nicht da sein darf.« Und doch war ich in der Stunde auch ihre Mama. Dann schilderte sie, wie sie auf den Friedhof gegangen war, dort geweint hatte und den Gedanken hatte, sich umbringen zu müssen. Trotzig habe sie zu sich gesagt, dass sie nichts mehr essen werde, dass sie sich verhungern lasse, wenn sie keine Mama habe. Sie habe sich dann am Verfluchen festgehalten: dass ich ein »verpisstes Arschloch«, ein »Schwein« sei; sonst sei da nichts gewesen. Schließlich habe sie sich doch Fresobin – ihre Kunstnahrung – gekauft und sei froh gewesen. In einer der folgenden Stunden kommt Frau L. zu der Feststellung, dass ihre Essensverweigerung als Kind wohl ein Suizidversuch gewesen sei.

»Ich habe das immer sagen müssen, dass ich eine Mama brauche. Es ist nicht anders gegangen.« Dann kam sie noch auf ihren Hass gegen mich zu sprechen. Ich: »Was hätte ich tun können? Ich sollte Ihre Mama sein. Aber dann hätten wir Ihre Verzweiflung nicht gesehen.« Frau L.: »Die war doch immer da.« Ich: »Aber nicht zwischen uns; dass Sie sich so von mir im Stich gelassen fühlten.« Frau L.: »Ich freue mich, dass Sie das sagen. Ich habe die nie gezeigt; aber die Verzweiflung war immer da. Jetzt aber bin ich da.«

Jetzt, nach fünf Jahren Analyse war es ihr möglich geworden, das Ende der Analyse ins Auge zu fassen. Einige Zeit später gab sie endgültig und vollständig in einem Wutanfall ihre Abhängigkeit von der Kunstnahrung auf. Sie konnte nun die Lust auf das Essen zulassen, obwohl doch vorher alles viel einfacher gewesen sei, da sie nicht einkaufen und ihr Essen zubereiten musste. Frau L. erkannte ihre Kunstnahrung als eine Droge, von der sie sich jetzt trennen musste und konnte.

Dieser Abschnitt der Analyse lässt die außerordentliche Bedeutung sichtbar werden, »die der depressiven Position zukommt, die« – wie Loch (1985, S. 226) betont – »nicht nur darin besteht, daß sie das ›Ich kann‹ wie das ›Ich bin‹ konstituiert, sondern deren Meisterung die Voraussetzung dafür abgibt, daß Gedanken über triebbesetzte Objekte, z.B. die Brust [in meinem Beispiel die Kunstnahrung bzw. der Anspruch auf die Mama; W.T.], sich bilden, ein Vorgang der aufs entschiedenste mit der Fähigkeit zusammenhängt, Frustrationen zu tolerieren«. Indem ich für die Patientin unvorhergesehen zu einem Container ihrer »namenlosen« Depression wurde, möglicherweise auch der Depression der Mutter, die von niemandem in der Familie wahrgenommen werden durfte, und indem ich diese Verzweiflung formulierte – ein Wort, das sie nie benutzt hatte –, gelang es mir überraschenderweise zu einer Sinnstiftung zu kommen, die wahr war, weil etwas zwischen uns beiden geschehen war (Loch 1983). Damit war es uns gelungen, den Verlust zu symbolisieren und zum Denken zu kommen.

»Ich sterbe und Sie sterben« – Das Ende der Analyse

Ein Jahr lang ging es um den Abschied von der Analyse. Lange Zeit blickte sie nochmals zurück auf die verlorenen Studienjahre und auf die ersten Jahre in der Analyse, an die sie kaum noch eine Erinnerung hatte. Bewusst erlebte sie die Analyse als Analyse erst nach der krisenhaften Zuspitzung mit der Finanzierung, die zu einer inneren Abgrenzung und Ablösung von der Spiegelidentifikation mit der Mutterimago geführt hat.

Im letzten Jahr hatte sie sich ganz aktiv ihrem Studium zugewandt. Doch sie hatte an der Universität am Ort bis wenige Wochen vor dem Ende der Analyse illegal studiert, da sie sich nie bei ihrer früheren Universität in Norddeutschland ex- und am Ort immatrikuliert hatte. Außerdem war ihr ganzes Studium durch die überlange Beurlaubung infrage gestellt. In den letzten Wochen Analyse brachte sie die notwendige Energie auf, diese Angelegenheit endgültig zu bereinigen. Auch hier hatte sie es bis zuletzt vermieden, wirklich da zu sein. Mit ihrer Begabung, ihrem enormen Fleiß und ihrem wachen Interesse fiel sie den Professoren auf, wodurch sie eine Stelle als Hilfsassistentin erhielt. Die Wahl ihres Studienfaches war – das wusste sie – sehr von ihrer inneren Problematik bestimmt. Doch im Gegensatz zu der früheren Wahl hatte Frau L. jetzt genügend innere Distanz, weil ihr Studium nicht mehr der »Rache« an den Eltern, sondern einer ernsten Suche und dem eigenen Verständnis diente.

Kritisch wurde die Situation für Frau L. nochmals, als sie sich in einen Dozenten verliebte. Sie vermochte aber die damit verbundenen emotionalen, ödipalen Konflikte anzugehen, auch wenn sie sich immer noch zutiefst bedroht fühlte. Zweimal war sie in diesem Zusammenhang bewusstlos auf ihrer Toilette zusammengebrochen und musste nach ihrem Wiedererwachen den Notarzt rufen. Es war der letzte Versuch, die Mutter in ihr vor ihren schuldhaft erlebten, libidinösen Wünschen zu retten, also ihr Begehren bzw. ihr Selbst nochmals abzutöten. Doch nun gestand sie dem Dozenten ihre Liebe, die sie bisher unbedingt hat geheim halten müssen.

Den Abschied von der Analyse oder von ihrer Krankheit erlebte sie als ein Sterben. Auch hier reagierte sie mit einer eindrücklichen Symptomatik. Mehrmals hatte sie den Eindruck, dass ihr Herz zu schlagen aufhöre und still stehe, weswegen sie voller Schrecken erneut den Notarzt kommen ließ. Nochmals musste die alte, mächtige Mutterimago – einer schusseligen, vergesslichen, völlig unsicheren Frau, die nicht gehen kann – in ihr wiederbelebt werden, um sich dieser bzw. der Analyse zu versichern, aber auch um Schuldgefühle wegen der Trennung abzuwehren. Frau L. erlebte sich nochmals »an der Grenze des Wahnsinns« und drohte »ganz nach innen zu fallen«, wie damals bei der Auseinandersetzung um das Erbe. Und sie äußerte den Gedanken, ihre Mutter anzurufen, nachdem sie wegen der Erbgeschichte jeden Kontakt vermieden hatte. »Es wird besser sein, mit meiner Mutter zu sprechen, auch wenn das schwierig ist und meine Mutter mich nicht versteht.« Im Traum hat ihre Mutter ihr Rufen nicht gehört. »Doch, wenn ich nicht mit meiner Mutter spreche, ist wieder alles nur innen und ich falle in mich.«

Ihr Onkel – der letzte Verwandte außer der Mutter – war vor einem Jahr plötzlich verstorben. Obwohl sie in den letzten Jahren keinen

Kontakt mehr zu ihm hatte, war es Frau L. ein persönliches Anliegen, sich um seine Beerdigung zu kümmern. Dies war mit einem großen Aufwand verbunden – er hatte 800 km entfernt gelebt –, zumal Frau L. ihn in seiner weit entfernten Heimatstadt im Ausland bestatten ließ. Mithilfe eines Briefes, den sie in dem völlig verwahrlosten Zimmer ihres Onkels fand, konnte sie doch noch zwei entfernte Verwandte ihrer Eltern ausmachen. In langen Gesprächen mit diesen entstand in Frau L. ein konkreteres Bild vom Leben und dem Hintergrund ihrer Eltern und deren Ehe, was sie zugleich entlastete. Einerseits war sie überrascht zu hören, wie lebenslustig und gesellig ihr Vater früher gewesen sei. Andererseits wurde ihr Bild von ihrer Mutter als einer kalten, psychisch kranken Frau bestätigt. Sie gewann aber auch ein Verständnis für deren Lage. Frau L. wusste zugleich, dass ihre Mutter ihr auf ihrem neuen Weg nicht würde folgen können, was sie zutiefst schmerzte. Zurückschauend stellte sie fest: »Für meiner Eltern war ich der Wirklichkeitsmacher. Ich war der Beweis, dass alles normal ist. Dafür haben die mich als Kind missbraucht. Doch unbewusst musste ich auch der Wirklichkeitsverleugner sein.« So hatte sie jeden Schmerz bis zum Darmverschluss verleugnen müssen.

Auch ich »starb« für sie – ich als ihr Analytiker, der sie, wie Moses das Volk, durch die Wüste geführt und aus der Sklaverei befreit habe –, und sie weinte still. Auch wenn sie mich nach der Analyse treffen würde, wäre ich ein anderer. Der Abschied war schmerzlich, zumal sie wusste, welch schwierigen und langen Weg sie noch vor sich haben würde. Aber sie war ruhig, voller Hoffnung und voller Dank gegenüber der Analyse, weil diese ihr dazu verholfen hatte, ihr Leben leben zu können. Oft habe sie Angst gehabt, dass ich sie wegschicken könnte, dass ich die Analyse vorzeitig beenden könnte. Es sei wichtig gewesen, dass ich ihr die Zeit gelassen habe. Sie sprach von ihrer Krankheit als einer Krankheit zum Tode und bezeichnete, keinen Glauben zu haben – d.h., nicht glauben und nicht vertrauen zu können – und die Angst zu leben als eine Sünde, ohne Kierkegaards Schrift zu kennen.

> »Ich habe nur in der Verkrampfung gelebt, immer die Vernichtung erwartend. Die Straßenbahn habe ich als menschenfressenden Lindwurm erlebt. Alles war dämonisiert. Der größte Fortschritt ist nicht, dass ich wieder essen und arbeiten kann, sondern dass ich wieder lernen kann, dass ich wieder offen bin und mich der Welt öffnen kann.«

Katamnese

Nach einem halben Jahr – inzwischen vor ca. 20 Jahren – hatte ich mit Frau L. ein ausführliches Gespräch wegen der Frage einer Veröffentlichung. Sie äußerte Bedenken, weil sie nur in »dem geschützten Raum« der Analyse die Schritte wagen konnte und sie brauche weiterhin diesen Raum. Sie konnte es nicht fassen, dass der Gutachter die Auffassung vertreten hatte, ihre Behandlung hätte innerhalb von 240–300 Stunden zu einem Abschluss gebracht werden müssen. Ihre Antwort darauf war, dass der Gutachter selbst wohl nie wirklich krank gewesen sei.

Die Arbeit an der Uni machte ihr Spaß, wobei sie bemerkte, dass sie sich anfänglich zu ausschließlich hineingestürzt habe. Erfreut berichtete sie, dass es ihr gelungen sei, ihre sozialen Kontakte auszubauen und für sie wichtige Freundschaften zu entwickeln. In einem Brief nach diesem Gespräch schrieb Frau L.:

> »Die ersten drei, vier Monate nach dem Ende der Analyse waren die schwierigsten. Ich kann und will sie Ihnen gar nicht beschreiben. Aber es ist auch toll, dass ein Crohnschub wie im März ohne Krankenhausaufenthalt, ohne Cortison oder andere Medikamente, ›nur‹ durch seelische Arbeit, durch die Fortsetzung der Analyse mit anderen Mitteln (und freilich durch Fresubin) ausheilt! Überhaupt habe ich gar nicht so sehr das Gefühl, dass die Analyse nun abgeschlossen ist: Eine bestimmte Form der Analyse ist nun beendet, aber dieselben inneren Prozesse laufen kontinuierlich weiter.«

Anderthalb Jahre später schickte mir Frau L. ein Buch, das Texte enthält, die sie ausgesucht und zusammengestellt hatte: einen »Hortulus«, einen Garten, und bat um ein Gespräch. Es war ihr ein Bedürfnis, von ihrer kaum auszuhaltenden Trauer im ersten Jahr nach der Analyse zu sprechen, was ihr beim letzten Treffen nicht möglich gewesen sei, und auch von ihrer Todesangst beim Essen. Doch jetzt nach einem Jahr sei etwas von ihr abgefallen. Verzweiflung habe sie aber nicht mehr erlebt, und sie erzählte von ihrer Arbeit, die Freude mache und von ihrem Anschluss an eine Gemeinschaft von Frauen.

Zuletzt wies Frau L. mich auf einen Text von Cicero hin, wo es in den »Gespräche[n] in Tusculum« (1980, S. 90ff., 165ff.) heißt:

> »Was soll ich für eine Ursache annehmen, daß wir, die wir aus Leib und Seele bestehen, zwar zur Heilung und Bewahrung des Körpers uns um

> eine Wissenschaft bemüht haben, deren Nützlichkeit durch die Erfindung der unsterblichen Götter geheiligt wurde – daß dagegen ein Heilmittel für die Seele weder besonderes begehrt war, bevor es entdeckt wurde, noch besonders benutzt wurde, als es entdeckt war, und auch nicht vielen Leuten erwünscht und willkommen ist als vielmehr verdächtig und verhasst? […] Aber die Krankheiten der Seele sind gefährlicher und häufiger als die des Körpers.«

Doch: »Es gibt nämlich ein Heilmittel für die Seele, die Philosophie [= die Psychoanalyse; die Patientin]. Damit sie hilft, muß man nicht wie bei den Krankheiten des Körpers auswärts suchen, sondern mit allen Mitteln und Kräften darauf hinarbeiten, daß wir uns selbst heilen können.«

Literatur

Anzieu, D. (1991 [1985]): Das Haut-Ich. Frankfurt a. M. (Suhrkamp).

Cicero, M.T. (1980 [106–43 v. Chr.]): Gespräche in Tusculum. Stuttgart (Reclam UB), 1980.

Green, A. (2004 [1983]): Die tote Mutter. Psychoanalytische Studien zu Lebensnarzissmus und Todesnarzissmus. Gießen (Psychosozial-Verlag).

Greenacre, P. (1969): The fetish and the transitional objekt. Psychoanal. Study Child 24, 144–164.

Loch, W. (1985): Perspektiven der Psychoanalyse. Stuttgart (Hirzel).

Loch, W. (1983): Die Frage nach dem Sinn – Das Subjekt und die Freiheit, ein psychoanalytischer Beitrag. In: Jb. d. Psa. Bd. 15. Stuttgart (frommann-holzboog), S. 68–99.

Moritz, K.P. (1991 [1785–1790]): Anton Reiser. München (Deutscher Taschenbuch Verlag), 1991.

Volkan, V.D. (1990): Eine modifizierte psychoanalytische Technik bei der Behandlung der Borderline-Struktur. In: Streeck und Werthmann (Hg.), München (Pfeifer), S. 87–122.

Winnicott, D.W. (1958a [1954]): Metapsychologische und klinische Aspekte der Regression im Rahmen der Psychoanalyse. In: Ders. (1958): Von der Kinderheilkunde zur Psychoanalyse. München (Kindler), S. 179–202.

Winnicott, D.W (1958b [1954]): Zustände von Entrückung und Regression In: Ders. (1958): Von der Kinderheilkunde zur Psychoanalyse. München (Kindler), S. 203–217.

12. Die Rolle des Übergangsobjekts in einer psychotherapeutischen Behandlung[1]

»Sanity is madness put to good uses,
waking life is dream controlled«

G. Santayana

In einer fünf Jahre dauernden Behandlung einer 45-jährigen Patientin – ich sah sie einmal pro Woche – rückte überraschend mein VW-Campingbus ins Zentrum der therapeutischen Beziehung und wurde für zwei Jahre zum bedeutendsten Objekt der Ängste, Wünsche und frühen Ambivalenz dieser Frau.

Zuerst war ich überrascht und erstaunt, dann erschrocken, welches Ausmaß und welche Intensität dieser Prozess annahm. Das Konzept des *Übergangsobjekts* ermöglichte mir jedoch, das mit diesem Prozess verbundene Übertragungsgeschehen und die affektiven Spannungen – zumindest teilweise – einzuordnen; vor allem half es mir, die Funktion dieses Phänomens zu begreifen und therapeutisch nutzbar zu machen.

Vorgeschichte

Nach ihrem zweiten schweren Selbstmordversuch und einem erneuten Aufenthalt in einer psychotherapeutischen Klinik rief mich Frau M. mit der Frage um eine ambulante Therapie an. Als sie am Telefon ihren Namen nannte, waren es vor allem der Tonfall und die Sprechweise – sie sprach leise, abwartend, zögernd, zugleich aber eindringlich und drohend –, die

1 Erstveröffentlichung in Zs. Psa. Theorie u. Praxis 5, 1990, S. 145–161.

mich sofort daran erinnerten, dass ich sie gut drei Jahre zuvor nach ihrem ersten Suizidversuch zu einem Vorgespräch für eine stationäre Behandlung gesehen hatte, als ich selbst noch an einer Klinik tätig war. Da ich damals eine stationäre Therapie mit unserem spezifischen Setting nicht für sinnvoll hielt, lehnte ich eine Aufnahme trotz ihrer Bedrängnis und Not, aber auch gegen ihr unaufhörliches Drängen noch im Erstgespräch ab. Ich hatte ihr jedoch dringend zu einer ambulanten Therapie geraten.

Als es jetzt zwischen ihr und ihrer 16-jährigen Tochter um Weihnachten zu heftigen Auseinandersetzungen gekommen war, unternahm sie, nachdem ihre Tochter sie verlassen hatte, einen zweiten schweren Suizidversuch. Zwischen ihren Selbstmordversuchen war sie wiederholt in stationärer und ambulanter psychotherapeuticher Behandlung. Jetzt schien auch ihr Arbeitsplatz gefährdet. In dem erneuten Erstgespräch machte sie mir unmissverständlich deutlich, dass es sich um ihren letzten Therapieversuch handle und sie nur noch zu mir wolle. Sie habe keine Familie, keinen Hintergrund. In der Klinik seien Erinnerungen aufgewühlt worden, mit denen sie Nacht für Nacht alleine sei, und das Zerwürfnis mit ihrer Tochter könne sie nicht allein auffangen.

Die Vorgeschichte der Patientin war verwirrend. Sie wurde von ihr zwar ausführlich geschildert, blieb aber trotzdem unklar. Einer fürchterlichen Begebenheit folgte die andere. Es war unmöglich, Atem zu holen und die Zusammenhänge zu verstehen. Ich hatte nur das Gefühl, dass mit all den dramatischen und schrecklichen Ereignissen zugleich etwas verdeckt würde.

Zunächst schilderte sie ihre schwierige Situation, nachdem vor drei Jahren ihr zweiter Mann ohne Ankündigung über Nacht vor den Finanzbehörden ins Ausland geflohen sei, aber heimlich immer wieder nachts vor ihrer Tür gestanden habe. Für die Schulden musste sie mit ihrem Vermögen und ihrer Wohnung aufkommen. Sie stand kurz vor der Scheidung, die sie anstrebte, obwohl sie diese Ehe als gut bezeichnete. Zwei Jahre zuvor hatte sie ein Studium begonnen, das sie z.T. abgeschlossen hat.

Als Auslöser für den ersten Suizidversuch gab sie einen Besuch ihrer Mutter in B. an, wo sie kurze Zeit aus Studiengründen lebte. Als diese abreiste, um ihren Bekannten zu heiraten, mit dem sie schon 15 Jahre befreundet war – dieser heiratete erst, nachdem seine Mutter verstorben war –, offenbarte ihre Mutter ihr noch, dass ihr Vater nicht der leibliche Vater sei. Diese Information erhielt ich allerdings erst drei Jahre später. Frau M. berichtete dann ausführlich von der von Anfang an zerrütteten und hoch patholgischen Beziehung ihrer Eltern, die beide großbürgerlich-akademischen Kreisen zuzurechnen waren, und von ihren eigenen zerstörerischen Ehen. Der Hintergrund lässt sich als Brokenhome-Situation beschreiben: In der Familie sah sie sich als schwarzes Schaf und in ihren Ehen als Opfer. Die Beziehung zu ihren Eltern war von einem unlösbaren Kampf um Unabhängigkeit gekennzeichnet, in dem sie sich durch Geldüberweisungen, die sie meist zurückwies, immer wieder erpresst fühlte; gleichzeitig kämpfte sie um Anerkennung und Verständnis. Doch sie fühlte sich nur abgewiesen und im Stich gelassen. Mit gewaltsamen Autonomiebestrebungen grenzte sie sich ab und verleugnete ihre symbiotisch-parasitäre Bindung.

Mit 21 Jahren war sie von zu Hause weggegangen und hatte einen reichen Juristen geheiratet. Dieser Mann habe sie eingesperrt, ihr Geld, Mantel und Hausschlüssel abgenommen und sie zweimal krankenhausreif geschlagen. Als er einmal gegen ihr gemeinsames Baby gewalttätig gewesen sei, sei sie mit dem Messer auf ihn losgegangen. Drei Monate nach der Geburt des Kindes ließ sie sich scheiden. Erschrocken und betroffen war ich von ihrem Masochismus: Sie habe nie eine Träne vergossen, auch nicht, als er drohte, eine Zigarette auf ihrer Hand auszudrücken. Sie verzichtete weitgehendst auf den finanziellen Ausgleich, vor allem auf die Unterhaltszahlungen für ihr Kind.

Ihre masochistische Charakterstruktur drückte sich in ihrer Stimme, dem Tonfall, in ihrem Auftreten, in der Schilderung ihrer Lebensgeschichte aus. Diese Geschichte war voller Unglück, dafür sprachen die Daten. Doch die Daten schienen einseitig zu sein. Sie sah ihr Leben voller Unrecht, Ungerechtigkeit, verständnisloser Härte und Mitleidlosigkeit. Scheinbar gab es darin nichts Gutes. Doch früh vermittelte mir die Patientin auch eine Ahnung, dass sie kämpfen kann und will. Und sie hatte Begabungen. Vor allem wurde sichtbar, dass Mitleid allein nicht weiterhilft – sie hat mein Nein hinsichtlich einer stationären Behandlung nie nur als Ablehnung aufgefasst –, obwohl sie ein hohes Maß an Mit-Leiden brauchte und von mir verlangte.

Therapiebeginn

Von Anfang an fiel mir die immense Bedeutung der Tochter für Frau M. auf, und welche Bedrohung daher die Pubertät und die damit verbundenen Abgrenzungs- und Verselbstständigungsversuche der Tochter für sie mit sich bringen mussten. Als ich im ersten Gespräch ihre Angst vor dem Alleinsein ansprach, meinte sie, dass es ihr gut gehe, wenn ihre Tochter und ihre Mutter nachts ruhig schliefen; tagsüber könne die Tochter weglaufen. Mit ihrer Antwort griff sie auf der bewussten Ebene nicht ihre Trennungsangst und ihre verleugneten Wünsche nach einer Dualunion auf, sondern bezog sich – wie generell in der ersten Zeit der Therapie – auf die Auseinandersetzungen zwischen ihr und ihrer Tochter, von der sie sich getreten und geschlagen fühlte. Ich sah daher die aktuelle und tief greifendste Bedrohung von dieser Beziehung zur Tochter ausgehen. Mithilfe des Kindes hatte sich die Patientin in ewigem Kampf gegen die kalten und ungerechten Eltern, gegen eine herzlose Welt und brutale, unzuverlässige Männer eine Scheinselbstständigkeit und in sich ein gutes Mutterbild aufgebaut, festgehalten und bestätigt. Nun drohte diese Beziehung am Unrecht zu scheitern und das geheime, omnipotente und idealisierte Bild zu zerstören. In dem gegenseitigem destruktiven Agieren verleugneten beide, vor allem Frau M., ihre Ängste vor Trennung. Sie fühlte sich von ihrer Tochter nach ihrer heroischen Aufopferung missbraucht, fallen gelassen und entwertet.

Meiner Auffassung nach suchte die Patientin durch ihr Studium und ihre Auseinandersetzung mit den Eltern einerseits die Ablösung von ihrem Zuhause nachzuholen, andererseits aber den Ablösungsversuchen ihrer Tochter zuvorzukommen. Ihre alternativ-studentische Kleidung sah sie als Protest und Ausdruck von Eigenständigkeit gegenüber ihrer Familie an. Was sie aber verleugnete, war ihr Wunsch, der Tochter nahe zu sein und mit zur Szene zu gehören, in der sie sich genauso selbstverständlich bewegte wie diese, ohne als erwachsener Eindringling angesehen zu werden. Dementsprechend panisch und irrational fielen Aktionen und Reaktionen der Tochter aus, von denen ich folgende herausgreife, die im weiteren Verlauf von Bedeutung war. Trotz Unterstützung und Entgegenkommen seitens der Lehrer – sie war eine gute Schülerin – verweigerte sie das Abitur, indem sie einfach zur letzten Prüfung nicht erschien. Sie meldete sich von der Schule ab und verschwand für einige Zeit in die Amsterdamer Szene. Mit zwei Schwangerschaften und Abtreibungen setzte sie ihre Mutter unter massiven Druck.

In den Stunden überschwemmte mich die Patientin neben der geschilderten Problematik mit primärprozesshaft-assoziativem Denken und Material, mit einer großen Zahl endloser Träume und Albträume und unverständlichen Assoziationsketten. Nach den Stunden fühlte ich mich verwirrt, ausgelaugt und erschöpft. Mit Grolnik übereinstimmend (1978b, S. 226) meine ich, dass bei Frau M. die Erinnerung und Ausarbeitung von Träumen einen »zwanghaften und fetischistischen Charakter« bekommen hatte und nicht mehr als eine Brücke zur Kreativität dienen konnte. Grolnik schreibt dort:

> »Mein Patient präsentierte eine Traumschranke, die zugleich als eine Traumdecke diente oder als ein Übergangsphänomen, das die analytische Situation erträglicher machte. [...] Wenn der Analytiker sich dessen bewusst ist, ist er weniger dazu geneigt, frühe Widerstandsinterpretationen zu geben und damit einen entwicklungsgemäßen Widerstand durch den vorzeitigen Verlust des benötigten Ersatzobjekts aktuell zu verschärfen« (Übers. v. W.T.).

Das Material, das sozusagen prall voll war mit scheinbar unbewusstem Material, griff ich so gut wie nicht auf und gab auch keine genetischen Deutungen. Ich konzentrierte mich auf zwei Bereiche. Auf die Auseinandersetzungen mit der Tochter ging ich zwar inhaltlich nicht ein, doch mit der Zeit wurde es möglich aufzuzeigen, wie sehr beide aus Angst vor Ablehnung, Enttäuschung und Kränkung vermieden, sich zu äußern, ihre gegenseitigen Bedürfnisse zu artikulieren und Fragen zu stellen. Zunehmend wurden Frau M.s Absprachen und Verabredungen klarer, damit weniger missverständlich.

Aus zwei Gründen entschied ich mich für eine einstündige Therapie: Zum einen hatte ich die Befürchtung, dass sich eine maligne und nicht mehr beherrschbare Regression entwickeln könnte, zumal mir zu Beginn der Therapie nicht klar war, inwieweit sich noch eine arbeitsfähige und belastbare therapeutische Beziehung entwickeln würde. Zum anderen hatte ich die Vorstellung, dass nur ein kontinuierlicher und langfristiger Rahmen die Chance zu einer Reintegration gewährleisten könnte (vgl. Trimborn 1987). Da einerseits die Kassenleistung wegen der unsicheren Prognose begrenzt sein würde, hielt ich eine Stundenfrequenz, die den Möglichkeiten der Patientin entsprach, selbst für die Therapie aufzukommen, für unabdingbar. Andererseits hatte ich die Vorstellung, dass eine frühzeitige Übernahme der Finanzierung der Therapie einer malignen Regression entgegenwirken und zu einer Stabilisierung ihres sozialen Umfeldes beitragen könnte, weil sie sich dann mit ihrer Arbeit und dem Umfeld ihres Arbeitsfeldes auseinandersetzen müsste. Meine Hoffnung war, dass dadurch ihre Abhängigkeitsängste und somit ihre destruktiv-masochistischen Tendenzen vermindert, ihr Selbstwerterleben hingegen gesteigert würden.

Der Umgang mit dem Setting war der zweite Bereich, den ich mit größter Aufmerksamkeit verfolgte. Hier bestand ich auf Kontinuität und auf den Vereinbarungen. Auf Unterbrechungen, die ich immer lange zuvor angekündigte, reagierte sie in den ersten zwei Jahren mit multiplen psychosomatischen Symptomen und manischer Abwehr. Wenn ich diese Zusammenhänge aufgriff, suchte sie ihre Abhängigkeit und Ambivalenz mir bzw. der Therapie gegenüber durch rationalisierendes, einsichtsvolles Verständnis und Wissen zu leugnen. Wie bei keinem anderen Patienten war ich darauf bedacht, einen sicheren Rahmen zur Verfügung zu stellen, um eine Atmosphäre zu schaffen, die möglichst frei von Erregung und Übergriffen (»without exiting and impinging«; Susan Deri 1978, S. 56) war, wobei ich den therapeutischen Raum auch gegen ihr destruktives und autodestruktives Agieren zu schützen hatte. Gerade bei Frau M. hatte ich die Zuversicht, dass sie die Strenge des Settings als ein stabiles und stabilisierendes Kontinuum würde annehmen können. Meine Absicht bestand darin, ihr einen kontinuierlichen Raum zur Verfügung zu stellen, der, wie Green (1975) formuliert hat, Abwesenheit erlaubt.

Zur Bedeutung des therapeutischen Raumes schreibt Khan (1978, S. 261):

> »Die Ergebnisse von Winnicott (1955), Balint (1968) und Milner (1969) haben uns zunehmend mit dem Faktum vertraut gemacht, daß ein Patient in gewissen Zuständen von Leid und Verwirrung *nur den analytischen Raum* nutzen kann [kursiv v. W.T.], während sie sich als unfähig empfinden, den analytischen Prozeß oder die Übertragungsbeziehung zu nutzen.«

Mich beschäftigte auch die Frage, wie ein dritter Bereich, auf den uns Winnicott aufmerksam gemacht hat, wieder zugänglich gemacht werden kann, ein Bereich, der einen Kontakt zwischen innen und außen erlaubt und so Trennung erst möglich macht, ohne in die ausweglose Alternative Psychose oder Tod – wie Green (a.a.O.) es sieht – hineingezogen zu werden. Erst dann werden Deutungen, die den Bereich von Abhängigkeit und Trennung betreffen, integrierbar. Deuten wir nur oder zu früh auf der inhaltlichen Ebene, greifen wir z.B. in diesem Fall das sich auf Schuld und Masochismus beziehende Material auf, so resultiert daraus ein verstärktes Agieren, weil eben diese Thematik auch restitutive Funktion hat, bzw. es resultiert daraus nur »eine Art von Selbsterfahrung« – wie Winnicott sagt –, nur ein Wissen um die schlimme Alternative von Schuld und Leere. Natürlich hat der Masochismus sekundär pathogene Folgen. Mittels des Masochismus blieb Frau M. als Opfer an das Objekt gebunden und grenzte sich gleichzeitig durch permante Kontrolle gegen eine Verschmelzung notdürftig ab, befriedigte libidinöse Wünsche und bestrafte sich zugleich für das inzestuöse Moment dieser Beziehung mit dem »Primärobjekt«. Ich meine aber, dass Deutungen dieser Momente eher eine desintegrierende und Frau M.s Verfolgungsideen belebende Wirkung gehabt hätten, da sie der Abwehr unerträglicher Trennungsängste dienten. Erst die Schaffung eines Übergangsraumes ermöglichte die Distanz und Trennung, die Deutungen sinnvoll und integrierbar werden ließen. Die Stabilität eines solchen Raumes brachte, wie der Verlauf zeigt, schon eine Verminderung der masochistischen Maßnahmen mit sich.

Das Finden und der Gebrauch des Übergangsobjekts

Immer wieder überraschte mich Frau M. mit direkten Fragen, die ich beantworten sollte, und sie reagierte gekränkt und vorwurfsvoll, wenn ich es nicht tat. Meist lehnte sie es ab, darüber zu reflektieren, weshalb sie an etwas interessiert war bzw. warum sie gerade zu diesem Zeitpunkt eine bestimmte Frage an mich richten musste. Ebenso ergab sich für mich zumeist auch keine sinnvolle Deutungs- und Interpretationsmöglichkeit. Schließlich fragte sie unvermittelt in einer Stunde, ob der grüne VW-Bus, der wie üblich in der näheren Umgebung geparkt war, mir gehöre. Ich überlegte, ob ich die Beantwortung ablehnen sollte. Nach einigem Zögern und Nachdenken vermutete ich, dass sie vielleicht längst wusste, dass es sich um mein Auto handelte, und mich längst in dem Bus gesehen haben könnte bzw. irgendwann sehen werde. Deshalb bejahte ich die Frage. In der Folge rückte der Bus immer mehr ins Zentrum ihrer Gedanken, Ängste und Träume und wurde eineinhalb Jahre zum Thema fast jeder Stunde. Sie reagierte mit Wut, wenn sie das Auto wieder gesehen hatte, und warf mir vor, dass ich den Bus *absichtlich* da oder dort abgestellt habe, dass ich sie zwingen würde, sich mit meinem Privatleben zu beschäftigen. In vielen ihrer Träume tauchte der Bus auf, doch fühlte sie sich immer wieder ausgeschlossen. Zu Beginn fast jeder Stunde attackierte sie mich, wie lange das noch gehen solle, welchen Plan ich damit verfolge. Geschehe das alles unabsichtlich, dann wäre das gedankenlos und noch schlimmer. Sie müsse halt akzeptieren, dass ich ein Privatleben habe.

Als sie eines Tages in dem Bus einen Kindersitz entdeckte, wurde sie von hoch ambivalenten Gefühlen überschwemmt. Sie fühlte sich dadurch von mir bedroht und angegriffen. Im ersten Winter löste der vereiste Bus ein Grauen in ihr aus, aber auch »eingefrorene« Wut, weil die Fenster durch das Eis undurchsichtig waren. Später, als das Eis getaut war, wurde sie von dem Impuls bedrängt, das Auto zu beschädigen. Ausgehend von dem Kindersitz erinnerte sie jedes Kleinkind mit Mutter, die ihr begegneten, an ihre unglückliche und schmerzliche Kindheit. Wegen der Hassgefühle gegen ihre Mutter äußerte sie die Befürchtung, eine junge Mutter auf der Straße anzugreifen. Oft sprach sie nur andeutungsweise oder verschlüsselt vom Bus und verwirrte mich mit fragmentarischen Hinweisen, die mein Privatleben betrafen, von dem sie eigentlich nichts wissen konnte. Ein anderes Mal sprach sie von Holz, von Latten. Ihre Sätze waren unvollständig und zerstückelt. Ich verstand nichts, fühlte mich von ihr geradezu verrückt gemacht. Erst als ich in meinem Auto auf dem Boden eine alte Rechnung über Nut- und Federbretter liegen sah, ging mir ein Licht auf.

Nachdem ich schließlich hinter der Windschutzscheibe einen alten Zettel mit einer Aufschrift gefunden hatte, erinnerte ich mich an ihre rätselhaften Andeutungen, die mich so verwirrt und bedroht hatten. Mir wurde klar, dass die Patientin den Bus suchtartig suchte und umschlich, gleichsam in ihn eindrang und ihn erforschte; denn manches konnte sie nur mit genauester Inspektion des Inneren entdeckt haben.

Inzwischen war mir der Gedanke gekommen, dass sie den Bus mit all den »Innereien« – vor allem Babys und Kleinkinder – als Körper der Mutter auffasste, den sie untersuchte, aber auch zu entleeren trachtete. Musste sie dann mit ihren endlosen assoziativen Einfällen – ein Material, das nicht zu deuten war – die Leere wieder auffüllen? Viele wütende Attacken konnte ich mit dieser Vorstellung besser aushalten.

Winnicott schreibt in seinem Aufsatz »Beziehung zwischen Aggression und Gefühlsentwicklung« (1976, S. 91f.):

> »Zur erregten Liebe gehört ein imaginärer Angriff auf den Körper der Mutter. Hier tritt Aggression als ein Teilaspekt von Liebe in Erscheinung. [...] Wenn in diesem Stadium der Gefühlsentwicklung die Aggression verloren geht, geht in gewissem Maße auch die Liebesfähigkeit verloren, d.h. die Fähigkeit, Beziehungen zu Objekten herzustellen.«

Die Situation spitzte sich weiter zu. Frau M. geriet in einen wahnhaften Zustand von Verfolgungsideen und -ängsten. Überall tauchten in der Stadt planmäßig grüne Busse auf – und in F. gab es davon nicht wenige –, die mit Kindern, Kindersachen und Spielzeug voll waren und von denen sie sich gejagt fühlte. Bald wurden auch andere Autos und Leute mit in diese Verfolgungsideen einbezogen. Autos würden absichtlich vor ihrem Haus stehen bleiben und Leute aus den Autos spucken. All das wäre von mir geplant, die Quälereien mit den Autos, aber auch das schöne Wetter, wofür sie sich dann bedankte. Voller Schuldgefühle schrieb sie einen langen Brief, indem sie um einen letzten Rest von Vertrauen bat; er war zugleich voll von wahnhaften Verfolgungsideen. In den Stunden warnte sie mich, ihr weiterhin Nonnen nachzuschicken, da sie diese angreifen und schlagen könnte. Nonnen standen für ihre schlimmen Erfahrungen im Internat. Sie rief mich an, wieso ich in ein Auto, das an ihr vorbeigefahren sei, Katzen gesetzt habe. Sie fand tote Katzen auf der Straße, die sie beerdigte. Die Katzen standen für Babys, Kinder, für ihre Tot- und Fehlgeburten, für die Abtreibungen ihrer Tochter. Fürchterliche Albräume quälten sie. Im Winter war sie oft stundenlang im Wald umhergeirrt. Auch die Symptomatik nahm zu. Einmal schien sie halbseitig gelähmt zu sein: ein Nerv sei eingeklemmt.

Für Frau M. hatten die Stunden nach anfänglichen Schwierigkeiten, besonders bei Unterbrechungen, eine ungeheure Bedeutung bekommen. Sie gaben ihr in ihrer verrückten Welt einen Halt. Zu Beginn der Geschichte mit dem Bus hatte sie gesagt, dass sie sich so verhalte, weil sie Angst vor Abhängigkeit habe. Die ganze Zeit über ging sie ihrer beruflichen Arbeit nach, obwohl sie darunter litt, weil sie alles auf sich beziehe, die Umwelt aber davon nichts von ihr erfahre, weil sowieso keiner sie verstehen würde. Sie äußerte zugleich die Befürchtung, dass sie in einer Klinik mit Medikamenten behandelt würde. Auch wenn sie sich von ihren Assoziationen und den damit verknüpften Erinnerungen überschwemmt und gequält fühlte – es genügten Autonummern, um verrückte bzw. unverständliche Assoziationsketten auszulösen, die sie immer wieder auf schmerzliche Kindheitserfahrungen stoßen ließen, und sie klagte mich dafür an –, erlebte sie doch die Stunden als den einzigen festen Punkt in ihrem Leben und als eine Erleichterung, da sie nur hier von all den Bedrohungen, Ängsten und Schmerzen sprechen könne. Trotzdem, oder gerade deswegen, warf sie mir immer wieder vor, was ich ihr zumuten würde, um sich sogleich bei mir für all die Hilfe zu bedanken.

Auf eine eindrückliche Erfahrung, die zeitlich vor den zuletzt geschilderten Verfolgungsideen liegt, muss ich noch zurückgreifen, um verständlich zu machen, wie ich auf die Idee des Übergangsphänomens kam. Als Frau M. mich eines Tages wieder heftig angriff, nachdem sie einen Turnbeutel der Kinder im Bus entdeckt hatte, und mich beschuldigte, dass sie sich immer mit meinem Privatleben beschäftigen müsse, reagierte ich abwehrend und verteidigte mich, indem ich feststellte, dass sie es selbst sei, die die Grenzen meines Privatbereichs nicht akzeptiere. Sie war daraufhin überrascht und erklärte plötzlich ganz erwachsen, dass das alles doch nur symbolisch gemeint sei. Darüber hinaus ließ sie mich aber wissen. dass sie sich durch meine Bemerkung zurückgewiesen, abgeschnitten, unverstanden und wie hinter eine Mauer gedrängt fühle. Vor allem ihre Betroffenheit ließ mich aufhorchen und ich spürte, dass jede weitere Zurechtweisung die Therapie möglicherweise endgültig blockieren und der therapeutische Raum zerstört werden könnte. Da sie es einen symbolischen Bereich nannte, begriff ich, dass sie eben doch die Grenzen respektierte, dass sie vielmehr in einem Übergangsbereich einen Teil von mir gesucht und gefunden hatte oder erschaffen hatte; diesen hatte ich ihr mit der Beantwortung ihrer Frage, ob der Campingbus mir gehöre, zum Gebrauch übergeben. Sie benutzte also meinen Bus als ein Übergangsobjekt.

Jetzt verstand ich auch, dass das Auto, von dem sie sich so verfolgt fühlte, ihr half, eine Lücke zu füllen. Die Autos und Busse, die zu dieser Zeit überall in der Stadt auftauchten, waren nicht nur Verfolger ihrer projizierten Ängste und archaischen Ambivalenz, sondern auch andauernd anwesende Begleiter. So war sie nicht allein. Diese Einsicht half mir auch, die Verfolgungsängste nicht allein als Ausdruck und Abwehr von Aggression und Neid zu sehen. Eine Deutung in diese Richtung – ich hatte eine solche vermieden – hätte sie des guten Anteils beraubt, den sie versteckt halten musste. Noch aber war die Frage unentschieden, ob die therapeutische Beziehung stabil war und Aussicht auf so viel Kontinuität hatte, dass die Vorstellung eines guten Objektes die eines verfolgenden überdauern konnte. Dies war vor allem davon abhängig, inwieweit die Therapie der Patientin half, die destruktiven Ablösungsattacken ihrer Tochter auszuhalten und nicht mit aggressivem oder autodestruktivem Agieren zu beantworten. Gerade die Kontinuität des Rahmens und die Bearbeitung der Unterbrechungen hatten zu einer zunehmenden psychischen Stabilität bei Frau M. beigetragen.

Immer wenn die paranoiden Ideen in den Stunden überhandzunehmen drohten, hatte ich den Eindruck, dass es sich dabei um eine primitive und regressive Abwehrbewegung gegen Verlustängste und gegen ihre extreme Ambivalenz der Tochter gegenüber handelte. In solchen Stunden pflegte ich immer den Strom ihrer endlosen Träume und wahnhaften Ideen zu unterbrechen, indem ich die Trennungsproblematik thematisierte, die sich jetzt durch das wieder bevorstehende Abitur der Tochter verschärfte. Wenn ich mich nicht abwimmeln ließ, veränderte sich abrupt das Klima. All diese Ideen verschwanden für den Rest der Stunde, ihre Sprache und ihr Denken wurden kohärent, und sie konnte in kleinsten Schritten ihre Angst, Hilflosigkeit und Verzweiflung ins Auge fassen. Immer wieder lenkte ich ihre Aufmerksamkeit auf das aktuelle Geschehen und auf die damit verbundenen zukünftigen Veränderungen der Mutter-Tochter-Beziehung. Bei Hoppe (1967, S. 69) fand ich den Hinweis, dass das Übergangsobjekt bzw. der Therapeut als Übergangsobjekt von Borderline-Patienten auch als Abwehr benutzt wird und dies nicht übersehen werden dürfe. Er stellt aber in einer früheren Arbeit fest:

Das Übergangsobjekt »bewahrt das primäre Liebesobjekt vor zerstörerischem Haß, verhindert somit seinen Verlust und die daraus resultierenden Grundstimmungen von Hoffnungslosigkeit und Hilflosigkeit. Späterhin scheint seine Identifizierung mit dem Angreifer von Bedeutung zu sein« (1964, S. 139). So werde das Übergangsobjekt zur Abwehr von Angst vor allem depressiver Natur gebraucht.

Und Modell (1963) – von Hoppe wiedergegeben (1967, S. 71) – vertrete die Auffassung, dass die Beziehungen, die diese Menschen zu bilden vermögen, in ihrer Primitivität analog der Beziehung des Kindes zu seiner Decke oder seinem Teddybären seien. Diese Übergangsobjektbeziehung sei typisch für den Borderline-Patienten: Der Therapeut werde von ihm zwar außerhalb des eigenen Selbst wahrgenommen, andererseits als doch nicht völlig separates Individuum erlebt, da er fast ausschließlich mit Empfindungsqualitäten des Patienten ausgestattet würde. Die Selbstimago der Borderline-Patienten sei ebenfalls »transitional«, da sie zwischen dem Fehlen und dem ausgesprochenen Vorhandensein eines Selbstgefühls stehe. In magischer Illusion werde der Therapeut als omnipotenter Schutz vor den Gefahren und Wechselfällen des Lebens wie der Teddybär im Bett des Kindes empfunden, doch ihm ungleich sei jener schwieriger vom Borderline-Patienten zu kontrollieren, der sich deshalb ständig erneut der Gegenwart des Therapeuten versichern müsse.

Ich bzw. mein Bus wurde von Frau M. in magischer Weise als omnipotenter Schutz empfunden. So war mein Auto ein Übergangsobjekt, das einerseits einen immer verfügbaren Schutz bot, auch wenn sie mich oft wegen der damit erlebten extremen Abhängigkeit angreifen musste, und andererseits die Beziehung zu ihrer Tochter schützte, indem sie ihre Ambivalenz und Verfolgungsängste darauf projizieren konnte. Denn Frau M. war von ihrer Tochter wie von einem Primärobjekt abhängig bzw. hatte sie bisher als stets verfügbares Übergangsobjekt benutzt. Durch die anstehende und befürchtete Ablösungsbewegung der Tochter erlebte sie sich von nicht integrierbaren depressiven Ängsten extrem gefährdet.

Dadurch, dass ich die Vorgänge um meinen Bus eben nicht vorwiegend als Abwehr interpretierte, sondern ihr den Gebrauch zugestehen konnte, waren drei Integrationsschritte möglich geworden:

1. Der Gebrauch eines Übergangsobjekts machte die Abhängigkeits- und Trennungsängste erträglicher. Es erlaubte ein gewisses Maß von Unabhängigkeit von der Tochter bzw. in der Übertragung von der Mutter und stellte ein »Reservoir gegen eine Desillusionierung« dar (Münsterberger 1978, S. 11).
2. Der Gebrauch des Busses als ein Übergangsobjekt im Rahmen der Therapie erlaubte Frau M., die Beziehung zu Mutter und Tochter in der Übertragung zu erforschen, ihre frühe Ambivalenz zuzulassen und zu kohärenteren Repräsentanzen zu gelangen. In diesem Zusammhang dürfte auch die deutliche Verringerung der Körpersymptomatik zu sehen sein.

   Hoppe (1964, S. 107) meint, auf Jacobson zurückgreifend, dass das Übergangsphänomen topografisch dem Ich zuzuordnen sei, mit engen Beziehungen zu Körper- und Selbstrepräsentanzen. Nach Kestenberg und Weinstein (1978, S. 82; übers. v. W.T.) »spielt das Übergangsphänomen eine wichtige Rolle bei dem Aufbau des Körper-Bildes«. Wie eine gute Traum-Leinwand – a good dream screen – stellt es »einen Rahmen für die Erinnerung und eine Bildersprache [imagery] zur Verfügung und stärkt eine harmonischere Integration der äußeren und inneren Welt« (a.a.O., S. 82). Das Übergangsobjekt hält die Illusion aufrecht, mit der Mutter, mit dem Körper der Mutter in Berührung zu bleiben.

3. Mithilfe des Übergangsobjekts konnte Frau M. das Erleben von Abhängigkeit, Trauer und Schmerz zulassen. Sie sprach davon, dass sie diese Gefühle nicht nur erinnern, sondern auch erleben müsse. »Besonders für die Borderline-Persönlichkeit mag dieses zeitweilige Verweilen im Bereich der Illusion den Anstoß zur Ichintegration geben« (Hoppe 1967, S. 77). Durch die Beständigkeit des Übergangsobjekts und der Übergangsphänomene wird auch das Zeiterleben stabilisiert. Ebenso ist das Übergangsobjekt bei der Anerkennung der Realität und ihrer Bewältigung behilflich.

Ich komme nochmals auf den Verlauf zurück. Meine damaligen Überlegungen ließen mich vermuten, dass die Verfolgungsängste, die inzwischen ein generalisiertes Ausmaß angenommen hatten, sich verlieren würden, wenn die Tochter ihr Abitur abgeschlossen haben würde. So kam es vor der zweiten Meldung zum Abitur, über die Frau M. von sich aus nie sprach, nochmals zu einer Zuspitzung ihrer Ängste, paranoiden Ideen und Albträume. Wieder war ihre Tochter schwanger geworden und suchte die Entscheidung, die Verantwortung und Schuld auf ihre Mutter abzuwälzen, jedoch gleichzeitig ihre Unabhängigkeit zu demonstrieren. Noch am Tag des Abiturs kam es zwischen beiden zu heftigen Auseinandersetzungen, als die Tochter nach der Prüfung nicht nach Hause kam. Frau M. fühlte sich von panikartigen Ahnungen bedrängt, dass ihre Tochter – wie diese früher oft angedeutet habe – Selbstmord begangen haben könnte. Sie war aber zuerst zu ihren Freunden gegangen, was Frau M. dann als Entwertung und zerstörerischen Akt erlebte.

Abkürzend kann ich berichten, dass sich ihre Beziehung danach konstruktiv verändert hat. Die Tochter hat inzwischen ein Studium abgeschlossen. Sie begegneten einander mit mehr Verständnis und Entgegenkommen, lebten beide getrennt in ihren eigenen Bereichen. Sie sahen sich relativ selten, aber sie redeten miteinander und konnten einander um Hilfe bitten. Frau M. gelang es, nicht nur ihre Arbeitsstelle zu erhalten, sondern auch den Arbeitsbereich zu erweitern und zu ihren Kolleginnen differenzierte Beziehungen aufzubauen. Durch ihr masochistisches Vorwurfsverhalten hatte sich die Situation an ihrem Arbeitsplatz in den ersten Jahren oft gefährlich zugespitzt.

Zu dieser Zeit kam es zu einer erstaunlichen Veränderung im Umgang mit dem Bus. In der Stunde direkt nach dem Abitur der Tochter kam sie überhaupt nicht auf diesen zu sprechen – seit über einem halben Jahr das erste Mal. Danach war von ihm zwar wieder die Rede, jedoch nie mehr im Zusammenhang mit Anschuldigungen, Anklagen und Wahnideen. Frau M. sprach jetzt von der problematischen Beziehung zu ihrer Mutter und der Angst, allein zu sein, wenn sie hier gehen müsse, da sie sich noch so klein erlebe. Rodrigués (1956, S. 155; Übers. v. W.T.) Interpretation trifft auch auf meine Patienten zu: Die

> »fürchterlichen Halluzinationen verschwanden weitgehend, als [sie] begann, sich vor den Verfolgern zu verstecken, indem [sie] Schutz hinter mir suchte. Es wurde dann deutlich, daß ich aufgehört hatte, ausschließlich als ein inneres Objekt oder als ein nicht-getrennter Teil [ihres] Selbst angesehen zu werden.«

Vor den erneuten Sommerferien erlebte sie sich in extremem Maß als klein, hilflos und von mir abhängig. Das Auto wurde zum Ort ihrer *Sehnsucht*. In den Ferien wollte sie ihre Geburtsstadt im heutigen Polen aufsuchen und fügte hinzu, mit ihrer Mutter werde sie sich aber nie versöhnen. Ich erlebte sie als suizidal. So war ich nicht überrascht, aber erleichtert, als sie nach den Ferien sagte: die Ferien habe sie überlebt. Am Montag habe sie den Bus gesehen; die Stunden fanden immer freitags statt. Da war wieder die Sehnsucht, aber auch der Schmerz und die Trauer, allein zu sein. In den Ferien habe sie alles mit hier verglichen. Hier allein sei der Mittelpunkt. Warum schaue sie immer wieder in den Wagen? Als ich die Sehnsucht nach dem Bus mit der Sehnsucht bei ihren Suizidversuchen verknüpfte, kam es zu einer folgenreichen Stunde: Sie sei voller Freude; als ich von der zweifachen Sehnsucht gesprochen hätte, sei ihr schwindlig geworden. Sie habe dann mit ihrer Tochter darüber geredet, habe Trauer und Freude empfunden, Freude darüber, dass sie lebe. Sie könne jetzt auch mal jemanden rausschmeißen. Ja, sie könne auch sehen, dass sie sich hier werde trennen können. Bisher habe sie nie traurig sein können, wenn es um Trennung gegangen sei. Das sei das Wichtigste. Zum ersten Mal habe sie die Leute in den Autos freundlich anschauen können, und die hätten freundlich zurückgelacht. Immer sei sie voll Sehnsucht ihrer Mutter und ihrem Vater nachgelaufen. Es sei wichtig, dass ich von Sehnsucht gesprochen habe. Sie habe gemerkt, dass da immer der Gedanke gewesen sei: ich kann mich ja umbringen. Als sie zu mir gekommen sei, da habe sie gesagt, dass das hier und nur hier ihre letzte Möglichkeit sei. Trotzdem habe sie sich immer diese Hintertür offengelassen. Mit dem Auto habe sich viel vermischt; 90 Prozent sei von ihr hineinverlegt worden, es sei wie ein Zwang gewesen.

So kann ich mit Hoppe feststellen (1964, S. 109): »Diese Wiederbelebung des Übergangsphänomens ist jedoch nicht nur als Rückzug von der Welt und Abkehr von der Realität zu verstehen, sondern auch als eine Hilfsmaßnahme, den depressiven Wunsch, ›sich sterben zu lassen‹ (Bibring 1953) zu überwinden.«

Die nächste Stunde musste ich wegen einer Beerdigung verschieben. In der darauffolgenden Stunde teilte mir Frau M. mit, dass sie zum ersten Mal nicht nach meinem Auto geschaut habe und gerade da hätte ich die Stunde abgesagt. Obwohl sie darauf empfindlich reagierte, wusste sie, dass es von mir keine Willkür war – ich hatte ihr den Grund nicht mitgeteilt –, denn bisher hätte ich keine Stunde verschoben. Dann kam es zu einer überraschenden Enthüllung ihrerseits. In den Ferien war sie über die Zergliederung des Namens ihrer Schwester – Brunhilde komme von Bruno, und Bruno heiße wohl der Vater von Brunhilde – auf den Gedanken gekommen, dass auch ihr Name zusammengesetzt sein könnte und schloss daraus, dass ihr Onkel ihr Vater sein müsse. Sie erzwang ein Geständnis der Mutter. Von da an deckte sie weitere Einzelheiten auf, so auch die Tatsache, dass sie Halbjüdin ist. Jetzt wurde ihr auch klar, dass ihr Vater sie benutzt hatte, um nach dem Krieg finanzielle Wiedergutmachung zu bekommen, was sie zutiefst verletzte. Aber auch die Aussprüche ihrer Mutter – »Du mit deinen KZ-Armen« – bekamen für sie eine neue, schmerzliche und verletzende Note.

Gegen Ende der Therapie stand das Auto zum letzten Mal im Mittelpunkt. Sie empfand plötzlich wieder Schrecken vor dem im ersten Winter vereisten Bus, reagierte allergisch vor allem auf Autos mit ausländischen Nummern. Für mich war dies ein nicht auflösbares Rätsel. Noch einmal warf sie mir vor, ich wolle sie loshaben. Schließlich gestand sie mit tiefster Beschämung und großem Zögern, dass sie damals, als ihr die Mutter mitgeteilt hatte, dass ihr Vater nicht ihr leiblicher Vater sei, und auf ihre wiederholte Frage, wer dann ihr Vater sei, nicht geantwortet habe, in dem Gedanken, ihre Mutter sei ein Hure, in ihren schönsten Kleidern und mit Schmuck behängt auf den Autostrich gegangen sei und sich einem Mann zur Verfügung gestellt habe. Danach habe sie sich umzubringen versucht. Nach diesem Bekenntnis teilte sie mir noch mit, dass eine Lücke zwischen den Autos mit ausländischen Nummern, eine Parklücke dort, wo oft mein Bus stand, in ihr Panik und Schrecken ausgelöst hatten, da diese Lücke sie voll Horror an die geschilderte Begebenheit erinnerte.

Offenbar hatte sie meinen Bus wie ein gutes Objekt als Schutz auch gegen schlechte Selbst- und Objektbilder benutzt. Agierte sie damals die Urszene? Hatte sie den Bus bisher als Abwehr gegen die Wahrnehmung der in einer zerstörerischen Urszene vereinten Eltern benutzt? Jetzt kam es zu einer Zusammenführung guter und schlechter Objektbilder. Es tauchte die erste positive Erinnerung an ihre Mutter auf: Als Kind war die Mutter oft mit ihr zum Eisessen gegangen. Hatte die Kontinuität der therapeutischen Beziehung und das Übergangsobjekt der Patientin verholfen, das Grauen der Lücke zu überleben, und damit auch die als zerstörerisch erlebte Urszene? Sie musste die Lücke nicht wieder durch ein Agieren füllen. So entdeckte sie ein frühes, positiv getöntes Mutterbild. Im Frühjahr dieses Jahres konnte sie Gefühle von Trauer und Schmerz äußern, wenn der Bus nicht da war. Seitdem spielte der Bus in den Stunden so gut wie keine Rolle mehr, obwohl auch jetzt noch Krisen und tragische Ereignisse bewältigt werden mussten.

Theoretische Anmerkungen

Die Bedeutung des Busses soll nun auf dem Hintergrund des Konzepts des Übergangsobjekts, wie es von Winnicott formuliert wurde, theoretisch erfasst werden. Winnicott (1979, S. 11) charakterisiert den intermediären Raum als Erfahrungs- und Erlebnisbereich zwischen Autoerotik und Objektbeziehung, als diejenige Sphäre, in der das Individuum sich von der lebenslangen Aufgabe ausruhen darf, innere und äußere Realität voneinander getrennt und doch in wechselseitiger Beziehung zu halten.

Im Rahmen des therapeutischen Raumes war es Frau M. gelungen, den Bus als ein Ersatzobjekt, das symbolische Bedeutung gewonnen hatte, zu benutzen. Ich meine, dass der Bus als ein Ding wie ein Übergangsobjekt außen angesiedelt war – ein Nicht-Ich also, ein von ihr erschaffenes jedoch, das nicht mit mir identisch war, auch wenn es für mich und in der Übertragung für die Mutter stand. In dieser Funktion hat der Bus Frau M. geholfen, innere und äußere Realität voneinander getrennt und doch in wechselseitiger Beziehung zu halten. M. Milner (1955) hat auf die Notwendigkeit und das Bedürfnis nach einem Medium zwischen den selbst geschaffenen und den äußeren Realitäten hingewiesen. Der Analytiker muss erst zu einem schmiegsamen Material werden, auf den die Projektion passt, ohne dass die Realität verändert wird. Was Milner (1952, S. 193; Übers. W.T.) über einen ihrer Patienten schrieben hat, ließe sich ganz auf Frau M. übertragen:

> »Auf seine Weise sagte er, dass es ihm in dem Setting des analytischen Spielraumes möglich wurde, ein kleines Stück der äußeren Welt zu finden, das formbar war; so habe er die Sicherheit gefunden, dieses als ein Teil von sich selbst zu behandeln und auf diese Weise als eine Brücke zwischen innen und außen zu benutzen.«

Frau M.s Wünsche und Ängste, ihre Ambivalenz und Fantasien fanden so einen Ort, wo sie erlebt und integriert werden konnten, ohne das primäre Objekt bzw. die Objekte, die dafür standen, wie ihre Tochter und mich, zu zerstören; vielmehr stand dieses Objekt immer zur Verfügung, war in einem gewissen Sinne kontrollierbar und hielt so das Gefühl, einer unerträglichen Einsamkeit ausgeliefert zu sein, in Grenzen. Modell (1968, S. 10) erkennt im magischen Denken eine basale Modalität der Beziehung des Ichs zur belebten und unbelebten Welt. Er meint, »daß die Fähigkeit zum magischen Denken die Gefahr einer Vernichtungsangst (catastrophic anxiety) durch die Erschaffung einer Illusion des Fehlens von Trennung zwischen dem Selbst und dem Objekt verringert« (1968, S. 23; übers. v. W.T.).

Zum Übergangsobjekt schreibt Winnicott (1979, S. 14ff.; kursiv v. W.T.):

1. *»Das Kind beansprucht dem Objekt gegenüber Rechte, denen wir als Erwachsene zustimmen. Doch ist ein gewisser Verzicht auf die eigene Omnipotenz von Anfang an ein Merkmal der Beziehung«* (S. 14). Die Patientin wollte, dass der Bus da ist, und sie nahm sich das Recht, ihn zu suchen und zu untersuchen. Sie sprach sich allein dieses Recht zu, nicht anderen Patienten. Aber er gehörte nicht ihr allein.
2. *»Das (Übergangs)objekt wird zärtlich behandelt, aber auch leidenschaftlich geliebt und mißhandelt«* (S. 14). Ihren Hass habe ich beschrieben, ihren Impuls, den Bus zu beschädigen, aber auch ihre sehnsuchtsvolle Liebe.

3. Das Übergangsobjekt *»darf nicht verändert werden, […]«* (S. 14). Sie beschwerte sich, wenn der Bus nicht da war, wenn sie ihn verändert vorfand oder fremde und neue Dinge in ihm entdeckte. Dies geschah selten. Diese Unveränderlichkeit stand auch in engem Kontext zur Unveränderlichkeit meiner Verfügbarkeit und des Rahmens der therapeutischen Beziehung.
4. *»Es muß triebhafte Liebe ebenso ›überleben‹ wie Haß und gegebenenfalls reine Aggression«* (S. 14). Hier brauche ich meinem Bericht nichts hinzuzufügen.
5. *»Dennoch muß es dem Kind das Gefühl von Wärme vermitteln und durch Bewegung, Oberflächenbeschaffenheit und scheinbare Aktion den Eindruck erwecken, lebendig zu sein und eigene Realität zu besitzen«* (S. 15). Gefühle von Wärme wurden von Frau M. lange Zeit verleugnet und heftig abgewehrt. Der vereiste Bus fand erst nach eineinhalb Jahren eine Verbindung zu der positiv getönten Erinnerung des Eisessens mit der Mutter, wie überhaupt der Bus die gute Mutter-Kind-Beziehung symbolisierte.
6. *»Für den Erwachsenen gehört es [das Übergangsobjekt] zur Außenwelt, nicht aber für das Kind; andererseits gehört es auch nicht zur inneren Welt; es ist keine Halluzination«* (S. 15). Für Frau M. war nicht der objektive Bus wichtig, so auch nicht die Frage, was ich damit mache. Er war von ihren Projektionen und ihrer inneren Welt bevölkert. Und doch gehörte er nicht zu ihrer Innenwelt. Trotz der wahnhaften Anklänge blieb er Symbol und war nicht Halluzination, was mir erst verständlich wurde, als ich fälschlicherweise aus einer Angst vor Intrusion auf meinen Privatbereich gepocht hatte.

An einer anderen Stelle beschreibt Winnicott am Beispiel des Jungens mit dem Bindfaden den möglichen Übergang zur Perversion, wie sich nämlich die Funktion des Bindfadens in eine Verleugnung von Trennung wandeln kann. Als Verleugnung von Trennung wird der Bindfaden bzw. das Übergangsobjekt *»ein Ding an sich mit gefährlichen Eigenschaften, das unbedingt beherrscht werden muß«* (a. a. O., S. 30). Ich habe diese Abwehrfunktion in Bezug auf die Trennungschritte der Tochter beschrieben und – mit Winnicotts Worten – es blieb lange Zeit unklar, ob sich im Gebrauch des Busses noch Hoffnung ausdrückte.

7. *»Es wird weder vergessen noch betrauert. Es verliert im Laufe der Zeit Bedeutung, […].«* (S. 15). Später spielte der Bus kaum noch eine Rolle. Sie freute sich aber, wenn sie ihn sah.
8. *»Das Kind kann sich eines Übergangsobjekts nur bedienen, wenn das innere Objekt lebendig, real und gut genug (nicht allzu sehr ›verfolgend‹) ist. Dieses innere Objekt ist jedoch hinsichtlich seiner Eigenschaften von der Existenz, der Lebendigkeit und dem Verhalten des äußeren Objekts abhängig«* (S. 19f.).

Aufgrund dieser Überlegungen komme ich zu der These, dass die Patientin nur mithilfe der Tochter, durch die permanente Bestätigung von außen, ein gutes inneres Objekt und damit eine gute innere Selbstrepräsentanz bewahren konnte. Durch die Selbstständigkeitsbestrebungen der Tochter wurde das gute innere Objekt bedroht. Das abgespaltene böse Objekt gewann die Überhand und die Tochter wurde selbst zum Verfolger. Das Ergebnis war ihr zweiter Suizidversuch.

Segal (1957, S. 393) weist darauf hin, dass, sofern das Konzept der Abwesenheit noch nicht hinreichend ausgebildet wurde, nicht Abwesenheit erfahren wird, wann immer der Zustand der Vereinigung mit dem Idealobjekt nicht erfüllt ist. Das Ich fühlt sich dann vielmehr vom Gegenstück zum guten Objekt angegriffen – vom schlechten Objekt oder Objekten.

Ich denke, dass die Therapie dazu beigetragen hat, Frau M. und ihrer Tochter den Weg zu einer neuen Ebene ihrer Beziehung zu öffnen und die mit der Beziehung zur Tochter verbundene Labilität von Frau M. nicht in eine regressive Desintegration einmünden zu lassen. Der Verlauf der Therapie wurde durch die Entwicklung der Tochter entscheidend beeinflusst, was ich für eine bemerkenswerte Tatsache halte. Zumindestens zeigt sich rückblickend, dass der therapeutische Prozess untrennbar mit einem Prozess außerhalb des therapeutischen Rahmens verknüpft war. Beide Spielräume bedingten sich gegenseitig.

Es bleibt die Frage, inwieweit in der Therapie die frühe, hochambivalente Beziehung von Frau M. zu ihrer Mutter bearbeitet und verändert werden konnte. Die Therapie hat Frau M. einen Übergangsraum zur Verfügung gestellt, in dem der Bus als Übergangsobjekt den Übergang der Patientin aus einer Phase der engsten Verbundenheit mit der Tochter in eine andere repräsentiert, in der sie mit der Tochter als einem Phänomen außerhalb ihres Selbst in Beziehung steht. Da Frau M. ihre Abhängigkeit zutiefst verleugnen musste, löste die Heirat ihrer Mutter mit der radikalen Desillusionierung der Vaterbeziehung und den Separations- und Individuationsbewegungen der Tochter jeweils ihre Selbstmordversuche aus. Ihre ungelöste Abhängigkeitsproblematik war auch verknüpft mit dem Geheimnis ihrer Herkunft: Wer ist ihr Vater? Da mir vor allem Winnicott ein Wegweiser bei dieser schwierigen Behandlung dieser Patientin war, möchte ich ihn nochmals zu Wort kommen zu lassen. In seinem Buch *Vom Spiel zur Kreativität* schreibt er:

> »Soweit man dies nicht verständlich machen kann, ist die Mutter aus der Sicht des Kindes tot, wenn sie weg ist, um ihr nächstes Kind zur Welt zu bringen. Dies ist also die Bedeutung von ›tot‹.
>
> Hierbei handelt es sich um Tage, Stunden oder Minuten. Bevor diese Grenze erreicht ist, ist die Mutter noch am Leben, danach ist sie tot. *Dazwischen liegt ein entscheidender Augenblick von Angst*, die sich schnell verliert und vielleicht nie erlebt wird, hintergründig jedoch immer vorhanden ist und Furcht vor Gewalttätigkeit mit sich bringt. […]
>
> Von hier aus kam meine Patientin zu dem Punkt, der wieder die Übertragung berührt, daß nämlich die *Lücke* das einzig *Reale* ist, d.h. der *Tod* oder die *Abwesenheit* oder die *Amnesie*« (1979, S. 32f.; kursiv v. W.T.)

Die Lücke – mein fehlendes Auto – konfrontierte sie nochmals mit der schlechten Mutterimago, aber auch mit dem Phantasma der zerstörerischen Urszene. Jetzt konnten die dadurch ausgelöste Bedrohung und Aggression überlebt werden. Die primäre Identifizierung mit der schlechten Mutterimago war der Versuch, die Trennung und die damit verbundene Angst, also das nicht integrierbare Trauma und die als zerstörerisch erlebten Phantasmen, zu vermeiden. Auf diesem Weg hatte sie sich auch vor einer überwältigenden vereinigten Elternimago geschützt. Das hieß aber auch, dass sie die Selbstständigkeit und Lebendigkeit des Primärobjekts leugnete. Hier stellt sich die Frage nach dem Zusammenhang zwischen Trauma und unbewussten Fantasien. Geht es um die Verleugnung der Traumata im Bereich von Abhängigkeit und Trennung, oder geht es um die Nichtanerkennung der Urszene und den Angriff auf das Innere, den Bauch des Primärobjekts, weil sich in der Urszene die Selbstständigkeit und Nichtverfügbarkeit der Objekte ausdrückt? Ich meine, dass das Phantasma einer zerstörerischen Urszene vorwiegend als Folge der Traumata im Bereich der frühen Abhängigkeit anzusehen ist. Doch beide Problemkreise wurden von der pathogenen Struktur der

Eltern geprägt. Die Spaltung der Elternimagines als Schutz vor der zerstörerischen Urszene war nicht erst das Problem der Patientin, sondern schon das der Eltern, die der Patientin nicht das Bild einer lebendigen Beziehung vermitteln konnten, die den Dritten nicht ausschließt.

Ich denke, dass erst die Stabilität der analytischen Situation die Möglichkeit eröffnete, das gute Primärobjekt wiederzufinden, und die Anwesenheit eines nicht kontaminierten Dritten – indem der Analytiker für den Rahmen und den analytischen Prozess eintritt – die Integration der Urszene als einen kreativen Akt erlaubte. Unter dieser Voraussetzung wurden die Fragen nach der Sexualität und dem Inneren der Mutter – was ist im Bauch der Mutter? –, die sich in dem eindringenden Interesse für den Bus ausdrückten, nicht mehr als zerstörerische Akte erlebt. Für die Therapie hieß das, dass die Schaffung eines sicheren Rahmens und eines Übergangsraumes von größerer Bedeutung waren als die Deutung des zerstörerischen Urszenen-Phantasmas. Doch erst über das integrierbare Phantasma der Urszene wird nach Green (2004) eine Wiederbelebung der verlorenen guten Mutter und die Trennung von der abwehrbedingten Identifizierung mit »toten Mutter« möglich.

Ich glaube, dass Frau M. in dem Moment, als sie in der Therapie darüber zu sprechen wagte, wie sie sich nach der Abfahrt ihrer Mutter auf dem Autostrich angeboten hatte, die magische Kontrolle über das Primärobjekt aufgegeben und damit ihre Verfolgungsängste verloren hat. Es war ein entscheidender Augenblick von Angst. Jetzt trat an die Stelle der Verfolger das Gefühl der Hilflosigkeit und Kleinheit, aber auch das Wissen um ein gutes Objekt, die Sehnsucht und Trauer um eine gute Mutterimago außerhalb ihrer omnipotenten Kontrolle. Sie hatte mich seitdem wegen des Busses nie mehr angegriffen. Auch wenn der Bus für sie an bestimmten Tagen nicht auffindbar war, blieb ein stabiles inneres Bild erhalten.

> »[…] unser innerer Traum und unsere äußere Wahrnehmung [also die innere und äußere Welt; W.T] entspringen beide einer gemeinsamen Quelle oder primären Phase des Erlebens, in der beide nicht voneinander getrennt sind, einer primären ›Verrücktheit‹, die wir alle durchlebt haben und zu der wir zu Zeiten zurückkehren können«,

schreibt Milner (1950, S. 28; Übers. v. W.T.) zu dem Gedanken Santayanas, den ich bei ihr gefunden und meiner Arbeit vorangestellt habe.

Nachtrag

Zirka 15 Jahre nach Beendigung der Therapie und dieser Arbeit stand unangemeldet eine junge Frau vor meiner Praxistür, um mir einen Gruß im Auftrage ihrer Mutter zu überbringen, die vor Kurzem verstorben sei. Und sie teilte noch mit, dass ihre Mutter nach dem Tod von deren Mutter wieder schwer erkrankt sei und stationär behandelt werden musste.

Zusammenfassung

Es wurde der Rahmen und der Verlauf einer Therapie beschrieben, in der das Auto – ein Campingbus – des Analytikers die Bedeutung eines Übergangsobjekts bekam. Anhand dieses Fallbeispiels konnte das Phänomen der Übertragung dargestellt und deren Funktion aufgezeigt werden. Einerseits diente es der Abwehr archaischer Ambivalenz gegenüber dem Analytiker, andererseits der Sicherung vor einer befürchteten tödlichen Leere, nachdem sich die Tochter der Patientin in der Pubertät abzugrenzen suchte. Schließlich konnte die Patientin das Auto als ein integrierendes Medium benutzen, wodurch ein Trauerprozess eingeleitet wurde.

Literatur

Deri, S. (1978): Transitional phenomena: vicissitudes of symbolization and creativity. In: Between Reality and Phantasy. Hrsg. von Grolnik, S. A. & Barkin, L. New York/London (Jason Aronson), S. 43–60.

Balint, M. (1950): Changing therapeutical aims and techniques in psycho-analysis. I. J. Psycho-Anal. 31, 117–124.

Balint, M. (1961–62): Der regredierte Patient und sein Analytiker. Psyche – Z Pychoanal. 15(5), 253–273.

Balint, M. (1973 [1968]): Therapeutische Aspekte der Regression. Reinbek bei Hamburg (Rowohlt).

Bibring, E. (1953): The mechanism of depression. In: Greenacre, P. (Hg.): Affective Disorders. New York (Int. Univ. Press).

Green, A. (1975): Analytiker, Symbolisierung und Abwesenheit im Rahmen der psychoanalytischen Situation. Psyche – Z Pychoanal. 29(6), 503–541.

Green, A. (1978): Potential space in psychoanalysis: the object in the setting. In: Grolnik, S. A. & Barkin, L. (Hg.): Between Reality and Phantasy. New York/London (Jason Aronson), S. 167–190.

Green, A. (2004 [1983]): Die tote Mutter. Psychoanalytische Studien zu Lebensnarzissmus und Todesnarzissmus. Gießen (Psychosozial-Verlag).
Grolnik, S.A. (1978): Dreams and dreaming as transitional phenomena. In: Grolnik, S.A. & Barkin, L. (Hg.): Between Reality and Phantasy. New York/London (Jason Aronson), S. 211–231.
Hoppe, K.D. (1964): Über den Einfluß der Übergangsobjekte und -phänomene auf die Symptombildung. In: Jb. d. Psa. Bd. 3. Stuttgart (frommann-holzboog), S. 187–115.
Hoppe, K.D. (1967): Über den Einfluß der Übergangsobjekte und -phänomene auf die Behandlungssituation. In: Jb. d. Psa. Bd. 4. Stuttgart (frommann-holzboog), S. 63–81.
Kestenberg, J.S. & Weinstein, J. (1978): Transitional objects and body-image formation. In: Grolnik, S.A. & Barkin, L. (Hg.): Between Reality and Phantasy. New York/London (Jason Aronson), S. 75–96.
Khan, M.M.R. (1978): Secret as potential space. In: Grolnik, S.A. & Barkin, L. (Hg.): Between Reality and Phantasy. New York/London (Jason Aronson), S. 257–270.
Milner, M. (1952): Aspects os symbolism in comprehension of the not-self. I. J. Psycho-Anal. 33, 181–195.
Milner, M. (1955): The role of illusion in symbol formation. In: Klein, M.; Heimann, P. & Money Kyrle, R.E. (Hg.) (1955): New Directions in Psychoanalysis. London (Tavistock), S. 82–108.
Milner, M. (1977 [1950]): On Not Being Able to Paint. London (Heinemann).
Muensterberger, W. (1978): Between realiy and fantasy. In: Grolnik, S.A. & Barkin, L. (Hg.): Between Reality and Phantasy. New York/London (Jason Aronson) 3–14.
Modell, A. (1963): Primitive object relationships and the predisposition to schizophrenia. I. J. Psycho-Anal. 44, 282–292.
Modell, A. (1968): Object Love and Reality. London (Hogarth Press).
Rodrigué, E. (1956): Notes on symbolism. I. J. Psycho-Anal. 37, 147–158.
Santayana, G.: Little Essays. Constabke (Ed. Smith) (bei Milner ohne Jahresangabe).
Segal, H. (1957): Notes on symbol formation. I. J. Psycho-Anal. 38, 391–397.
Trimborn, W. (1987): Der Analytiker, der Rahmen und die Öffentlichkeit. Der ›Vater‹ in Kleists »Prinz Friedrich von Homburg«. In: Jb. d. Psa. Bd. 21. Stuttgart (frommann-holzboog), S. 85–131. In diesem Buch: Kap. 11.
Winnicott, D.W. (1974 [1958]): Psychoanalyse und Schuldgefühl. In: Ders. (1974): Reifungsprozesse und fördernde Umwelt. München (Kindler), S. 17–35.
Winnicott, D.W. (1976 [1950]): Beziehung zwischen Aggression und Gefühlsentwicklung. In: Ders. (1976): Von der Kinderheilkunde zur Psychoanalyse. München (Kindler), S. 179–202.
Winnicott, D.W. (1979 [1971]): Vom Spiel zur Kreativität. Stuttgart (Klett-Cotta).

13. Von der Entgrenzung der Generationen zum globalen, unlösbaren Auftrag[1]

Wiederholt wird die Frage gestellt, ob wir es heute in der Praxis aufgrund einer veränderten Gesellschaft und Sozialisation mit untypischen Identifizierungsprozessen zu tun haben. Die Frage nach den Internalisierungen schließt sofort die Frage nach den primären Objekten – den Eltern oder den signifikanten Anderen – ein, die lautet: Welche Bezugspersonen finden die Heranwachsenden in der sogenannten posttraditionellen oder postmodernen Gesellschaft vor? Wie sieht die Antwort der Jugendlichen auf die veränderten Sozialisationsbedingungen aus? Die letzte Frage möchte ich psychoanalytisch formulieren: Lassen sich aufgrund veränderter Internalisierungsprozesse bei der Separations- und Individuationsentwicklung des Kindes und Heranwachsenden spezifische Konfliktbereiche erkennen? Diesen Fragestellungen soll nachgegangen werden.

Wenn der Wille nicht mehr gebrochen werden muß. Macht oder Mündigkeit. Über den Zwang zum Gehorsam und die Sehnsucht nach Autonomie, so lautete der Titel eines Buches von Bassyouni (1990). Was ist aus dem emanzipatorischen Ideal selbstbewusster Mündigkeit der Psychoanalyse und der 68er Jahre geworden: ein eigenverantwortliches, selbstgewisses und selbstbewusstes Subjekt, das sich der Welt stellt, oder ein Subjekt voller Sehnsucht nach ungebundener Freiheit, das jede Bindung als Zwang, Unterwerfung oder Selbstaufgabe erlebt und doch seinen Objekthunger süchtig zu stillen sucht? Ist die so betont angestrebte Autonomie oft mehr der Rückzug in eine »heile« Subjektivität denn ein Wille und die Fähigkeit zur Auseinandersetzung in und mit der Gesellschaft?

---

1 Beitrag zum Forum »Internalisierungsprozesse: Neue Gesichtspunkte« auf der Arbeitstagung der DPV in Heidelberg, Mai 1995.

Auffallend ist bei adoleszenten und postadoleszenten Jugendlichen eine weitverbreitete Haltung des passiven Verharrens, des Abwartens und Sich-nicht-entscheiden-Könnens. Damit geht ein verändertes Bindungsverhalten einher, was sich an der Zunahme der Single-Haushalte, der Trennungen und des »One-Night-Stands« ablesen lässt. Die Kennzeichnung der heutigen Gesellschaft als eine narzisstisch strukturierte ist nicht neu: 1979 erschien das Buch von Christopher Lasch: *Das Zeitalter des Narzißmus.* Thomas Ziehe (1975) beschrieb als spezifischen Sozialisationstyp die narzisstische Persönlichkeit (s.a. Strzyz: *Sozialisation und Narzißmus,* 1976/1978). Viele ihrer Thesen haben, wie ich meine, noch heute ihre Gültigkeit, ja, eine beunruhigende Bestätigung und Verschärfung erfahren.

Bevor ich meine These formuliere, muss ich einige einschränkende Vorbemerkungen machen, denn theoretisch ist Vieles fragwürdig und empirisch wenig nachgewiesen. Darüber hinaus ist im Einzelfall, der dem Analytiker am Herzen liegt, alles doch wieder ganz anders.

Identifizierungsprozesse sind ein lebenslanger Vorgang. Frühe Identifizierungen müssen modifiziert werden, d.h., es müssen einerseits die frühen Identifizierungen zu stabilen Objekt- und Selbstrepräsentanzen transformiert und assimiliert werden, andererseits die primitiven idealisisierten und verfolgenden Imagines zu einem realistischeren Ichideal und Überich umgeformt werden, damit der Umgang mit der Welt überhaupt handhabbar wird, bzw. dass die innere Welt mit der äußeren Welt in Kontakt kommen kann. Damit ist das komplexe Verhältnis von primärer und sekundärer Sozialisation, den frühen Identifizierungs- und Separationsprozessen und deren Neuauflage in der Pubertät und Adoleszenz angesprochen, dem aber hier nicht nachgegangen werden kann. Wichtig ist jedoch die Unterscheidung der Identifizierung von der Repräsentation bzw. Symbolbildung, denn die symbolische Repräsentanz wird in dem Augenblick gebildet, in dem das Kind und der Jugendliche sich als getrennt vom Anderen erleben. Dies ist eine Aufgabe, die nie abgeschlossen ist. Deswegen darf der Blick nicht ausschließlich auf die frühe Entwicklung des Kindes im Rahmen der Versorgung durch die primären Bezugspersonen und die frühen Traumata gerichtet werden. Denn schon das Kind, vor allem aber der Jugendliche muss sich mit den Eltern auseinandersetzen, die es/er vorfindet. D.h., wir müssen auch das Verhalten der Eltern, ihren Charakter wie auch ihre Position in der Gesellschaft und ihre Einstellung zur Gesellschaft betrachten, um die Identifikationsentwicklung besser verstehen zu können.

Mit einer kleinen Anekdote will ich die Problematik andeuten, die jedoch nur für eine bestimmte Bevölkerungsschicht typisch ist, und dann meine These in einer Zusammenfassung formulieren. Als ein Kinderarzt, der vor seinem Medizinstudium Bergarbeiter war – was mir nicht unwichtig erscheint –, bei einer Erstuntersuchung eines Kindes die Berufe der Eltern erfragte, entfuhr ihm spontan dieser Ausspruch: »Der Vater Psychologe und die Mutter Lehrerin: die armen Kinder!«

In der heutigen oberen Mittelschichtfamilie – ich denke vor allem an Lehrer, Psychotherapeuten, Psychologen, Pfarrer, Professoren, Geisteswissenschaftler, Sozialpädagogen, aber auch andere Akademiker (s. a. Bruns 1989) – suchen die Eltern ihre durch die posttraditionelle Gesellschaft bedingte Unsicherheit mittels einer Zentrierung auf ihre Kinder auszugleichen. Neben der Unkonturiertheit der Elternfiguren in der Gesellschaft führt diese Annäherung zu einer Unabgegrenztheit zwischen den Eltern und ihren heranwachsenden Kindern und zu einem Aufrechterhalten gegenseitiger grandioser Vorstellungen und Erwartungen, was eine Blockierung der Separations- und Individuationsentwicklung mit sich bringt. Mit anderen Worten: Zur Eigenstabilisierung brauchen die Eltern ihre Kinder als Selbstobjekte. Durch diese narzisstische Fixierung bleiben die Kinder in einem verstärkten Ausmaß den unbewussten Konflikten der Eltern ausgesetzt, die erst damit für die Kinder zum unlösbaren Auftrag werden. Dieser Auftrag wird zur Last einer umfassenden, globalen Aufgabe, der sie trotz radikaler Abgrenzungs- und Fluchtmanöver (z. B. in eine Magersucht, in Drogen oder eine extremistische oder esoterische Subkultur) nicht entkommen können. Um und gegen die Nähe einer parasitären Symbiose als verlockenden, sinnversprechenden Zentrums und aufsaugend-zerstörerischen Strudels kämpft das idealisierte und doch so ohnmächtige, weil überfordertes Individuum und treibt in eine unauflösbare Isolierung.

Gerade diese jungen Erwachsenen suchen die Analyse auf, mit deren Hilfe sie diese globale Aufgabe zu lösen hoffen, ja, sind die »geeigneten« Patienten oder werden Psychotherapeuten. Bei diesen Patienten stellt sich die Frage, ob das frühe Trauma (oder die frühen Traumata) das Zentrum der Störung ist oder ob nicht vielmehr durch ein strukturelles Entwicklungsdefizit das frühe – auch unumgängliche – Trauma fixiert und »idealisiert« wird, um das das Subjekt oder die Analyse endlos kreist? Nicht das noch so frühe Trauma, sondern die Abhängigkeits- und Trennungsthematik, die Nähe-Distanz-Problematik, der fehlende Raum zwischen Verschlungenheit und sinnloser Leere, nicht der Ödipuskonflikt, sondern die mangelhafte ödipale Strukturierung sind die zentralen Themen unserer Zeit.

Entgrenzungen der Gesellschaft

Die Veränderungen unserer Gesellschaft und ihre Auswirkung auf die primären Bezugspersonen und die Sozialisation will ich als eine Entgrenzung von außen kennzeichnen. Der Verlust traditionell vermittelter Normen und eines kohärenten, Sinn gebenden Weltbildes in unserer Kultur muss als ein irreversibler Bruch anerkannt werden. Es gibt heute keinen durch die Tradition vermittelten Sinn mehr, die den Menschen festgehalten, aber auch gehalten hat. Die Postmoderne zeichnet sich dadurch aus, dass es keinen übergreifenden Sinnzusammenhang mehr gibt. So heißt es: »Die Leinwand ist leer, du musst sie füllen.« Die Existenz zeichnet sich aus durch ein Sichängstigen vor der Zukunft.

Lyotard, der den Begriff »postmodern« geprägt hat, schreibt in »Beantwortung der Frage: Was ist postmodern?«: »Jeglicher Klassizismus erscheint verboten in einer Welt, in der die Wirklichkeit in einem Maße destabilisiert ist, daß sie keinen Stoff mehr für Erfahrung gewährt, wohl aber für Erkundung und Experiment« (1990a, S. 37). »Künstler, Galerist, Kritiker und Publikum gefallen sich in schierer Beliebigkeit; es ist die Zeit der Erschlaffung. Aber dieser Realismus der Beliebigkeit ist der des Geldes« (S. 40) – und ich füge hinzu: der der Quoten, der Zahl der Anzeigenseiten, der Meinungsumfragen. Weiter schreibt Lyotard: »Mit der Moderne geht stets, wie immer man sie auch datieren mag, eine Erschütterung des Glaubens und, gleichsam als Folge der Erfindung anderer Wirklichkeiten, die Entdeckung einher, wie wenig wirklich die Wirklichkeit ist« (S. 42).

Eine Metapher für diesen allgemeinen Wirklichkeitsverlust ist der Begriff von der Abwesenheit des Vaters. Mitscherlich spricht sogar in seinem Buch *Auf dem Weg zur vaterlosen Gesellschaft* (1973, S. 189) vom »Erlöschen des Vaterbildes«, insofern »das Arbeitsbild des Vaters verschwindet«.

Da eine verbindliche, anschauliche väterliche Unterweisung im tätigen Leben fehlt, hier also keine verlässliche Tradition mehr besteht, orientieren sich die Altersgenossen aneinander. Darüber hinaus sei an dieser Stelle eine Notiz aus der TAZ (Mai 1995) vermerkt: In den letzten 20 Jahren ist eine Steigerung der vaterlosen Kinder in den USA um das Vierfache auf 25% festzustellen.

Sicherlich ist jedoch das Bild des Vaters, der in seinem Beruf und seiner Stellung das bürgerliche Ideal und die bürgerlichen Werte eines sich selbst verwirklichenden Individuums vertreten hat, auch verklärt. Ziehe (1975, S. 138) macht jedoch darauf aufmerksam, dass die Abwesenheit des Vaters nicht allein eine äußere ist, wenn er schreibt: »Doch die Väter sind selbst nicht mehr sicher, was überhaupt ›Erbe‹ sein soll oder kann.« Hier verweist der Begriff der »Abwesenheit des Vaters« sowohl auf eine innere wie auch auf eine äußere Realität (s. a. Overbeck 1994). Eine durch Konsum und durch die Medien geprägte Gesellschaft, deren einziger Wert das Grenzenlose und Zeitlose ist, sucht das Vakuum zu füllen.

Doch das Unbegrenzte wird in dieser posttraditionellen Gesellschaft zum Ideal erhoben und bedroht diese zugleich. Das Grenzenlose wird in unserer Mediengesellschaft gesucht und angeboten. Damit werden Unsicherheit und Begrenzung durch ein omnipotent-manisches Agieren verleugnet. Das Festhalten an der Illusion eines grenzenlosen wirtschaftlichen Wachstums trotz besseren Wissens, die Neigung zu häufigeren und entfernteren Urlaubsreisen, immer schnellere und umfassendere Informationen über jeden und alles, mit der verführerisch-verräterischen Kennzeichnung als Datenautobahn, sind Manifestationen dieser illusionären Entgrenzung.

Neben der Aufforderung zum hedonistischen Konsum steht zugleich der immense Druck der fraktionierten und selektierenden Leistungsgesellschaft, der schon in der Schule beginnt. Es ist eine Gesellschaft, die die Individualisierung und Entsolidarisierung vorantreibt und in der das Denken nicht an einem Wert, sondern am Erfolg orientiert ist. Der Clevere ist gefragt, der strategisch und erfolgsorientiert handelt. Doch diese Gesellschaft kann – wie Lyotard (1990b, S. 50) feststellt – »weder angeben, was der Erfolg ist, noch, warum er gut, richtig und wahr ist, weil der Erfolg wie eine Sanktion konstatiert wird, deren Gesetz man nicht kennt«.

Dieser grundlegende Wechsel des Denkens zeigt sich auch in der psychotherapeutischen Landschaft: Effizienznachweis gegen Verwirklichung aufklärerischer Ziele; Verhaltenstherapie gegen Psychoanalyse. Insofern ist auch die Verhaltenstherapie »erfolgreicher« als die Psychoanalyse, da sie an den aktuellen Tageswerten der Gesellschaft und am Umsatz orientiert ist. Doch solch ein Denken, das sich am Erfolg orientiert, ist pragmatisch und mag sogar demokratischer sein als ein »zwanghaft-dogmatisches« Festhalten an einem nicht infrage zu stellenden idealen Ziel oder die

Berufung auf eine sogenannte Wahrheit. Aber es verliert zugleich seine reflektorische und damit aufklärerische Distanz. Denn der Erfolg fragt nicht, was richtig oder falsch, gut oder böse, Lüge oder Wahrheit ist.

Marquard konstatiert für unsere Gesellschaft eine Kluft zwischen den Erwartungshorizonten und der Erfahrung durch den Erfahrungsverlust. Die Beschleunigung des Wirklichkeitswandels in der modernen, gegenwärtigen Welt führe zu einer immer kürzer werden Haltbarkeit der Lebenserfahrung. Er schreibt (1994, S. 81f.):

> »So wächst in der modernen Welt – tachogen – die Weltfremdheit. Denn die Erfahrung kann die Erwartung nicht mehr kontrollieren«. [...] Erwartungen werden zu der Erwartung: »zu der einen einzigen absoluten Totalerwartung, die über jede besondere Befriedigung und damit über jede wirkliche Enttäuschbarkeit hinaus ist, denn sie ist sozusagen a priori enttäuscht vom Vorhandenen, so daß Hoffnung und Enttäuschung identisch werden in der Daueremporung. Ihr Prinzip Erwartung wird zum Prinzip Erfahrungsresistenz, zum Prinzip Illusion, zum Prinzip Unbelehrbarkeit. Das wiederum – die Unbereitschaft zur Korrektur durch Erfahrungen – verstärkt den Erfahrungsverlust. Der Erfahrungsverlust illusioniert die Erwartung, die Illusionierung der Erwartung steigert den Erfahrungsverlust.«

Entgrenzung in der Familie

Wie lautet die Antwort der Familie auf die veränderte äußere Welt? In einem Artikel des SPIEGEL (27.02.95, S. 48) habe ich die folgende Charakterisierung des unlösbaren Sozialisationsauftrages unserer Gesellschaft gefunden:

> »Noch nie saß die Familie so in der Falle: sie soll der Gesellschaft einerseits ehrgeizige und andererseits rücksichtsvolle Zeitgenossen übergeben, sie soll zur Begrenzung erziehen, wo der Konsumismus Schrankenlosigkeit predigt, sie soll feste Bindungen bereitstellen, wo die kalte Schönheit der Bindungslosigkeit die mediale Welt beherrscht. Sie soll Reife erzeugen, wo die Arbeitswelt den Kult ewiger Jugendlichkeit feiert, und geistige Neugierde wecken, wo der Bilderstrom des Fernsehens jedes Geheimnis ertränkt.«

Wenn von einer Schwächung der Symbolisierung und der Repräsentanzen gesprochen oder eine narzisstische Ich-Überich-Ichideal-Struktur vermutet wird, dann müssen zuerst die primären Bezugspersonen, ihr Sozialisationsverhalten und ihre Stellung zur Gesellschaft betrachtet werden.

Ohne Anspruch auf Vollständigkeit will ich auf einige Phänomene unsicherer Elternschaft in der modernen Gesellschaft hinweisen:

1. Das Wunschkind »perfekter« Eltern

Wir haben es oft mit Eltern um oder über 30 Jahre zu tun, die sich ein oder zwei Wunschkinder »zugelegt« haben. Es sind Eltern, die sich ganz bewusst auf das oder die Kinder eingestellt haben und sich willentlich sehr um sie bemühen. Doch das aufgeklärte Erziehungsverhalten der Eltern, das sich allzu oft als eine »früh einsetzende, psychologisierende Rundumpädagogik« (Reiche 1991, S. 1062) entpuppt, geht mit einer Idolisierung der Kinder einher. Das Ideal einer perfekten Elternschaft suchen sie in einer unablässigen Zuwendung zu verwirklichen. Lasch (1982, S. 218) stellt dazu fest: »In der abstrakten Überzeugung, daß für ihr Kind das Beste gerade gut genug ist, organisiert sie mit einem peinlich genauen Übereifer, der seine Eigeninitiative lähmt und seine Fähigkeit zur Selbsthilfe stört, bis in alle Einzelheiten hinein sein gesamtes Leben.«

Auf der anderen Seite müssen sich diese »besonderen« Kinder problemlos in die schon weitgehend festgelegte Welt der Eltern einfügen, die ja längst durch ihre Karriere und mit einem vollen Berufsleben – schließlich müssen die Wohnung, das Haus und der »bürgerliche« Lebensstandard bezahlt werden – voll ausgelastet sind. Das gesellschaftliche Leben und Konsumverhalten soll durch Kinder zugleich möglichst wenig eingeschränkt werden.

Winnicott (1978, S. 69) wünschte sich dagegen junge Eltern, »die nicht allzu weise sind und sich zusammen mit den Kindern entwickeln; solche Eltern lernen von ihren Kindern, und das hat viel für sich«. Er schließt die kritische Frage an: »Sollen wir hoffen, daß Männer und Frauen mit dem Heiraten warten, bis sie reich und vielleicht selbstzufrieden sind?«

2. Unsichere Vorbildfunktion

Wie ich schon betont habe, ist es wichtig, die Eltern nicht nur als die primären Bezugspersonen in ihrem frühen Pflegeverhalten, sondern auch in ihrer Einstellung zur Gesellschaft zu betrachten. Denn erst die Stellung der Eltern in der Gesellschaft und deren erfahrbares Handeln, wie auch insbesondere die Beziehung der Eltern untereinander als interagierendem Paar vermitteln ein konturiertes Vorbild. Denn die Vorbildfunktion der Eltern bleibt bestehen, worauf Mitscherlich (1973, S. 313) hinweist: »Ohne eine in der Person des Vorbilds unmittelbar erfahrene Sicherheit wird kein Mensch die größere Unsicherheit ertragen lernen, die bewußtes Denken heraufbringt.« Nur dann kann es auf eine »Vorurteilssicherung verzichten«. Doch das aufgeklärte Erziehungsverhalten der Eltern kann ihrem eigenen Handeln und ihrer Beziehung untereinander offen oder insgeheim widersprechen.

Ziehe (1975, S. 108) geht so weit zu behaupten, dass heute die Eltern nicht mehr als Repräsentanten der Zukunft ihrer Kinder fungieren können. Die gesellschaftliche Realität ist für sie genauso »neu« wie für die Jugend. Im Umgang mit den Medien und den Instrumenten der heutigen Gesellschaft – wie den Computern – lassen die Jugendlichen ihre Eltern schon sehr früh hinter sich zurück, d.h., sie leben in einer Welt, die für die ältere Generation nicht mehr zugänglich ist. Die Erwachsenen sind nicht mehr die Vertreter der bestehenden Welt. Die Behauptung Ziehes trifft jedoch nur auf einen bestimmten psychischen Bereich zu. Immer noch sind – und sie werden es auch bleiben – die Eltern in ihrem gegenseitigen Verhalten Vorbild ihrer Kinder.

So gelingt es den Eltern/Lehrern kaum noch, eine glaubhafte Vorbild- oder Leitfunktion in unserer Gesellschaft einzunehmen. Damit ist den Kindern und Jugendlichen die Möglichkeit genommen, sich an diesen Leitbildern zu reiben. Nicht nur, dass die Eltern den Konflikt vermeiden, sondern vielmehr, dass die Gesellschaft sowohl den Eltern als auch den Jugendlichen den Ausweg in eine grenzenlose Welt ohne anstrengende Auseinandersetzung anbietet. Dagegen finden sie eine Elterngeneration vor, die, weil sie das gesellschaftliche Vakuum nicht füllen kann, einerseits zur Verleugnung und fatalistisch-hedonistischen, konsumorientierten Resignation einlädt, andererseits angesichts der sozialen und ökonomisch-ökologischen Belastungen zutiefst verunsichert ist. Damit fehlen dem Kind und erst recht dem Jugendlichen alternative Vorbilder in einer erlebbaren Umwelt, mit denen sie sich durch selektive Probeidentifizierungen und in einem »kommunikativen Handeln« (Habermas) auseinandersetzen können. Der Heranwachsende findet keine Entwürfe, konkreten Ziele des sozialen Umfeldes und der sozialen Gruppen vor, die er übernehmen, ablehnen oder mit denen er sich auseinandersetzen kann. Die Medien bieten ihm dafür

Bilder von Stars, Idolen und von Rekorden an, aber auch Bilder von Katastrophen. Die Folge ist ein unrealistisches oder fehlendes Überich bei überhöhtem und unrealistischem Ichideal.

3. Narzisstische Besetzung, ungenügende Abgrenzung

Mit diesen gesellschaftlichen Veränderungen geht eine verstärkte narzisstische Einstellung der Eltern gegenüber ihren Kindern einher, die sich in einer Überfürsorge, in einer Harmoniesucht, in dem Wunsch nach gemeinsamem Erleben (das von den Eltern für die Kinder verplante Wochenende; die Mutter, die das Kind von einem Termin zum anderen fährt und beim Geigenunterricht dabeisitzt) und einer mangelnden Konfliktbereitschaft auszeichnet, um so ihre eigene Angst vor der Zukunft und der eigenen Unsicherheit zu vertreiben. Immer wieder konnte ich beobachten, dass sich gerade Eltern, die selbst Lehrer sind, in den Schulalltag der eigenen Kinder einmischen und die Lehrer ihrer Kinder durch ein Übermaß an Interesse für deren schulischen Belange kontrollieren. Dagegen meint die französische Kinderanalytikerin Dolto (1988, S. 386), dass Jugendliche die Probleme der Adoleszenz mit Gleichaltrigen am besten bewältigen, und stellt warnend fest: »Doch sollten sich die Eltern fernhalten: meiner Ansicht nach stellt die Einbeziehung der Eltern in das Schulleben der Kinder über zwölf Jahre die größte Gefahr dar, die uns der ›Mai 68‹ beschert hat.«

Müssen nicht antiautoritäre Haltungen und sogenannte liberal-großzügige Einstellungen als Vermeidung von Abgrenzung und damit als Angst vor einem Neinsagen begriffen werden? Sind diese Haltungen und Einstellungen vielleicht auch als der Versuch zu verstehen, der eigenen Zukunftsangst und damit der Angst vor einer Rebellion der eigenen Kinder zuvorzukommen, die jetzt die Eltern selbst betreffen würde? In einer angebotenen und aufrechterhaltenen parasitären Symbiose kehrt die verleugnete Angst vor dem eigenen Anspruch und dem als bedrohlich erlebten Anspruch ihrer Kinder in einer grenzenlosen Umwelt wieder. Der narzisstischen Katastrophe und Aggression versuchen die Eltern durch eine »harmonisierende Annäherung« zu entkommen.

Eine damit einhergehende Auflösung der Generationsschranke bedingt eine ungenügende Abgrenzung von den Eltern und eine Vermischung von Selbst- und Objektrepräsentanzen. Anstelle reifer Identifizierungen haben wir es mit ichfremden Introjektionen zu tun. Unbewusst heißt das, dass die Kinder sich ein Leben lang von den Eltern verfolgt erleben. Denn mit der Fixierung auf ein präödipal-narzisstisches Niveau geht die Drohung des Durchbruches archaischer Kräfte einher, wie Verschmelzungs- und Auflösungsängste, aber auch ein bedrohlicher Hass, der unbedingt abgewehrt werden muss.

Eine Voraussetzung zur Entwicklung von reifen Identifizierungen und abgegrenzten Repräsentanzen ist das Zulassen- und Ertragen-Können von Abwesenheit und eine Fantasie über die Eltern als Paar, die die Urszene mit einschließt, die aber eine Fantasie in Abwesenheit ist. Das Bild einer kreativen Urszene oder Verbindung kann sich nur entwickeln und mit den damit verbundenen Ambivalenzen ertragen werden, wenn die Eltern miteinander in Kommunikation sind. Das bedeutet aber auch, dass sie Konflikte, Differenzen und die damit verbundenen Spannungen ertragen können, ohne diese harmonisierend verleugnen oder durch zerstörerische Spaltungen abwehren zu müssen. Diesen Begriff von Gesundheit habe ich Winnicott entlehnt, der in seiner Arbeit »Die Fähigkeit zum Alleinsein« schreibt:

»Man könnte sagen, die Fähigkeit eines Menschen zum Alleinsein hänge von seiner Fähigkeit ab, mit den durch die Urszene geweckten Gefühlen fertig zu werden […]. Unter diesen Umständen allein sein zu können, setzt die Reife der erotischen Entwicklung, eine genitale Potenz oder die entsprechende weibliche Annahmebereitschaft voraus; es setzt eine Verschmelzung der aggressiven und erotischen Impulse voraus; gleichzeitig mit all diesem besteht natürlich die Fähigkeit des Individuums, sich mit beiden Eltern zu identifizieren« (1974, S. 39).

4. *Widersprüchliche Erwartungen*

Die Erwartungen der Eltern an ihre Kinder sind zugleich diffus und widersprüchlich, weil sie einerseits auf der bewussten Ebene die kognitiven Fähigkeiten fördern und Selbstständigkeit von ihren Kindern erwarten, selbst aber mit einem Rückzug ins Private reagieren (arbeiten, ansonsten Tennis spielen und den nächsten Urlaub planen) und die Befriedigung eigener Kontaktwünsche und narzisstischer Selbstbestätigung über ihre Kinder suchen. Das Kind bleibt ein narzisstisches Selbstobjekt des Erwachsenen.

Leistungsverweigerung kann ein Versuch der Abgrenzung sein. Doch gerade das angepasste, unauffällige Kind mit nicht selten überdurchschnittlichen Leistungen gerät als Adoleszenter in eine schwere psychische Krise, wenn beim Schulabschluss, bei Beendigung des Studiums oder der Partnerwahl selbstbewusste und eigenverantwortliche Entscheidungen anstehen, mit denen er zugleich die »narzisstische Harmonie« aufkündigen müsste.

5. Überforderung mangels institutioneller Absicherung

Die allgemeine Verunsicherung in unserer Gesellschaft hinsichtlich der Zukunft umfasst noch einen anderen Aspekt. Heute sind die Erwachsenen und damit die Eltern immer weniger in eine institutionalisierte Gemeinschaft (z.B. in eine kirchliche Gemeinschaft, eine Partei oder Gewerkschaft) eingebettet, in der die Tradition als Autorität anerkannt ist und zugleich durch die Gemeinschaft repräsentiert wird. Eine solche Gemeinschaft ist nicht so abstrakt wie der Staat, aber auch nicht so »zufällig« wie eine Gruppe. Daraus folgt, dass sich die Eltern kaum noch auf Werte und Normen einer Gruppe berufen können, wodurch ihnen sozusagen ein sicherer Hintergrund vermittelt wurde. Die Emanzipation von Gruppennormen scheint viele Menschen zu überfordern, wenn sie nicht mehr durch Gemeinschaft als einem äußeren Dritten beschützt und kontrolliert sind. Was als Emanzipationsschritt unserer Generation angesehen wurde – wie z.B. der Austritt aus der Kirche –, hinterlässt zunehmend eine Lücke, die von den Eltern allein nicht mehr gefüllt werden kann. Claussen (1994, S. 49) schreibt: »Moderne Menschen ahnen sehr wohl, daß das Individuum sich in der Welt nicht behaupten kann, wenn kein Gemeinwesen seine Existenz garantiert.«

Damit bekommen differente Einstellungen, Haltungen und Wünsche der Eltern untereinander und gegenüber den Kindern eine eigene Schärfe, wenn die Eltern nicht mehr fähig sind, sich darüber zu verständigen. Die Belastungen für das Kind und den Jugendlichen, bedingt durch eine Nichtverständigung des Elternpaares untereinander oder/und durch eine schwierige Persönlichkeit eines Elternteiles, können jetzt nicht mehr durch ein traditionsgeleitetes und damit abgestütztes Rollenverhalten der Eltern (bürgerliches Ideal, Religion) und durch ein stützendes und erfahrbares Umfeld (Kinder aus einer dörflichen Umgebung; Kinder/Jugendliche in Vereinen) ausgeglichen oder abgepuffert werden. Nicht nur vorliegende familiäre Probleme (z.B. Scheidungen), sondern gerade auch die latenten und unbewussten Konflikte des Elternpaares haben nun eine viel unmittelbarere und ausschließlichere Wirkung auf das Kind und den Jugendlichen, weil sie keine Alternativen haben, außer einer regressiven Flucht in eine Welt ohne Grenzen oder den Rückzug.

Je enger die Kleinstfamilie (Einzelkind, kein persönliches Umfeld) ist, umso unerbittlicher bleibt das Kind auf die Eltern bezogen (s. dazu Cooper 1971; Laing 1974; Lasch 1987). Der Rückzug auf die Familie soll »Sicherheit« vermitteln, wird aber zum emotionalen Gefängnis. Eine solch hermetische Abgrenzung ist zwar nicht selten, aber nicht typisch für die von mir oben angesprochene Gruppe, die sich aufgrund ihrer Wertvorstellungen und bewussten Erziehungspraktiken zumeist durch eine liberale Offenheit auszeichnet.

6. Offene oder verdeckte Dissonanzen des Elternpaares

Aber mit einer angestrebten »Harmonie« in der Familie soll über ein zunehmendes dissoziatives Element hinweggetäuscht werden, nämlich über die ungelösten Diskrepanzen der Eltern, denen es nach dem Wegfall traditionsgeleiteter Normen oft nur noch begrenzt gelingt, hinsichtlich der Erziehung (dieser Begriff ist heute geradezu obsolet geworden) ihrer Kinder zu einem kommunikativ ausgehandelten Konsens zu kommen (z.B. abendliche Ausgangszeiten, Taschengeld). Entweder gibt es um die Kinder einen mehr oder weniger verschleierten Machtkampf, der oft mit komplizenhaft-verführerischen Praktiken ausgetragen wird, oder ein Partner überlässt dem anderen ganz das Feld der Erziehung, schließt sich aus oder wird ausgeschlossen. Dann wird die Korruption zum Mittel der sozialen Kontrolle.

7. Laisser-faire oder autoritäre Willkür

Da allgemeingültige Normen fehlen (z.B. bei den Fragen: Wann sollen Kinder zu Bett gehen? Wie lange und in welchem Alter dürfen die Jugendlichen abends unterwegs sein? Ab welchem Alter kann oder darf der Sohn bei seiner Freundin übernachten und umgekehrt?), werden elterliche Eingriffe – Gebote und Verbote – eher als willkürlicher und autoritärer Zwang abgelehnt. Im Sinne eines phobischen Verhaltens umgehen Kinder und Eltern mögliche Konflikte und nicht zuletzt die Ödipalisierung, bzw. die ödipalen Konflikte werden durch regressivnarzisstische Angebote verleugnet. Die Eltern vermeiden es, in einem kommunikativen Aushandeln untereinander zu einem Konsens hinsichtlich ihres Verhaltens gegenüber ihren Kindern zu kommen und es diesen gegenüber zu vertreten.

Die 68er-Generation[2] sah in jeder Regelung autoritäres Verhalten und eine Einschränkung des Kindes. Das Neinsagen war verpönt. Heute erscheint aber die antiautoritäre Einstellung eher einem »negativen« Motiv zu entspringen (Ziehe 1975, S. 249), nämlich der Umgehung kränkender Einschränkungen des Omnipotenzanspruches durch die Realität und der Angst vor einem emotionalen Aufruhr, der die »partnerschaftliche Harmonie« zerstören würde. Die gegenseitigen grandiosen Vorstellungen sollen und dürfen nicht infrage gestellt werden.

Die mit einer »aufgeklärten« Liberalität einhergehende Laisser-faire-Einstellung des Gewährenlassens dient zugleich einer Verleugnung der eigenen Sicherheits- und Abhängigkeitsbedürfnisse. Eltern verhalten sich gegenüber ihren Kindern wie Geschwister, aber wie Geschwister, die jede Rivalität verleugnen. Der folgende Ausspruch einer Mutter lässt dies deutlich erkennen: »Meine Tochter ist meine beste Freundin, mit der kann ich alles besprechen; die braucht nicht heimlich aus dem Fenster steigen, wenn sie ausgehen will.« Hinter der liberalen Haltung steht ein unstillbares Kontrollbedürfnis. Denn jedes Nein würde ja eine Trennung und Abgrenzung und somit einen narzisstischen Verlust für die Eltern mit sich bringen. Man geht vielmehr davon aus, dass – wie Lasch schreibt (1987, S. 197) – »die Kinder schmerzlos den emotionalen Verwicklungen ihrer Eltern entkommen werden, und die ältere Generation hilft dabei, indem sie nur wenige vertretbare Ansprüche stellt«. Es ist eine Kultur, »die annimmt, daß Kinder ihre Familienbande hinter sich lassen, ohne durch eine emotionale Krise zu gehen«.

So erlebt das Kind bzw. der Jugendliche seine Eltern als bedürftig und unabgegrenzt, ja gerade in ihrer so betont offenen und freien Haltung als übergriffig, ohne diese Übergriffigkeit dingfest machen zu können. Der Jugendliche kann sich den Eltern nicht entziehen, weil es keine Grenzen

---

2 Wenn ich wiederholt auf die 68er-Generation verweise, so möchte ich jedoch festhalten, dass es zu einfach wäre, die von mir beschriebene Problematik dieser Generation anzulasten, wie es heute gerne gemacht wird. Vielmehr handelt es sich um eine gesamtgesellschaftliche Entwicklung, wobei das Phänomen der 68er-Generation schon als eine Reaktion auf die Auflösung und Entwertung gesellschaftlicher Normen und nicht als deren Ursache verstanden werden muss.

gibt, die er überschreiten könnte, weil es kein Jenseits der Eltern gibt. Dann bleibt der Heranwachsende, auch wenn er sich räumlich entfernt, gebunden und in seiner Separations- und Individuationsentwicklung blockiert. Kinder und Eltern bleiben so als Träger des narzisstischen Ideals und einer verleugneten Ambivalenz aneinander fixiert. Der ödipale Konflikt wird umgangen, denn er könnte ja die narzisstische Einheit und die Grandiosität zerstören. Die Eltern kommen den Wünschen zuvor, ja konkurrieren so um die Gunst des Kindes. Es ist kein Befriedigungsaufschub notwendig. Eltern agieren damit unbewusst gegen die notwendige Trennung ihrer Kinder. Dann verbleibt diesen nur der Weg in eine Pseudoautonomie oder in einen Rückzug. Mit den daraus resultierenden Störungen kommen diese Jugendlichen später in die Psychotherapie.

In seiner Arbeit *Haben frühe Störungen zugenommen?* schreibt Reiche (1991, S. 1064): »Statt von einer Zunahme früher Störungen sollte man darum besser von den Risiken des Scheiterns von Lebensentwürfen bei erhöhtem gesellschaftlichem Zwang zur Individualisierung sprechen.« Was sich aber »als Wunsch oder Zwang nach individueller Selbstverwirklichung artikuliert«, muss sicherlich nicht eine frühe Störung sein – so weit stimme ich zu –, aber es auf ein »etwas« zurückzuführen, »auf ein Unglück, ein Leiden, eine Überforderung usw., das bisher ohne Sprache und unbenennbar in der Tradition festgefügter Lebensordnungen eingebunden war«, benennt nur einen Aspekt. Denn der Wunsch (oder Zwang) nach Individualisierung wird – wie ich meine und beschrieben habe – von den Eltern unbewusst blockiert, ja auch bewusst zugleich verhindert, was eben doch eine narzisstische Störung im weitesten Sinne mit sich bringt.

8. Narzisstische Anprüche, verleugnete Schuldgefühle

Die grandiosen Ansprüche, die verleugneten Trennungsängste, die narzisstisch-inzestuöse Fixierung führen zu uneingestandenen Ambivalenzen und verleugneten Schuldgefühlen. Die verdrängten Schuldgefühle verstärken wiederum ein permissives Verhalten bei den Eltern, sie sollen durch ein bestechendes Konsumangebot und eine generationsverleugnende Gemeinsamkeit abgewehrt werden. Denn nicht Triebbedürfnisse werden heute verleugnet, sondern Schuldgefühle. Mithilfe eines strategisch-komplizenhaft bestechenden Verhaltens suchen beide

Seiten einerseits die narzisstische Position zu bewahren, andererseits werden auf diese Weise die abgewehrten Schuldgefühle zugleich vermehrt. So gebrauchen bzw. missbrauchen die Eltern ihre Kinder zur »Entschuldung«, indem sie ihnen eine Welt ohne Schuldgefühle konstruieren.

Anforderungen und Überlastungen des Jugendlichen

Die Diskrepanz zwischen dem Wunsch und dem nach außen vertretenen Anspruch der Eltern nach Selbstständigkeit und Unabhängigkeit mit der inneren Wirklichkeit der Familie und den Anforderungen der äußeren Wirklichkeit der Gesellschaft wird für den Jugendlichen immer größer. Früher gab es wohl zwei unterschiedliche Sozialisationsstile. Der eine lautete: »Lebe wild, denn bald wirst du verheizt.« Der bürgerliche Stil dagegen war mit einem Versprechen verbunden: »Lebe besonnen, dann steht dir ein Leben lang für die Kultur eine große Laufbahn offen.« Doch heute heißt es: »Strenge dich an, aber mach dir keine Hoffnung.« So formulierte es Sloterdijk in einer Fernsehdiskussion.

Etwas differenzierter lautet die zentrale Konfliktdynamik: Der Zusammenbruch reifer Überich-Identifikationen – einer konsistenten elterlichen Wirklichkeitsinterpretation und der Identifizierung mit dem Gesetz: dem Inzesttabu und der Generationsschranke – im Zusammenhang mit einem überhöhten Ichideal in Form grandioser Selbst-/Objektimagines und omnipotenter Abwehrhaltungen führen zu einer Blockierung der Separations- und Individuationsentwicklung und in eine Krise des Selbstwertgefühls.

Die Feststellung, dass die Überich-Identifikationen früher reifer waren, ist sicherlich in dieser schlichten Behauptung nicht richtig. Das Überich des Einzelnen war stärker durch Traditionen, d.h. durch einen von der Gruppe überlieferten Konsens von außen gestützt und damit stabiler. So ist auch Riesmans (1950) Typologie von dem »innengeleiteten« – vom gebotsgebundenen – zum »außengeleiteten« Menschen – durch Konformität mit seinen Gruppengenossen gelenkten Menschen nicht so schlüssig, wenn auch an die Stelle der Tradition die Peergroup getreten ist.

Die jungen Erwachsenen (Postadoleszenten) der Mittelschicht zeichnen sich durch eine intellektuell-kognitive Differenziertheit aus, doch ihre affektive Entwicklung und damit vor allem die Ablösung von ihren primären Bezugspersonen ist durch Brüche und Fixierungen gekennzeichnet, die ich oben beschrieben habe. Das kann aber auch heißen: Sie sind wegen ihrer durchlässigen Grenzen zu außergewöhnlichen Leistungen fähig, die ihre Energie nicht zuletzt von der Furcht des Durchbruches archaischer Kräfte beziehen. Dazu kann diese spezifische Sozialisation gerade zu einem außerordentlich erfolgreichen strategischen Denken und Handeln führen, das in der heutigen Gesellschaft eher gefragt ist als eine an Werten orientierte Haltung. Die Grenzenlosigkeit und Austauschbarkeit im Konsum und im Medienangebot verlangen weniger eine Entscheidung, noch weniger einen Verzicht, vielmehr schnelle Anpassung. Scheinbar ist kein Befriedigungsaufschub notwendig. Ein solcher widerspricht sogar dem Angebot.

Wird sich nicht gerade ein solcher »narzisstischer Sozialistionstypus«[3] (Ziehe 1975) von dieser Welt angezogen fühlen und sich gerade für diese Welt eignen? So können eine manipulative Emotionalität, eine Leidenschaft ohne Distanz und Verantwortung, Ahnungen und Projektionen von Katastrophen, der Drang, aus Angst vor Beschämung das Spiel immer weiter zu spielen, die Hoffnung auf das Coming-out des Größenselbst, aber auch das Bedürfnis nach Vergeltung für eine nicht zu verwindende Kränkung ungeheure und scheinbar unerschöpfliche Kräfte für ein strategisches Denken und Handeln sein. Solche Menschen können sich durch eine extreme Flexibilität und Anpassungsfähigkeit auszeichnen.

Doch die narzisstische Identifizierung leugnet eine Abhängigkeit und gaukelt eine absolute Autonomie und Omnipotenz vor, die dann in der Midlife-Crisis zu einem psychosomatischen Zusammenbruch führt oder

3 Ziehe (1975, S. 163) hat einen von der traditionellen bürgerlichen Pubertätsproblematik abweichenden »Sozialisationstyp« beschrieben, der gekennzeichnet ist, durch »ein symbiotisches Verhältnis zur Mutter, das zu einer ›Konservierung‹ der archaischen Mutterrepräsentanzen im kindlichen Unbewußten führt; ein Streben nach Befriedigung, das nicht so sehr über Objektbeziehungen vermittelt wird, sondern über das Erlebnis von narzißtischen Gleichgewichtszuständen, [...] ein diffus ins Kosmische erweitertes, auf Omnipotenz abzielendes archaisches Ichideal; eine schwache Identifikation mit den postödipalen Elternrepräsentanzen und ein hierdurch bedingtes ›Offenbleiben‹ des ödipalen Konflikts; ein strenges, aus archaischen Projektionen auf die Elternimagines konstituiertes Überich, mit dem man sich jedoch nicht mehr identifizieren kann; die Verdrängung der aus den verschärften Überich-Konflikten resultierenden Schuldgefühle; ein dem Realitätsrisiko narzißtischer Kränkungen aus dem Weg gehendes Verweigerungsverhalten, das vorwiegend der Abstützung des äußerst verletzlichen Selbstwertgefühls dient« (S. 163).

in einen resignativ-zynischen Rückzug mündet, wenn das Gefühl, das soziale Umfeld manipulieren zu können, in diesem Alter erschüttert wird. Die dann wirksame Ichschwäche zeichnet sich durch eine Einschränkung der Verfügungsmöglichkeit über die eigene (innere und äußere) Realität aus, was sich vor allem im Bereich der intimen Beziehungen auswirkt.

Dies ist insbesondere deshalb von Bedeutung – wie Loch (1986, S. 92), sich auf Erikson (1980) beziehend, schreibt –, »weil der Erwachsene jetzt eigentlich vor der Aufgabe steht, mit der jungen Generation in einer ›wechselseitigen Aktualisierung‹ (ein von Erikson 1962 zu Recht herausgestellter Begriff) einzutreten, die das Ziel hat, die Individuation der nachfolgenden Generation zu fördern«.

Der Heranwachsende muss nicht nur seinen persönlichen, individuellen Weg finden, vielmehr sieht er sich dem Auftrag der Lösung »globaler« Aufgaben ausgesetzt, die seiner inneren und der äußeren Welt entstammen und auf eigenartige Weise miteinander vermischt und verknüpft sind. Meine Überlegungen zielten in erster Linie auf diesen Punkt. Die Auflösung der Generationsschranke, die Entgrenzung innerhalb der Familienstruktur befreien nicht den Heranwachsenden, vielmehr werden sie zur unsichtbaren Fessel. Dann aber droht jede neue Beziehung diese narzisstische Fessel zu sprengen und den lebensnotwendigen Hintergrund zu zerstören. Doch wird in der neuen Bindung wieder die symbiotische, allumfassende Nähe gesucht, die zugleich als Überwältigung gefürchtet wird. Fesselung und Befreiung werden zum zwanghaften Ritual.

Die heutigen globalen Aufgaben – z. B. die ökonomischen und ökologischen – bekommen aus dieser Quelle zugleich eine unbewusste Bedeutung: nämlich den »Auftrag«, die grandiosen Ansprüche der Eltern zu erfüllen, was zugleich heißt, die beschädigten Elternimagines zu reparieren. Solange der junge Erwachsene diesen »Auftrag« nicht ganz und gar erfüllt hat, kann bzw. darf er sich nicht lösen oder braucht er sich nicht zu trennen. Erfüllung würde jedoch Verschmelzung und Auflösung bedeuten, Nichterfüllung Zerstörung der primären Objekte, die immer noch Selbstobjekte sind. So schwanken sie zwischen manischer Heilserwartung, das sich z. B. in einem rauschartigen Gruppenerleben finden lässt (siehe das Phänomen der Encounter-Gruppen bis hin zur der Ashram-Sekte), und dem Gefühl von Hoffnungslosigkeit bis Vergeblichkeit, das sie in Gruppen mit destruktiven und autodestruktiven Handlungen treiben kann (ein tragisches Beispiel dafür war die RAF). Mangelnde Abgrenzung der Eltern gegenüber ihren Kindern bedingt eine unbewusste Identifizierung der Kinder mit den ungelösten und abgewehrten Konflikten der Eltern. Werden dann Bindung und Ablösung als nicht zu bewältigender Auftrag bzw. als Katastrophe erlebt, so bleibt nur der Ausweg der Projektion in den Körper, was zu hypochondrischen Beschwerden oder psychosomatischen Krankheiten führt, oder in die Außenwelt, wo die Ängste in den dortigen Krisenszenarien ihre Bestätigung erfahren.

Inwieweit handelt es sich nun bei dem »unlösbaren Auftrag« um ein inneres Problem eines Individuums oder um ein äußeres Problem der Gesellschaft? Woraus speist sich das Erleben von Unüberschaubarkeit und Vergeblichkeit? Gerät das Ideal der Freiheit und Unabhängigkeit mit der Eigenverantwortlichkeit nicht in Konflikt mit dem heteronomen Anspruch der gesellschaftlichen Wirklichkeit auf flexible Anpassung? Denn die gesellschaftliche Wirklichkeit untergräbt, wie Claussen (1994, S. 48) in seinem Aufsatz »Entzauberte Welt, mißglückte Befreiung« meint, tagtäglich das Vertrauen in die individuelle Erreichbarkeit des Ideals.

Das sind Fragen, die den Heranwachsenden zu überfordern drohen. D.h. aber auch, dass, je nachdenklicher der Jugendliche ist, die Verantwortung, die ihm aufgebürdet wird und die er übernehmen soll, in einem kaum noch erträglichen und zu bewältigenden Ausmaß ansteigt. Sie erleben sich einer für sie unlösbaren Alternative ausgesetzt, die in ihrer inneren und äußeren Welt angesiedelt ist. Auf der einen Seite sehen sie sich einer diffusen und überwältigenden Überfülle ausgesetzt, auf der anderen drohen sie in eine Leere zu fallen. Diese Alternative rührt an die von Green (1977) für die Borderline-Störung beschriebene fatale Alternative von Psychose und Tod, ohne mit ihr identisch zu sein.

So können sich diese Jugendlichen oft nur in einer passiven Verweigerung zur Wehr setzen, die vorwiegend den Charakter einer »sprachlosen Opposition« – einer Sucht, des regressiven Vermeidens, der Bulimie und Magersucht oder eines sprachlosen Protestes, eines bewusstlosen Sportes – hat.

> »Diese Opposition […] ist sprachlos, weil sie im Bewußtsein nicht vorformuliert ist und nicht weiß, zu wem sie sprechen soll und mit welchen Mitteln. Darum wendet sie sich an kein Gegenüber, sondern verhält sich invers zu sich selbst, d.h. sie stellt sich dar als Ausweichen« (Baacke nach Ziehe 1975, S. 202).

Lösbarer oder unlösbarer Auftrag an die Psychoanalyse

Am Ende meiner Überlegungen stellt sich die Frage, ob sich daraus nicht auch ein unauflösbarer Auftrag an die Psychoanalyse ergibt. Wenn gerade diese Jugendlichen oder Erwachsenen in die Analyse kommen – ja Analytiker werden wollen –, inwieweit sind sie die »idealen« Patienten, die mit dem »idealen Instrument der Psychoanalyse« ihre Grandiosität in einer narzisstisch-grenzenlosen, spiegelnden Beziehung durch ein Vermeidungsverhalten und eine Verleugnung der Abhängigkeit zu festigen und perpetuieren suchen? Inwieweit wird die kollusive Idealisierung einer Zweierbeziehung in der Analyse perpetuiert und eine konflikthafte Trennung umgangen, weil sie als Zerstörung oder Katastrophe erlebt wird? Inwieweit drohen die Angst vor Ungeborgenheit und die Angst vor einer Schuld die Aura des Besonderen zu zerstören und binden Analytiker und Patient in einer kontrollierten Symbiose aneinander? Wird Erlösung gesucht? Sloterdijk hat diese Problematik gut erfasst. Er schreibt:

> »Tatsächlich werden moderne Psychotherapien im Blick auf die extremen Störungen des Selbstbejahungsvermögens von der Tendenz erfaßt, den Begriff der Heilung unter nicht-religiösen Bedingungen so tief anzusetzen, wie es sonst nur einer Erlösungsreligion zukäme. In funktionaler Sicht repräsentieren solche Religionen nichts anderes als autoritäre Lösungen des Problems der nachträglichen Zustimmung zum Dasein. [In seinem Aufsatz bezieht er sich vorwiegend auf die Psychoanalyse, obwohl gerade diese ›autoritäre Lösungen‹ auszuschließen sucht. [Die ›Zustimmung‹ kennzeichnet er in seinem Aufsatz als ein Sichübernehmen; W.T.] […] Eine moderne Therapeutik müßte, wenn sie im anspruchsvollen Wortsinn Heilkunst sein will, dieses Kunststück mit säkularen, nicht-autoritären Mitteln wiederholen. Es fällt ihr damit die Aufgabe zu, mit der sie sich, sofern sie sie annimmt, notwendigerweise übernimmt. Damit liegt das Dilemma aller säkularen Psychotherapeutik offen: nimmt sie die Aufgabe umstandslos an, so verspricht sie mehr, als sie halten kann; verspricht sie aber nicht zuviel, so übernimmt sie ihre Aufgabe nicht und weicht vor den Heilsforderungen der ihrer am meisten bedürftigen Klienten aus« (1993, S. 284).

Der Heranwachsende steht vor der Aufgabe, sich zu übernehmen, was Sloterdijk als ein Sicheinholen definiert. »Sich einholen heißt mit nichteingeschränkter Aufmerksamkeit wahrnehmen, wie es um einen steht« (a.a.O., S. 287). Es ist eine »Aufholfahrt des vergangenen Subjekts in seine Gegenwart«. So könnte der Auftrag an die Psychoanalyse lauten, dem Subjekt bei dem schwierigen und langwierigen Weg helfen, »sich zu übernehmen«; dabei muss sie jedoch auf der Hut sein, sich nicht dabei zu übernehmen. Denn der Weg zur Lösung von den Primärobjekten kann nicht ein Weg der Erlösung sein. Wenn es mit der Analyse aber gut geht, könnte hier am Ende eine Persönlichkeit stehen, die nicht nur die depressive Position erreicht hat, sondern auch das Chaos und die Unsicherheit einer paranoid-schizoiden Position ohne allzu große Flucht in die Projektion oder Starre – und ich möchte hinzufügen: in eine Suche nach Erlösung – ertragen kann.

Literatur

Bassyouni, C. (1990): Macht oder Mündigkeit. Über den Zwang zum Gehorsam und die Sehnsucht nach Autonomie. Frankfurt a. M. (VAS – Verlag für akademische Schriften).

Bruns, G. (1989): Das vorbildliche Lehrerkind. Forum Psa., 300–318.

Claussen, D. (1994): Entzauberte Welt, mißglückte Befreiung. Neue Rundschau, Heft 2, 38–49.

Cooper, D. (1971): The death of the family. New York.

Dolto, F. (1988 [1981]): Über das Begehren. Stuttgart (Klett-Cotta).

Erikson, E. H. (1980): On the generational cycle. I. J. Psycho-Anal. 61, 213–233.

Green, A. (1977): The borderline concept. In: Hartocollis, P. (Hg.): Borderline Personality Disorders. New York (Int. Univ. Press).

Laing, R. D. (1974): Die Politik der Familie. Köln.

Lasch, C. (1982 [1979]): Das Zeitalter des Narzißmus. München (Bertelsmann).

Lasch, C. (1987 [1977]): Geborgenheit. Die Bedrohung der Familie in der modernen Welt. München (Bertelsmanmn), 1981; München (Deutscher Taschenbuch Verlag), 1987.

Loch, W. (1985): Perspektiven der Psychoanalyse. Stuttgart (Hirzel).

Lyotard, J. F. (1990a [1982]): Beantwortung der Frage: Was ist postmodern? In: Postmoderne und Dekonstruktion. Texte französischer Philosophen der Gegenwart. Stuttgart (Reclam), S. 33–48.

Lyotard, J. F. (1990b [1984]): Randbemerkungen zu den Erzählungen. In. Postmoderne und Dekonstruktion.Texte französischer Philosophen der Gegenwart. Stuttgart (Reclam), S. 49–53.

Marquard, O. (1994 [1982]): Krise der Erwartung – Stunde der Erfahrung. In: Skepsis und Zustimmung. Stuttgart (Reclam).

Mitscherlich, A. (1973): Auf dem Weg zur vaterlosen Gesellschaft. München (Piper).

Overbeck, A. (1994): »Der Vater stinkt« – Von der kulturellen Entwertung der Vaterrolle und dem Verlust der väterlichen Dimension in der Erziehung. In: Seidler, G. H. (Hg.): Das Ich und das Fremde. Opladen (Westdeutscher Verlag), S. 45–68.

Reiche, R. (1991): Haben frühe Störungen zugenommen? Psyche – Z Psychoanal 45(12), 1045–1066.
Riesman, D. (1958 [1950]): Die einsame Masse. Hamburg (rde).
Strzyz, K. (1978): Sozialisation und Narzißmus. Wiesbaden (Akad. Verlagsgesellschaft).
Sloterdijk, P. (1993): Weltfremdheit. Frankfurt a. M. (Suhrkamp).
Winnicott, D. W. (1974 [1958]): Die Fähigkeit zum Alleinsein. In: Ders. (1974): Reifungsprozesse und fördernde Umwelt. München (Kindler), S. 36–46.
Winnicott, D. W. (1978 [1965]): Familie und individuelle Entwicklung. München (Kindler).
Ziehe, T. (1975): Pubertät und Narzißmus. Stuttgart (Europ. Verlags-Anstalt).

14. Möglichkeiten und Grenzen der Transformation in krisenhaften Schwellensituationen[1]

»Wer nach dem Anfang fragt,
will der Anfang sein,
und wer der Anfang sein will,
will kein Mensch sein, sondern das Absolute.«

O. Marquard

Häufig suchen Patienten Hilfe, weil sie durch den Druck einer »Schwellensituation« bedroht sind. Als Beispiel beziehe ich mich hier auf Studenten, die zu Beginn des Studiums wegen der Ablösung von ihrem Elternhaus und dem weitreichenden Druck, sich für ein bestimmtes Studium zu entscheiden, in unlösbare innere Schwierigkeiten gekommen sind und die das Studium nicht beenden können. Nicht selten geraten sie dann, trotz bester Leistungen, vor dem Examen in einen kritischen Versagenszustand, aus dem sie sich nicht mehr allein befreien können. Die anstehenden Zäsuren in ihrem Leben konfrontieren sie mit der Aufgabe, in eigener Verantwortung einen Platz in der Gesellschaft und in Beziehungen einzunehmen: eine Aufgabe, der sie sich aus inneren Gründen nicht gewachsen fühlen. Mit der nun unausweichlichen Entwicklungsanforderung müssen narzisstische und neurotische Fixierungen aufgelöst werden, die sich oft infolge einer nicht gelungenen Separation in einer anhaltenden Bindung an das Elternhaus wie auch in einer zwanghaften Opposition und Pseudoautonomie ausdrücken. Manifester Ausdruck dieser Störungen ist die Stagnation.

1 Vortrag zum Thema »Heilung und Stagnation in psychoanalytischen Behandlungen« der DPV-Herbsttagung 2005. Erstveröffentlichung in: Dreyer, K.-A. & Schmidt, M.G. (Hg.) (2008): Niederfrequente psychoanalytische Psychotherapie. Stuttgart (Klett-Cotta).

Mit Recht muss zumeist an eine weiterreichende Störung gedacht werden, was zugleich die Frage aufwirft, ob eine hochfrequente Langzeitbehandlung indiziert ist. Verständlicherweise gibt es deswegen unter psychoanalytisch geschulten Therapeuten ein begründetes Misstrauen gegenüber einer begrenzten Therapie. Doch nicht selten fußt dieses Misstrauen auf einer Heilungsfantasie, die die basale Ebene der Störung möglichst umgreifend erfassen will. Auf der anderen Seite kann die vorzeitige Begrenzung des Anspruchs auf ein umfassendes Verständnis die Folge einer Anpassung an gesellschaftlichen Druck sein, womit auch eine Verleugnung und Vermeidung psychoanalytischer Erfahrungen einhergehen mag.

Trotzdem gilt hier festzuhalten: Nie können wir über alles reden, obwohl die in dieser Arbeit angesprochene Thematik eigentlich die gesamte Theorie der psychoanalytischen Praxis berührt. Ebenso gilt: Nie können wir bei einem Menschen alles erfassen oder ihn ganz verstehen, auch nicht mit einer hochfrequenten Langzeitanalyse. Begrenzungen sind notwendig, gerade, um Stagnationen zu überwinden. Dabei begreife ich die Anerkennung von Begrenzungen nicht einfach als eine Anpassung an eine äußere Realität, vielmehr als einen inneren Prozess. Begrenzungen allein schaffen noch keinen Sinn, es gilt, die Zäsur und damit das Diesseits und Jenseits, das Innen und Außen analytisch zu begreifen und zueinander in Beziehung zu setzen.

Ausgangspunkt der hier ausgeführten Darstellung sind vor allem analytische Psychotherapien mit zwei Wochenstunden. Doch sollen die angesprochenen Fragen auch anhand der Darstellung einer dreistündigen Langzeitanalyse erörtert werden. Die theoretischen und klinischen Unterschiede zwischen der hochfrequenten Psychoanalyse und einer niederfrequenten analytischen Therapie werden aber nicht diskutiert.

Schon 1947 wurde von der Amerikanischen Psychoanalytischen Gesellschaft (APA) ein Komitee zur Evaluation der psychoanalytischen Therapie gegründet. 1954 kam Rangell in seiner Arbeit »Similarities and differences between psychoanalysis and dynamic psychotherapy« zu einer ernüchternden Feststellung: Das Komitee sei selbst nach Jahren nicht zu einer Übereinstimmung hinsichtlich der Anfangsfrage gekommen, was nun eigentlich Psychoanalyse, analytische Psychotherapie und mögliche Übergangsformen konstitutiv ausmache. Darüber hinaus sei das Komitee zu dem deprimierenden Schluss gekommen, dass es einen starken Widerstand gegen jegliche Untersuchung dieses Problems unter den Mitgliedern gebe (a. a. O., S. 734f.). Borens (1996) verweist auf einen radikalen Unterschied zwischen Psychoanalyse und Psychotherapie. Psychoanalyse stehe für Wahrheit, für das Unbewusste, das Widerständige, für etwas Unfassbares, für das gespaltene Subjekt, Psychotherapie dagegen für Wissen, für Verführung und Manipulation, für die Suche nach dem authentischen, wahren Kern, für Einheit.

Mit diesem Aufsatz soll versucht werden, diagnostische und psychodynamische Überlegungen und Entscheidungen hinsichtlich der Wahl des Settings und des sogenannten Behandlungsplans, wie dieser in den Psychotherapierichtlinien vorgesehen ist, vorzustellen. Wenn ich von Psychotherapie spreche, dann ist hier die analytische Psychotherapie mit einer Frequenz von meist zwei Wochenstunden gemeint, teils aber auch eine tiefenpsychologisch fundierte Therapie mit einer Stunde. Die Überlegungen will ich mit der skizzenhaften Darstellung der Behandlungen dreier Patienten anschaulich machen.

Drei Fallbeispiele

Karl, ein schlanker, gut aussehender 25-jähriger Student, der eine Buchhändlerlehre absolviert hatte, war der jüngste Sohn und das einzige Adoptivkind seiner gläubigen Eltern. Nach der Lehre war er seinem älteren Bruder in eine pietistische, streng kontrollierende Gemeinde gefolgt. Er habe aufgehört zu denken, habe kein eigenes Leben mehr gelebt, es sei der einfachste Weg gewesen, sagte er. Sein Bruder sei sein Halt gewesen. Karl sprach leise und nuschelte so sehr, dass ich ihn oft kaum verstand. Karl war jetzt nach F. gekommen, um seiner eigentlichen Leidenschaft, dem Musikstudium, nachzugehen. Mithilfe seiner Freundin, die er über die Musik kennen gelernt hatte, war er das Wagnis eingegangen, sich von der Gemeinde zu trennen. Der Austritt sei schlimm gewesen. Gemeindemitglieder hätten ihn mit Telefonterror verfolgt, immer gedroht, er müsse umkehren, da es sonst zu spät sei und er in die Hölle komme. Nach dem Austritt fühlte er sich zuerst befreit, doch später erlebte sich Karl voller Selbstzweifel und Schuldgefühle, ja, er litt unter Verdammungsängsten. Er war von Angst durchdrungen, er versündige sich gegen Gott, die Bibel und die Eltern. Zugleich war Karl weiterhin auf der Suche nach einem absoluten Halt, nach jemandem, der ihm den richtigen Weg zeige. Doch konnte er auch sagen, dass er jemanden zum Reden brauche, der neutral sei.

Seinen Vater, einen Akademiker in gehobener Stellung, beschrieb Karl als depressiven, bibeltreuen Mann, seine Mutter als dominant; sie wolle alles wissen. Er habe auch Angst, depressiv zu werden, in Selbstmitleid zu versinken, was er sich nicht erlauben dürfe. Mit dem Austritt aus der Gemeinde habe er angefangen zu rauchen, doch dies dürfe niemand wissen. Die Beziehung zu seiner Freundin, die einer anderen strengen Glaubensgemeinschaft angehöre, sei sehr eng. Aus Glaubensgründen hätten sie bisher nie miteinander geschlafen.

Die 27-jährige Anna kam nach einer dreijährigen Analyse zu mir, die wegen des Wegzugs ihres Analytikers beendet worden war. Schon in ihrer Schulzeit was sie in therapeutischer Behandlung. Jetzt stand Anna vor dem Abschluss ihres Jurastudiums und war überzeugt, sich doch für das falsche Studienfach entschieden zu haben. Sie hatte bei Studienbeginn einen Studienplatz für Medizin zugeteilt bekommen, sich dann aber im letzten Augenblick dagegen entschieden. So erlebte sie sich in einer verzweifelten Lage, da sie den Beruf als Juristin für sich inzwischen als völlig abwegig begriff. Ihr Vater war Richter. Ihre Mutter war nach ihrer Kleinkindzeit wiederholt wegen schwerer Depressionen in stationärer psychiatrischer Behandlung gewesen; dort hatte sie sich zuletzt umgebracht, wobei der Tod der damalig neunjährigen Anna und ihren Geschwistern lange Zeit verheimlicht worden war.

Aufgrund dieser Vorgeschichte kam ich im Erstgespräch zu der Überlegung, jeder erfolgreiche Studienabschluss müsste für Anna unbewusst mit der Trennung von ihrer frühen Mutter und mit deren Tod verbunden sein. Daher war ich von Anfang an davon überzeugt, dass Anna für die Bewältigung des Schrittes, das Studium erfolgreich zu beenden, sofern sie diesen überhaupt zu gehen vermochte, eine Analyse brauchen werde. Andererseits hatte ich den Eindruck, dass in der bisherigen Analyse diese Bedrohung – durch den Tod der Mutter – nicht wirklich verstanden worden war. Vielmehr wurde die Analyse als Vermeidung und Aufschub des als bedrohlich befürchteten Entwicklungsschritts benutzt, denn unbewusst rettete eine Stagnation Anna vor der Wiederbelebung eines katastrophischen Traumas.

Die dritte Patientin – von mir Ute genannt – war mit 16 Jahren wegen Magersucht und mit 22 Jahren wegen Bulimie in stationärer Behandlung. Sie kam jetzt einige Zeit vor dem Abschluss ihres Studiums zu mir in die Therapie, nachdem sie gerade ihre Magisterarbeit begonnen hatte.

Ich werde nun versuchen, den differenziellen Umgang mit der Psychodynamik des therapeutischen Prozesses in Zusammenhang mit dessen Eingrenzung anhand von drei Perspektiven zur Diskussion zu stellen. Die erste Perspektive ist die der Schwellensituation, die für die Patienten eine Chance, aber auch die Bedrohung eines Zusammenbruchs mit sich bringt. Nur wenn der Therapeut oder Analytiker den tieferen Ursprung der Ängste seines Patienten versteht – ich werde dabei auf Loewald zurückgreifen –, wird er ihn halten können. Die zweite Perspektive bezieht sich auf eine alte, aber sehr bemerkenswerte Arbeit von Bibring, die ich vorstellen werde, um die Überschneidungen und Unterschiede zwischen einem vorwiegend psychotherapeutischen Zugang und dem psychoanalytischen aufzuzeigen. Und drittens will ich mit Überlegungen von Bollas zu einer Diskussion der Frage nach einem differenzierten Verständnis der Übertragung und dem Gebrauch der Gegenübertragung anregen.

Psychische Entwicklung – innere und äussere Realität in der Adoleszenz

Bei der Wahl des therapeutischen Verfahrens und Settings stellen sich Fragen, die oft schwer einzuschätzen und kaum sicher zu beantworten sind: Wie viel Zeit steht uns zur Verfügung, und wird der Patient – sofern er Student ist – überhaupt nach dem Examen eine Therapie fortführen wollen oder können? Wenn der Student zu Beginn seines Studiums kommt: Muss oder sollte sie Frequenz der Therapie dann so gewählt sein, dass eine durch die Krankenkasse finanzierte Therapie möglichst so lange dauert, bis der Studienabschluss erreicht ist? Ist ein erfolgreicher Abschluss erreichbar oder wird ein Scheitern gesucht und agiert?

Für die Indikation sind die Einschätzung der Schwere der Störung, der Psychodynamik, der unbewussten Motivation und die Prognose von Belang. Dazu gehören folgende Fragen: Inwieweit wird eine Therapie oder eine Analyse benutzt, um Separationsschritte aufzuschieben, um narzisstische Größenvorstellungen und ein Erleben von Zeit- und Grenzenlosigkeit bewahren zu können? Wie weit bedroht eine Analyse bei einer ausgeprägten Regressionsneigung das fragile Selbst im Sinne einer emotionalen Selbstaufgabe? Vermag sich der Patient der notwendigen Depression auszusetzen oder muss er die symbiotische Bindung an das innere, aber auch äußere Primärobjekt unbedingt aufrechterhalten? Schließlich will ich eine schwierige Frage aufwerfen: Können und dürfen wir die Entwicklungsanforderungen der Pubertät und Adoleszenz und die damit verbundenen Konflikte nur auf dem Hintergrund der frühkindlichen Ebene begreifen und interpretieren, oder weichen wir gerade damit, wie schon der Patient, der Aufgabe der Konstitution eines eigenen Ich in der Auseinandersetzung mit der Außenwelt aus? In einem Gespräch mit Moses Laufer (1984), der mit seiner Frau Eglé Laufer intensiv an den klinischen Problemstellungen von Adoleszenten gearbeitet hat, hat dieser den Verdacht geäußert, dass es den Analytikern weniger bedrohlich erscheine, wenn sie mit dem Kind im Patienten, als wenn sie dem Adoleszenten begegneten.

Die äußere Realität ist – mit den Worten von Oliner (1996, S. 9) – einer »schwer fassbare Dimension der Psychoanalyse«. Wir dürfen nicht vergessen, dass Jugendliche und Adoleszente ihre ungelösten narzisstischen Konflikte externalisieren und in ihrem Umfeld ausagieren. In diesem Zusammenhang ist Loewalds Hinweis, dass sich im Psychischen Ich und Außenwelt gleichzeitig konstituieren, von zentraler Bedeutung. In der Analyse ist die Blickrichtung allgemein auf die innere Realität des Patienten ausgerichtet. Dem Patienten soll geholfen werden, sich seiner inneren Realität bewusst zu werden, diese zu integrieren und damit zu einer Neuorientierung zu gelangen. Doch »die psychische Entwicklung findet in der Interaktion mit der Umwelt statt«, so Loewald (1986, S. 348). Von einer soziologischen Warte aus haben Berger und Luckmann in ihrem Buch *Die gesellschaftliche Konstruktion der Wirklichkeit* diesen Zusammenhang wie folgt charakterisiert: »Gesellschaft, Identität *und* Wirklichkeit sind subjektiv die Kristallisation eines einzigen Internalisierungsprozesses« (1970, S. 144).

Die meisten Studenten suchen therapeutische Hilfe, wenn durch Veränderungen und Anforderungen der Außenwelt die Übereinstimmung zwischen ihrer inneren Welt und der äußeren Welt so weit gestört wird, dass es ihnen nicht mehr gelingt, einen Platz in der äußeren Welt zu finden, der ihrer inneren Objektwelt – d. h. ihren inneren Bedürfnissen, Ängsten und ihrer Abwehrorganisation – entspricht, bzw. sie können sich die äußere Welt nicht mehr so gestalten, dass dies möglich ist. Dann erleben sie sich mit psychischen Defiziten, abgewehrten und verleugneten Konflikten und verdrängten Traumata konfrontiert. Da ihnen eine innere Angleichung nicht mehr gelingt, suchen sie ihr Heil in der Flucht vor der gefürchteten äußeren und inneren Realität und in deren

Verleugnung. Nicht selten hören wir dann z.B. in der Anamnese von einem anhaltenden Haschkonsum, von einem passiven Rückzug oder einer trotzigen Opposition. Die Flucht führt jedoch zu einer Verschärfung der Entwicklungsblockade und der Selbstwertproblematik, welche schon in der Kindheit angelegt sind.

Der adoleszente oder spätadoleszente Patient kann im Falle eines anstehenden Studienabschlusses nicht mehr durch Stagnation den äußeren und inneren Entwicklungsschritten ausweichen. Aber nur, wenn die innere Blockade aufgelöst wird, kann der Adoleszente weitergehen. Doch gleichzeitig gilt: Nur wenn er sich den Anforderungen von außen stellt, wird die innere Blockade aufgelöst. Mit der brisanten Aussage von Winnicott in seinem Aufsatz »Die primitive Gefühlsentwicklung« die Bedeutung der äußeren Realität für das innere Leben anschaulich gemacht:

> »Die äußere Realität hat eingebaute Bremsen; man kann sie untersuchen und kennenlernen, und die Fantasie ist in ihrer vollen Stärke nur zu ertragen, wenn die objektive Realität richtig eingeschätzt wird. Das Subjektive ist ungeheuer wertvoll, aber so beunruhigend und magisch, daß man es nur als Parallele zum Objektiven genießen kann« (1976, S. 69).

Das Außen und das Innen sind miteinander verflochten; es ist ein reziproker Prozess. Allgemein gesagt, wagt der Adoleszente, sich den mit dieser Phase verbundenen Entwicklungsschritten zu stellen, indem er sich zunehmend von den Elternfiguren löst und eben nicht nur für das Examen lernt, sondern sich entsprechende Hilfen sucht – z.B. eine Lerngruppe, die für ihn psychisch ein Halte- und Referenzpunkt ist; hierdurch kann er seine mit der Separation und Individuation verbundenen inneren Ängste und Schuldgefühle binden und bewältigen. In unserer Praxis begegnen uns jedoch Studenten, die aus recht unterschiedlichen psychodynamischen Gründen im Studium versagen oder trotz bisher guter Leistungen den Abschluss nicht bewältigen. Ich will hier drei Gruppen unterscheiden, wobei ich einen Zusammenhang zu den vorgestellten Patienten herstellen werde.

Bezogen auf eine erste Gruppe von Studenten lässt sich eine solche Blockade im Wesentlichen als Folge eines ungelösten psychischen Konflikts begreifen, insofern die Studenten die mit einem Examen verbundene Individuation und die Übernahme eigener Verantwortung unbewusst als einen Verrat an den inneren Primärobjekten oder als ödipalen Konflikt erleben.

Hier benötigen sie den Therapeuten als jemanden, der sie implizit auffordert, auf narzisstische und ödipale Illusionen zu verzichten, und ihnen hilft, sich der Bedrohung von Ambivalenz- und Schuldgefühlen zu stellen und diese zu integrieren. Wie immer ist die psychische Dynamik komplexer.

Nach Loewald wehrt sich das Ich oder der psychische Apparat

> »nicht gegen die Realität, sondern gegen den Verlust der Realität, d.h. gegen den Verlust der Integration von Ich und Welt, so wie sie in der libidinösen Beziehung zur Mutter gegeben ist und in die der Vater in der ödipalen Situation störend eingreift (Kastrationsdrohung)« (1982, S. 778).

Wenn daher das Examen nicht in erster Linie mit einem ödipalen Konflikt verknüpft ist, sondern mit dem Verlust einer primären Realität, dann ist Loewalds Sichtweise zuzustimmen, dass es für die Entwicklung des Ichs (und der Realität) wichtiger ist, »den Vater zuvor als positive Gestalt zu erleben, mit der sich der Junge aktiv, nicht passiv identifiziert. Diese Identifikation liegt vor und jenseits von Unterwerfung und Rebellion« (a.a.O., S. 781).

Karl sah sich nach der Trennung von der Gemeinde zweifach herausgefordert: mit dem Beginn seines Studiums und in der Beziehung zu seiner Freundin, also in seiner psychosexuellen Identität. Über die Musik war Karl zutiefst mit dem Narzissmus und den phallischen Größenideen seiner Mutter verbunden. Insofern ließ sich Karls Hinwendung zur Musik, weg von der Gemeinde bzw. weg von seinem väterlichen Bruder, als eine Verwirklichung eines unbewussten narzisstischen, auch ödipalen Wunsches verstehen. Doch auf der narzisstischen Ebene suchte er gerade dem ödipalen Konflikt zu entgehen, indem er sich bisher von einem Hochschullehrer privat unterrichten ließ, jedoch die Bewerbung zum Studium vermied. Bewusst hatte er sich einen strengen Lehrer ausgesucht, um dort einen Halt zu finden, hatte aber wegen seiner geheimen Größenideen und der zugleich unsicheren psychosexuellen Identität die Konkurrenz zu den Kommilitonen, besonders aber zu den Kommilitoninnen, zu umgehen gesucht. Da der von ihm als Lehrer gewählte Professor als ausgesprochen streng bekannt war, ließ sich seine Wahl auch als eine unbewusste Tendenz in Richtung einer masochistischen Unterwerfung unter eine mächtige und sadistische Vaterfigur verstehen.

Mithilfe der Therapie konnte Karl sehen, wie sehr er sich einem regulären Studium zu entziehen suchte, um an einer besonderen Situation außerhalb der Peergroup festhalten zu können. Schließlich bewarb er sich um einen Studienplatz, was für ihn den entscheidenden Schritt beinhaltete, dass er der Zulassungskommission vorspielen musste. Aufgrund seiner Begabung und seines Könnens wurde ihm einer der äußerst begrenzten Studienplätze zugesprochen. Durch diesen Schritt veränderte sich die unbewusste Konstellation mit seinem Lehrer, der jetzt nicht mehr sein privater und damit ausschließlicher Bezugspunkt war. Jetzt musste er diesen mit den anderen, auch erfolgreichen Studenten bzw. Studentinnen teilen. Und im weiteren Verlauf seines Studiums sah er sich wiederholt vor die Aufgabe gestellt, sich bei den Klassenkonzerten öffentlich zu zeigen und der Konkurrenz zu stellen. Wegen seinen geheimen Größenideen und seiner narzisstischen Bindung waren diese Schritte für ihn mit einer inneren Bedrohung durch Minderwertigkeitsgefühle verbunden, weswegen er die Therapie brauchte, um nicht wieder durch Flucht oder Krankheit auszuweichen. Gerade diese Konfrontation mit der äußeren Realität führte zu einer Korrektur seiner Größenfantasien und der mit diesen Ideen verbundenen ausschließlichen und ausschließenden Bindung an den Professor. Indem er sich schließlich zum Studienabschluss der hochkarätigen Prüfungskommission stellte, der auch sein Lehrer angehörte, erkannte er seinerseits das väterliche Gesetz an und wurde selbst von der Prüfungskommission in seinem Können anerkannt. Damit war aber auch das Ende seines Unterrichts bei seinem Lehrer verbunden.

Folgt man Loewald, so fand Karl über die Identifizierung mit den Anforderungen seines väterlichen Lehrers einen Zugang zu den Mitstudenten, also einen Namen und einen Ort in dieser Welt, von der er sich bisher in seinem narzisstischen Rückzug ausgeschlossen hatte. Mit diesen Schritten hin zu einer ödipalen Struktur – im Unterschied zu dem ödipalen Wunsch und Konflikt – ging eine innere Entwicklung und Reifung einher, die sich auf der psychischen Ebene als eine Ablösung und Separation von seiner narzisstisch-inzestuösen Bindung an seine Mutter begreifen lässt. Auf der äußeren Ebene zeigte sich diese Veränderung zum einen darin, dass Karl zum ersten Mal zu Hause bei den Eltern sein Rauchen nicht mehr verheimlichte, zum anderen darin, dass er es zum ersten Mal wagte, mit einer jungen Frau zu schlafen. Damit kam es zur Trennung von der reinen Zwillingsbeziehung mit seiner Freundin: von einer Beziehung, in die er seine ungelöste Trennungsdepression ausgelagert hatte, die er zugleich dort kontrollieren musste.

An dieser Stelle beendete Karl ziemlich abrupt die Therapie. Insofern ist deren Ergebnis differenziert zu bewerten. Einerseits hat Karl mit der Bewältigung der Schwellensituationen eindeutige Schritte hin zu einer Identität und Reifung gemacht. Andererseits wurde die Therapie aber abgebrochen. Mit deren Beendigung suchte er wohl eine Bearbeitung seiner weitreichenden, aber noch abgewehrten Abhängigkeitsthematik und Ambivalenz gegenüber den inneren Elternfiguren in der Übertragung auf die therapeutische Situation zu vermeiden, zumal er es in der Therapie vermied, sich offen den Überlegungen seines weiteren Berufsweges zu stellen. Wie schon der Ortswechsel zu Beginn des Studiums der äußeren Trennung von den Eltern diente, so führte auch jetzt die Idee eines Ortswechsels zu einer Trennung: zur Beendigung der Therapie.

Auch andere Studenten erleben das Examen als eine Beraubung ihrer narzisstischen Abwehrorganisation und ihrer geheimen Größenideen, sodass Prüfungen als Unterwerfung oder als Kastration erlebt werden. Die Abwehr ist hier gegen eine ödipale Struktur gerichtet. Wenn diese Studenten ihren Abschluss immer weiter hinausschieben, dann fühlen sie sich zunehmend ort- und haltlos, zumal wenn sie sich jeder Begrenzung und Konkurrenz entzogen haben. Um den damit verbundenen Insuffizienz- und Minderwertigkeitsgefühlen zu entgehen, ziehen sie sich weiterhin in eine phantasmatische Welt zurück, die immer weiter ausgebaut werden muss. Einerseits stellt für diese Patienten eine Analyse bzw. eine Therapie, die diese narzisstische Organisation infrage stellt, eine Bedrohung und Kränkung dar; doch erst mit der Lockerung und Aufgabe der narzisstischen Abwehr und des Rückzugs wird eine Entwicklung und psychische Reifung möglich. Andererseits verknüpfen diese Studenten ihre narzisstische Abwehr mit einer Erwartung an die Therapie, die sich als eine hartnäckige Heilungsfantasie ihrer Omnipotenzvorstellungen erweist. Die Hoffnung auf die Zukunft und auf Heilung wird dann zu einer perfekten Abwehr (Potamianou 1997), denn nicht selten hoffen und suchen, ja, missbrauchen diese Patienten die Analyse, um den Schritt der notwendigen Zäsur nicht gehen zu müssen oder ihn umgehen zu können. Diese typische Einstellung zeigte sich in der Äußerung eines Studenten, die aufrichtig und naiv meinte: Er müsse doch erst wissen, woher seine Probleme kämen, die hätten doch mit seiner Kindheit zu tun. Erst dann könne man etwas ändern.

Ohne Zweifel brauchen diese Studenten therapeutische Hilfe, um sich dem Schritt einer Prüfung zu stellen, sich also dieser eingrenzenden Situation auszusetzen. Nicht wenige Studenten beenden dann aber die Therapie, sobald sie das Studium erfolgreich absolviert haben, obwohl eigentlich zu erwarten wäre, dass ein guter Abschluss mit einem Zuwachs an Selbstwert einhergeht und damit auch eine Wertschätzung der Therapie mit sich bringen sollte. Das abrupte Ende der Therapie wird erst verständlich, wenn man bedenkt, dass ein solcher Abschluss eine hochgradige Ambivalenz auszulösen vermag; diese Ambivalenz resultiert einerseits aus dem Erleben von Abhängigkeit, die jetzt nicht mehr verleugnet werden kann – deswegen wird auch selten Dankbarkeit geäußert –, andererseits daraus, dass ein guter, ja selbst ein sehr guter Abschluss paradoxerweise eben nicht mit Heilung, sondern vielmehr mit einer Begrenzung der geheimen Größenvorstellungen verbunden ist.

Insofern möchte ich die These aufstellen, dass gerade erst mit dem Schritt eines Studienabschlusses eine weiter reichende Analyse notwendig und möglich wird. Trotzdem gilt festzuhalten: Auch wenn ein solches Ende der Therapie als ein Abbruch zu bewerten ist, so hat die Therapie den Patienten – wie ich meine – doch geholfen, einen realistischeren Standpunkt in der Welt einzunehmen. Wir können nicht immer alles wollen, und es liegt beim Patienten, wie weit er gehen mag. Die Wahrheit liegt eben zwischen Stagnation und Heilung. So machte mir eine Patientin heftigste Vorwürfe, nachdem sie das Examen mit der Note 1,3 bestanden hatte; zuvor war sie schon viermal von der Prüfung zurückgetreten. Sie meinte, das Examen hätte schlechter ausfallen können und ich hätte sie zu diesem Risiko gezwungen. Für mich wurde ihr heftiger und eigentlich unverständlicher Vorwurf aufgrund der Überlegung verstehbar, dass die Patientin auf diese Weise die Schuld für den Trennungs- und Reifungsschritt mir zuweisen konnte.

Eine andere Patientin war in die Therapie gekommen, nachdem der erste Examensversuch gescheitert war. Voller Anstrengung und Verzweiflung suchte sie nun das Examen zu bestehen. Als sie schließlich endgültig durchgefallen war, erschien sie zu meinem Erstaunen geradezu erleichtert zur Therapie. Sie erlebte sich als von einem ungeheuren Druck befreit. Bis dahin hatte sie sich mit dem elterlichen, vor allem mütterlichen Wunsch identifiziert und nie gewagt, sich davon zu distanzieren, also das Studium zugunsten einer anderen Ausbildung abzubrechen. Danach entschied sie sich überraschend schnell für eine ihr angemessener erscheinende Ausbildung, womit die Therapie beendet war.

Die angedeuteten Beispiele zeigen, dass es weniger um den erfolgreichen oder nicht erfolgreichen Ausgang einer Examensprüfung geht, als vielmehr darum, einen Schritt zu gehen, der für das Erleben der Patienten mit Ambivalenz und Schuldgefühlen verbunden ist. Jeder Abschluss und jedes Examen, auch und gerade das erfolgreich abgelegte Examen, bedeuten eine Festlegung, eine Zäsur und damit eine Begrenzung von Omnipotenz. Eine solche Individuation wird eben auch als eine Kastration begriffen; jetzt kann nicht alles offengehalten werden. Für diese Individuation suchen und brauchen die Studenten Hilfe, nicht immer eine Psychoanalyse, aber doch eine analytische Therapie, die sich deutlich von einer supportiven oder verhaltenstherapeutischen Therapie unterscheidet.

Mit Anna und Ute komme ich nun auf eine andere Dynamik zu sprechen, die vor allem dem präödipalen Bereich zuzurechnen ist. Mir war im Erstgespräch mit Anna – wie schon erwähnt – wohl bewusst, dass, wegen des Suizides der Mutter, gerade ein erfolgreicher Abschluss mit einer maximalen Bedrohung einhergehen würde. Denn ein erfolgreicher Abschluss wird, als ein Schritt der Individuation, den traumatischen Verlust des Primärobjekts neu wiederbeleben, d. h., er wird als Verlust der inneren Realität befürchtet, zumal in Annas Fall, wo der Ausbruch der Depression ihrer Mutter mit Annas Einschulung zusammenfiel.

Weil nach Loewald die innere Bindung an die Mutter die erste und grundlegende Realität ist, wird diese primäre Identität »aber auch der Grund für die tiefste Angst, die die progressive Differenzierung und Strukturierung der Realität auf dem Wege der Identifizierung mit dem Vater vorantreibt« (1982, S. 783). Loewalds Überlegungen lassen uns nachvollziehen, warum Anna nach dem erfolgreichen Examen in eine anhaltend bedrohlich depressive Krise geriet. In einer Umkehrung bestand Anna nach dem Examen darauf, dass es eine Flucht vor dem Leben sei, wenn sie direkt in das Referendariat gehe. So verstanden, bedeutete für sie das Examen keine Zäsur, keine Befreiung. Außerdem drohte eine zu große Nähe zum Vater, der Richter war. Deshalb wechselte sie zu einer Bank in eine Stadt, die 250 km entfernt war. Dort arbeitete sie erfolgreich und mit Begeisterung. Ein Analytikerwechsel kam für sie aber nicht infrage. In dieser Zeit wurde die zweistündige Analyse jeweils zum Wochenende hin weitergeführt. Nach einiger Zeit kehrte sie zurück, absolvierte dann das Referendariat und ist heute als begabte Juristin tätig. Doch diese letzten zwei Jahre waren für sie und für mich voll quälender Zweifel. Depressiv und mit suizidalen Tendenzen, warf sie mir immer wieder vor, dass sie nur wegen mir zurückgekommen sei und nur wegen mir diesen Beruf ergriffen habe. Schließlich kam es aber doch noch zu einem guten Ende, wobei sie als über 30-Jährige zum ersten Mal eine heterosexuelle Partnerschaft eingehen und ihren ersten Verkehr hatte.

Für Anna war also der Schritt zu einem Beruf einerseits mit der Befürchtung verbunden, den Zusammenhang mit der Mutter, mit dem inneren Objekt und der inneren Realität zu verlieren, andererseits durch die Berufswahl in eine bedrohliche inzestuöse Nähe zu ihrem Vater zu geraten. Hinsichtlich der Dauer der Therapie (Langzeitanalyse) ist darauf hinzuweisen, dass Anna nach Ablauf der Zahlungen durch die Krankenkasse selbst für einen großen Anteil der Kosten für ihre Therapie aufkam.

Für Ute stellte sich nach meiner Einschätzung ihre Problematik wieder anders dar, obwohl oder gerade weil ihre Mutter noch lebte, insbesondere aber, weil sich ihr leiblicher Vater wie auch ihr Adoptivvater entzogen hatten, aber auch von der Mutter ausgeschlossen worden waren. Bei Ute war ich zu der Einschätzung gekommen, dass ein erfolgreicher Studienabschluss sie mit ihrer fantastischen beruflichen Vorstellung einer Karriere beim Fernsehen konfrontieren und zugleich zu einer bedrohlichen Entfremdung und Trennung von ihrer Mutter und ihrer Umgebung führen würde. So hielt ich für Ute nur den Weg zurück nach Hause, in eine überschaubare Nähe zur Mutter, als tragfähig; denn ihre Mutter war und ist für sie – wie sie später sagte – der einzig sichere Mensch. Bei Ute hatte ich von Anfang an die Idee, dass die therapeutische Hilfe nicht zu einer weiteren Loslösung führen könnte, sondern allein zu einer begrenzten Transformation ihrer Beziehung zu ihrer Mutter; d.h. zu einer Herstellung und Aufrechterhaltung von inneren Begrenzungen gegen eine regressive Entgrenzung, die sich wohl in ihren Ängsten, überwältigt oder ermordet zu werden, andeutete.

In diesem Abschnitt ging es mir darum, aufzuzeigen, wie sehr die innere Entwicklung mit einer äußeren Entwicklung einhergeht, wie sehr beide wechselseitig miteinander verbunden und damit auch zeitlich aneinander gebunden sind.

Veränderung durch Exposition

In der Verhaltenstherapie wird heute die Expositionstherapie gegenüber der analytisch orientierten Therapie als die effizientere therapeutische Maßnahme dargestellt. Bei der Vorbereitung zu meinem Text stieß ich auf Bibrings Arbeit »Psychoanalysis and dynamic psychotherapies« aus dem Jahr 1954. Trotz einer problematischen Begriffswahl ist diese Arbeit hochaktuell.

Bibring beschreibt und definiert fünf grundlegende therapeutische Prinzipien oder Techniken, denen er jeweils ein eigenes therapeutisches Ziel zuordnet:

- Das erste Prinzip ist die Suggestion; hierzu zählt Bibring die Einleitung – »induction« – und Beförderung des therapeutischen und psychischen Prozesses.
- Beim zweiten Prinzip, der Abreaktion, denkt Bibring weniger an eine emotionale Entladung, vielmehr an eine emotionale Wiederbelebung.
- Unter Manipulationen, dem dritten Prinzip, versteht er die Aktivierung (das Neutralisieren oder die Umkehrung) eines emotionalen Systems im Patienten. Dabei schließt Bibring ausdrücklich Formen von Manipulation – wie Ratschläge oder Führung –, die das Leben des Patienten zu lenken suchen, aus.

Bibring spricht von »experimential manipulation« (S. 752), worunter er versteht, dass man den Patienten einer »neuen« Erfahrung aussetzt – »expose« (Exposition) –, die insofern neu sei, als der Patient diese Erfahrung bisher nicht gemacht hat oder bisher die Gelegenheit zu einer solchen Erfahrungen – wegen einer Hemmung oder Fehlwahrnehmung – nicht wahrgenommen wurde. Wenn, so Bibring, der Therapeut in dem einen Fall dem Patienten die Freiheit der Wahl lasse, wo dieser vielleicht vorwurfsvoll darauf warte, gezwungen zu werden, oder wenn der Therapeut im anderen Fall die Unterwürfigkeit und Anpassung des Patienten nicht einfach akzeptiere, vielmehr diesen zur Selbstverantwortung ermutige und dies auch erwarte, dann könnte dies die erste Erfahrung dieser Art sein, die ein Patient gegenüber Autoritäten macht.

- Einsicht durch Klarifikation, das vierte Prinzip, zielt nach Bibring auf eine erhöhte Selbstwahrnehmung und Differenzierung der Selbstbeobachtung.

- Einsicht durch Deutung, das fünfte Prinzip, entsteht durch das Bearbeiten von unbewusstem Material und Widerstand, in Zusammenhang mit einer intensiven Ichbeteiligung und dem Durcharbeiten.

Der Prozess der Aktivierung des ursprünglichen Konflikts in der Übertragung sei und bleibe selbstverständlich die besondere Charakteristik der Psychoanalyse. Psychoanalyse und dynamische Psychotherapie unterscheiden sich nach Bibring durch die unterschiedliche Gewichtung der fünf Techniken und Ziele. Er kommt zu der Einschätzung, dass sich ein genereller Trend von der Einsicht durch Deutung zur »experimential manipulation«, d. h. zum Lernen durch Erfahrung, entwickelt habe. Dabei wirke der Analytiker eher als Katalysator, und man verlasse sich mehr auf das unbewusste Verständnis des Patienten.

Bibring weist daraufhin, dass es gerade bei passiven Patienten erforderlich sei, stärker manipulative Maßnahmen zu ergreifen. Geradezu erstaunlich, wenn nicht sogar revolutionär ist, dass Bibring die Maßnahme der *Exposition* als ein wichtiges Moment jeder Therapie begriffen, ja sogar herausgestellt hat, und das lange Zeit vor der Entwicklung der Verhaltenstherapie.

Eine Unterscheidung, die Bibring hinsichtlich der Wirkung von Klarifikation und Deutung macht, scheint ausgesprochen hilfreich und bedeutsam zu sein: Die *Klarifikation* verhelfe dem Ich zu einer objektiveren und realistischen Wahrnehmung, was eine innere Lösung und Distanz oder auch Abgrenzung des Ichs – »detachment« – zur Folge habe. Dagegen werde das Ich durch *Deutung* von unbewusstem Material sogar stärker in einen schmerzlichen Prozess von Erinnerungen und Konflikten involviert, wodurch es langsam zu einer inneren Neueinstellung komme. Damit unterscheidet sich die neue Erfahrung des Analytikers – als wohlwollender Begleiter im Zusammenhang einer Exposition, von dem der Patient sich akzeptiert und verstanden fühlt (a. a. O., S. 750) – grundsätzlich von der emotionalen Erfahrung der Verwicklung und Auflösung einer Übertragungsneurose.

Wenn ein Student nach abgeschlossenem Examen die Therapie als beendet betrachtet, dann hat er zwar eine neue Erfahrung gemacht, die sein Selbstvertrauen und Selbstwertgefühl erheblich stützen kann, aber vielleicht hat er auf diese Weise gerade das Erleben seiner unbewussten Ambivalenz in der Übertragung und deren Integration umgangen. Dies dürfte auf Karl zutreffen, während Anna sich dieser unbewussten Konfliktdynamik gestellt hat. Als Analytiker muss ich immer auch bedenken, dass ein erfolgreicher Studienabschluss ebenso ein Schritt in Richtung eines unguten Narzissmus sowie eine Anpassung an oder Unterwerfung unter fremde Erwartungen sein kann. Daher darf das Bestreben des Analytikers nicht auf das Ergebnis gerichtet sein – das wäre unanalytisch –, aber er muss den Patienten deutlich damit konfrontieren, wann und wie er ausweicht, statt sich seinen Aufgaben zu stellen.

Hinsichtlich der Exposition sehe ich bei der analytischen Psychotherapie einen entscheidenden Unterschied zur Verhaltenstherapie: Während es in der Verhaltenstherapie um ein bestimmtes Ergebnis oder Produkt geht, zielt die analytische Psychotherapie auf die Ermöglichung eines inneren Prozesses, zu dem der Patient Stellung beziehen muss. Die neue Erfahrung resultiert nicht allein aus der Exposition, sie besteht auch nicht allein in der wohlwollenden und unterstützenden Begleitung durch den Analytiker; beides dürfte und könnte auch für die Verhaltenstherapie gelten. Entscheidend ist, dass der Analytiker etwas von der mit einer Zäsur verbundenen tiefen Ambivalenz versteht und diese bislang unintegrierten Ängste zu fassen und zu halten vermag.

Als Anna um eine Therapie nachsuchte, hatte sie, wie gesagt, schon eine längere Analyse hinter sich. Ihre Zweifel an ihrem Studium begriff ich für mich als ein Vermeiden eines Abschlusses, und ihre Idee, doch noch Medizin zu studieren, sah ich als einen unbewussten Heilungswunsch. Trotz ihrer schlimmen Vorgeschichte erlebte ich Anna als eine Frau voller Energie. Anna ahnte, dass sie in einer Sackgasse gefangen war, dass aber jede progressive Bewegung sie zutiefst bedrohen würde. Bewusst ging ich bei ihr ein Risiko ein, als ich ihr zu verstehen gab, sie solle erst das Examen abschließen und danach eine Analyse machen, wobei ich sie zugleich mit dem Gedanken konfrontierte, dass nicht ein Scheitern, sondern gerade ein erfolgreicher Abschluss sie innerlich zutiefst bedrohen und gefährden würde. Drei Monate später meldete sich Anna erneut mit der Feststellung, sie habe sich zum Examen angemeldet, aber ohne Hilfe schaffte sie es nicht, das wüsste ich. In der Zwischenzeit hatte sie andere Analytiker aufgesucht. Doch irgendwie hatte Anna sich in dieser einen Stunde bei mir bzw. von mir verstanden gefühlt. Wiederholt äußerte sie, dass sich in ihrer ersten Analyse nichts bewegt habe. Die tiefe Bindung an ihre depressive Mutter wurde erst nach dem Examen in der Übertragung zugänglich, was ich schon dargestellt habe. Diese Bindung umfasst jedoch ein unbewusstes Phantasma von Heilung, das gerade durch eine anhaltende Stagnation aufrechterhalten wurde.

Wir müssen uns, wie dieses Beispiel zeigt, fragen, wozu die Analyse oder Therapie benutzt wird. So darf nicht vergessen werden, dass eine Analyse oder Therapie auch für einen Aufschub von Selbstverantwortung gebraucht, ja missbraucht werden kann. Dieser Aufschub wird aber auch als Schutz vor zu schmerzlichen, zu traumatischen Erfahrungen gesucht. Daher widerspreche ich hier ausdrücklich der Vorstellung, dass die Konfrontation mit Begrenzungen allein genügt. Deswegen ist es analytisch nicht haltbar, mit der finanziellen Begrenzung der Kassenleistung ein eigenes Verfahren analytischer Psychotherapie abzuleiten. Ebenso warne ich vor der Einschätzung, die neue Erfahrung und das damit verbundene Selbstvertrauen seien die hinreichenden psychodynamischen Elemente. Erst die Verknüpfung der neuen Erfahrung mit einem Verständnis der eigenen Hemmung und Ängste ist das entscheidende Moment. Denn nicht selten haben wir es mit Patienten zu tun, bei denen gerade der erfolgreiche Entwicklungsschritt aus unbewussten Gründen als die eigentliche Bedrohung erlebt wird, was leider allzu oft auch von Therapeuten verkannt wird.

Übertragung und die Verwendung des Analytikers

Nach Wallerstein (1989) erfreute sich Gills Definition der Psychoanalyse aus dem Jahre 1954 breitester Zustimmung: »Psychoanalyse ist die Technik, die in der Ausübung durch einen neutralen Analytiker in die Entwicklung einer Übertragungsneurose mündet, welche allein durch Deutung aufgelöst wird« (S. 571; Übers. v. W.T). Diese Definition habe – so Wallerstein – einen normativen Einfluss auf das Denken in der IPA, also der internationalen Gemeinschaft der Analytiker, ausgeübt, der bis heute anhalte. 1979 (dt. 1993) sieht Gill keinen Unterschied mehr zwischen der klassischen, hochfrequenten Psychoanalyse und analytischer Psychotherapie, solange für beide die Wahrnehmung und Interpretation der Übertragung zentral sei. Das Setting, die Frequenz und der Gebrauch der Couch hätten als äußerliche Faktoren keine universelle Bedeutung mehr. Doch sowohl in der Theorie wie auch in der Klinik wurde zunehmend anerkannt, dass die psychischen Veränderungen nicht ausschließlich auf der Interpretation der Übertragung beruhen, weswegen ich drei Aspekte des therapeutischen Prozesses hervorheben möchte.

Zuerst ist auf die Bedeutung des Settings gerade für einen gutartigen Prozess bei der Behandlung sogenannter früher Störungen hinzuweisen. Ich erinnere an Winnicotts und Balints Ausführungen zum Setting als einem Milieu für eine gutartige Regression, auf die Bedeutung des Rahmens als eine Halt gebende Grenze bei sich wiederholender An- und Abwesenheit. Gerade über ein stabiles Setting wird eine Kontinuität mit den dabei dynamisch bedeutsamen Unterbrechungen vermittelt. So kommt dem Setting und dem Umgang mit diesem auch in einer ein- oder zweistündigen Therapie eine essenziell analytische Qualität zu.

Zweitens: Immer wieder wurde und wird beim Umgang mit schwereren Störungen vor zu frühen Deutungen gewarnt, allein die »Kleinianer« sehen dies anders. Wegen der spezifischen Störung im Bereich der Symbolisierung und einer organisierten Abwehr, unter Nutzung massiver projektiver Identifikationen, droht hier gerade ein Zirkel reaktiver Aktivitäten zwischen Patient und Analytiker, der durch einen sich selbst bestätigenden und verfolgenden Konkretismus charakterisiert ist. Daraus kann ein interaktives Geschehen resultieren, das dann eher der Kontrolle des Gegenübers dient als einer verändernden Einsicht. Durch eine solche Interaktion wird aber möglicherweise gerade die so sehr gefürchtete und bedrohliche, aber notwendige Abwesenheit oder das Zulassen eines durchlüfteten Raumes (Green 1975) verhindert. Doch erst in einem solchen Raum kann sich ein nicht verfolgendes Aufeinander-bezogen-Sein (Khan 1977, S. 313), ein Raum der Illusion und zum Spielen (Winnicott; Milner; Ogden) und damit ein Weg zur Symbolisierung entwickeln.

Drittens: Auch wenn frühe Deutungen oder häufige Deutungen eher zurückhaltend eingesetzt werden sollten, so bleibt die konsequente Wahrnehmung und Bearbeitung der Gegenübertragung für einen analytisch arbeitenden Therapeuten eine Conditio sine qua non. Doch die Aufforderung, die Gegenübertragung zur konsequenten Deutung der Übertragung zu nutzen, kann leicht zu einem Missverständnis Anlass geben. Denn im therapeutischen Prozess lassen sich zur gleichen Zeit recht unterschiedliche Übertragungsebenen beschreiben, einnehmen und interpretieren.

Nach Bollas können wir nicht länger von der Übertragung sprechen, wenn wir damit recht unterschiedliche, aber miteinander verwandte Funktionen meinen. Seinen Hinweis auf die Verwendung des analytischen Objekts will ich aufgreifen. Unter der Überschrift »Übertragung des Selbst versus Übertragung des Selbst und seiner Objekte« schreibt Bollas:

> »Wir können im Prinzip zwei Kategorien von Übertragungen voneinander unterscheiden: Bei der einen sind der Analytiker und Analysand mit den projektiven und introjektiven Aktivitäten beschäftigt, die der Patient in der analytischen Beziehung entfaltet. Bei der anderen macht der Patient zwar Gebrauch vom Analytiker, ist aber in Anspruch genommen von Selbst-Erfahrungen innerhalb der Analyse, die mehr oder weniger im Verborgenen ablaufen und oft undurchschaubar bleiben. […] Die zweite Kategorie von Übertragungspositionen ist dadurch gekennzeichnet, dass sich der Patient das analytische Setting und den analytischen Prozess zunutze macht. […] Tritt das selbstanalytische Element in der Übertragung hervor, so stellen wir fest, dass der Analysand nicht so sehr dazu neigt, den Analytiker als Leinwand [als Objekt; W.T.] für seine Projektionen zu verwenden oder aufgrund introjektiver Vorzüge in sich aufzunehmen. Vielmehr setzt er im Stillen voraus, der Analytiker sei nur deshalb anwesend, um ihm beim Erkennen des eigenen Selbst behilflich zu sein, und stelle deshalb kein Element dar, bei dem sich genau bestimmen lässt, ob es sich nun innerhalb oder außerhalb der Psyche des Patienten befindet« (1997, S. 256).

Weiter schreibt Bollas:

> »Der Analytiker wird wie ein mentaler Prozess verwendet, nicht als Behälter für einen ausgelagerten Teil der Psyche, sondern als Träger einer bestimmten Funktion oder als Hilfsinstanz (Heimann 1960), damit er den Patienten bei der Evokation neuer innerer Erfahrungen unterstützen und den Prozess der Bildung neuer Objekte fördern kann« (a.a.O., S. 254).

Wie schon beschrieben suchte Karl bewusst in seinem strengen Lehrer einen Halt. Hier bestand jedoch die Gefahr, dass Karl ihn durch eine Verweigerungshaltung – oft übte er nicht – unbewusst in einen geheimen, sich steigernden Machtkampf zu verwickeln suchte, in dem sein Lehrer für ihn zu einer verfolgenden und entwertenden Figur zu werden drohte. Leicht wäre diese Dynamik, die sich parallel auch in der therapeutischen Beziehung beobachten ließ, als eine homosexuell gefärbte, masochistische Unterwerfung unter einen mächtigen Vater zu interpretieren gewesen. In einer Umkehrung wurde in einem Traum sein Vater als entwertete und schwache Figur dargestellt, während die Mutter mit einem Kind als ein wunderbar musizierendes Paar erschien. Da der Lehrer jedoch weitgehend eine klare, sachlich fordernde und damit konstruktive Position einnahm und ich Karl vorwiegend mit seinem Ausweichverhalten gegenüber dem Studium und der befürchteten Konkurrenz konfrontierte, ging dieser zunehmend das Wagnis ein, sich der Öffentlichkeit und den realen Anforderungen zu stellen, also sich zu exponieren. Damit fühlte sich Karl in der Gruppe der Kommilitonen, vor allem aber von den Studentinnen, wahrgenommen und anerkannt.

Diese Beschreibung soll anschaulich machen, dass es nicht allein um die Deutung von Übertragung geht, vielmehr vor allem darum, welche Ebene der Übertragung der Analytiker einnimmt bzw. wozu er sich vom Patienten als analytisches Objekt verwenden lässt. Dazu muss der Analytiker seine Gegenübertragung wahrnehmen und diese für sich analysieren, damit der Patient ihn in einer positiven Übertragung als Mentor oder Katalysator für einen transformierenden Prozess gebrauchen kann. In *Abriss der Psychoanalyse* lesen wir bei Freud (1940): »Das Verhältnis der Übertragung bringt außerdem noch zwei andere Vorteile mit sich [ich gebe hier nur den ersten wieder, W.T]. Setzt der Patient den Analytiker an die Stelle seines Vaters (seiner Mutter), so räumt er ihm auch eine Macht ein, die sein Überich über sein Ich ausübt, denn diese Eltern sind ja der Ursprung des Überichs gewesen. Das *neue* Überich hat nun Gelegenheit zu einer Art von *Nacherziehung*, es kann Missgriffe *korrigieren,* die sich die Eltern in ihrer Erziehung zuschulden kommen ließen« (S. 100f., Hervorhebungen W.T.). Dabei warnt Freud, dass nicht eine frühere Abhängigkeit durch eine neue ersetzt wird, weil sonst erneut die Unabhängigkeit unterdrückt würde. Deshalb soll das Maß von Beeinflussung durch den Analytiker »durch den *Grad der Entwicklungshemmung* bestimmt werden, den er bei dem Patienten vorfindet« (a.a.O., S. 101, Hervorhebung W.T.). Nach Freud projiziert hier der Patient nicht sein inneres Vaterbild auf den Analytiker, vielmehr verwendet er ihn als neues Objekt.

Wenn es uns in einer Psychotherapie gelingt, auf diese Weise eine Entwicklungshemmung aufzulösen, dann nur, weil wir analytisch gedacht und gearbeitet haben, auch wenn hier sicherlich nicht von einer Entwicklung und Auflösung einer Übertragungsneurose bzw. der Übertragung der Ambivalenz gesprochen werden kann.

Einsicht oder emotionaler Zugang und Halt

Abschließend will ich auf Ute zurückkommen. Über lange Zeit unterhielt mich Ute nur mit dem Drama ihrer Panik vor akuten körperlichen Zusammenbrüchen und mit ihren Ängsten vor Einbrechern und Mördern, die sie überall zu erkennen wähnte. Nur ab und zu gelang es mir, diese Ängste in Zusammenhang mit ihrer Entwicklung oder den vorübergehenden pathologischen Beziehungen zu bringen. Sie ging darauf nie ein. Vorsichtig, aber kontinuierlich sprach ich zugleich ihre Magisterarbeit und den bevorstehenden Studienabschluss an, wobei sie alle Probleme völlig bagatellisierte oder leugnete. Und doch hatte ich das Gefühl, dass meine Aufmerksamkeit in diese Richtung wichtig war. Viele Stunden saß sie nur beleidigt und vorwurfsvoll da, weil es nichts zu besprechen gebe.

Umso erstaunter war ich dann, dass sie eines Tages unter Tränen davon sprach, dass sie eigentlich nicht wisse, was sie mit ihrem Studium machen könne, weil sie immer gedacht habe, dass sich mit dem Examen alle Probleme von allein lösen würden. In einer der letzten Stunden sprach sie davon, dass sie das Studium gewählt habe, weil sie überhaupt nicht gewusst habe, was sie wolle. Sie habe nur gedacht, dass ihr nach dem Studium alles offenstehe.

Langsam aber stetig gab sie ihre Pläne auf, beim Fernsehen Karriere zu machen, und bemühte sich frühzeitig um ein Praktikum in einem Unternehmen in der Nähe des Wohnortes ihrer Mutter. Gegen Ende der Magisterarbeit erlebte ich die Patientin insgesamt geordneter, erwachsener, angemessener wie auch schick gekleidet, aber auch depressiver. Ihre dramatischen Ängste waren nur noch selten Thema. Sie überlegte sich jetzt, ob sie nun auf die letzten Zahlungen von ihrem Adoptivvater verzichten könnte, um ihm auf diese Weise über einen Rechtsanwalt so etwas wie einen Dank auszudrücken. Entrüstet war sie, als ihre Mutter meinte, sie solle auf keinen Fall auf das Geld verzichten.

Es wäre ein Missverständnis, meine Einstellung hier allein oder vorwiegend als eine supportive anzusehen. Vielmehr hat mir mein analytisches Denken geholfen, hinsichtlich der Technik und der Ziele eine Begrenzung zu akzeptieren. Auch als Analytiker müssen wir für den Patienten Begrenzungen akzeptieren und integrieren, darin besteht die Veränderung. Mit einer Blockade oder Stagnation kann unbewusst an der narzisstischen Fantasie einer umfassenden, weil noch ausstehenden

Heilung festgehalten werden. Unter den beschriebenen Voraussetzungen gelang es Ute, langsam ihre Größenvorstellungen aufzugeben, ohne von einer depressiven Desillusionierung überwältig zu werden. Nach erfolgreichem Abschluss ihres Examens beendete sie die Therapie, da sie damit auch den Studienort verließ. So blieb es offen, wieweit es Ute gelingen würde, ihr Leben gerade in der Nähe zu ihrer Mutter aktiv zu gestalten. Sie wollte sich nach weiterer therapeutischer Hilfe umschauen.

Ein Gedanke von Khan hat mir geholfen, diesen offenen und unsicheren Ausgang besser annehmen zu können: »In unserer klinischen Arbeit ist es mitunter wichtiger, einen Menschen am Leben zu erhalten, als ihn von seiner Krankheit zu befreien« (1990, S. 155).

Literatur

Berger, P. I. & Luckmann, T. (1970 [1966]): Die gesellschaftliche Konstruktion der Wirklichkeit. Frankfurt a. M. (Fischer).

Bibring, E. (1954): Psychoanalysis and the dynamic psychotherapies. JAPA 2, 745–770.

Bollas, C. (1997 [1987]): Der Schatten des Objekts. Stuttgart (Klett-Cotta).

Borens, R. (1996): Psychoanalyse versus Psychotherapie. Diskurs versus Dialog. Zs. Psa. Theorie u. Praxis 11, 142–161.

Freud, S. (1940a): Abriß der Psychoanalyse. GW XVII, S. 63–138.

Freud, S. (1919a): Wege der psychoanalytischen Therapie. GW XII, S. 183–194.

Gill, M. M. (1993 [1979]): Die Analyse der Übertragung. Forum Psa 9, 46–61.

Khan, M. (1977 [1971]): Die Rolle der Illusion im analytischen Raum und im analytischen Prozeß. In: Ders. (1977): Selbsterfahrung in der Therapie. München (Kindler), S. 313–335.

Khan, M. (1990 [1983]): Erfahrungen im Möglichkeitsraum. Frankfurt a. M. (Suhrkamp).

Laufer, M. & Laufer, M. E. (1984): Adolescence and developmental breakdown. New Haven/London (Yale University Press).

Loewald, H. W. (1982 [1951]): Das Ich und die Realität. Psyche – Z Psychoanal. 36(9), 769–787.

Loewald, H. W. (1986 [1980]): Aufsätze aus den Jahren 1951–1979. Stuttgart (Klett-Cotta).

Oliner, M. M. (1996): Äußere Realität. Die schwer fassbare Dimension der Psychoanalyse. Jb. d. Psa. Stuttgart-Bad Cannstadt (frommann-holzboog) Bd. 37, 9–46.

Potamnianou, A. (1997): Hope. A Shield in the Economy of Borderline States. London/New York (Routledge).

Rangell, L. (1954): Similarities between psychoanalysis and the dynamic psychotherapies. JAPA 2, 734–744.

Wallerstein, R. S. (1989): Psychoanalysis and psychotherapy: an historical perspective. I. J. Psycho-Anal. 70, 563–592.

Winnicott, D. W. (1976 [1945]): Die primitive Gefühlsentwicklung. In: Ders. (1976): Von der Kinderheilkunde zur Psychoanalyse. München (Kindler), S. 57–74.

15. »Es gibt keinen Unterschied, Tag und Nacht sind gleich« – Bericht einer analytischen Psychotherapie mit einer Jugendlichen[1]

> »Niemand wird nur einmal geboren. Hat man Glück, erblickt man im Arm eines anderen erneut das Licht; hat man Unglück, erwacht man, wenn der lange Schweif des Entsetzens das Innere des eigenen Schädels streift.«
>
> *Anne Michaels: Fluchtstücke*

»Es gibt keinen Unterschied, Tag und Nacht sind gleich.« Dieser Klage fügte die Jugendliche gegen Ende des ersten Gespräches hinzu: »Ich brauche jemanden, der mehr versteht als meine Mutter.« 13 Jahre später schickte sie mir die ersten Bilder, mit denen sie jetzt ihr inneres Erleben ausdrücken und zeigen konnte. Ein Bild trägt den Titel: »GRIM ON A BRIGHT DAY«.

Konfusion und Entfremdung – Depersonalisation und Derealisation

Als Ann zu mir kam, waren zwei Therapieversuche gleich zu Beginn gescheitert. Die 17-jährige Jugendliche, ein blasses, etwas verwahrlostes und verloren wirkendes Mädchen, für dessen Erscheinung ich die Bezeichnung »Schmuddelkind« treffend fand – ihre Mutter nannte sie neckend so –, brachte ihr Anliegen mit leiser, kindlicher Stimme und in ausgesprochen verschwommener Form vor. Dabei zögerte sie immer

1 Erstveröffentlichung in Stuhr, U.; Leuzinger-Bohleber, M. & Beutel, M. (Hg.) (2001): Langzeit-Psychotherapie. Perspektiven für Therapeuten und Wissenschaftler. Stuttgart (Kohlhammer).

wieder, um mich still zu prüfen. Vor einem Jahr habe sie LSD genommen. Seitdem habe sie das Gefühl, nicht mehr richtig da zu sein. Die Welt erlebe sie als fremd, wie einen Traum. Wenn sie mit dem Fahrrad fahre, so vor sich hindenke und dann plötzlich aufwache, komme ihre alles fremd vor, wie jetzt auch die vier Wände hier. Vor dem Einschlafen sei es ganz schlimm. Sie gerate in Panik, wenn sie allein sei, und habe Angst verrückt zu werden. Es gebe keinen Unterschied, Tag und Nacht seien gleich.

Ann – wie ich sie hier nenne – sprach weiterhin von dem Gefühl, ins Leere zu treten und überzuschnappen. Es fehle etwas. Es gebe keine Verbindungen. Sie klagte über Gefühle von Sinnlosigkeit, Leere, Depression und äußerte Selbstmordgedanken: Da sei ein Gefühl der Vergeblichkeit. Am liebsten würde sie morgens nicht aufwachen und weiterträumen. Sie wisse gar nicht, wer sie sei.

Eine Bemerkung war mir aufgefallen, weil Ann damit eine bedeutsame und weitreichende Aussage machte: »Ich möchte gerne mit meiner Mutter allein sein. Aber ich brauche jemanden, der mehr versteht als meine Mutter.«

Ihre biografischen Angaben[2] waren verwirrend und unvollständig, die Zeitangaben ausgesprochen diffus. Während der verlängerten Hochzeitsreise ihrer Eltern war sie im Ausland geboren worden. Die Eltern trennten sich, als Ann zwei Jahre alt war. Danach heiratete ihre Mutter einen Engländer. Mit ihrem jüngeren Halbbruder komme sie nicht zurecht und sie stellte mir daraufhin unvermittelt die Frage, was ich dazu denke. Kurz nach der Geburt des Bruders trennte sich die Mutter von ihrem zweiten Mann und als Siebenjährige wurde sie von ihrer Mutter allein ins Flugzeug gesetzt und zu den Großeltern geschickt. Später kehrte die Mutter ebenfalls zu ihren Eltern zurück. Zu ihrem Stiefvater hatte Ann über ihren Bruder weiterhin engen Kontakt. Schließlich erwähnte Ann ganz nebenbei, dass ihr leiblicher Vater, den sie im letzten Jahr zum ersten Mal besucht habe, nur wenige hundert Meter von ihrem Zuhause bei ihren Großeltern wohne. Weiteres bemerkte sie dazu nicht.

Während der ersten Stunde beschäftigte mich fortwährend eine Frage: Ann hatte sich in der Universitätsambulanz unter dem Namen Burger angemeldet. Auf der Ambulanzkarte war jedoch dieser Name durchgestrichen und durch Smith ersetzt worden. Auf meine Nachfrage, wie sie heiße, erklärte sie wortreich und zugleich verschwommen, dass sie Smith heiße. So werde sie auch in der Schule genannt. Da aber auf der Karte

2 Namen, Orts- und Zeitangaben wurden geändert bzw. anonymisiert.

Burger stand, war ich verwirrt. Auf meine erneute Nachfrage meinte sie etwas unklar, dass sie von Geburt Burger heiße. Smith war wohl der Name des Stiefvaters, der Mutter und des Bruders. Für mich stellte sich nun die Frage, wie ich sie anreden sollte, da sie mir die feste Überzeugung vermittelt hatte, dass sie wie gewohnt Smith genannt werden wolle. Ich hatte aber das ungute Gefühl, dass ich so oder so einen Fehler machen würde. Aus diesem Dilemma befreite ich mich, indem ich sie am Ende der Stunde mit der Frage konfrontierte, mit welchem Namen sie von mir angesprochen werden möchte. Nach kurzem Zögern entschied sie sich für Burger, also für ihren Geburtsnamen, was ich nach ihren Ausführungen nicht mehr erwartet hatte. Sie fügte noch hinzu, dass sie sich schon überlegt habe, sich wie die Oma zu nennen. Als ich hier von ihrem Vater sprach, meinte sie: »Eigentlich spreche ich nie von ›Vater‹; meine Mutter spricht nur von meinem Erzeuger.« – Spontan hatte ich die Überzeugung, dass Ann einen gewaltigen Schritt gewagt hatte.

In der zweiten Stunde teilte Ann mit, dass sie zusammen mit ihrem Stiefvater dreimal LSD eingenommen hatte, worauf sie auch ihre Symptome zurückführte. Darüber hinaus war ich zu der Vermutung gekommen, dass der Besuch bei ihrem leiblichen Vater, der Ann in eine innere Verwirrung gestürzt hat, wohl in die gleiche Zeit gefallen sein könnte. Sie hatte diesen Schritt ohne Wissen ihrer Mutter und trotz der befürchteten ablehnenden Reaktion unternommen. Als ich vorsichtig einen Zusammenhang herstellte, meinte Ann, dass ihr die Situation bei ihrem Vater fremd vorgekommen sei. Sie habe zunehmend Krach mit der Mutter bekommen, die trinke. Erst nach einem Dreivierteljahr konnte Ann darüber sprechen, dass ihr Stiefvater im letzten Jahr mit ihr geschlafen habe.

Unbewusste Konfliktsituation und diagnostische Überlegungen

Vier auslösende Faktoren ihres Zusammenbruches hatte ich im Kassenantrag benannt: 1. Die LSD-Einnahme zusammen mit dem Stiefvater; 2. der Besuch beim leiblichen Vater; 3. der Schulabschluss mit beginnender Lehre; 4. die Gefährdung der Beziehung zur Mutter durch diese drei Ereignisse.

Offensichtlich hatte Ann versucht, sich mit dem Besuch bei ihrem Vater Hilfe für die Ablösung von ihrer Mutter zu verschaffen, und damit den Schritt gewagt, an ihre frühe Kindheit anzuknüpfen. Mit diesem Versuch geriet sie aber gegenüber ihrer Mutter in eine für sie innerlich unlösbare Situation, wodurch sie erst recht in konflikthafter Weise an ihre Mutter gebunden blieb.

Die Diagnose im Kassenantrag lautete: Depressives Syndrom; drohender psychotischer Zusammenbruch. Strukturell: Ungelöste Abhängigkeits-/Trennungsproblematik auf dem Boden einer unintegrierten hochambivalenten Beziehung zur Mutter. – Die Abwehr ist durch einen massiven schizoiden Rückzug gekennzeichnet, um depressive Ängste, das Primärobjekt mit ihrer Ambivalenz zu zerstören, abzuwehren.

Das Ergebnis des Rückzugs war eine weitreichende innere Leere und Isolierung, was die Therapie zu einem heiklen, ermüdenden und schwierigen Unternehmen machte. Schon zu Beginn betonte Ann, dass es wichtig sei, ihr Zeit zu lassen und sie nicht zu drängen, damit sie etwas selbstständig machen könne.

Der weitere Verlauf wie auch die Bilder, die Ann mir drei Jahre nach Beendigung der Therapie schickte, bestätigten diese Überlegungen eindrücklich. Die erste Therapie mit 110 Stunden – bei einer Wochenstunde – dauerte knapp drei Jahre. Nach vier Jahren meldete sich die Patientin wieder. Die zweite Therapie umfasste mit zwei Wochenstunden weitere dreieinhalb Jahre. Der zweite Behandlungsabschnitt machte deutlich, wie sehr ein früher äußerlicher Therapieerfolg täuschen kann und das Ergebnis brüchig war.

Die Etablierung des therapeutischen Rahmens gegen die Furcht vor Überwältigung

Da es sich um eine Jugendliche handelte, wählte ich eine niedrige Frequenz, zuerst eine halbe Stunde, später eine Stunde pro Woche. Im Hinterkopf hatte ich Winnicotts Bemerkung, dass die Adoleszenz keine Krankheit, vielmehr eine Krise und ein Entwicklungsprozess ist, die ihre Zeit brauchen. Außerdem war ich der Überzeugung, dass ein zu intensives therapeutisches Angebot Ängste vor Verschmelzung und einer emotionalen Überwältigung[3] infolge unintegrierter Abhängigkeitswünsche

3 Martin James (1964) beschreibt verschiedene Ängste bei der Behandlung von Jugendlichen, so die Furcht vor dem Inzest, vor der Auflösung der Ichgrenzen, vor einer emotionalen Überwältigung und der phallischen Mutter.

und -ängste intensivieren und den therapeutischen Rahmen gefährden würden. Ein zu dichtes Angebot würde sie eher zum Agieren oder zur Flucht drängen. Die Therapie soll ein Katalysator sein; die therapeutische Beziehung darf nicht zur beherrschenden Beziehung werden.

Nachträglich würde ich diesen Überlegungen weiterhin zustimmen. Doch muss ich hinzufügen, dass gerade die Lehre, die Ann begonnen hatte und bei der sie still in Anwesenheit des Meisters arbeitete, ein enormer Halt war. Ohne diesen stabilen Hintergrund wäre wohl das therapeutische Angebot zu dünn gewesen. In der zweiten Therapie zeigte sich, dass zur Bearbeitung der Konflikte innerhalb der therapeutischen Beziehung eine höhere Frequenz nötig und hilfreich war.

Ann war eine hochsensible Person, die mich von Anfang an abtastete und meine Umgebung auf das Genaueste beobachtete. Entsprechend ihrer schizoiden Struktur fühlte sie sich mit einem Hyperbewusstsein in meine Rolle ein. So sprach sie zu Beginn der Stunden zumeist nicht über sich, sondern suchte mich und die Problematik meines Berufs zu verstehen, sorgte sich um mich, wenn sie z. B. vor ihrer Stunde jemanden aus dem Behandlungszimmer kommen sah. Oder aber sie sorgte sich um ihren Bruder, um ihre Mutter oder ihren Stiefvater.

Es schien mir notwendig, ihre Identifikationsversuche nicht zurückzuweisen, aber auch nicht zu fördern. Denn auf diese Weise suchte sie in meine Rolle zu schlüpfen und sich zugleich zu entziehen. So war es in dieser Phase wichtig, dass ich ihre begründeten Sorgen über ihre Umgebung teilte, zumal sie mit feinem Gespür die Schwierigkeiten und die Abwehr ihrer Umgebung, insbesondere aber ihrer Mutter wahrnahm. Ich lehnte jedoch von ihr gewünschte gemeinsame Gespräche ab, um die sie mich in ihrer Sorge um ihren Bruder bat. Immer wieder berichtete sie von dem Unverständnis und Misstrauen ihrer Mutter wie auch ihres Freundes gegenüber der Therapie. Eine stille Vereinnahmung durfte nicht zugelassen werden.

Ann versuchte sich in mich einzufühlen und sich unauffällig anzunähern. Ohne etwas dazu zu sagen, hörte ich mir schmunzelnd an, wie sie von einem Schlagersänger mit Frankfurter Dialekt sprach, den sie so gerne höre. Offensichtlich hatte sie meinen Dialekteinschlag wahrgenommen. Auf ihre Frage, warum ich sie nicht duze, wo sie doch so oft komme und soviel Persönliches bespreche, machte ich sie auf die besondere Situation einer Psychotherapie aufmerksam und beschrieb diese als eine Form der Arzt-Patient-Beziehung. Gescheit, wie sie war, äußerte Ann, dass man sonst wohl zu abhängig werde und es schwierig sein könne, irgendwann wieder gehen zu können, was sie sich aber derzeit nicht vorstellen könne. Sie sprach damit ihren Grundkonflikt an. Denn es war gerade das Erleben von Abhängigkeit und von einem Aufeinander-bezogen-Sein, das sie unter allen Umständen abwehren musste.

Insofern war es ungemein wichtig, dass ich die Stunden zuverlässig einhielt. Ann hatte die erste Stunde nach meiner Mittagspause. Oft saß sie schon 20–30 Minuten vor ihrer Stunde im Wartezimmer. Dabei wirkte sie unaufdringlich, da sie sich leise verhielt. Trotz ihrer sensitiven Inbeschlagnahme meines Raumes wirkte sie nicht anklammernd, denn da war zugleich ihre Grundangst, zur Last zu fallen. Sie machte sich klein und sozusagen unsichtbar. Jede kleinste Unachtsamkeit meinerseits löste sofort einen Rückzug ihrerseits aus, indem sie sich noch mehr in meine therapeutische Rolle einzufühlen suchte, um mich besser schonen zu können. Als ich einmal versehentlich ein halbe Stunde zu spät begonnen hatte, berichtete sie einen Traum, in dem ich gestorben sei, was in ihr Hilflosigkeit auslöste. Deswegen achtete ich darauf, nicht erst in den letzten Minuten vor der Stunde mein Zimmer zu betreten. Pünktlichkeit, Ruhe und Zuverlässigkeit waren offensichtlich unabdingbare Voraussetzungen dafür, dass ich für sie als Objekt nicht permanent im Bereich ihrer sensiblen Beobachtung und Kontrolle war. Nur so konnte und musste Ann langsam mehr in den Vordergrund treten. Meine Haltung bestand darin, als Person anwesend zu sein, mich aber nicht als Person ins Spiel zu bringen. Bei diesen Störungen besteht die primäre Aufgabe nicht darin, das Unbewusste bewusst zu machen, ödipale Konflikte zu thematisieren und zu deuten. Dies würde – so Martin James (1964) – die intellektuelle Abwehr, eine Mythologisierung und schizoide Spaltung fördern. Denn schon früh bestand die Gefahr, dass Ann mich in pseudoödipale Rivalitäts-, Eifersuchts- und Loyalitätskonflikte verwickeln könnte. Stattdessen versuchte ich ihr einen Raum zu eröffnen, der es ihr gestattete, sich und ihre Geschichte zu finden.

Von Anfang an war es ebenso wichtig, Grenzen einzuhalten und ihre Verpflichtung für die Therapie zu fördern. So vereinbarte ich mit Ann – entsprechend ihren Möglichkeiten – ein Stundenausfallshonorar von 15 DM. Als ersten markanten Einschnitt erwiesen sich die Osterferien nach einem Dreivierteljahr Therapie. Ann war regelmäßig und pünktlich gekommen. Zu den folgenden zwei Stunden nach der Urlaubsunterbrechung von einer Woche kam sie nicht. In den Stunden vor den Ferien hatte sie die Angst geäußert, in einen Hohlraum zu fallen. Als ich in der nächsten Stunde ihr Fehlen ansprach, wirkte sie völlig überrascht und hilflos. Sie habe gedacht, dass 14 Tage Pause sei. Wegen ihrer geradezu kindlich-unschuldigen Hilflosigkeit kostete es mich einen erheblichen inneren Aufwand, Ann auf die Vereinbarung anzusprechen und auf dieser zu bestehen. Zur folgenden Stunde brachte sie mir das Geld mit und äußerte zuerst Schuldgefühle. Dann sprach sie von einem Radiovortrag über Psychotherapie. Sie sei erleichtert gewesen, als sie gehört habe, dass man sich auch selbst beteiligen müsse. Bisher habe sie gedacht, dass ich etwas mit ihr mache, sie lenke. Dann stellte sie mir die Frage, ob ich auch Freud lese. Offensichtlich versuchte sie hier über den gemeinsamen »Vater Freud« wieder eine Verbindung zu mir herzustellen.

Eine weitere Bedrohung wäre eine Schwangerschaft gewesen. Von mir aus wies ich bei Gelegenheit auf die Notwendigkeit einer Verhütung hin, wofür sie mir später ausgesprochen dankbar war. Hier erwähnte sie zwei Abtreibungen der Mutter. Doch erst nach der ersten Therapie brach diese Thematik in aller Schärfe auf.

Verfehlte Begegnungen und Inzest

Im ersten Therapieabschnitt ging es vor allem um Anns Versuche, sich von ihrem Zuhause und ihrer Mutter zu lösen. Aber sie war dazu innerlich nicht fähig, weil für sie die Trennung mit einem unerträglichen Unsicherheitsgefühl und unfassbaren Ängsten verbunden war, weswegen sie auf sensitive Weise ihre Mutter kontrollieren musste. Deswegen fühlte sie sich zugleich selbst kontrolliert, was zur Folge hatte, dass sie sich erst recht unsichtbar zu verhalten suchte. Daraus resultierte ein schwer zu durchschauendes und anhaltendes Missverständnis zwischen Ann und ihrer Mutter. Beide gingen sich aus dem Wege. Sie konnten nicht zueinanderkommen. Hatten sie sich verabredet, so verpassten sie sich gerade. Ann hatte das Erleben, dass es ihr unmöglich sei, mit ihrer Mutter zu sprechen, ja überhaupt mit ihr zusammen zu sein, weil diese immer gerade weg sei oder weggehe, wenn sie nach Hause komme. So erlebte sie sich zurückgewiesen und verletzt und sie klagte über die Vergeblichkeit ihres Bemühens, was sie schließlich als unabänderliche Tatsache erlebte.

Ann hatte Angst vor der Leere, mit der sie ihre Ambivalenz abzuwehren suchte, aber auch vor ihren symbiotischen Wünschen, d. h., sich nicht mehr abgrenzen zu können. Doch letztlich diente dieses Aneinander-Vorbeigehen auch dazu, ein Minimum an Abgrenzung, Unabhängigkeit und Identität aufrechtzuerhalten. Deshalb konnte zwischen Mutter und Tochter kein Gespräch zustande kommen. Doch Ann bestand darauf, dass sie ihre Mutter brauche, um Klarheit zu bekommen. Wenn ihre Mutter nicht da sei, gebe es keine Antwort. Wenn jedoch beide zu Hause waren, war es offenbar weder Ann noch ihrer Mutter möglich, länger gleichzeitig zu Hause und im gleichen Zimmer zu sein. Ihre Verschmelzungsängste drückten sich in der allgegenwärtigen Angst von Ann aus, zur Last zu fallen. So musste sie allen engeren Beziehungen aus dem Weg gehen und diese doch zugleich kontrollieren. Sich selbst beobachtend stellte sie sich neben sich. Sie wünschte sich zwar, direkter und spontaner sein zu können, hatte aber große Angst vor einem Kontrollverlust.

Als ihr Bruder, um den sie sich sorgte, wegen Problemen mit der Mutter zum Stiefvater in eine andere Stadt zog, geriet sie in eine tiefe diffuse Unsicherheit, ja Panik. Verbunden mit dieser Panik waren Neid- wie auch Schuldgefühle, aber auch ein Hass gegenüber der Mutter, weil diese den Bruder so einfach abgab. Unbewusst kam dies jedoch ihren eigenen Wünschen entgegen, ihre Mutter für sich allein zu besitzen. Gerade deswegen wurde Ann von einem Gefühl tiefer Hilflosigkeit überfallen: Sie fühle sich einfach nur noch schlecht.

In diesem Zusammenhang konnte sie jedoch in der Therapie zumindest andeutungsweise über ein Ereignis sprechen, das ihre Integrität zutiefst gefährdet hatte und dem sie zwiespältig gegenüberstand. Ein Jahr vor der Therapie habe ihr Stiefvater mit ihr geschlafen. Ann fragte sich, ob sie das zugelassen habe, um sich an ihrer Mutter zu rächen. Oder habe sie ihren Stiefvater trösten wollen, der sich aus ihrer Sicht von seiner früheren Frau verstoßen erlebte, da sich diese wieder mit anderen Männern vergnügte? Versuchte sie, in agierender Weise ihre unbewussten Schuldgefühle unterzubringen, weil sie ihren Vater aufgesucht hatte? Ann hatte zu ihrem Stiefvater eine positiv gefärbte Beziehung, die nicht von einer tiefen Ambivalenz bedroht war. Jetzt aber fühlte sie sich zutiefst schuldig gegenüber ihrer Mutter, zugleich hatte sie ihn damit als Unterstützung verloren.

Jeder Schritt, sich unabhängiger zu machen, beinhaltete eine befürchtete Konfrontation mit ihrem Zuhause. Deshalb überließ sie jegliche Initiative ihrem Freund Klaus, sie floh geradezu zu diesem. Nur in äußerst vorsichtigen Schritten suchte sie sich mithilfe der Therapie mit ihrer Mutter auseinanderzusetzen. Zum ersten Mal ging sie das Wagnis ein, mit ihrer Mutter über sich und ihre Beziehung zu sprechen, ohne, wie sie feststellte, gleich zu ihrem Freund zu fliehen. Zuvor habe sie geträumt, dass sie allein mit dem Fahrrad gefahren sei. Ebenso suchte sie das Gespräch mit ihrem Stiefvater, der ihr helfen sollte, etwas Licht in das Dunkel ihrer Geschichte zu bringen. Er habe es auch für richtig empfunden, dass sie eine Therapie mache, und ihr erzählt, wie sehr sie geweint habe, als ihre Eltern sich hätten scheiden lassen und ihr Vater sie besucht habe. Sie spürte und erkannte ihre Abhängigkeit von dem Zuhause, aber auch von Klaus und der Therapie, und erlebte sich als »die Kleine« behandelt und gefesselt.

Nach einem Dreivierteljahr machte Ann über sich folgende Aussagen, nachdem sie sich zuerst in meinem Zimmer umgeschaut hatte:

> »Ob ich was in meiner Kindheit verpasst habe? Ich habe gelesen, dass Tiere sich nicht kennen, wenn da kein Spiegel, keine Mutter war. Ich denke, dass bei mir auch so etwas ist. Ich habe das Gefühl, mich erst jetzt kennen zu lernen. Als ich mich vor der Therapie im Spiegel betrachtet habe, hatte ich das Gefühl, dass ich das gar nicht bin … Ich bin jetzt erschrocken, als ich aus dem Fenster geschaut habe, die Berge und den Himmel vor mir zu sehen. Als Klaus gesagt hat, dass das normal sei, war ich erst erleichtert. Dann hatte ich das Gefühl, dass er mich nicht versteht.«

Auf eine Nachfrage meinerseits fügte sie hinzu: »Ja, dass er da ganz in mir aufgeht. Ich kann mich dann nicht mehr abgrenzen. … Es macht mir immer Angst, wenn ich etwas von Wahnsinn höre.«

Mit Beginn der Therapie hatte sie sich mit Klaus befreundet. Diese Beziehung begleitete den gesamten ersten Therapieabschnitt, wobei sie ihren Freund dazu benutzte, von Zuhause ausziehen zu können. Beide waren zusammen zu einem jungen Ehepaar gezogen. Mit dieser Beziehung schützte sich Ann zugleich vor einer befürchteten Abhängigkeit in der Therapie. Erst im weiteren Verlauf wurde erkennbar, in welchem Ausmaß sie in seinem Schatten lebte und sich versteckt hielt. Klaus bot sich ihr als Stütze gegenüber ihrer Mutter wie auch gegenüber der Therapie an. Auf diese Weise vermied sie jegliche Eigeninitiative, die mit einem großen Schuldgefühl verbunden gewesen wäre. Deutlich wurde ihre Unfähigkeit, allein sein zu können. Sie könne es nicht, weil der Hintergrund fehle.

Als Klaus am Ende ihrer Lehrzeit eine feste und verbindliche Beziehung wünschte, provozierte Ann durch Rückzug und einem Agieren mit anderen jungen Männern die Trennung. Doch jetzt erlebte sie sich in ihrem leeren Zimmer allein zurückgelassen. Ann fühlte sich von Klaus im Stich gelassen, denn schließlich hatte sie jegliche Aktivität an ihn abgetreten. Möglicherweise war hier auch mein Wechsel aus der Klinik in die eigene Praxis von großer Bedeutung. Ihr Freund hatte ihr zwar geholfen von zu Hause auszuziehen. Da er jedoch alle Probleme an ihrer Mutter festgemacht hatte, hatte er Ann zwar entlastet, ihr aber nicht geholfen, einen Zugang zu ihrem Inneren und zur Mutter zu finden.

Die narzisstische Wiederherstellung

Ann bot sich als das freundliche Kind an. Jeder versuchte sie zu retten. Auf diese Weise gelang ihr eine narzisstische Restitution, die sich aber, wie sich später zeigte, als trügerisch erwies. Denn Ann entzog sich weiterhin und blieb nicht fassbar. Es war die Weigerung, ich zu sein. Ich zu sein hatte für Ann die Bedeutung, die Mutter zu verlieren bzw. zu zerstören, aber auch wegen der Unabgegrenztheit das eigene Selbst zu verlieren bzw. zu zerstören (s. dazu Kap. 1).

Eine progressive Episode gegen Ende der ersten Therapie soll hier ausführlicher wiedergegeben werden. Eine Veränderung meines Stundenplanes brachte mit sich, dass Ann nicht mehr die erste Stunde nach der Mittagspause hatte. Wie üblich hatte ich zwischen den Stunden mindestens zehn Minuten Pause. Es dauerte nicht lange, bis Ann wieder vorzeitig zu den Stunden kam und unauffällig im Zimmer vor dem Behandlungsraum saß. So begegnete sie der Patientin Frau M. aus der vorangehenden Stunde, die ungefähr das Alter ihrer Mutter hatte und schwanger war.

Nach Anns Läuten musste ich den Türöffner betätigen, was eine kleine Unterbrechung in der laufenden Stunde mit sich brachte. Nachdem ich ihr frühes Kommen angesprochen hatte, kam sie zur nächsten Stunde in der Pause zwischen den Stunden. Sie äußerte aber die Befürchtung, auf mich Rücksicht nehmen zu müssen, und stellte mir wie so oft die Frage, wie ich so viel arbeiten könne. Ich verknüpfte ihre Frage und Befürchtung mit der vorangegangenen Stunde und der Begegnung mit einer anderen Patientin. Darüber hinaus konfrontierte ich Ann mit der Frage, wie sie es empfinden würde, wenn während ihrer Stunde schon draußen jemand warten würde. Dazu meinte Ann, dass sie dann zappelig, unruhig wäre und sich zurückziehen würde. Zugleich äußerte sie die Angst, von mir »einen auf den Deckel zu kriegen«.

In den folgenden Stunden kam Ann nur wenig früher, aber doch wieder vor dem Ende der vorangehenden. Zur letzten Stunde sagte sie unvermittelt, dass sie zum ersten Mal am Stundenende beim Rausgehen nicht auf die Uhr geschaut habe. Das Stundenende sei wie ein Deckel auf den Kopf gewesen. Sie traue sich nicht zu seufzen und nochmals reinzukommen, um zu sagen, dass es das erste Mal gewesen sei, wo sie geseufzt habe und es ihr nichts ausgemacht habe. Doch irgendwie dürfe das Persönliche nicht sein.

Mit dieser Episode war es Ann gelungen, einen direkten emotionalen Kontakt zuzulassen. Sie hatte mit einem »Seufzer« auf das Ende der Stunde reagiert, d.h. mit einer Äußerung von Ambivalenz, also ihrer Liebe und ihres Ärgers. Sie war selbst davon überrascht, musste sich jedoch schnell wieder verschließen, weil jeder emotionale Kontakt ein hoch verdichteter Moment war, der – wie sich am Ende der zweiten Therapie herausstellte – für sie eine inzestuöse Annäherung und Zerstörung bedeutete. Denn mit dem Übertreten der Zeitgrenzen agierte Ann mit Frau M. eine unabgegrenzte, lautlose Symbiose bei gleichzeitiger Verleugnung ihres störenden Verhaltens.

So kam Ann erneut wieder vor der Zeit, ging laut klappernd, völlig entgegengesetzt zu ihrem sonstigen Verhalten mit ihren Holzschuhen, die sie bisher nie getragen hatte, auf die direkt neben dem Behandlungsraum liegende Toilette. Frau M., die dazu nie etwas sagte, versicherte mir auf meine Nachfrage, dass sie sich nicht gestört fühle. Vielmehr gab sie zu verstehen, wie sympathisch sie dieses Mädchen fand. Ann machte dagegen über Frau M. einige vorsichtige, aber zugleich treffende kritische Bemerkungen. Erneut von mir angesprochen, meinte Ann bestimmt, aber auch patzig, sie habe eben auf die Toilette gemusst. In den Räumen der Klinik hätte sie das nicht ertragen. Hier könne sie jetzt laut sein, es sei sonst so steril. Es könne schon sein, dass die Frau denke, dass wieder die komme und dass es sie störe. Mein Kommentar dazu war: »Es stört sie wohl, dass sie nicht mehr früher kommen können und dass da jemand anderes bei mir ist.« Ann: »Es war doch wichtig, dass sie einmal gesagt haben, dass dies meine Stunde ist.« Ich: »Und jetzt stört es sie, dass das mit der Zeit vor der Stunde nicht mehr geht. Anstatt das zu sagen, stören sie.« Ann: »Ja, wenn Sie sagen, dass Sie das nicht mehr wollen, dann ist da so ein Kribbeln.« Ich: »Sie haben Angst, es nicht ertragen zu können, wenn ich sage, dass das so nicht mehr geht. Und sie haben Angst, mich zu verletzen, wenn sie dann auf mich wütend sind.« Ann: »Ja, diese Frau sieht so traurig aus.« Ich: »Sie müssen immer wieder danach fragen, was mit dieser Frau ist, vielleicht insbesondere dann, wenn sie wütend auf sie sind.« Ann: »Das kann sein.«

Nach der Osterpause sagte Ann eine Stunde wegen Krankheit ab. Danach kam sie erneut 20 Minuten früher. Während beide Frauen sich mit der Situation arrangiert hatten, wurde mir das Geschehen immer unheimlicher und ich fühlte mich zunehmend unwohl, da meine Interventionen zu keiner Veränderung geführt hatten. Dabei verwischten sich die Grenzen des Erlebens. War es nicht meine Angst, sie zu verletzen, wenn ich darauf bestehen würde, dass sie nicht vor dem Ende der vorangehenden Stunde kommen solle? Zugleich sprach Ann davon, dass ihr Freund Klaus aus dem gemeinsamen Zimmer ausgezogen sei, dass sie sich wie benebelt fühle, zumal sie befürchte, auch aus dem Zimmer bei dem jungen Paar ausziehen zu müssen, weil dieses das Zimmer wegen eines erwarteten Kindes für sich bräuchte. Doch erneut konfrontierte ich sie mit ihrem verfrühten Kommen. Ann reagierte betroffen und begann fast zu weinen: »Ich war doch leise. Heißt das, dass ich stören soll? … Ich weiß nicht, was Sie wollen. … Sie haben doch gesagt, dass das meine Zeit ist. Soll ich jetzt erst recht … drumherum reden?« Dann berichtete Ann vage einen Traum: »Heute Nacht habe ich meine Mutter gesehen, wie sie ist, wenn wir beide nicht zusammen sind. Dann sagt meine Mutter, was sie will.« – Hier stellte ich die Frage, ob sie mich wohl auch so erlebe, dass ich nicht sage, was ich wolle. Sie stimmte zu, um mir aber zugleich deswegen Vorwürfe zu machen. Ich sagte: »Vielleicht haben sie recht, dass ich sagen muss, was ich will. Also, ich möchte, dass sie in Zukunft nicht früher als in den Pausen zwischen den Stunden kommen.« Ann drückte dann ihre Freude darüber aus, dass ich nicht so über der Sache stehe, und verglich die Situation mit der bei der Mutter ihres Freundes, die »Auf Wiedersehen« sage und damit erwarte, dass sie gehe. Danach stellte Ann mir unvermittelt die Frage: »Wollten Sie das jetzt oder die Frau vor mir?« Ich sagte ihr, dass ich dafür Sorge tragen müsse, dass jeder seine Stunde ungestört haben könne. Ann reagierte mit der Feststellung, dass sie bei der Frau – an deren Blick habe sie das gesehen – nie das Gefühl gehabt habe zu stören. Dieses Erleben stand so ganz im Gegensatz zu ihrem Erleben, zur Last zu fallen.

Diese Stunde[4] erwies sich als ein signifikanter Einschnitt. In der folgenden Stunde wartete Ann vor dem Haus auf der Treppe sitzend. Sie sei wütend gewesen und sprach von einem Vertrauensbruch meinerseits. Sie habe sich von mir hintergangen gefühlt, weil ich so lange nichts gesagt habe, obwohl ich das schon lange gewusst hätte, dass das nicht gehe. Es sei wie zu Hause, wo ihre Mutter auch nichts sage. Dann bestand Ann auf eine Stellungnahme. Ich bestätigte ihre Überlegungen, fügte aber hinzu, dass ich nicht meine, dass das früher möglich gewesen wäre. Ihr Verletztsein verknüpfte ich mit der frühen Trennung ihrer Eltern wie auch mit der Schwangerschaft der anderen Patientin, da sie sich wohl als Kind durch die Schwangerschaft ihrer Mutter auch überrascht und hintergangen gefühlt habe, zumal sie vielleicht schon längst etwas gespürt habe. Ann: »Ja, meine Mutter ist nicht offen, mit ihr ist kein Gespräch möglich. Bei meinem Vater ist da ein Abstand, ein klares Gefühl.« Ich: »Vielleicht sind Sie nicht allein wütend, weil Sie das als Vertrauensbruch erlebten. Vielleicht sind Sie auch wütend, weil ich Ihnen was verboten habe.« Ann: »Klar, ich sehe das ein …« Ich: »Sie sehen es ein. Und trotzdem ist da die Wut.« Ann: »Ja, ich erlebe das wie einen Angriff, wo ich doch immer alles zu verstehen suche.«

In der nächsten Stunde brachte sie Fotos aus ihrer Kindheit mit, mithilfe derer sie mir alle abgebildeten Familienmitglieder beschrieb und diese charakterisierte, aber auch sich als Kind genau und kritisch betrachtete. In ihrem Blick auf einem Foto erkannte sie den frühen Rückzug und den stillen Vorwurf. Sie entdeckte dabei eine Ähnlichkeit mit ihrem Vater, worauf sie sagte: »Mein Zahnarzt hat mir vor zwei Jahren den schiefen Zahn, wie ihn auch mein Vater hat, einfach abgeschliffen. Ich hätte ihm am liebsten eine gehauen. Das hat keiner verstanden.« Und: »Früher hatte ich das Gefühl, dass meine Beine zu kurz sind. Jetzt kann ich sehen, dass ich Beine habe.« In der folgenden Stunde sprach sie über ihre Gesellenprüfung, die, wie sie meinte, nicht so gut gewesen sei. Nach der Prüfung habe sie sich wie im Nebel gefühlt.

4 Green (1978) hat darauf aufmerksam gemacht, dass bei Patienten mit einer ausgeprägten narzisstischen Störung oft erst die konflikthafte Auseinandersetzung um den Rahmen der Behandlungssituation zu einer spürbaren Veränderung führt. Er weist ausdrücklich darauf hin, dass der Analytiker nur mithilfe eines Nicht-Ich, welches das räumlich und zeitlich definierte Setting ist, eine Transformation aus der ausweglosen Alternative von Psychose oder Sterben zuwege bringt.

Zur gleichen Zeit gab es einen Streit mit Klaus, der gesagt habe, dass man auch jemand anderen kennen lernen müsse, und sie äußerte die Angst, dass ihr etwas genommen werde. Aber auch das Paar, bei dem sie wohnte, habe gemeint, dass andere Beziehungen wichtig seien. Sie habe geträumt, dass sie wortlos mit jemandem, einem anderen Mann, zusammen gewesen sei. Da sei nur ein Gefühl gewesen, sonst nichts. Dazu meine Deutung: »Ob das so ein Gefühl ist, wie wenn eine Mutter mit einem Baby zusammen ist?« Ann: »Das ist ein Traum. Ich kann das nie bekommen.« Ihren Wunsch, jemanden ganz allein für sich zu haben, hatte ich so mit der Sehnsucht nach der frühen Mutter ihrer Kindheit verknüpft, zugleich deutete ich diesen als einen Versuch, sich zu trösten, wenn sie sich wie von dem jungen Paar ausgeschlossen fühlt und dieses mit ihrem Freund einig ist. Dann erlebe sie sich von allen im Stich gelassen. Ann meinte dazu, dass man ja auch etwas anderes bekommen könne, und kam daraufhin auf ihre Arbeit zu sprechen. Ihr mache es jetzt mehr Spaß zu lernen. Wo früher Nebel gewesen sei, da seien jetzt Löcher. Sie habe jetzt den Wunsch, die alten Freunde wiederzusehen. Früher habe sie zu den Leuten keine Beziehung gehabt. Jetzt erst sehe sie auch ihren Opa und die Oma. Früher sei alles wie im Traum gewesen.

Ann stellte fest, dass sich ihre Träume wohl seit meinem Satz von der Mutter mit dem Baby verändert hätten. Ihre Träume seien vorher nur Gefühle gewesen, sonst nichts. Jetzt seien da Beziehungen. In dem Traum habe sie einen anderen Jungen besucht. Da sei aber nicht nur ein Gefühl, sondern auch eine Beziehung gewesen. Sie brachte den Jungen im Traum mit einem früheren Freund Micha in Verbindung, der sich aber nicht weiterentwickelt habe und immer noch so träumerisch sei. Ich denke, dass damit auch ein abgespaltener Anteil ihrer Persönlichkeit angesprochen wurde.

Als Klaus nun aus dem gemeinsamen Zimmer ausgezogen war, konnte sie ihrer Angst vor der Leere standhalten. Sie musste es nicht gleich wieder, wie sie sagte, vollstopfen. Sie habe wieder das Gefühl, die Sehnsucht gehabt. Sie sei zu Micha gegangen, um sich entscheiden zu können. Wenn sonst das Gefühl gekommen sei, dann habe sie nichts mehr gedacht und gesehen. Dann sei alles wie am Schnürchen abgelaufen, es habe sie überschwemmt. Sie habe nur gewartet, dass ihr junger Vermieter sage, dass das nicht gehe. Ann: »Jetzt habe ich gemerkt, dass das nichts mit Micha zu tun hat. Dass ich da was suche. Es hat mir eingeleuchtet mit der Mutter und dem Baby, weil ich das Gefühl noch nie gehabt habe.«

Als Klaus endgültig weg war, erlebte Ann das Zimmer entleert und sie fügte hinzu: Sie könne es nicht füllen, sie schiebe alles weg. Da sei dann die Idee gewesen wegzulaufen und zu seufzen. Dann aber habe sie einen Tisch hineingestellt und angefangen zu malen. Früher habe sie nur einen Clown perfekt kopiert. Doch habe sie Angst bekommen, als sie gemerkt habe, dass sie das Gesicht, die Augen des Clowns, verschwommen und traurig gemalt hatte. Sie traue sich nicht, das Bild anderen zu zeigen, insbesondere nicht ihrer Mutter, weil die fragen würde, warum sie das so gemalt habe. Sie habe Angst, sich in den Bildern zu verlieren. Doch sie brauche jemanden, dem sie die Bilder zeigen könne. Ann war das Wagnis eingegangen, sich selbst zu malen, und entdeckte in dem Bild eine kalte und böse Seite, stärker als auf dem Foto, weil die Umgebung gefehlt habe. Sie habe es dann wieder ausradiert. Diese Seite hatte Ann schon auf einem Foto entdeckt und beschrieben, einem Foto, das gemacht worden sei, als es ihr so schlecht gegangen sei. Die ersten Bilder sollte ich aber erst zehn Jahre später zu sehen bekommen.

Die Gesellenprüfung schloss Ann mit einem Landespreis ab. Es gelang ihr sogar, dass an dem Fest nicht nur ihre Mutter und ihr Bruder, sondern auch ihr leiblicher Vater teilnahmen. So war es ihr gelungen, ihre Eltern, wenn auch nur für einen Moment, wieder zusammenzuführen. Kurze Zeit später beendete sie die Therapie.

Unterbrechung, Abbrüche und Zusammenbruch

Gute drei Jahre später erhielt ich aus dem Ausland von Ann einen Brief, in dem sie vorsichtig nachfragte, ob sie wieder zu einer Therapie kommen könne. Nachdem sie sich mit einem neuen Freund von zu Hause ins Ausland abgesetzt hatte, war Ann nach zwei Abtreibungen und gescheiterten Beziehungen in einen katastrophalen Zustand geraten. Ann fühlte sich wie verloren. Sie meinte, dass sie wohl in den Beziehungen etwas verwechsle und Geborgenheit suche, die sie sich vom Vater gewünscht habe. Sie wolle immer Nähe, ein Aufgehobensein, dem kein Mann gerecht werden könne. Sie habe die Tendenz, sich völlig in den Beziehungen aufzugeben. Dann werde sie zur Last, werde verlassen bzw. zwinge den anderen dazu, sie zu verlassen. Jetzt nach der Trennung von ihrem letzten Freund sei sie wie in einem Loch gewesen, habe Angst gehabt vor einer Melancholie wie damals. Sie sei dann zum vorherigen Freund gegangen, habe nur geheult, habe sich auflösen wollen. Doch habe sie schnell von der väterlichen Umarmung weggemusst, noch vor dem befürchteten Verlassenwerden. Sie benutze die Sexualität, um Geborgenheit zu bekommen und Abhängigkeit zu schaffen. Sie stehe sich selbst im Wege, brauche Hilfe.

Bezüglich des Endes der ersten Therapie kam Ann zu der Feststellung, dass sie damals wohl aus Angst vor der Beziehung aus der Therapie geflohen sei. Nach der ersten Therapie hatte sie sich endgültig von ihrem Freund getrennt und war alleine nach Übersee gegangen, wo sie geboren war, um sich ihre Selbstständigkeit zu beweisen. Ihr weiterer Weg war von einer Unstetigkeit, einem Suchen und Weglaufen, einem Hin und Her in den Beziehungen gekennzeichnet. Vieles erinnerte erschreckend an das Verhalten ihrer Mutter.

Ich vereinbarte mit Ann eine zweistündige analytische Psychotherapie. Eine höhere Wochenstundenzahl wäre sicherlich indiziert gewesen. Da Ann aber arbeitslos war und sonst keine Möglichkeit einer eigenen Finanzierung bestand, war wohl die über die Kasse gesicherte Finanzierung mit 240–300 Stunden über drei Jahre die angemessenere Lösung. Der Verlauf hat gezeigt, dass in diesem Rahmen ein entscheidender Schritt, nämlich den Zugang zu ihrer Depression zu eröffnen, getan werden konnte. So lässt sich einerseits anhand des Behandlungsverlaufes aufzeigen, dass eine Begrenzung einen Prozess fördern und beschleunigen kann. Andererseits beweist der Verlauf dieser Behandlung aber auch, dass nur eine Langzeitbehandlung dem inneren Prozess gerecht werden kann und dass darüber hinaus das Ergebnis in diesem festgelegten Rahmen auch dann noch begrenzt ist und fragil bleibt.

Deutlich wurde, in welchem Ausmaß ihre Flucht nach Paris zu einer Entleerung und Zerstörung ihres Inneren geführt hatte. Ann hatte auf diese Weise versucht, der Unabgegrenztheit der Mutter gegenüber und dem Chaos ihres Zuhauses (Großeltern, Mutter, Bruder, Cousine mit Kind) zu entkommen. Sie wollte alles mit einem Schnitt hinter sich lassen und vergessen. Ann hatte sich aber auf diese Weise all ihrer inneren Ressourcen beraubt. Die destruktive Entleerung agierte sie nochmals in zwei Schwangerschaftsabbrüchen. Nur in diesen Momenten konnte sie ihre Mutter vom Ausland anrufen.

Klärung ihrer Beziehungen

In der Therapie konnten die destruktiven Abwehrbewegungen gerade anhand von Unterbrechungen der Stunden, bedingt durch Feiertage oder Urlaub, der Bearbeitung zugänglich gemacht werden. Einerseits passte sich Ann den Gegebenheiten ohne Widerstand an, denn jeder Anflug von Ansprüchen wie auch von negativen Gefühlen löste in ihr die tief greifende Angst aus, zur Last zu fallen. Andererseits betäubte sie sich durch eine totale emotionale Entleerung, wodurch sie in einen Zustand von Nebel und Zurückgezogenheit geriet. Gerade an solch einem Wochenende mit Stundenausfall fuhr sie zu ihrem Stiefvater, der erneut versuchte, sich ihr sexuell zu nähern. Im letzten Augenblick konnte sie dem Geschehen Einhalt gebieten. Sie hatte versucht, mit der Fahrt zu ihrem Stiefvater den Stundenausfall zu verleugnen und das dadurch bedingte innere Loch wieder aufzufüllen.

Es wurde erkennbar, in welchem Ausmaß Ann sich in ihrem Alltag still, geradezu »unsichtbar« der Umgebung anpasste, wobei sie jeden eigenen Wunsch schon im Keim negierte. So konnte sie sich nicht einmal zum Schlafen eine eigene Matratze oder zum Frühstück ein Ei zugestehen, denn das hätte bedeutet, eigene Ansprüche zu haben, die sie dann hätte auch wahrnehmen und äußern müssen. Mit dieser Anspruchslosigkeit suchte Ann einen narzisstisch-autarken, triebfreien Zustand aufrechtzuerhalten, der es ihr ermöglichte, im Schatten der für sie wichtigen Mitmenschen zu leben, ohne sich mit diesen auseinandersetzen zu müssen und ohne mit diesen wirklich in Berührung zu kommen. So vermied sie jede Abgrenzung und Individuation. Deshalb erlebte sie sich als wertlos, weil jeder Austausch von Geben und Nehmen ausgeschlossen war. Nachdem ich sie immer wieder mit ihrem Vermeidungsverhalten konfrontiert und sie zunehmend Einblick in diesen Mechanismus gewonnen hatte, begann sie manches für sich zu tun: Sie kaufte sich einen Ring und eine Matratze, versuchte schließlich, mit ihrem Chef zu sprechen. Endlich konnte sie es auch zum ersten Mal wagen, ihre Tante und ihre Großeltern zu sich in ihr Zimmer einzuladen – sie war erneut von zu Hause ausgezogen, um sich besser abgrenzen zu können –, später auch ihre Mutter und ihren Bruder. Damit war ein Zuwachs an Wert, Identität und Abgrenzung verbunden.

Aufgrund des Zuwachses an Selbstwertgefühl konnte Ann jetzt endlich den Schritt gehen, sich von ihrem Stiefvater zu distanzieren und ihn in einem Brief mit seinen sexuellen Übergriffen zu konfrontieren. Sie weigerte sich auch, ihn zu seinem runden Geburtstag zu besuchen, und deutete ihrem Bruder gegenüber den wahren Grund an.

Nach einem Jahr des Rückzuges nahm sie wieder Kontakt zu ihrem Vater auf und führte mit ihm ein kritisches Gespräch über ihre Kindheit wie auch über die gescheiterte Ehe mit ihrer Mutter. Danach habe sie das Gefühl bekommen, einen Papa zu haben. Der erste Versuch vor fast zehn Jahren, mit ihrem leiblichen Vater Kontakt aufzunehmen, hatte zu dem Zusammenbruch geführt. Damals habe sie Angst gehabt, verrückt zu werden. Ebenso konnte Ann ihrem früheren Freund Klaus ihre tiefe Enttäuschung und Wut über sein damaliges Verlassen ausdrücken.

Neben ihren Beziehungen, die wegen ihrer Störung immer ausgesprochen problematisch und störanfällig waren, kam jetzt die Beziehung zu ihrer Mutter zunehmend in den Bereich ihrer Wahrnehmung und Reflektion. Gerade dieses Thema war bisher kaum zugänglich gewesen. Damit wurde sichtbar, in welchen Ausmaß die Patientin in ein pathologisches Familiengeflecht einbezogen war. Als Ann zu Hause bekannt gab, dass sie ausziehen wolle – nach ihrer Rückkehr aus dem Ausland wohnte sie wieder bei den Großeltern und der Mutter –, reagierte ihre Mutter mit einer spiegelbildlichen Reaktion, indem sie Ann mit der Mitteilung geradezu überrumpelte, dass sie einen Mann kennen gelernt habe und beabsichtige, mit ihm in zwei Wochen nach Griechenland zu gehen. Schon immer war ihre Mutter mit den Männern ins Ausland gegangen. Durch die Reaktion der Mutter fühlte sich Ann einerseits von Schuldgefühlen entlastet, weil nicht sie, sondern ihre Mutter die Trennung zu vollziehen trachtete. Andererseits aber erlebte sie sich an ihre Großeltern gebunden, für die sie sich nun verantwortlich fühlte, die ihr aber damit auch gehörten. Auch wenn die Mutter nach drei Wochen wieder zurückkehrte, gab diese ihre Pläne lange Zeit nicht auf. Eine Bemerkung der Mutter ließ deutlich werden, in welchem Ausmaß Ann für sie ein unabgegrenztes, manipulierbares Objekt darstellte und sie diese an sich zu binden suchte. So meinte ihre Mutter, dass, wenn das mit ihrem Freund und dem Haus in Griechenland nicht klappen würde, sie beide zusammen dorthin ziehen könnten. Doch Ann begann sich deutlicher abzugrenzen und sie war über sich selbst überrascht, als sie zu ihrer Mutter, nach deren Ankündigung einer dritten Heirat, sagen konnte, dass es schwierig sei, so viele Väter zu haben.

Neu war, dass Ann die Erkenntnis zulassen konnte, in welchem Ausmaße sie mit der Mutter identifiziert ist und war, wie sehr sie sich ähneln, so z. B. in ihren Problemen mit Männern, im Umgang mit der Sexualität bzw. Frigidität, in der Selbstwertproblematik, bei der Angst vor Nähe, zusammen mit dem Wunsch nach totaler Sicherheit und Verfügbarkeit des Partners. Ebenso konnte sie die Verflechtungen zwischen sich, ihrer Mutter und der kontrollierenden Großmutter wahrnehmen, wie z. B. die Entwertung der Männer insgesamt, ihrer Väter wie auch die Ausgrenzung des Großvaters durch ihre Mutter und Großmutter. Mit der Anerkennung dieser Identifizierungen war ein entscheidender Fortschritt verbunden. Bisher hatte sie geglaubt, dass sie sich angesichts ihrer »Schmuddeligkeit« und Anspruchslosigkeit total von ihrer schicken, oberflächlichen Mutter unterscheide, die so viel Wert auf Kleidung und Äußerlichkeit lege.

Ein weiterer progressiver Schritt war mit der Gründung einer eigenen Werkstatt verbunden. Schließlich lud sie ihre Mutter, trotz des befürchteten Neides, zur Besichtung ein. Im Nachhinein kam sie zu der Feststellung, dass sich dadurch die Beziehung zu ihrer Mutter positiv verändert habe, weil diese jetzt zu ihr komme und dort mit ihr spreche. Im ihrem Laden fühlte sie sich nicht mehr überwältigt, sodass sie den Kontakten mit der Mutter nicht mehr ausweichen musste. Den Einkauf von Material und Maschinen erlebte Ann als eine Übernahme von Verantwortung für sich selbst, ja als habe sie jetzt eigene Kinder. Sie konnte nach langem Kampf sagen, dass es auch Spaß mache, »ich zu sein, somit zu leben«.

Stagnation und Langeweile in der Therapie

Der Beginn dieser Aktivitäten ging mit einer Aufhebung von Spaltungsprozessen in der Therapie einher. Bisher hatte sie mich als neutralen Therapeuten abgespalten und lange Zeit ihr Wissen über meine Familie geheim gehalten. Doch mit der Minderung der Abspaltung ging eine merkwürdige Lähmung in der Therapie einher. Öde und Langeweile machten sich breit. Eine Spannung war zwar spürbar, aber nicht zu fassen. Diese belastende, aber nicht auflösbare Atmosphäre milderte sich erst, als Ann begann, sich mit mir als konkreter Person zu beschäftigen. Wenn sie mich als Mann gesehen hätte, dann hätte sie nur gedacht, dass sie mir sexuell zur Verfügung stehen müsse und alles mit sich tun lasse würde, weil alle Männer so seien. Dies sei die Familienideologie ihrer Mutter und Großmutter. Nachdem sie mich jedoch als Mann wahrzunehmen wagte und sich gleichzeitig der therapeutischen Abstinenz bewusst wurde, konnte sie die Annäherung riskieren. Erstaunlich war, dass sie einerseits mit einer naiven Unschuldigkeit sich geradezu als sexuell verfügbares Objekt anbot, ohne es wirklich auszusprechen. Denn, wenn ich ein Mann sei, dann sei das so und habe das so zu sein. Nur dann sei ich wirklich ein Mann. Andererseits war sie geradezu erleichtert, dass die Wahrnehmung sexueller Wünsche, wie auch meiner Person mit eigener Sexualität, nicht automatisch zu einer sexuellen Handlung führen mussten.

Zwei Problembereiche waren bisher unberührt geblieben. Ann hatte auch nicht andeutungsweise mit ihrer Mutter über die sexuellen Annäherungen und Verführungen ihres Stiefvaters gesprochen. Doch sie spürte, dass dies für sie zur Klärung ihrer Beziehung mit ihrer Mutter unumgänglich sein würde. Ebenso hatte sie es nicht gewagt, von der Therapie zu sprechen. In beiden Fällen befürchtete sie, eine Lawine auszulösen, etwas nicht mehr kontrollieren zu können, zumal sie sich nicht im Klaren war, inwieweit sie selbst zu dem sexuellen Ereignis mit dem Stiefvater als Rache gegen die Mutter beigetragen haben könnte. Auch sah sie die therapeutische Beziehung mit den Augen ihrer Mutter unbewusst mehr als eine Urszene, also eher als eine sexuelle Begegnung, aus der die Mutter ausgeschlossen ist, denn als Dreierbeziehung, d. h. als Beziehung zu einem nicht kontaminierten Dritten, die ihr die Abgrenzung zur Mutter wegen der Integration ihrer ambivalenten Gefühle und den damit verbundenen depressiven Ängste erst ermöglichen könnte. Hier lag also noch ein entscheidender Schritt vor ihr. Doch wieder machte sich über lange Zeit eine ermüdende Lähmung und Stagnation breit, worin sich ihre umfassende Abwehr von Berührung, Aggression und Depression ausdrückte.

»Der Pups im Weltall« und die »Bleikappe« – Zusammenstoss und katastrophische Veränderung[5]

Ann hatte sich in den Jahren immer wieder mit dem Gedanken einer Umschulung getragen, da sie in ihrem Beruf keine Zukunft sah. Doch es blieb bei der Absicht. Sie beschäftigte sich zugleich angesichts des bevorstehenden Endes der Kassenleistung mit dem möglichen Ende

5 Ich habe versucht, die Dynamik und unbewusste Bedeutung dieses Behandlungsabschnittes in der Arbeit »Der Rahmen und das psychoanalytische Ereignis« (Trimborn 1995b) zu erfassen (s. Kap. 4).

der Therapie. In einer Stunde teilte sie mir schließlich mit, dass sie endlich auf dem Arbeitsamt gewesen sei, wobei sie so tat, als habe sie nun wirklich einen ernsthaften, wenn nicht den entscheidenden Schritt unternommen. Doch ihre Aktivität stellte sich mir wiederum nur als ein Scheinmanöver dar, denn sie hatte sich lediglich Informationsmaterial besorgt. In mir stieg Unmut hoch. Nach kurzem reflektierendem Zögern kam ich zu der Überzeugung, diesmal »fest zupacken« zu müssen, und sagte: »Diese Aktion können sie mir aber nicht als Entscheidung oder als irgendeinen Schritt zur Klärung ihrer Umschulungsfrage verkaufen.« Dabei hatte ich vor allem ihr Verhalten mir gegenüber im Blick. Mir ging es jetzt nicht um die Frage einer Umschulung. Ann reagierte in ihrer typischen Art vorsichtig einlenkend, aber auch verletzt-abwehrend mit Rückzug in eine kindlich-naive Unschuldshaltung und ein Nichtverstehen. Doch diesmal hakte ich mehrmals nach, zumal mich jetzt ihr Rückzug reizte, sodass es zu einem »Gerangel« zwischen uns kam. Ohne weitere Klärung ging diese Stunde zu Ende. Mein Ärger war durch den etwas heftigeren Ton nicht zu verkennen. Doch insgesamt war meine spontane Reaktion immer noch kontrolliert, d. h., sie war kein impulsiver Durchbruch, aber ungeplant und auch für mich unerwartet.

Hier taucht sicherlich die Frage auf, was an dieser Stunde psychoanalytisch benannt werden kann. Denn ich habe weder die Übertragung noch den Widerstand aufgegriffen, vielmehr agierte bzw. reagierte ich auf der manifesten Ebene. Meine Intervention scheint doch ausschließlich pädagogischen Charakter gehabt zu haben und könnte aus psychoanalytischer Sicht eher als ein Gegenagieren bewertet werden. Vor allem aber verletzte diese Konfrontation in einem gewissen Maße den Rahmen meiner analytischen Neutralität und Abstinenz. Doch in dem langen Prozess hatte diese Stunde ihren Platz in einem spezifischen Setting und Raum. Damit hatte der Diskurs dieser Stunde nicht nur seine unbewusste Übertragungsbedeutung, sondern auch sein ganz eigenes Erleben und Ausdrucksgeschehen, wodurch die Bedeutung erst fundiert wird – eine Formulierung, die ich bei Foucaults Einleitung (1954, S. 28) zu Binswangers Schrift *Traum und Existenz* gefunden habe –, was aber auch heißt, dass das Geschehen der Stunde nie mehr objektiv zu vermitteln ist.

Ann überraschte mich zu Beginn der folgenden Stunde mit der direkten Frage, ob ich das letzte Mal missmutig, ärgerlich gewesen sei. Ich war verdutzt, weil ich das von ihr überhaupt nicht kannte, und ich war irritiert, weil ich nicht erfasst hatte, worauf ihre Frage zielte. So versuchte ich mich erst einmal in der üblichen professionellen Art zu retten, indem ich Ann aufforderte nachzuschauen, warum sie das interessiere und was ihr dazu in den Sinn komme. Ann sagte daraufhin, sie denke, dass ich schon gleich zu Beginn der Stunde ärgerlich gewesen sei, aber sie könne es nicht wirklich unterscheiden und sie wiederholte erneut ohne Zögern ihre Frage.

Nach kurzem Nachdenken meinerseits, ob an ihrer Feststellung etwas dran sein könnte und wozu ihre so direkt gestellte Frage dienen könnte, sagte ich: »Ja, das kann wohl sein.« – Ich war wohl schon mit einem gewissen Missmut in die Stunde gegangen. – »Doch das ändert nichts an dem, was ich gesagt habe.« Ann nach einer kurzen Pause: »Sie haben wohl recht. Was ich da gemacht habe, war wohl nur ein Pups im Universum.« Ich: »Vielleicht nur ein Pups, es war aber auch nicht nichts. Ein Pups im Universum kann auch ein Sturm sein.« – Pause – Ann:

> »Da ist noch ein Traum, den ich nicht erzählen wollte, weil er tief blicken lässt. Wir sind in der Therapiestunde und reden. Sie sind plötzlich nett zu mir und freundlich. Sie kommen auf mich zu, um mich wohl zu umarmen und zu küssen. Da hat sich bei mir was aufgeklart/aufgeklärt: Sind Sie auch einer von den Therapeuten, die anbändeln.«

Nach einer weiteren Pause verknüpfte sie den Traum mit ihrem Wunsch, angenommen zu werden, fügte dann einschränkend hinzu, dass sie mit diesem Wunsch aber auch alles andere wegschiebe. Ich: »In dem Ärger waren dann auch so etwas wie Wertschätzung und Nähe.« Ann: »Ja, weil sie nicht mehr neutral waren, auch ungeduldig.« Danach beschwerte sie sich über meine Neutralität hinsichtlich des Therapieendes, andererseits sagte sie, dass sie da sehr empfindlich sei und genau aufgepasst habe, ob ich da komplizenhaft wäre; dann wäre sie gegangen. Und sie fuhr fort: »Nach der letzten Stunde habe ich mir überlegt zuzumachen und mich gefragt, ob ich überhaupt noch mal kommen soll, wo ich so einen auf den Deckel bekommen habe. – Aber dass da mit dem Therapieende so was wie Verantwortung ist.« Ich: »D.h. nicht nur anbändeln, sondern auch Verbundenheit!« Ann: »Ja, und das vor dem Ende, wo alles verloren geht. Früher habe ich immer gedacht, dass ich für Sie nur eine Akte bin, die man wegpacken kann, wenn ich gehe. Jetzt merke ich, dass da auch eine Beziehung ist.«

Der Verlauf lässt deutlich erkennen, dass die vorletzte Stunde einen Wendepunkt darstellte. Anns Äußerungen, Überlegungen und schließlich ihr Traum zeigen, wie vielschichtig und verwirrend das Geschehen war. Ihre Bemerkung »Das war ja nur ein Pups im Universum« lässt erkennen, wie schnell Ann bereit war, alles in einem endlosen Raum verschwinden zu lassen, was der englische Analytiker Bion als ein Merkmal einer »Halluzinose« beschrieben hat. Bion, der sich eingehend mit Denkstörungen beschäftigte, hat aufgezeigt, dass ein solches Erleben nicht integriert werden kann und damit zu einer »Halluzinose« wird, weil das Kind kein Gegenüber gefunden hat, das ihm als ein »Behälter« für seine noch nicht integrierbaren, unreifen und nicht symbolisierten Emotionen hätte zur Verfügung stehen müssen. Offensichtlich war es mir gelungen, für Anns emotionale Reaktion ein »Behälter« zu sein, als ich diese mit der Interpretation aufgriff: »Vielleicht nur ein Pups, es war aber auch nicht nichts. Ein Pups im Universum kann auch ein Sturm sein.« Es war notwendig, dass ihr Ärger sowohl von ihr wie auch von mir wahrgenommen und zugleich über eine Dauer von Abwesenheit bzw. Getrenntsein bewahrt wurde. Der Ärger durfte nicht über die Zeit zwischen den Stunden vergessen, verworfen oder verleugnet werden. Bion meint, dass das System einer Halluzinose darauf basiert, dass die Abwesenheit des Objekts – hier des Analytikers – mit dem begleitenden Schmerz der Frustration – hier der Ärger Anns – nicht ertragen wird (s. dazu Grinberg 1993, S. 100ff.). Ann war verärgert und hatte sich überlegt, ob sie überhaupt noch kommen solle. Dies hätte bedeutet, dass das Geschehen verloren gegangen und nicht mehr in Sprache transformierbar gewesen wäre. Doch dann hätte es in einem endlosen Raum sein Unwesen getrieben.

Die berichtete Stunde erscheint auf den ersten Blick einfach und gar nicht so aufregend. Die Brisanz der Stunde lässt sich nur von der Übertragung und dem Prozess her verstehen. Vieles hatte Ann im Verlauf der Therapie geklärt, aber immer noch war es ihr nicht gelungen, einen wirklichen Kontakt zu ihrer Mutter herzustellen. Doch der weitere Verlauf bestätigte die entscheidende Erfahrung und weitreichende Bedeutung dieser Stunde. Sie sei erleichtert gewesen – meinte Ann –, dass sie darauf bestanden habe, mich zu fragen. Sie habe zu sich gesagt, dass sie nichts verlieren könne. Gestern habe ihre Mutter wieder getrunken. Zum ersten Mal habe sie klar das Gefühl gehabt: »Ich hasse dich!«, und den klaren Gedanken: »Warum trinkt die?«

Auch in den folgenden Stunden sprach Ann mit Befriedigung und Stolz darüber, dass sich ihre Einstellung sowie das Verhalten ihrer Mutter gegenüber verändert habe. Ann hatte sich von ihrer Mutter immer versetzt erlebt, was sich für sie als unlösbare Problematik darstellte. Jeder Versuch eines Kontaktes ging schief, weil, wie Ann immer wieder meinte, ihre Mutter ihr immer ausweichen, alles gleich wegräumen würde. Nie äußere die Mutter Ärger. Sie habe Angst, ihre Mutter in die Ecke zu treiben, wenn sie deren zynischen Mund sehe. Doch immer sage die, dass alles in Ordnung sei, dass sie nichts in sich hineinfresse, dass sie das schon loskriege. Sie komme dagegen nicht an. Freud habe ja von Schuldgefühlen gesprochen, woran sie die Frage anschloss, ob das bei ihr auch so sei. Immer sei da das Gefühl, dass sie störe, z. B. wenn sie ihren Schlüssel vergessen habe.

Als sie jetzt in einer Nacht spät nach Hause gekommen war und ihren Schlüssel vergessen hatte, wagte sie zum ersten Mal, ihre Mutter zu wecken, indem sie Steinchen gegen das Fenster warf, auch auf die Gefahr hin, dass ihre Mutter ungehalten gewesen oder die Scheibe in Brüche gegangen wäre. Bisher hatte sie das Haus als eine uneinnehmbare Festung erlebt, gegen die sie nicht angekommen sei. Doch jetzt war sie das Risiko eingegangen und sie erlebte sich vor Entsetzen wie gelähmt, als sich die Tür öffnete und ihre Mutter erschien. Früher war Ann in einer solchen Situation immer zu Freunden gegangen. Jetzt konnte sie auch mit der Mutter streiten sowie ihren Hass gegenüber der Mutter wahrnehmen und ausdrücken, wenn diese betrunken war und sich mit den Männern ins Schlafzimmer begab.

Und Ann erkannte die weitreichende unbewusste Identifikation mit ihrer Mutter und ihr Gespaltensein. Sie zeigte der Mutter ein Selbstportrait, womit ihre Angst verbunden war, sich bloßzustellen. Ihre Freunde hatten nämlich auf dem Bild ihre Traurigkeit entdeckt. Sie sah hier auch einen Zusammenhang mit der verleugneten Depression der Mutter. Ann konnte an ihre Mutter die Frage richten, warum diese sich immer so von ihr bedroht gefühlt habe: »Ich konnte die Frage stellen, weil ich hier den Horror überstanden habe; er war wie eine Bleikappe, die jetzt weg ist.«

Ich muss auf weiteres Material und einen Kommentar verzichten. Ich denke aber, dass der Fortgang der Behandlung deutlich macht, dass die zu Beginn berichtete Stunde ein hoch verdichteter Moment war, der auf vielen Ebenen begriffen werden kann, aber erst – und das ist zu betonen – im Nachhinein. Es war zu einer lebendigen Berührung gekommen, die den Zugang zum Primärobjekt, das ist die frühe Mutter, eröffnete – ein Ziel der Analyse nach Paula Heimann –, wobei der Rahmen einerseits eine inzestuöse Verschmelzung verhinderte, andererseits die Abwesenheit des Objektes ertragbar machte, ohne dabei den Affekt verleugnen zu müssen. Aber erst in der Abwesenheit verbindet sich der Affekt mit der Objektrepräsentanz und schafft zugleich Distanz. Sowohl Ann als auch ich mussten die Wut über die Abwesenheit er- und behalten und in der folgenden Stunde zur Sprache bringen. Wenn der Analytiker der Wut und der Verzweiflung keine Form gibt, dann gehen sie wie ein »Pups im Universum« verloren. Sie verschwinden dann in einem Loch und das Subjekt erleidet eine »innere Blutung«, wenn für die Katastrophe kein Wort, kein Symbol bzw. keine Metapher gefunden wird.

Danach kam es noch zu einem weiteren wichtigen Abschnitt, in dem sich Ann von inneren Gefühlen und Emotionen überwältigt erlebte. Ihr Erleben, das mit dem zwanghaften Gefühl einherging, das Zimmer verlassen und erbrechen zu müssen, führte schließlich zu der Erinnerung an einen Zusammenbruch.

Als die Kassenleistung zu Ende war, entschied sich Ann noch für eine Verlängerung der Therapie um einen Monat, für die sie selbst aufkam. Aus den letzten Stunden will ich einige wenige Kommentare von Ann zur Therapie wiedergeben.

> »Die Therapie war ganz anders, als ich mir das vorgestellt habe. Am Anfang und noch lange habe ich gedacht, dass sie mir meine Probleme wegnehmen. Ich habe nicht gedacht, selbst in Frage gestellt zu werden, dass ich alle Systeme hinterfragen muss.«

> »Ich war erschrocken, dass in USA die Hälfte der Therapeuten mit ihren Patientinnen schlafen. Dann kann ja nie was draus werden.«

> »Da gibt es eine Zwischenwelt, wo ich nicht weiß, ob ich ohne Hilfe herauskomme, so wenn ich mich mit Eva, die schwanger ist, über den Tod unterhalte. Hier ist zum ersten Mal jemand gewesen, dem ich von dieser Welt etwas mitteilen konnte.«

> »Früher habe ich mich immer in einen Kokon eingesponnen.«

> »Komisch, dass man etwas aufgeben muss, um etwas zu bekommen. Früher habe ich mich bei dem Gespräch über den Tod bedroht gefühlt.«

> »Ich habe nie gedacht, dass ich durch die Abhängigkeit hindurch muss, um dahin zu kommen.«

> »Endlich habe ich meiner Mutter gesagt, dass ich wieder in Therapie bin.«
>
> »Dass ich einen Durchbruch geschafft habe. – Aber da war auch die Angst, zu weit zu gehen und verrückt zu werden; wie bei Künstlern, dass es keine Grenzen mehr gibt.«
>
> »Es ist schwierig selbst zu sein. Früher habe ich mich immer nur klein gemacht; alles, nur um nicht ich selbst zu sein. Gerade dadurch bin ich für sie eine schwierige Patientin gewesen, das merke ich erst heute.«
>
> »Ich habe Blumen in Opas Garten gepflanzt.«
>
> »[Letzte Stunde] Zu Hause ist nochmals was passiert. Ich habe dem Freund meiner Mutter, der sie angriffen hat, eine Ohrfeige gegeben und ihn rausgeschmissen. Es musste aber noch die Polizei gerufen werden« [Ann verknüpfte das Geschehen mit Erinnerungen an Streitigkeiten der Eltern in der Kindheit].«
>
> »Es waren hier zehn wichtige Jahre. Ich will Ihnen was schenken – nicht aus Schuld, sondern als Dank. Im letzten halben Jahr habe ich riesige Schritte gemacht: Ich will leben, wenn auch noch mit Vorbehalten.«
>
> »Dass Sie sich über mich Sorgen machen und dass Sie das gesagt haben, war ein wichtiger Schritt, um vertrauen zu können. Das Geschenk ist etwas Handgreifliches für Sie. Zehn Jahre, das waren ja auch für Sie zehn Jahre Ihres Lebens.«

Sie verabschiedete sich mit dem Geschenk, das sie für mich und mein Wohlbefinden in geradezu professioneller Weise gefertigt hatte und das ganz meinen ästhetischen Vorstellungen entsprach. Dabei lag ein Grußkarte: »[...] Vielen Dank für Ihre Mühe. Sie haben das Pflänzchen tatsächlich zum Leben erweckt. [...]« Ann hatte ein Bild von Cézanne aufgeklebt, auf dem ein kleines Haus zwischen Bäumen über einer angedeuteten Felsspalte mit einem Riss durch das Haus von oben nach unten abgebildet ist.

»Grauen an einem hellen Tag« – Darstellung ihrer Leere und Depression

Drei Jahre nach Abschluss der Therapie erhielt ich von Ann einen Brief mit einem Foto eines ihrer Bilder (Abb. 1), das ich ohne Kommentar hier wiedergebe. Damit bekam ich überhaupt zum ersten Mal ein Bild von ihr zu sehen. Ann hatte dazu geschrieben: »Es ist eines meiner Lieblingsbilder, und das Analysieren überlasse ich vertrauensvoll Ihnen!«

Auf meinen Dank hin bekam ich einen weiteren Brief (Fehler im Original):

> »... Ihre unerwartete Antwort hat mir ein Gefühl von ›Realität‹ gegeben, eine Bestätigung dafür das die Jahre bei Ihnen nicht nur ein manchmal verschwommener Traum waren, sondern mit einem Menschen aus ›Fleisch und Blut‹ zu tun hatten! Schlau wie Sie sind haben Sie wahrscheinlich gewusst, das ich solch ein Signal brauchte!? Im Allgemeinen kann ich inzwischen recht gelassen meine Bilder zeigen. Hab nur manchmal Angst zu schockieren wenn sie etwas ›düster‹ geraten sind ... – Auf Ihre Frage wie ich mit meinem Leben zurecht komme, möchte ich nur kurz sagen, das es ›ganz gut geht‹, und ich immer noch lerne, mit mir zu leben, und ich hoffe eines Tages auch noch mit der nagenden Frage tief drin nach dem *Sinn* meines Daseins (den ich mir selbst nicht zu geben vermag) zurecht zu kommen! Und vielleicht verstehe ich eines Tages auch wo die tiefe Gleichgültigkeit meinem Dasein gegenüber herkommt. Manchmal denke ich, dass ich vielleicht nochmals Hilfe brauchen werde, dafür, denn diese Fragen sind eine harte Nuss!«

Sie schickte mir weitere Bilder. Einem (Abb. 2) hatte sie einen Titel gegeben: »GRIM ON A BRIGHT DAY«. Dazu hatte Ann geschrieben: »Entstand in Kanada während meinem ersten Besuch hier. ... Das war die Zeit nach der Therapie. Ich füge es bei als Ausdruck dieser Zeit ...« – Zugleich hatte Ann einen anerkennenden Artikel einer großen ausländischen Zeitung über eine Ausstellung ihrer Bilder, die jedoch einen heiteren Charakter vermittelten, in einem renommierten Kunstverein beigelegt.

Sieben Jahre nach Abschluss der Therapie bzw. 17 Jahre nach dem ersten Kontakt besuchte mich Ann spontan in meiner Praxis. Ein halbes Jahr später trafen wir uns entsprechend ihrem Wunsch außerhalb der Praxis zu einem Gespräch bei einer Tasse Kaffee. Dabei kamen wir auch auf die erste Stunde zu sprechen, wobei ich die Namensgeschichte ansprach, an die sie sich genauestens erinnern konnte. Sie habe die Situation damals mit ihrem Namen für sich wie für mich als verwirrend erlebt. Zum ersten Mal habe sie sich diesen Namen sagen hören. Sie habe solche Angst gehabt. Sie sei zum ersten Mal sie selbst gewesen. Ohne mich wäre das nicht möglich gewesen. Es sei ein Schritt weg von ihrer Mutter gewesen, was ihr große Angst gemacht habe. Damals habe sie am Abgrund gestanden, sie sei auf einem Grat gestanden. Oft schon habe sie an mich gedacht und sei mir sehr dankbar.

Sie erwähnte dann, dass sie ihrer Mutter das mit dem Stiefvater gesagt habe. Die habe es jedoch schon gewusst, weil sie einen Brief von ihr gelesen hatte, den sie offen habe liegen lassen. Und Ann fügte hinzu: »Ich kann mir jetzt auch vorstellen, Kinder zu haben.«

Katamnestischer Nachtrag

Zwei Jahre später meldete sich Ann wieder. In einem weiteren therapeutischen Abschnitt von anderthalb Jahren ging es ihr vor allem darum, sesshaft zu werden und für sich eine klare Arbeitssituation zu schaffen, weg aus der Schwarzarbeit hin zu einer langjährigen Zusammenarbeit mit einer Frau. Darüber hinaus grenzte sie sich zunehmend von ihrer Mutter ab, heiratete und bezog mit ihrem Mann eine eigene Wohnung.

Nach weiteren acht Jahren wandte sich Ann – heute über 40 Jahre alt – erneut an mich. Wegen ihres extrem zurückgezogenen, stummen und gleichzeitig abhängigen Mannes war sie zunehmend in einen depressiven, auch suizidalen Zustand geraten, da sie sich von ihm nicht mehr wahrgenommen und so zutiefst abgelehnt erlebte. In einer wechselseitigen kollusiven Mutter-Kind-Beziehung hatten beide versucht, innere Trennungsschritte und die damit verbundenen emotionalen Konflikte zu vermeiden. Lange Zeit war es ihr gelungen, durch außereheliche Beziehungen diesen Problembereichen aus dem Wege zu gehen. Inzwischen kommt Ann für die Stunden selbst auf.

Monate nach dem Ende der Therapie schickte Ann mir eine Briefkarte mit einer eigenen Aufnahme von einem dunklen Meer, das in dem durch Wolken brechenden Licht aufleuchet, mit dem Satz: »Sie waren mein Ausstieg aus einer tiefen dunklen See. Danke.«

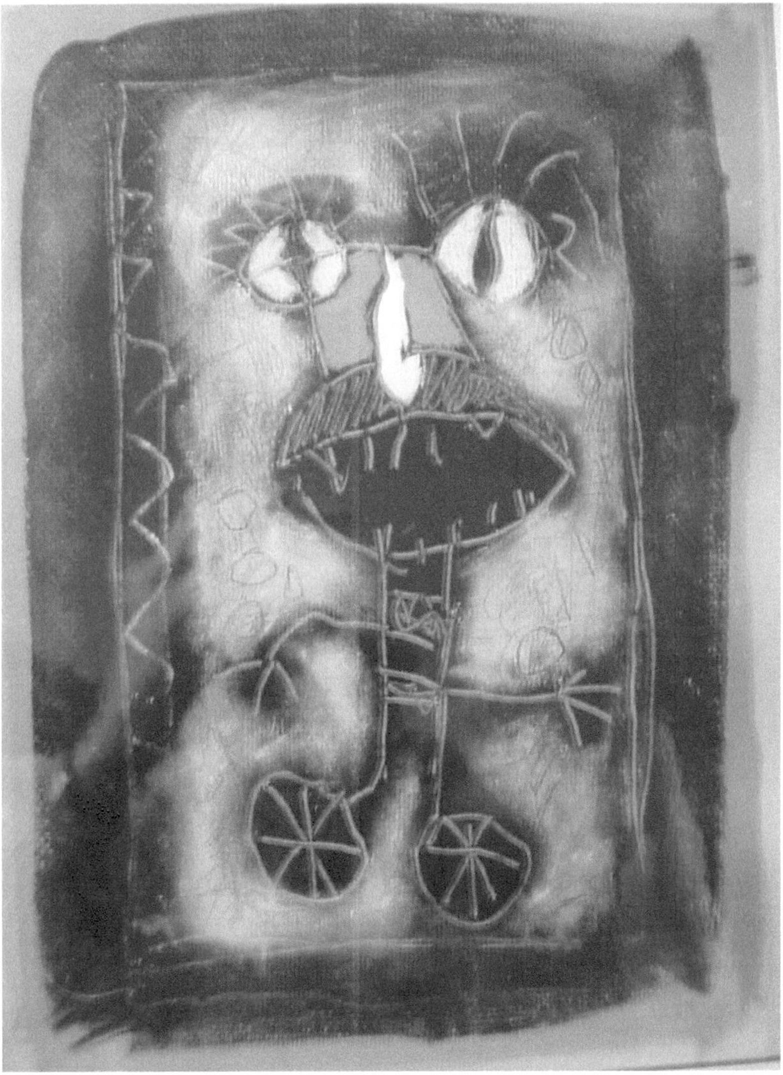

Abb. 1

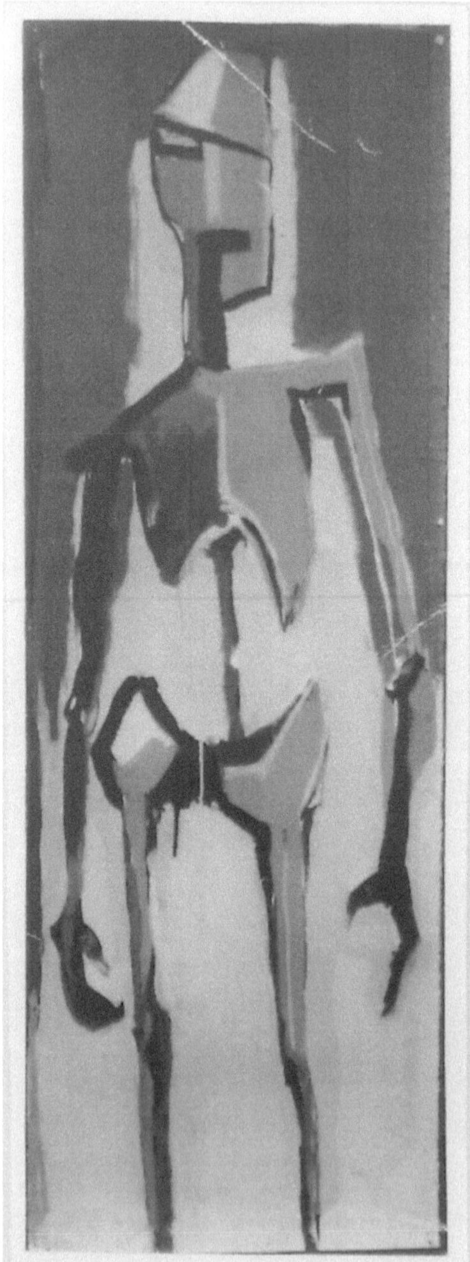

Abb. 2: »Grim on a bright day«

Literatur

Foucault, M. (1954, franz. Ausg.): Einleitung zu L. Binswanger (dt. Ausg. o.J.): Traum und Existenz. Bern/Berlin (Gachnang und Springer).

Green, A. (1978): Potential Space in Psychoanalysis: The Object in the Setting. In: Grolnick, S.A. & Barkin, L. (1978): Between Reality and Fantasy. Transitional Objects and Phenomena. New York/London (J. Aronson).

Grinberg, L.; Sor, D. & Tabak De Bianchedi, E. (1993 [1973]): W.R. Bion: Eine Einführung. Jb. d. Psa. Beiheft 17. Stuttgart (frommann-holzboog).

James, M. (1964): Interpretation and management in the treatment of preadolescents. I. J. Psycho-Anal. 45, 499–511.

Trimborn, W. (1995a): Die Gefahr der Heilung. Pathologische Identifizierungs- und Mentalisierungsprozesse als Grenzen therapeutischer Möglichkeiten. In: Schneider, G. & Seidler, G.H. (1995): Internalisierung und Strukturbildung. Opladen (Westdeutscher Verlag).

Trimborn, W. (1995b): Der Rahmen und das psychoanalytische Ereignis. In: Haas, J.P. & Jappe, G. (Hg.) (1995): Deutungs-Optionen. Tübingen (edition diskord).

David Lätsch

Schreiben als Therapie?

Eine psychologische Studie über das Heilsame in der literarischen Fiktion

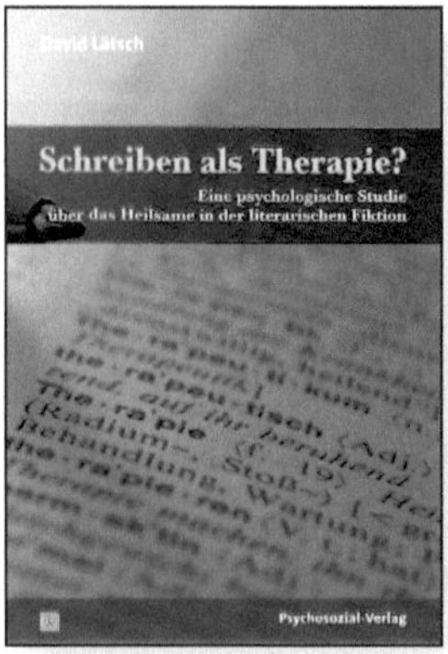

2011 · 255 Seiten · Broschur
ISBN 978-3-8379-2082-6

»Wer literarisch schreibt, therapiert sich selbst.« Dieses hartnäckige Gerücht befragt der Autor auf seinen Wahrheitsgehalt. Verhilft die Praxis fiktionalen Schreibens tatsächlich – und sei es im Kleinen und Unscheinbaren – zu erhöhtem Wohlbefinden, einem besseren Leben, einem aufgeklärteren Verhältnis zu sich selbst?

Vor dem Hintergrund des aktuellen psychologischen Forschungsstands legt der Autor eine empirische Studie zum kurativen Potenzial fiktionalen Schreibens vor und erläutert seine Befunde mithilfe der narrativen Psychologie, Literaturwissenschaft und Psychoanalyse. Als gründliche, systematische Einführung richtet sich das Buch an Leser, die sich für die therapeutische Dimension des literarischen Schreibens interessieren.

Hans-Jürgen Wirth

Narzissmus und Macht

Zur Psychoanalyse seelischer Störungen in der Politik

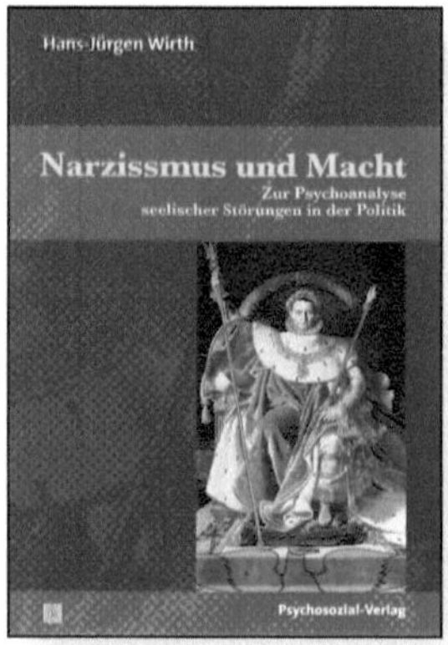

2011 · 440 Seiten · Broschur
ISBN 978-3-8379-2152-6

Gesellschaftliche Macht übt eine unwiderstehliche Anziehungskraft auf Personen aus, die an einer narzisstischen Persönlichkeitsstörung leiden. Karrierebesessenheit, ungezügelte Selbstbezogenheit, und Größenfantasien sind Eigenschaften, die der narzisstisch gestörten Persönlichkeit den Weg an die Schaltstellen ökonomischer oder politischer Macht ebnen. Fremdenhass und Gewalt gegen Sündenböcke zu schüren, gehört zu den bevorzugten Herrschaftstechniken solcher Führer. Geblendet von eigenen Größen- und Allmachtsfantasien verliert der Narzisst den Kontakt zur gesellschaftlichen Realität und muss letztlich scheitern. Eng verknüpft mit dem Realitätsverlust ist die Abkehr von den Normen, Werten und Idealen, denen die Führungsperson eigentlich verpflichtet ist.

Psychosozial-Verlag

Mathias Hirsch

»Liebe auf Abwegen«

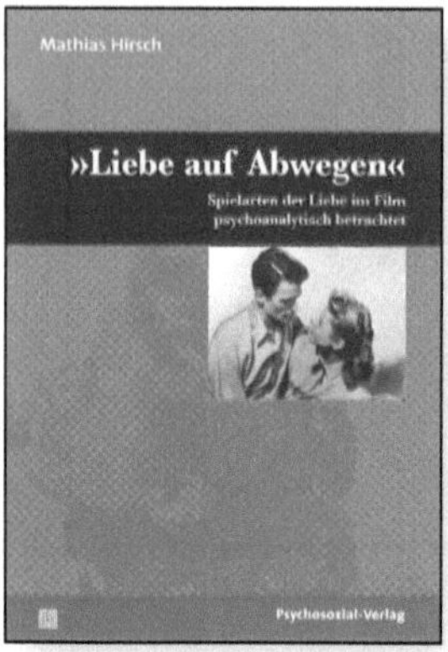

2008 · 198 Seiten · Broschur
ISBN 978-3-89806-842-0

In den vergangenen Jahren ist das Kino immer mehr ins Interesse der Psychoanalytiker gerückt. Der Zuschauer kann sich berühren lassen und den Film als verschlüsselte Narration des eigenen Unbewussten verstehen. Er kann aber auch beruhigt das Eigene als Fremdes auf der Leinwand belassen. Dies ist ein Sinn des Voyeurismus. Der Film wird den unbewussten Motiven, Begierden, auch den Ängsten des Zuschauers entsprechen, ihn aber nicht dauerhaft verändern. Insofern ist Guattaris Spruch, das Kino sei »die Couch der Armen«, nicht mehr als ein witziges Bonmot.

Alle Filme, die in diesem Buch vorgestellt werden, führen uns in die Abgründe und Abwege der Liebe, die auch in uns als menschliche Möglichkeiten enthalten sind: Der Weg geht von der Mutterliebe, dem Inzest, der einen oder anderen Form der Perversion, der Ehe und der Selbstliebe bis hin zur Liebe in der Psychotherapie.

Parfen Laszig, Gerhard Schneider (Hg.)

Film und Psychoanalyse

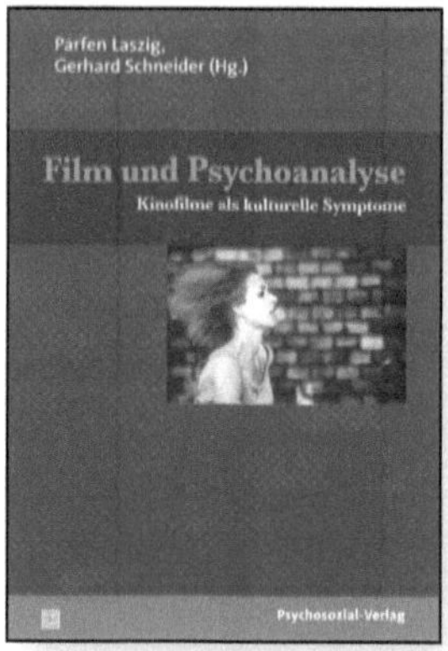

2008 · 262 Seiten · Broschur
ISBN 978-3-89806-807-9

In den letzten Jahren ist eine Reihe psychoanalytischer Filminterpretationen erschienen, in denen die Filme als Indikatoren soziokultureller Befindlichkeiten verstanden werden. Das legt den Versuch nahe, der kulturpsychoanalytischen Perspektive in der Filmpsychoanalyse einen Ort einzuräumen und die Betrachtungsweise Siegfried Kracauers aufzunehmen. Er verstand Filme als »Spiegelbild« jener »Tiefenschichten einer Kollektivgesinnung, die mehr oder minder unterhalb der Bewusstseinsschwelle liegen«, und konnte so eine Geschichte der Befindlichkeiten der Weimarer Zeit schreiben. Analog dazu werden im vorliegenden Buch Gegenwartsfilme als Oberflächenphänomene vor- und unbewusster soziokultureller Befindlichkeiten der sich globalisierenden spätkapitalistischen Welt aufgefasst.

Walltorstr. 10 · 35390 Gießen · Tel. 0641-969978-18 · Fax 0641-969978-19
bestellung@psychosozial-verlag.de · www.psychosozial-verlag.de

www.ingramcontent.com/pod-product-compliance
Ingram Content Group UK Ltd.
Pitfield, Milton Keynes, MK11 3LW, UK
UKHW040230300826
14791UKWH00001B/76

9 783837 921441